SCHOENLEIN'S

klinische Vorträge

in

dem Charité-Krankenhause zu Berlin.

Redigirt und herausgegeben

von

Dr. L. Güterbock.

Dritte unveränderte Auflage.

Berlin.

Verlag von Veit & Comp.

1843.

Vorrede des Herausgebers.

Die Veröffentlichung der klinischen Vorträge Schoenlein's bedarf wohl keiner weitern Rechtfertigung. Schoenlein's weltberühmter Name als Lehrer und Arzt, sowie der Umstand, dass derselbe durch seine vielen Berufsgeschäfte verhindert ist, den reichen Schatz von Erfahrungen, den er in einer vieljährigen umfangreichen Privat- und Hospitalpraxis gesammelt, selbst der Presse zu übergeben, machten ein solches Unternehmen schon längst höchst wünschenswerth. Der Herausgeber fühlte dieses Bedürfniss um so tiefer, als er, den Vorträgen des berühmten Lehrers folgend, von ihrer Vortrefflichkeit durchdrungen, einsah, wie viel Erspriessliches gewirkt, und welcher Dienst dem ganzen medicinischen Publicum erwiesen werden könnte, wenn dasselbe theilhaftig der Lehren des grossen Meisters gemacht würde, von welchem es, seine Schüler ausgenommen, nichts weiter, als ein von unkundigen Anfängern schlecht nachgeschriebenes und noch schlechter redigirtes Collegienheft kannte. Diesem oft ausgesprochenen und gewiss allgemein gehegten Wunsche nachkommend und mehrfach dazu aufgemuntert, fasste der Herausgeber den Entschluss, sich an dieses schwierige Unternehmen zu wagen.

Er hatte sich die Aufgabe gestellt, Schoenlein's Klinik als
ein Gemeingut Aller, nicht bloss denen, welche durch Ort
und Zeit zum Besuche derselben begünstigt, sondern Allen
zugänglich darzustellen. Zur Lösung dieser Aufgabe konnte
es aber nicht der Zweck des vorliegenden Werkes sein,
eine Sammlung von allen in dieser Klinik vorgekom-
menen, oder ausführliche Krankengeschichten von seltenen Fällen mitzutheilen, sondern vielmehr (diese nur
als nebensächlich, gleichsam als Skelet betrachtend) den
eigenthümlichen Vortrag Schoenlein's, seine Lehrmethode,
Untersuchungs-, Beobachtungs- und Behandlungsweise der
Kranken wiederzugeben. Diesen Plan festhaltend, hatte
der Herausgeber von den vielen Krankheitsfällen, welche
er, dem klinischen Lehrer seit längerer Zeit folgend, sorgfältig mitbeobachtet hatte, die geeignetsten ausgewählt, und
die Erzählung derselben nebst den Bemerkungen des Lehrers mit möglichst genauer Benutzung dessen eigner Worte
in einen zusammenhängenden Vortrag einzukleiden versucht,
damit dem Leser ein lebendiges Bild der Schoenlein'-
schen Klinik vorgeführt, er als theilnehmender Zuhörer in sie
hinein versetzt werde, und bei dem einzelnen Krankheitsfall dem Lehrer eben so gut wie der anwesende Zuhörer
der Klinik folgen könne. Da der klinische Unterricht zuweilen Unterbrechungen
erlitt, auch nicht über jeden Kranken wegen der Kürze
der Zeit täglich referirt, und mit gleicher Ausführlichkeit
gesprochen werden konnte, so war der Herausgeber bemüht,
das zur nothwendigen Kenntniss des Falles Mangelnde ein-
zufügen. Ausserdem hat er sich an einzelnen Stellen zur
Erklärung oder Ergänzung des Gesagten erlaubt, Bemerkungen, welche Schoenlein anderweitig gemacht hatte, theils
im Text, theils in Anmerkungen hinzuzusetzen, um neben einer vollständigen Krankengeschichte wo möglich alle eigen-

thümlichen Ansichten Schoenlein's über die betreffende Krankheitsform wieder zu geben.

Damit der Leser aber wisse, was er von der Schoenlein'schen Klinik zu erwarten habe, möchte es nicht unpassend sein, einige Worte über den Geist und den Zweck derselben voranzuschicken.

Es ist gleich von vorn herein zu bemerken, dass die Schoenlein'sche Klinik nicht für Anfänger bestimmt ist; man wird in ihr keine detaillirte Beschreibung von Krankheiten finden, wie sie in den theoretischen Vorlesungen vorkommen, keine Receptformeln und Anleitung, Recepte zu schreiben, wie es in den Vorlesungen über Formulare gelehrt wird u. s. w. Schoenlein setzt voraus, dass seine Zuhörer die theoretischen Vorträge der Medicin gehört und inne haben, und betrachtet seine Klinik nicht als Repetitorium oder als stillschweigendes Examinatorium über die theoretischen Collegien. Es ist gut, dass auch dafür Kliniken existiren, wo dem Anfänger durch Hin- und Herexaminiren am Krankenbette eingeschärft wird, was er aus Vorlesungen oder Büchern gelernt, damit sich ihm die Krankheitssymptome besser einprägen, damit er Materia medica, und Recepte schreiben lerne.

Das ist aber nicht der Zweck der Schoenlein'schen Klinik; sie ist, wenn wir uns des Ausdrucks bedienen dürfen, eine höhere, reifere Klinik. Sie soll zu wissenschaftlichen practischen Aerzten ausbilden! Sie soll beobachten, lehren, zeigen, wie man seine fünf Sinne anzuwenden habe, um die Phänomene der Natur, die Symptome der Krankheit, aufzufassen: wie man den Verstand gebrauchen muss, die durch die Sinne aufgefassten Thatsachen zu werthen, die wesentlichen von den unwesentlichen zu trennen, sie zu ordnen: sie soll zeigen, wie ein Krankheitsbild zu constituiren sei. Sie soll ferner andeuten, wie man auf den Grundpfeilern der

Medicin, der Anatomie und Physiologie, bei seinen Beobachtungen zu bauen habe: wie unumgänglich nothwendig
das Studium der Naturwissenschaften für einen guten practischen Arzt sei: wie diesem die Kenntnisse der Physik,
Chemie und Mikroskopie am Krankenbette nicht fehlen dürfen: ferner wie man die Erfahrungen Anderer zu prüfen,
zu würdigen und zu benutzen habe. Sie soll ferner auf
den Einfluss, welchen die individuelle Constitution des Kranken, sowie der endemische und epidemische Krankheitsgenius auf den Verlauf und Ausgang der Krankheiten ausübt,
und die nothwendige Berücksichtigung derselben bei der
Behandlung aufmerksam machen. Sie soll endlich zu neuen
selbstständigen Untersuchungen anregen, um an dem jungen
Bau der wissenschaftlichen Medicin kräftig mitzuwirken.

Schoenlein äusserte gelegentlich über den Zweck
seiner Klinik Folgendes: „Sie sollen hier nicht bloss das Ge-
lernte wiederfinden, sondern Sie sollen auch beurtheilen,
ob das, was Sie in den Collegien erlernt haben, richtig
ist; die Klinik soll Ihnen eine Controlle sein, die Natur soll
Ihnen die Controlle liefern, nicht aber ich. Sie sollen hier
Krankheitsindividuen oder individuelle Krankheiten sehen
und beobachten lernen, die Natur selbst befragen, und aus
der Erkenntniss der Krankheit soll Ihnen die Ansicht über
die Heilung erwachen. Dabei müssen Sie sich stets erinnern, dass es nur Krankheitsindividuen giebt, und dass das,
was Sie in den Lehrbüchern über die einzelnen Krankheiten finden, oder in den Vorlesungen darüber gehört haben,
nur aus einer grossen Anzahl von Beobachtungen entnom-
men worden. Aber die Klinik soll Ihnen nicht bloss die
Möglichkeit liefern, Krankheitsindividuen zu beobachten und
zu vergleichen, wie sie entstanden, und wie sie zu beseitigen sind; Sie sollen hier noch ein Zweites würdigen lernen: dass, so verschieden auch die einzelnen Krankheits-

individuen zu sein scheinen, bei allen sich doch etwas
Uebereinstimmendes findet, gleichsam der rothe Faden, der
sie, wenn auch etwas dunkel, zu einer Einheit verknüpft,
zu dem, was die Aerzte den epidemischen Krankheitscha-
rakter oder Krankheitsgenius genannt haben. Gerade dieses eigenthümlich Modificirende des Krankheitsprocesses,
das so rückwirkend auf die Behandlung ist, soll hier vorzüglich berücksichtigt werden, zumal da es sich nirgends
besser als in grossen Krankenhäusern beobachten lässt."

Da Schoenlein Anforderungen an seine Zuhörer macht,
denen unmöglich ein nur wenige Semester Studirender gewachsen sein kann, oft nur kurz andeutet, was diesem
weitläufig auseinandergesetzt werden müsste, häufig mit
Fortlassung der von einem Geübten leicht zu übersehen-
den Prämissen sich Schlüsse erlaubt, denen jener nicht
folgen kann, so ist, wie gesagt, diese Klinik nicht für einen
Anfänger; wenigstens kann dieser daraus unmöglich den
Vortheil ziehen, wie ein im Studium der Medicin schon
weiter Vorgerückter. Daher kommt es auch, dass Schoenlein unter seinen Zuhörern eine nicht geringe Zahl von jungen practischen Aerzten zählt, und dies mag wohl mit der
Grund sein, weshalb er bei seinen klinischen Vorträgen
weniger die auf den deutschen Universitäten so beliebte
socratische Lehrmethode befolgt, sondern auf die bei weitem grössere Anzahl seiner sogenannten auscultirenden Zuhörer Rücksicht nehmend, und den Practicanten mehr als
Mitbeobachter betrachtend, meist selber über den Zustand des Kranken in einem zusammenhängenden Vortrage,
welchem er alsdann seine werthvollen Erfahrungen und Beobachtungen einschaltet, referirt. — So erblickt der ange-
hende Arzt ein grosses Vorbild für seine künftige selbststän-
dige Thätigkeit.

Was die Anordnung des Werkes betrifft, so sind, um

eine Ordnung zu beobachten, welche in dergleichen Werken höchst schwierig, die verschiedenen Fälle derselben Krankheitsform zusammengestellt worden, damit die Individualität eines jeden um so deutlicher hervortrete, und die Vergleichung derselben dem Leser nicht entgehe. Der Anfang ist mit einer Krankheitsfamilie gemacht worden, welche in der Hospitalpraxis mit am häufigsten vorkommt. Den Typhen folgen die Pneumonieen, diesen die acuten Rheumatismen u. s. f.

So hofft der Herausgeber nach und nach eine vollständige Sammlung von Schoenlein's Vorträgen über die in der Hospitalpraxis am häufigsten vorkommenden Krankheitsformen der Oeffentlichkeit übergeben zu können.

Berlin den 7. April 1842.

Inhalt.

den Pyramidalmuskeln. — Mangel der Harnkrise. — Abgang von
Eiter mit der Stuhlentleerung. — Genesung.

Druckfehler

(in der zweiten und dritten Auflage zum Theil schon corrigirt).

Seite 2, Zeile 8 v. o., statt machte lies macht.
- 21, - 1 v. o., - Buzzorini l. Buzorini.
- 23, - 6 v. u., - Crepitation l. trockene Crepitation.
- 29, - 14 v. o., - der Eruption l. des Exanthems.
- 31, - 14 v. u., - Cephaleae l. Cephalaea.
- 44, - 11 v. o., - Quecksilberinfectionen l. Quecksilber-
                   infection.
- 47, - 2 v. u., - angegriffen l. ergriffen.
- 70, - 4 v. u., - flüssgien l. flüssigen.
- 71, - 16 v. o., - dem l. den.
- 74, - 15 v. o., - Zürcher l. Züricher.
- 76, - 1 v. u., - sicherm l. sicher.
- 111, - 10 v. u., - der l. die.
- 116, - 7 v. o., - aurocerasi l. Laurocerasi.
- 127, - 10 v. u., - seines l. seines hiesigen.
- 131, - 13 v. u., - linken l. rechten.
- 144, - 15 v. u., - welche l. welcher.
- 147, - 1 v. o., - nach l. noch.
- 152, - 11 v. o., - erwiedere l. erwidere.
- 158, - 6 v. o., - Anwendung l. Andeutung.
- 165, - 7 v. u., - verhielt l. verhält.
- 182, - 17 v. u., - sei l. ist.
- 184, - 16 v. u., - Frustrane, l. frustrane.
- 186, - 13 v. o., - ihrer l. seiner.
- 187, - 5 v. u., - liess l. lässt.
- 189, - 1 v. u., - und Mellago l. Mellaginis.
- 192, - 19 v. u., - Schneider l. Schneider, 25 Jahr alt,.
- 200, - 13 v. u., - nicht, l. an der Radialis nicht.
- 204, - 16 v. u., - vergönnten l. verpönten.
- 209, - 13 v. o., - Evolution l. Involution.

Seite 225, Zeile 23 v. o., statt behalten lies zu behalten.
- 229, - 9 v. u., - welche l. welche sich.
- 231, - 19 v. u., - gebährend l. gebärend.
- 235, - 2 v. o., - weich l. sondern weich.
- 265, - 7 v. u., - den l. allen.
- 277, - 20 v. u., - Wirkungen l. Wirkung.
- 282, - 3 v. o., - beim l. auf äussern.
- 299, - 14 v. u., - Leberentzündung l. Lebervenenentzündung.
- 299, - 9 v. u., - Lebervenen l. Lebervene.
- 317, - 3 v. u., - Extremität l. Oberextremität.
- 327, - 3 v. o., - die l. Die.
- 334, - 19 v. o., - antispamodischer lies antispasmodischer.
- 339, - 6 v. u., - findet l. finde.
- 353, - 11 v. o., - Wegen l. In Betreff.
- 353, - 13 v. o., - Aetiologie l. Anamnese.
- 357, - 1 v. o., - hinzugestellt l. hinzugesellt.
- 366, - 15 v. u., - auffallende l. auffallend.
- 373, - 18 v. o., - Magenorganismus lies Magenmechanismus.
- 382, - 16 v. o., - ist l. schien.
- 384, - 1 v. o., - beim l. auf äussern.
- 389, - 5 v. u., - dem l. den.
- 430, - 15 v. u., - Anfänglicher l. Anfänglich.

Erster Fall.

Typhus abdominalis. — Brechmittel zur Abkürzung seines Verlaufs verworfen. — Günstige Wirkung des Calomel. — Verschlimmerung nach dem 14ten Tage der Krankheit. — Sopor, Tod. — Section.

2. Nov. 1840. Christian Kämpfer, 19 Jahr alt, Weberlehrling. Seit 4 Wochen, erzählt er, sei er unwohl, fühle sich matt, seine Füsse zu schwach, den Körper zu tragen; er habe häufig Schwindel bekommen, sein Schlaf sei unruhig, von Träumen unterbrochen, in der Stirngegend habe er einen drückenden Schmerz empfunden. Vor 8 oder 9 Tagen (genau vermag es der Kranke nicht anzugeben) habe er heftige Frostanfälle bekommen, denen aber seitdem anhaltende Hitze gefolgt sei. Diese Angabe ist von Wichtigkeit; denn bis zu diesem Zeitpunkt, müssen wir annehmen, befand sich die Krankheit im Stadium der Opportunität, und somit tritt sie jetzt gerade in die zweite siebentägige Periode. Wir finden jetzt bei dem Kranken drei Reihen von Erscheinungen vor:

1) nervöse Symptome, als Mattigkeit, Eingenommenheit des Kopfes, Schwindel, Schwanken beim Aufrichten, Schlaflosigkeit;

2) Schleimhautsymptome, die sich auf die Bauchschleimhaut beschränken: der Unterleib ist weich, nicht schmerzhaft,

selbst nicht an der Coecalgegend auf angebrachten starken Druck; drei mehr wässrige Stühle wurden in den letzten 24 Stunden entleert; die Zunge, weisslich belegt, fand sich gestern Abend auf ihrer Höhe trocken;

3) Reactionssymptome: das Fieber zeigt entschieden den Typus der remittens, die Remission in den Morgenstunden, die Exacerbation in den Abendstunden. Der Puls, welcher gestern Abend in der Minute 108, macht heute 84 Schläge. Die Haut ist verschlossen, trocken, des Abends heisser. Der Harn ist unklar, einen schleimigen Bodensatz machend, der ohne Bedeutung.

Nach Zusammenstellung dieser 3 Reihen von Erscheinungen wird kein Zweifel obwalten, dass die Diagnose der vorliegenden Krankheit auf Abdominaltyphus im Anfange der zweiten siebentägigen Periode zu stellen ist.

Wir haben in der neuern Zeit Versuche gesehen, diesen Krankheitsprocess abzuschneiden, ihn abortiv zu Grunde gehn zu machen, oder, wenn dies nicht mehr möglich, wenigstens seinen Verlauf zu ermässigen. Dieser Ansicht steht eine andere gegenüber, nach welcher, wenn einmal der Schüttelfrost eingetreten, und alle Symptome der Krankheit sich manifestirt haben, dieselbe nothwendig ihren Verlauf durch alle Stadien machen müsse. Die ältern Aerzte*) haben den Abortus der Krankheit durch Brechmittel zu bewirken gesucht, wozu sie um so mehr Aufforderung zu haben glaubten, als sich meist im ersten Stadium gastrische Symptome vorfinden. Ich muss mich entschieden gegen dieses Mittel erklären, da ich nichts Vortheilhaftes von ihm gesehen habe, selbst wenn ich mich dazu nur der Ipecacuanha bedient habe. Weit entfernt, hiernach eine günstige Wendung oder gar ein Abschneiden dieses Krankheitsprocesses bemerkt zu haben, glaube ich viel-

---

*) Wie Hildenbrandt, Stoll, Richter.

mehr, dass derselbe bösartiger geworden, besonders wenn
ich mit der Ipecacuanha den Tart. stibiatus gab. Wenigstens
habe ich es so im Juliushospitale zu Würzburg an den früher
ganz gesunden und kräftigen Wärtern beobachtet, welche durch
Ekel, Erkältung etc. von dem Typhus befallen wurden. Es
wurde ihnen ein Emeticum gereicht, die Zunge belegte sich
darnach noch stärker; die Ausleerungen des Darmes wurden
noch kräftiger, und schon am vierten Tage der Krankheit erfolgte in einigen Fällen der Tod. Es lässt sich hier wieder
die Analogie dieses Krankheitsprocesses mit den acuten Exanthemen nicht verkennen. Wie in diesen Krankheiten die
Eruption grade an den Stellen am stärksten, wo man einen
äusseren Hautreiz anbringt (so z. B. pflegt die Pockeneruption
wenn dieselbe ein Aderlass verlangte, um die Aderlasswunde
am stärksten zu sein), so scheint auch durch den Reiz, welchen das Emeticum auf die Darmschleimhaut ausübt, das Exanthem auf derselben um so intensiver zu werden. Aus demselben Grunde wirken auch einfache salinische Abführmittel
in dieser Krankheit so nachtheilig. — Theils aus diesen rationellen Gründen, theils nach meinen Erfahrungen glaube ich
den Gebrauch der Emetica zum Abschneiden des typhösen
Krankheitsprocesses verwerfen zu müssen. Beachtenswerther
scheint mir zu diesem Zwecke ein Vorschlag neuerer Zeit,
nämlich die Anwendung des Calomels. Dem alten *Autenrieth*
gebührt das Verdienst, dasselbe zuerst in den Typhen gebraucht zu haben; derselbe gab es schon 1806 und 1807 in
kleinen Gaben, um die eigenthümlichen grünen Stühle zu bewirken. Es wird hier gleich von vorn herein einer Einwendung zu begegnen sein: „Wenn man nämlich so sehr vor der
Anwendung selbst der gelindern Mittelsalze warnt, wie kann
man dem Calomel das Wort reden?" — Allerdings entstehen
durch Calomel Darmausleerungen, aber nicht solche wie nach
Reizung der Darmschleimhaut; ferner hat sich ergeben, dass

mehr, dass derselbe bösartiger geworden, besonders wenn ich mit der Ipecacuanha den Tart. stibiatus gab. Wenigstens habe ich es so im Juliushospitale zu Würzburg an den früher ganz gesunden und kräftigen Wärtern beobachtet, welche durch Ekel, Erkältung etc. von dem Typhus befallen wurden. Es wurde ihnen ein Emeticum gereicht, die Zunge belegte sich darnach noch stärker; die Ausleerungen des Darmes wurden noch kräftiger, und schon am vierten Tage der Krankheit erfolgte in einigen Fällen der Tod. Es lässt sich hier wieder die Analogie dieses Krankheitsprocesses mit den acuten Exanthemen nicht verkennen. Wie in diesen Krankheiten die Eruption grade an den Stellen am stärksten, wo man einen äusseren Hautreiz anbringt (so z. B. pflegt die Pockeneruption wenn dieselbe ein Aderlass verlangte, um die Aderlasswunde am stärksten zu sein), so scheint auch durch den Reiz, welchen das Emeticum auf die Darmschleimhaut ausübt, das Exanthem auf derselben um so intensiver zu werden. Aus demselben Grunde wirken auch einfache salinische Abführmittel in dieser Krankheit so nachtheilig. — Theils aus diesen rationellen Gründen, theils nach meinen Erfahrungen glaube ich den Gebrauch der Emetica zum Abschneiden des typhösen Krankheitsprocesses verwerfen zu müssen. Beachtenswerther scheint mir zu diesem Zwecke ein Vorschlag neuerer Zeit, nämlich die Anwendung des Calomels. Dem alten *Autenrieth* gebührt das Verdienst, dasselbe zuerst in den Typhen gebraucht zu haben; derselbe gab es schon 1806 und 1807 in kleinen Gaben, um die eigenthümlichen grünen Stühle zu bewirken. Es wird hier gleich von vorn herein einer Einwendung zu begegnen sein: „Wenn man nämlich so sehr vor der Anwendung selbst der gelindern Mittelsalze warnt, wie kann man dem Calomel das Wort reden?" — Allerdings entstehen durch Calomel Darmausleerungen, aber nicht solche wie nach Reizung der Darmschleimhaut; ferner hat sich ergeben, dass

1*

das Calomel nur dann von Nutzen ist, wenn es Entleerungen eigenthümlicher Art bewirkt, die, wie man bisher glaubte, die Bestandtheile der Galle enthalten, nach neuern Untersuchungen aber wahrscheinlich verändertes Blutroth. Noch deutlicher zeigt sich der Unterschied zwischen den Wirkungen des Calomel und denen der Mittelsalze in dieser Krankheit darin, dass, während durch den Gebrauch der Mittelsalze die Diarrhöen zunehmen und noch wässriger werden, durch Calomel mehr breiige Stühle erfolgen, die bei Fortgebrauch des Mittels immer seltener werden, so dass man selbst zu eröffnenden Mitteln (Klystiren) seine Zuflucht nehmen muss. — In welchem Zeitabschnitte der Krankheit, und bis zu welchem Momente des individuellen Krankheitsfalles kann das Calomel gegeben werden? — Darin stimmen alle Beobachtungen überein, dass seine Anwendung sich nur auf die erste siebentägige Periode und die ersten Tage der zweiten siebentägigen Periode beschränken darf, und dass, je früher man es reiche, um so eclatanter sein Erfolg sei; der Eintritt bedeutender Erscheinungen auf der Bauchschleimhaut und der nervösen Symptome (als grosse Schmerzhaftigkeit des Bauches, trockne Zunge, frequenter Puls) bildet die Grenze für seine Anwendung. In einem späteren Zeitraum hat sich dies Mittel schädlich erwiesen; der beste Zeitpunkt für seine Anwendung ist bis zum vierten Tage der Krankheit.

Die gelinden Symptome im vorliegenden Fall möchten den Entschluss rechtfertigen, hier noch diese neue Abortivmethode zu versuchen. Ueber die Dosis des Calomel sind die Meinungen noch getheilt; die Einen geben 3—4 Gr. alle 2, 3 Stunden, bis die bezweckten Darmentleerungen erfolgen; eine andre Methode, von der Tübinger Schule ausgehend, besteht darin, eine volle Dose von ℈j zu verabreichen, den nächsten Tag mit dem Mittel auszusetzen, den folgenden Tag wieder eine Dose von ℈j zu geben, bis die Stuhlentleerungen immer seltner nicht immer in der Macht des Arztes, dieselbe zu vermeiden; doch scheint es, dass, wenn das Calomel nicht mit der Mundhöhle in Berührung kommt, diese nachtheilige Nebenwirkung seltener eintritt, wesshalb man vorgeschlagen hat, das Mittel in Oblate eingewickelt zu nehmen. Wo aber Mundaffection nach seinem Gebrauche eintritt, da muss es ausgesetzt und frühzeitig Jodwasser angewendet werden. — Wie ist nun der heutige Zustand unseres Kranken? Der Unterleib ist weich und schmerzlos, die Zunge ist feucht, ihren gelben Ueberzug abstossend, das Fieber ist mässig, wie gestern, der Puls noch immer kräftig.

5. Nov. Bevor wir an die Untersuchung des heutigen Zustandes des Kranken gehn, lassen Sie uns zuerst von den Arzneisymptomen reden: Erst 14 Stunden nach der Darreichung des Ꙩj Calomel trat eine Darmentleerung ein. Es ist auffallend, dass hier, wo früher eine so grosse Reizbarkeit des Darmes stattfand, die sicherlich schon durch kleine Gaben von Mittelsalzen noch vermehrt worden wäre, diese grosse Dose des Calomel, welche selbst einen gesunden Körper so leicht laxirt, so spät Effect gehabt hat. — Es folgten der ersten Ausleerung noch drei andere. Während vorgestern nach der ersten Calomeldose die Stühle zwar grün, doch mehr wässrig gewesen, finden wir die heutigen schon mehr braun, schwarzgrün gefärbt und breiig; es sind dies Massen, welche die frühern Aerzte schwarzgallig genannt haben. Ob sie gallig sind, ist die Frage, sie kam in der letzten Versammlung der Naturforscher zu Erlangen zur Sprache, und man hat, auf eine chemische Analyse gestützt, behauptet, dass sich in diesen Calomelstühlen keine Galle befände. Es bedarf dies wohl einer genauern Untersuchung, die uns vielleicht Aufschluss über die räthselhafte Wirkung des Calomel in dieser Krankheit geben könnte. *) —

---

*) Jener Behauptung des Dr. *Siebert* widerspricht eine von Dr. *Franz*

Gestern Abend zählten wir nur 75 Pulsschläge in der Minute, heute Morgen eine gleiche Anzahl, also nicht einmal mehr eine Differenz zwischen Morgen- und Abendstunden. Dem gestrigen Medicinaltage lassen wir heute wieder einen Ruhetag folgen, zumal da die Krankheit sich am 11ten oder 12 Tage ihres Verlaufs befindet, und somit ihrem kritischen Tage nahe. Das Hauptorgan, durch welches in dieser Krankheit die Krise erfolgt, ist die Haut. Diese dazu vorzubereiten, ist also jetzt unsre Aufgabe. Deshalb verordnen wir dem Kranken heute eine warme Begiessung im warmen Bade und diaphoretische Getränke.

6. Nov. Seit den gestrigen Darmausleerungen sind keine weitere eingetreten; doch klagt der Kranke heute über grössere Mattigkeit, Schläfrigkeit, und zeigt einen mehr soporösen Zustand. Die gestrige Exacerbation war nicht bedeutend, nur war die Zunge wieder trocken; heute Morgen zählen wir 76 Pulsschläge in der Minute. Wiederholung der warmen Begiessung.

7. Nov. Nach der gestern in der Voraussetzung, dass wir uns dem kritischen Tage nähern, verordneten warmen Begiessung trat ein ziemlich reichlicher Schweiss von mehren Stunden ein, worauf die Haut sich weicher und sammetähnlich anfühlte. Die Nacht verbrachte der Kranke zwar ruhig, aber nicht in einem kritischen ruhigen Schlaf, sondern mehr soporös, ohne dass jedoch der Kopf heisser wurde. Dieser nervöse Zustand dauert auch heute noch fort. Was die Schleimhautsymptome betrifft, so ist die Zunge noch immer stark belegt, aber feucht, der Durst gering, der Unterleib weich, doch in der Coecalgegend das characteristische kollernde Geräusch und geringe Empfindlichkeit auf Druck. Das Fieber

---

Simon vorgenommene Analyse des fünften dunkelgrünen Calomelstuhls, welcher Bilin und Biliverdin in nicht geringer Menge enthielt. Vergl. Schmidt's Jahrb. XXXII. S. 8.

ist mässig, wie gestern (am Abende 80, heute Morgen 70 Pulsschläge in der Minute), die Haut nicht schwitzend, aber weich.
Zur Beförderung der Diaphorese wollen wir die Dose des schon
gestern gereichten Liquor Ammon. acetic. von ʒvj auf ʒj erhöhen und ʒj Tinct. Valerianae hinzusetzen, und heute Abend
wieder eine warme Uebergiessung machen lassen. Sollte am
Abend der Sopor zunehmen, so lege man Senfteige auf die
Waden. Da der Kranke seit 2 Tagen verstopft, gebe man ihm
heute ein eröffnendes Klystir.

9. Nov. Der 14te Tag ist jetzt jedenfalls vorüber, mag der
Kranke am 8ten oder 9ten Tage seiner Krankheit in das Hospital
eingetreten sein, ohne dass entscheidende active Zeichen erfolgt sind; im Gegentheil, wir finden seit dieser Zeit ein weit
stärkeres Hervortreten der nervösen Symptome, und werden
wohl nun vor dem 21sten Tage keine Hoffnung für die
Entscheidung der Krankheit haben dürfen. Die nervösen Symptome stellen hier einen Krankheitszustand dar, den *P. Frank*
mit dem Namen n e r v o s a s t u p i d a bezeichnet hat. Aber
nicht bloss diese, sondern auch die Erscheinungen auf der
Bauchschleimhaut haben sich jetzt stärker entwickelt. Lassen
Sie uns die einzelnen Erscheinungen etwas genauer durchgehn:

1) die nervösen: der Kranke liegt in Betäubung regungs-
los auf dem Rücken, ist zwar leicht aus seinem Sopor sowohl
durch lautes Anreden, wie durch angebrachte Reize (als Sinapismen) zu erwecken, verfällt jedoch nach aufgehobenem Incitament sogleich wieder in seinen alten Zustand. Der Kopf
wird gegen Abend heisser, und des Nachts treten leichte Delirien auf, in denen er das Bett zu verlassen sucht. In diesem Zustande zeigt er besonders Vergesslichkeit, indem er den
Harn ins Bett lässt, was jedoch nicht geschieht, sobald man
ihm ein Gefäss hinreicht.

2) Schleimhautsymptome: der Unterleib ist weich, aber
rechts von der Linea alba sehr empfindlich, und daselbst fühlt

die Hand das eigenthümliche Kollern; seit vorgestern nur eine
mehr faeculente Stuhlentleerung. Die Zunge ist in der Mitte
trocken, an den Rändern feucht.

3) allgemeine Reaction: der Puls kräftig, doch seine Frequenz wieder vermehrt auf 88 Schläge in der Minute. Die Haut
ist aufgeschlossen, weich, ihre Temperatur nicht sehr erhöht.

Bei der weitern Behandlung haben wir jetzt besonders
die nervösen Symptome ins Auge zu fassen. Wir haben dem
Kranken schon gestern kalte Umschläge auf den Kopf machen
lassen. Auch heute werden wir mit ihnen fortfahren müssen,
und sollte die Congestion nach dem Gehirne heute Abend
stärker werden, so werden wir ihr durch eine tonische Blutentleerung begegnen. — Ausserdem wird dem Kranken ein
Clysma aus Plumbum aceticum mit Amylon*) und innerlich
Inf. rad. Valerianae mit Liquor Ammonii acetici verordnet.

10. Nov. Statt vom 14ten Tage an eine Besserung bei dem
Kranken zu finden, datirt sich von diesem Tage an eine offen-
bare Verschlimmerung in der Art, dass nicht bloss die nervösen Symptome deutlicher hervortreten, sondern auch dass das
Fieber heftiger geworden. Wir liessen gestern Abend der
starken Congestion nach dem Kopfe halber Blutegel an denselben setzen, zu welcher Blutentleerung sich noch eine natürliche aus der Nase gesellte, ohne jedoch im Geringsten dem

---

*) Es sind dies die Klystire, welche *Schoenlein* so häufig im Typhus abdominalis anwenden lässt, besonders wenn starke Diarrhöen zugegen. Das Klystir wird aus einer Abkochung von Stärkemehl berei-
tet und dann 10—12 Tropfen des Acetum saturninum hinzugesetzt; gut
ist auch der Zusatz von einigen Tropfen Opiumtinctur. Bei der Anwendung dieser Klystire ist zu berücksichtigen, dass die Menge derselben nicht zu gross sei (3—6 ℥), dass sie nicht zu warm, und dass die
Flüssigkeit möglichst hoch hinauf gebracht werde (deshalb die Anwendung einer langen Spritze). Je länger der Kranke das Klystir bei sich
behält, um so besser; sonst ist es zu wiederholen, und nach Umständen die Menge des zugesetzten Acetum saturninum zu vermehren.

Kranken Erleichterung zu verschaffen. Die Nacht darauf wurde sehr unruhig in leisen Delirien verbracht. Gestern Abend machte der Puls 110 Schläge in der Minute, heute Morgen zeigt sich nur eine geringe Remission. Dieselbe Betäubung wie gestern finden wir auch heute; die Wangen sind geröthet, der Kopf ist noch immer heiss. Aus dem Sopor ist der Kranke leicht zu erwecken, doch ist die Sprache lallend. Dazu kommen noch andere nervöse Erscheinungen, als Zähneknirschen, automatische Muskelbewegung. Der Unterleib ist bei der Berührung schmerzhaft, ein mehr fäculenter Stuhl wurde entleert. Der Puls ist klein, die Haut wie früher, der Harn ein leichtes Sediment zeigend. Sind nun die Kopfcongestionen consensuell von der exulcerirten Bauchschleimhaut ausgehend? oder sind sie die Folgen des Fiebers? oder sind sie idiopathisch? Die Frage möchte schwer zu entscheiden sein. Jedenfalls werden wir besonders das Fieber berücksichtigen müssen, das ganz den torpiden Character angenommen hat, und deshalb dem Kranken ein Inf. cort. Chinae mit Oel- und Gummizusatz verordnen. Gegen die Baucherscheinungen werden wir die Injectionen von essigsaurem Blei wiederholen lassen, doch mit Zusatz von etwas Opium, gegen die Kopfsymptome die kalten Ueberschläge fortgebrauchen, und zur stärkern Ableitung Blasenpflaster auf die Waden legen lassen. Auch den beginnenden Decubitus werden wir nicht vernachlässigen dürfen.

11. Nov. Die nervösen Erscheinungen, wie wir sie gestern früh trafen, wurden gestern Abend noch hervorstechender; gegen 7 Uhr war schon eine Gehirnlähmung eingetreten; doch haben wir noch den Versuch mit einer kalten Uebergiessung gemacht, indessen ohne Erfolg. Die Pupillen fand ich gestern Abend schon unempfindlich gegen das Licht, und die rechte erweitert; der Kranke war aus seinem Sopor nicht mehr zu erwecken. Bald auch folgte Lähmung der Lungen, und so trat heute Morgen der tödtliche Ausgang ein.

14. Nov. Der Kranke starb am Morgen des 17ten oder 18ten Tages seiner Krankheit, nachdem alle Erscheinungen, drei Tage schon vor der Katastrophe, eine bedeutende Kopfaffection besorgen liessen. Gegen diese waren noch eine topische Blutentziehung, kalte Fomentationen und ein Sturzbad versucht worden.

Die gestern vorgenommene Section der Leiche ergab nun Folgendes:

In den Platten des Netzes, sowie im Peritonaeal-Ueberzuge des Dünndarms wurden kleine Körnchen von der Grösse eines Hirsekorns bis zu der einer kleinen Erbse, mit einer gelben, käseähnlichen Masse angefüllt, gefunden, deren Natur den scrophulösen Ursprung nicht verkennen liess. Im untern Theile des Dünndarmes bis ungefähr 3″ aufwärts vom Coecum zeigten sich einzelne kleine Geschwüre, deren grösste nur den Umfang einer Linse hatten, und welche meist offenbar im Acte der Heilung begriffen waren; im Anfange des Dickdarmes bis 4—5″ von der Darmklappe entfernt, gleichfalls einige Geschwüre, doch etwas grösser, ebenfalls in der Heilung begriffen. Die Affection des Darmes war offenbar viel geringer, wie man sie sonst in dieser Krankheit zu finden pflegt. Auch die Peyerschen Drüsen waren nur mässig angeschwollen. Auf der Pleura pulmonalis wurden ebenfalls einige Miliartuberkeln gesehen. Nach Abnahme des Schädels wiesen sich die Gehirnwindungen mehr platt, und in den sulcis unter der pia mater eine gelbliche, gelatinöse Lymphe, in grösserer Quantität an der Basis des Schädels um das Chiasma und den Trichter. Bei der Durchschneidung des blutreichen Gehirnes fanden sich die Seitenventrikel sehr dilatirt, besonders der linke, und mit heller, wässriger Flüssigkeit angefüllt, wodurch der Fornix angespannt und erweicht erschien. Endlich fand man in beiden Hemisphären des kleinen Gehirns bohnengrosse Tuberkeln. — Wir haben also durch den anatomischen Thatbestand:

1) die typhöse Affection der Bauchschleimhaut;

2) die Ursache der tödtlichen Catastrophe im Gehirn, nämlich Lymphexsudat auf seiner Oberfläche und Wassererguss
in seinen Ventrikeln, und zwar mehr im linken Seitenventrikel, weshalb auch den Abend vor dem Tode die rechte Pupille erweitert erschien, gefunden;

3) Tuberkelbildung, die aber schon älteren Ursprungs ist,
da sich noch alte Adhäsionen des von Tuberkeln durchsäeten
Netzes vorfanden.

Die typhöse Eruption auf der Bauschschleimhaut scheint mir
von besonderem Interesse, da sie gewiss im Causalverhältniss
zu unserer Behandlung steht. Wir hatten im Anfange der zwei
ten 7tägigen Periode des Typhus Calomel gereicht, worauf sich
durchaus nichts zeigte, was vom Darme her eine Gefahr befürchten liess; ja das Fieber wurde darnach ganz unbedeutend, die Durchfälle nahmen ab, und Alles schien auf einen
milden Verlauf der Krankheit hinzudeuten. Die Section weist
eine höchst unbedeutende Affection des Darmes nach; die Geschwüre auf demselben in geringer Anzahl, vereinzelt, klein
und schon in der Heilung begriffen, so dass selbst der tödtliche
Ausgang, dessen Ursache wir im Gehirn gefunden, statt eine
Opposition gegen den Gebrauch des Calomel im Typhus abdominalis zu bilden, vielmehr für denselben bestätigend ist. Niemand wird wohl dem Gebrauch des Calomel die Gehirnerscheinungen zuschreiben wollen, da gerade sonst gegen dieselben
dieses Mittel angewendet wird. Es ergiebt sich demnach aus
diesem Falle, dass das Calomel, wenn es auch die Darmeru
ption nicht verhütet, doch wenigstens sehr ermässigt.

Zweiter Fall.

Typhus abdominalis. — Brustaffection. — Epistaxis. — Dünnflüssigkeit
des mittelst Schröpfköpfen entzogenen Blutes. — Abmagerung der
Typhuskranken. — Vergleichung des Blutes der Typhuskranken mit
dem der Chlorotischen. — Steigerung der Brustaffection. — Aderlass. — Ueber Phthisis als Typhusnachkrankheit. — Genesung.

6. Mai 1841. Gottfried Krieg, Tischlergesell, 19 Jahr
alt, ein kräftiger und vollsaftiger Mann, erkrankte vor 14 Tagen; die Erscheinungen zu Anfange der Krankheit waren grosse
Mattigkeit, leichte gastrische Erscheinungen, im Fortgange der
Krankheit stellten sich aber bald Thatsachen heraus, die über
die typhöse Natur der Krankheit keinen Zweifel liessen; hier
prädominirten mehr die Kopfsymptome, während die der Bauchschleimhaut wenig entwickelt waren. Im Allgemeinen sind diese
Formen, welche unter dem Schema des Cerebraltyphus ein-
hergehn, weniger intensiv, wie auch dieser Fall. Die Kopferscheinungen, gegen die bereits eine allgemeine Blutentziehung
angewandt worden, haben schon bedeutend nachgelassen, wie
schon die Physiognomie des Kranken andeutet; es saust ihm
zwar noch vor den Ohren und beim Aufsitzen wird ihm schwindlich. Ich habe Sie oft darauf aufmerksam gemacht, dass das
Summen vor den Ohren häufig der Entwickelung der Parotiden vorangeht, deshalb haben wir auch den Kranken befragt,
ob er Schmerz in der betreffenden Gegend am Winkel des
Unterkiefers und beim Oeffnen des Mundes empfinde, was er
jedoch verneint. Was die Baucherscheinungen betrifft, so sind
diese mässig: täglich einige wässrige Stühle, Kollern in der

Coecalgegend, daselbst aber kein Schmerz. Auch etwas Husten ist vorhanden, doch ohne Schmerz; der Percussionston
des Thorax ist rein, aber an der linken Seite, besonders nach
hinten und seitlich ist trockener, jedoch schon dem feuchten
sich nähernder Rhonchus zu hören, womit auch die ausgehu-
steten mucösen, mit Blutstreifen gefärbten Sputa übereinstimmen. Damit correspondiren die allgemeinen Erscheinungen;
ziemlich gleichmässige Hautsecretion, der Urin aber noch immer
höher gefärbt, als der normale, der Puls kräftig, Morgens 80,
Abends 90 Schläge in der Minute machend. —
Wir haben hier einen Krankheitsprocess, welcher einen
bestimmten Entwickelungsgang durchmacht, der wohl geleitet,
aber nicht abgebrochen werden kann. Wir müssen hier auf
die einzelnen localen Erscheinungen Rücksicht nehmen, dass
sie nicht excessiv werden. Wir rücken der Zeit der Krise näher, und müssen deshalb die bereits sich kundgebende Tendenz zur Hautsecretion unterstützen, wozu wir dem Kranken
ein diaphoretisches Getränk, und da die Brustaffection auf der
linken Seite noch vorhanden, um beiden Indicationen zu genügen, 2stündlich 2 Gr. Ammonium muriaticum mit $\frac{1}{4}$ Gr. Campher reichen wollen.

7. Mai. Gestern Abend zeigte sich eine geringe Exacerbation; die Nacht darauf verlief ruhig, und heute Morgen finden
wir eine Minderung in der Intensität aller Symptomengruppen:
Kopf leichter, Husten seltner, Sputa ohne Blutbeimischung,
die objectiven Brustsymptome ziemlich dieselben; seit gestern
nur zwei Darmausleerungen, der Qualität nach von besserem
Charakter, jetzt eine sehr ausgezeichnete Fieberremission, die
Haut aufgeschlossen, weich, Puls kräftig, Zunge feucht, im Harn
eine schleimige Trübung, aber keine entschiedene kritische
Veränderung. Da die Heilanzeigen die gleichen sind, und nach
den verordneten Mitteln bereits eine Ermässigung erfolgt ist,
so werden wir sie fortgebrauchen lassen.

8. Mai. Heute Morgen ist eine mässige Epistaxis eingetreten; der Zustand des Kranken ist zufriedenstellend, die Rückentwickelung erfolgt, wenn auch langsam. Die nervösen Erscheinungen haben bedeutend abgenommen; eben so befriedigend sind die Brusterscheinungen, nur an der Wurzel der linken
Lunge noch etwas feuchtes Rasseln hörbar; auch die Baucherscheinungen sind günstig, nur eine mehr fäculente Stuhlentleerung,
kein Kollern mehr zu fühlen; damit correspondirend die allgemeine Reaction, 84 ziemlich kräftige Pulsschläge in der Minute,
Haut aufgeschlossen, Zunge feucht. — Nicht zu übersehn ist hier
die Epistaxis; sie hat den kritischen Charakter, doch kann sie
oft excessiv werden. Bei der copiösen Blutung sieht man die
Eingenommenheit des Kopfes, die Mattigkeit stärker werden,
vor allem aber den Puls an Frequenz zunehmen, und die Temperatur der Haut den Calor mordax zeigen. Diese symptomatische Blutung darf nicht sich selbst überlassen werden, wie
die kritische; wenn nicht nach kalten Ueberschlägen auf die
Stirn und Nasenwurzel, durch eine mehr sitzende Lage die
Blutung bald gestillt wird, so muss zu kräftigeren Mitteln geschritten werden: zur Anfüllung der Nasenhöhle mit in Aqua
Thedeni getauchter Charpie, innerhalb Alaun und Reizung des
peripherischen Nervensystems durch Sinapismen. — Hier in
diesem Falle ist aber die Blutung durch Menge, Zeit und ihren Einfluss auf die nervöse Symptomengruppe offenbar als
kritisch anzusehn.

10. Mai. Die Localisirungen sind mit Ausnahme der topischen Affection der Respirationsschleimhaut zufriedenstellend;
doch letztere besteht nicht bloss in gleichem Grade objectiv
fort, sondern zeigt sogar in Extension und Intensität eine Steigerung; dagegen findet in den functionellen Erscheinungen der
Lungen keine Veränderung Statt. (Respiration leicht, Husten seltner, Sputa nicht blutig, sich leicht lösend). Die Reaction behauptet sich auf gleicher Höhe: Morgens 90, Abends 100 Puls-

schläge in der Minute, die Haut etwas mehr verschlossen, der Harn, ausser dass er durch etwas Schleim getrübt, sonst normal. Gestern Abend ist wieder eine Erscheinung eingetreten, die nicht unbeachtet bleiben darf, ein mässiges Nasenbluten. Dieses hat bis jetzt nichts Uebles zu bedeuten, muss jedoch überwacht werden, dass es nicht zu häufig und zu reichlich wiederkehre. — Ich habe jetzt gerade Kranke zu behandeln, wo die Blutung schon am 4ten, 5ten Tage der Krankheit eintrat, zugleich damit die Eingenommenheit des Kopfes sich vermehrte, die Pulsfrequenz stieg, die Haut den Calor mordax zeigte, und der Harn ganz blass, eine Urina aquosa wurde. Je früher diese Blutung, und je mehr sie mit diesen Erscheinungen einhergeht, um so üblere Bedeutung hat sie; es folgen bald die Erscheinungen des Torpor — und umgekehrt, je später sie auftritt u. s. w. — Wir wollen Mittel geben, die zugleich auf Haut und Respirationsschleimhaut wirken (Salmiak mit Sulphur. aurat.), und ausserdem in die Brust eine Einreibung von Quecksilbersalbe machen lassen.

11. Mai. Gestern Morgen fanden wir eine Steigerung der respiratorischen Affection, während die übrigen Erscheinungen, sowohl die localen, wie reactiven sich auf demselben Grade erhielten. Wir hatten deshalb eine Aenderung in der Verordnung eintreten lassen. Doch am Abend nahm die Brustaffection noch mehr zu, sowohl an Ausdehnung, wie Intensität, und nöthigte, einige blutige Schröpfköpfe an die kranken Stellen zu setzen. Bemerkenswerth ist das dadurch entleerte Blut, dessen Beschaffenheit nur unsre über die Natur der Krankheit ausgesprochene Meinung bestätigt; es ist eine fast nur wässrige gefärbte Flüssigkeit, eine Beschaffenheit, welche die älteren Aerzte, schon von *Willis* und *Huxham* an, mit dem Namen der Blutdissolution bezeichneten; es zeigt sich darin eine Abnahme der Fibrine und des Albumen und zugleich eine Veränderung des Blutrothes. Es wäre interessant, ausser chemisch auch

microscopisch dieses Blut zu untersuchen, ob sich nicht die Blutkörperchen darin verändert zeigen, und ob sie nicht an Zahl abgenommen haben. Gerade diese Untersuchung ist noch ein Desideratum, so gut auch die chemischen und sonstigen Forschungen in der Familie der Typhen sind. — Die Nacht war ziemlich ruhig; diesen Morgen klagt der Kranke fast über gar kein nervöses Symptom; subjectiv ist keine Brusterscheinung vorhanden, objectiv lässt sich noch immer das anomale Geräusch hören, die Percussion giebt einen reinen Ton, die Auscultation den Rhonchus sibilans auf der vorderen Brustwand beider Lungen, der auch nach hinten rechter Seits, doch schwächer gehört wird. Der Bauch etwas aufgetrieben, kein kollerndes Geräusch, seit gestern nur eine Ausleerung, Fieber mässig, Haut nicht mehr so heiss, der Urin geringen Niederschlag zeigend, doch keine Zersetzung durch den Geruch ergebend. Das ist eben das Auffallende, dass bei dieser Blutzersetzung die Secretionsproducte, die sonst so leicht der Zersetzung unterworfen, so lange daran nicht participiren, bis plötzlich, wenn die allgemeine Dissolution zugenommen, auch der Urin laugenähnlich wird, und die Gegenwart von kohlensaurem Ammonium nachweist. — Ich muss Sie hier noch auf die scheinbare Unbedeutendheit der Baucherscheinungen aufmerksam machen; es war hier sogar während dreier Tage Verstopfung eingetreten, und erst durch ein Klystir eine fäculente Ausleerung erzwungen worden. Man darf sich durch die Abwesenheit der functionellen Bauchsymptome in Hinsicht auf die Darmschleimhaut nicht täuschen lassen. Oft wird man schon während des Lebens darüber eines Bessern belehrt, indem plötzlich statt der Verstopfung frequente cadaveröse Stühle eintreten. Die Durchfälle sind keinesweges pathognomonisch in dieser Krankheit, wie einige Aerzte behauptet haben, und man muss die Anomalie kennen, um nicht durch die Abwesenheit derselben zum Irrthum verleitet zu werden. Trotzdem hier lange Zeit Ver-

stopfung, lange kein Kollern, kein Schmerz in der Coecalgegend wahrgenommen worden, sind hier doch Laesionen auf
der Darmschleimhaut vorhanden.

Jetzt aber haben uns besonders die Brustsymptome bei
der Behandlung zu leiten. Die verordneten Mittel sind fortzu-
gebrauchen. und sollte die Haut heisser werden, so muss eine
warme Uebergiessung gemacht werden.

12. Mai. Gestern zogen besonders zwei Erscheinungen
unsere Aufmerksamkeit auf sich: 1) die Beschaffenheit des
Blutes und 2) die Brustaffection, wegen welcher eine topische Blutentziehung veranstaltet werden musste. Das entzogene Blut markirte sich in einem ausgezeichneten Grade
durch seine Leichtflüssigkeit, es stellte eine gleichförmig flüssige Masse dar. Hr. Dr. Güterbock hat dieses Blut sowohl
in Bezug auf die Form als auch die Menge der Blutkörperchen
microscopisch untersucht, und dieser letzte Punkt ist von der
grössten Wichtigkeit. Es hat sich durch die neueren Untersuchungen herausgestellt, was früher nur durch Schlüsse gefolgert worden. Dahin gehört namentlich die Verringerung der
Blutkörperchen in gewissen Krankheiten, namentlich den Typhen, und so hat auch hier die Untersuchung ergeben, dass,
wiewohl die Form der Blutkörperchen unverändert, die Menge
derselben auf eine so auffallende Weise abgenommen hat, dass
man glauben sollte, das Blut sei durch viel Wasser verdünnt
worden. Diese Untersuchung des Blutes bestätigt nur, was
wir über die Natur der Typhen ausgesprochen, dass es eine
Blutkrankheit sei, eine Haematose, die sich aber wesentlich
von den Entzündungen unterscheidet. Dieser mechanischen
Untersuchung des Blutes muss sich die chemische anschliessen, über welche uns Herr Dr. *Simon* Auskunft geben wird.
Die Ansicht des Blutes lässt schon eine gänzliche Abwesenheit der Fibrine und Verminderung des Eiweisses vermuthen;
auch scheint das Blutroth verändert zu sein, wie schon die

violette Farbe desselben andeutet; vielleicht ist hier selbst
freies Ammonium in dem Blute vorhanden, wenn es nicht
von dem längeren Aufbewahren herrührt; doch unterliegt das
Vorhandensein des Ammonium im Blute schon während des
Lebens keinem Zweifel, da es selbst im frisch gelassenen
Harne gewisser Kranken vorkommt. Diese Beobachtung, wiewohl sie erst von neueren Aerzten mit Sicherheit constatirt
worden, war doch schon den älteren bekannt. Es ist das Auftreten dieser Erscheinung im Harn von der grössten Wichtigkeit für die Prognose. —

Die gestrige Exacerbation war gering, die Nacht verlief
ruhig; jetzt finden wir den Kopf eingenommen; beim Aufsitzen trat diesen Morgen Schwindel und selbst Ohnmacht ein;
diese ist aber nicht primär, sondern Folge der Blutzersetzung,
und erinnert uns an eine ähnliche Erscheinung bei Chlorotischen.
Die Brustbeschwerden sind verringert; man hat hier aber nicht
den Aussagen des Kranken Glauben zu schenken, ebenso wenig als man denen über sein Allgemeinbefinden, wo man meist
hört, „es gehe gut", trauen darf. Man darf sich nur auf die
objective Untersuchung verlassen. Doch hat der anomale
Rhonchus wirklich abgenommen; indessen sind, wie bekannt,
die Brustsymptome in dieser Krankheit sehr wandelbar, eben
so wie das Coecal-Geräusch, worauf die besseren Beobachter
schon aufmerksam gemacht haben. Jetzt ist das Fieber sehr
mässig (82 Pulsschläge in der Minute).

14. Mai. In den letzten 48 Stunden haben sich wohl
einige günstige Veränderungen gezeigt, doch keinesweges entscheidende. Die günstigen werden Sie zugeben müssen, wenn
Sie die einzelnen Symptomengruppen zusammenstellen, und mit
den früher vorhandenen vergleichen. Der Kopf ist freier, doch
etwas Schwerhörigkeit eingetreten, die so häufig in nervösen
Fiebern, aber mehr günstig als ungünstig ist; letzteres ist sie
nur dann, wenn sich zugleich Schmerz vom proc. mastoideus nach

dem Winkel des Unterkiefers, als Vorbote der Parotidenentwickelung hinzugesellt. Noch deutlicher tritt die günstigere
Gestaltung in den Brustorganen hervor: Husten seltener, geballte
Sputa ohne Blutbeimischung entleerend, nur in der rechten
Brust gegen die Wurzel der Lungen zu noch etwas trockener,
aber jetzt schon dem feuchten sich nähernder Rhonchus zu hören. Der Bauch sich ruhig verhaltend; die febrilen Erscheinungen mässig, Abends eine kleine Steigerung erfahrend (Puls bis
92 Schläge in der Minute), Zunge auch Abends feucht, die Haut
mässig secernirend, besonders nach der gestern veranstalteten
Uebergiessung, Harn reichlich und ein wenig dunkler. Vor Allem
günstig ist, dass keine Blutung mehr erfolgt ist. Dr. *Simon's*
Untersuchung des neulich dem Kranken entzogenen Blutes bestätigt nur, was ich über die Blutveränderung der Typhuskranken ausgesprochen.

Gesundes Blut enthält		Das Blut unseres Kranken enthält
791	Wasser	887,5
208	feste Bestandtheile	112
2,0	Faserstoff	keinen
76	Eiweiss	54
112	Haematoglobulin	47,25

Die Abnahme des Fettes und Extractivstoffes ist in dem
Blute unseres Kranken sehr gering. Dieses zeigt also eine bedeutende Zunahme von Wasser, einen gänzlichen Mangel von
Faserstoff und bedeutende Verminderung des Eiweisses und
Haematoglobulins. — Ich habe auf die Abnahme des Eiweiss-
gehaltes schon früher aufmerksam gemacht, und es schien mir,
dass ein Theil des Eiweisses durch die wässerigen Stuhlentleerungen entfernt würde. Da indessen die Verminderung des
Eiweisses im Blute auch ohne gleichzeitige Diarrhöen vorkommt, wie in diesem Fall, so ist meine frühere Ansicht ungegründet.

Schon *Buzorini* hat auf die auffallende Abnahme des Volumens der organischen Masse in dieser Krankheit hingewiesen, wie schnell solche Individuen, die vom Typhus befallen worden, und wie auffallend sie abmagern. Aus dem Mangel der Aufnahme an assimilirbaren Stoffen lässt sich dieses räthselhafte Schwinden in so kurzer Zeit nicht erklären; denn auch in Entzündungen, wo man viel Blut entzogen, und die Kranken oft lange Zeit noch weniger als die Typhuskranken geniessen, lässt sich diese Abnahme der organischen Masse und diese Mattigkeit nicht wahrnehmen; in drei Tagen sitzt ein Pneumoniker, dem man in kurzer Zeit mehrere Pfunde Blut entzogen, schon wieder auf, während ein Typhuskranker weit längerer Zeit bedarf, bis er wieder zu Kräften kommt. Dies hängt sicher von der Verminderung der festen Bestandtheile des Blutes in dieser Krankheit, und besonders von der Abnahme der Blutkörperchen ab. —

Ich bemerkte schon, dass einige Uebereinstimmung des Blutes der Typhuskranken mit dem der Chlorotischen Statt fände (selbst auch in einzelnen Symptomen), doch auch ein deutlicher Unterschied; denn im chlorotischen Blute zeigt sich ebenfalls Zunahme des Wassers, doch nicht in dem Maasse, wie im Typhusblut; die Abnahme der festen Bestandtheile kommt aber nicht auf Rechnung der Fibrine und des Albumen (denn erstere hat ihr normales Verhältniss, letzteres ist sogar vermehrt), sondern auf Rechnung der Blutkörperchen*). In die-

---

*) Zur Vergleichung führen wir eine Analyse des chlorotischen Blutes nach Dr. *F. Simon* an, siehe dessen Handbuch der medic. Chemie II. S. 207.

chlorot. Blut.		gesundes Blut.
871,5	Wasser	795,3
128,5	feste Bestandtheile	204,0
2,0	Fibrine	2,1
79,8	Albumin	76,7
32,3	Haematoglobulin	109,2

ser Beziehung ist, also Uebereinstimmung zwischen Typhus und Chlorose, während das Verhältniss des Albumen und der Fibrine in beiden Krankheiten verschieden. Diese Untersuchungen sind um so interessanter, als die in der neusten Zeit von *Andral* und *Gavaret* angestellten auch mit den ältern von *Reid Clanny* übereinstimmen. Die Untersuchungen sind aber noch nicht geschlossen, nicht bloss in Beziehung auf Extension, sondern auch in Bezug auf die Intensität; es bleibt noch zu forschen übrig, wie sich das Blutroth in dieser Krankheit verhält. Es zeigen sich nämlich einige Erscheinungen, die darauf hindeuten, dass ohne Zweifel chemisch nachweisbare Veränderungen in demselben vorgehen, wie die Bildung des schwarzen Pigments an den Zähnen, auf den Papillen der Zunge, die Imbibition von Blutroth auf der Bauchschleimhaut und der inneren Arterienhaut, und besonders die Beschaffenheit des Harnes lehren. Nach einer Untersuchung des Dr. *Simon* fand sich in dem dunkel gefärbten Harne einer Typhösen das Blutroth mit der Harnsäure zu einem basischen Stoffe verbunden. Auf der Veränderung der Beschaffenheit des Blutrothes scheint eine Modification gewisser Symptome des Typhus zu beruhen. In Zürich fand ich während einer Winterepidemie den Harn gleich dem der Icterischen aussehend und Blutroth enthaltend, während hier, obgleich solche augenscheinliche Blutzersetzung Statt findet, der Harn gar nicht von dem der Gesunden abweicht; ja wir finden bei jenem Kranken *) sogar eine Urina spastica, die sonst erst im Stadium der Reconvalescenz einzutreten pflegt. Hier scheint der Schlüssel zu jenen Modificationen zu liegen; die Thatsachen sind richtig, aber eben der Schlüssel dazu fehlt uns noch, und der Chemie bleiben hier noch viele Forschungen zu machen übrig.

15. Mai. Es ist bei dem Kranken wieder eine Steigerung

---

*) Vergl. den dritten Fall.

in einer Gruppe der Localsymptome eingetreten, nämlich in
der Brustaffection. Ich habe Sie schon auf die Erscheinung
aufmerksam gemacht, dass bei dieser Krankheit ein Oscilliren,
ein Steigen und Fallen in der Brust- und Bauchaffection Statt
finde, so dass das augenblickliche Verschwinden derselben uns
keine Sicherheit gewährt, dass die Affection nicht in wenigen
Stunden wieder von Neuem auftauchen wird. Hier haben Sie
ein Beispiel: schon vor 5 Tagen hatte die Brustaffection eine
solche Höhe erreicht, dass eine topische Blutenteerung gemacht
werden musste, worauf eine bedeutende Ermässigung eintrat;
plötzlich ohne nachweisbare äussere Ursache wurde gestern
nun wieder auf der vorderen Brustseite der Rhonchus sibilans
gehört, weshalb wieder eine topische Blutentleerung vorgenommen werden musste. Das entzogene Blut hat schon ein
besseres Aussehn, ist nicht mehr so dunkel, und enthält Gerinnsel. Dieses fällt zusammen mit der günstigeren Beschaffenheit des Pulses und der beginnenden Hautsecretion.

Verordnung: kleine Mengen von Salmiak.

17. Mai. Die Respirationserscheinungen haben wieder eine
bedeutende Steigerung erlitten, während die dem typhösen
Process angehörenden Symptome, sowohl die nervösen, wie
die der Bauchschleimhaut, gleichzeitig mit dem Eintritte
kritischer Erscheinungen auf der Haut und eines ruhigen Schlafes sich auffallend vermindert haben: heftiger Husten, rauhe
Stimme, Kratzen, Brennen auf der Brust haben sich eingefunden und anomale Geräusche werden besonders an der Wurzel der Lunge gehört, aber nicht bloss Rhonchus sibilans, sondern
selbst trockene Crepitation. Wir müssen, wenn wir diesen Fall
mit ähnlichen, hier schon gesehenen Fällen von Zerstörungen in
den Lungen und dem Larynx nach abgelaufenem Typhus vergleichen, den Uebergang der Pneumonie in Suppuration befürchten, und deshalb eine eingreifende Antiphlogose eintreten
lassen, die nicht durch den Umstand ausgeschlossen werden

darf, dass wir es mit einem typhösen Fieber zu thun haben; denn 1) ist der typhöse Process schon abgelaufen, 2) zeigte das Blut, welches das letzte Mal entleert worden, schon eine dem gesunden nahe Beschaffenheit. Sieht man auf die Raschheit der Entwickelung, auf die Ausdehnung der Affection, den Uebergang der Bronchitis in Pneumonie, so möchto eine topische Blutentleerung nicht mehr ausreichend sein. Die Entscheidung der Frage, ob hier eine allgemeine Blutentleerung zu instituiren, ist schwierig; doch wird diese Schwierigkeit bei einem tieferen Eindringen in die Sache leicht gehoben. Ich erinnere Sie jetzt nur an jenen Fall aus einem früheren Semester, wo wir wegen der Heftigkeit der Kopfsymptome auf der Höhe des nervösen Stadium sogar die Iugularis öffnen liessen, und mit dem günstigsten Erfolge. Bei dieser Gelegenheit habe ich mich über die Nothwendigkeit der allgemeinen Blutentleerung in den typhösen Fiebern ausgesprochen*). Hier werden wir eine Venaesection von 8 Unzen machen, blutige Schröpfköpfe an die Brust appliciren, und zum innern Gebrauch Nitrum mit Salmiak āā $\mathfrak{Z}\beta$ in $\mathfrak{Z}$v Emulsion verabreichen lassen.

18. Mai. Die nervösen und Bauchsymptome sind verschwunden; auch ist kein Knistern mehr in der Brust zu hören, Schleimrasseln beginnt und die Stimme ist nicht mehr so rauh; die Nacht war ziemlich ruhig, der Kranke schlief, erst gegen Morgen trat starker Husten ein, der noch immer einen trocknen klingenden Ton hat; das Fieber ist mässig, die Zunge rein und feucht, der Durst gering, Urin reichlich und Schleim darin schwebend. Das gestern entleerte Blut zeigt einen cochenillefarbigen Blutkuchen mit darauf kaum angedeutetem Gerinnsel, aber keine eigentliche Speckhaut, das Serum aber mit Blutroth gefärbt. Die eingetretenen Veränderungen sind noch nicht

---

*) Vergl. den vierten Fall.

ganz unsern Wünschen entsprechend; es zeigt sich noch nichts von den so nothwendigen kritischen Secretionen.

Verordnung: Frictionen von grauer Quecksilbersalbe in die Brust, besonders zwischen die Schulterblätter.

19. Mai. Die Erscheinungen, die wir als kritische Phänomene für den Hauptkrankheitsprocess betrachteten, nämlich die Secretion der Haut, ber deren Eintritt die stechende Hitze sich ermässigte, ferner der ruhige, erquickende Schlaf, der auch in der letzten Nacht selten durch Husten unterbrochen wurde, und bei dessen Eintritt sich die nervösen Erscheinungen bis auf geringfügige Schwerhörigkeit verloren haben, sind zufrieden stellend, zumal da auch das Fieber dabei sehr unbedeutend geworden ist. So genügend und befriedigend auch diese Reihe von Thatsachen, so lassen doch die Phänomene auf der Respirationsschleimhaut noch viel zu wünschen übrig. Eine Ermässigung ist wohl durch die Blutentleerung erzielt worden, aber doch sind wir noch weit von dem Ziel, nach dem wir hinstreben: — noch keine topische Krise! Die Affection ist ungefähr auf demselben Punkte, auf dem wir sie gestern verliessen; dagegen sind schon die sogenannten functionellen Symptome ermässigt, der Husten seltner, von kürzerer Dauer, ohne metallenen Ton, wiewohl die Stimme noch immer bedeckt ist. Aber was wir wünschen, ist noch immer nicht da, nämlich, dass der feuchte Rhonchus in weiterem Umfange sich hören lasse, dass der Husten feuchter werde, und geballte Sputa bilden möchte. Das ist, was wir wünschen, aber nicht befehlen können.

Verordnung: Fortgebrauch der Emulsion mit Salmiak und Nitrum.

21. Mai. Wir haben zwei Fragen zu beantworten: 1) ob die activen Erscheinungen, die wir als den typhösen Krankheitsprocess lösend betrachteten, so günstig wie früher fortdauern, und ob in demselben Verhältniss die Reste des typhösen Pro-

cesses zu Grunde gehen; 2) wie das sich aus dem typhösen
Process heraus entwickelt habende Brustleiden, welches, wie
wir wissen, oft noch nach Ablauf der typhösen Krankheit als
Nachkrankheit für das Individuum verderblich werden kann, sich
verhält? — Was den ersten Punkt anlangt, so sind die Erscheinungen befriedigend, der Schlaf ist gut, die Zunge rein und
feucht, die Haut permanent doch massig secernirend, der Puls
jetzt 80 Schläge in der Minute machend, des Abends nur unbedeutende Steigerung erleidend; der Harn setzt einen schleimigen
Bodensatz ab. Mit diesen activen Symptomen sind die eigentlichen passiven Krankheitsphänomene zu Grunde gegangen. —
Was das Brustleiden betrifft, so gestaltet sich auch dieses vor-
theilhafter: vorn und seitlich nur wenig Schleimrasseln zu hören, nach hinten gegen die Wurzel besonders der rechten
Lunge noch anomales, feuchtwerdendes Rasseln; damit übereinstimmend die übrigen Brustsymptome: der Husten jetzt mehr
feucht, doch der ausgeworfene Schleim noch etwas crude, die
Stimme nicht mehr heiser.

Diese Respirationsaffection im Verlauf der typhösen Fieber
hat erst in der neuesten Zeit die Aufmerksamkeit auf sich gezogen, welche sie verdient. Früher scheint der Mangel der
objectiven Untersuchungsmethode diese Vernachlässigung verursacht zu haben, zumal da hier die subjectiven Erscheinungen sehr gering zu sein pflegen. Hier gilt auch der Satz, dass
nur im Beginn dieser Affection eine eingreifende Behandlung
von glücklichem Erfolge gekrönt wird. Die anatomisch-stati-
stischen Untersuchungen von *Louis* in Betreff dieser Krankheit
sind besonders beachtenswerth, weil sie in grosser Menge und
mit lobenswerther Umsicht angestellt worden, und weil sie
zeigen, wie häufig diese Nachkrankheit vorkommt, und wie
schnell die sich daraus entwickelnde Phthisis verläuft. Man
hat diese Nachkrankheit zu fürchten, wo schon vor Beginn des
typhösen Krankheitsprocesses Reizung in den Respirationsor-

ganen, chronischer Katarrh, oder wo phthisische Anlage oder
latente Scropheln vorhanden waren, obgleich dabei nicht übersehen werden darf, dass die epidemische wie endemische Constitution auf diese Nachkrankheit nicht wenig influenzirt, indem zu einigen Zeiten fast alle Typhen von Respirationsaffection begleitet werden, während sie zu anderen Zeiten ganz
fehlt.

Der Husten verliert sich nach und nach, die Kräfte des
Kranken nehmen allmählig unter Darreichung einer nahrhaften
Diät zu, so dass er gegen Ende des Monats das Bett und am
10. Juni die Anstalt als geheilt verlassen konnte.

Dritter Fall.

Typbus abdominalis. — Scheinbar gutartige Form. — Febres epidemicae malignae sine febre. — Genesung.

6. Mai 1841. Eduard Scuras, 23 Jahr alt, Barbier. Der
Kranke fühlt sich schon seit zwölf Tagen müde, matt, abgeschla-
gen, bis am 2. Mai eine Steigerung der Erscheinungen eintrat; der Schlaf wurde unruhig, zwar nur geringe Andeutung
von Frösteln, doch anhaltende, intensive Hitze, bitterer Geschmack, weshalb ihm die Panacee, ein Brechmittel, gereicht
ward. Es erfolgte darauf ein wenig Erbrechen, aber seitdem
anhaltender Durchfall. So trat er in das Hospital ein, wo man
wegen der starken Schmerzen in der Coecalgegend bereits
16 Blutegel an diese Stelle gesetzt hat.

Jetzt finden wir, wenn wir die einzelnen Symptomengruppen gesondert betrachten, 1) wenig Kopferscheinungen: tau-
melnder Gang, Eingenommenheit des Kopfes, Summen vor den
Ohren; 4) den Unterleib etwas aufgetrieben, weich, auf Druck
wenig empfindlich, doch sehr reichliche wässrige Darmausleerungen, die sich schon in zwei Theile trennen; die Zunge livide,
blau, mit klebrigem, zusammen trocknendem Schleim bedeckt,
(lingua siccescens), zugleich beginnende Aphthenbildung im
Munde, zur Losstossung des Epithelium tendirend, 3) endlich
eine Gruppe von reactiven Symptomen: Puls voll, 84 Schläge
in der Minute machend, Haut gegen Abend trocken, mässig
heiss, Harn etwas getrübt, doch seine Farbe nicht abnorm.

Wir haben hier also die abdominelle Form des Typhus, und zwar in seiner ersten 7tägigen Periode. Es wäre wohl an eine Unterdrückung der Entwickelung auf der Bauchschleimhaut zu denken; doch sind wir 1) über den genauen Anfang der Krankheit nicht ganz sicher, 2) sprechen aber die Symptome dafür, dass die Eruption bereits begonnen, wie der Coecalschmerz und die charakteristischen Diarrhöen beweisen; es ist freilich dabei nicht in Abrede su stellen, dass die Eruption auf der Bauchschleimhaut durch das Emeticum praecipitirt worden ist, ebenso wie man die Eruption der Pocken und des Scharlachs durch Hautreize, selbst durch eine einfache Aderlasswunde beschleunigen kann. Die Sachen stehen also so, dass wir die Hoffnung aufgeben müssen, durch Calomel noch die Entwickelung des Exanthems aufzuhalten; die Krankheit ist auf den Punkt gekommen, wo die Lösung nur durch eine Krise noch möglich ist, welche aber nicht herbeigezogen werden kann.

Verordnung: Aqua oxymuriatica in schleimigem Getränk.

7. Mai. Die gestrige Exacerbation war gering, die Nacht verlief ziemlich ruhig; es sind keine Veränderungen eingetreten, die eine Aenderung in der Behandlung nothwendig machten. Nur ein Umstand ist zu bemerken, dass der Kranke über ein Stechen im linken Ohre und Schmerz auf daselbst angebrachten Druck klagt. Wir wissen, wie leicht hier Pseudokrisen entstehen können und zwar Parotiden- oder Abscessbildung im innern Ohr, beide gleich unangenehme Erscheinungen, welchen wir durch Application von 10 Blutegeln hinter das linke Ohr begegnen wollen.

8. Mai. Das Summen und Stechen im linken Ohre hat sich in Folge der topischen Blutentleerung ganz verloren. Beim Liegen fühlt der Kranke wenig Beschwerde im Kopf; doch beim Aufstehn und Aufrichten tritt sogleich Schwindel, ungewöhnliche Mattigkeit, selbst Ohnmacht ein. Diese Erscheinung

empfehle ich Ihrer ganzen Aufmerksamkeit. Die Krankheitsformen, wie wir sie hier jetzt in kurzer Zeit schon mehrere
Male gefunden, und wie sie jetzt auch in der Stadt vorkommen, scheinen ein pathologisches Aequivalent der intermittirenden Fieber zu sein, welche merkwürdiger Weise in diesem
Frühling ganz fehlen*). (Ich habe jetzt einen Fall zu behandeln, wo statt des sonst im Frühjahr vorkommenden Wechsel-
fiebers eine Person periodisch regelmässig ihre Lipothymie
bekommt.)

Diese Aequivalenten der intermittirenden Fieber, wie wir
sie nannten, zeigen sich meist so: die Affection tritt Anfangs
nur als unbedeutende Reizung der gastrischen oder respiratorischen Schleimhaut auf; es ist Anfangs nur ein unbedeutender
Katarrh; aber alle diese Fälle sind gleich von vorn herein mit
einer ungewöhnlichen Mattigkeit und Kraftlosigkeit verbunden,
zuweilen gehen diese auch den katarrhalischen Erscheinungen
voraus. Dazu kommt noch bei einigen, besonders jungen,
kräftigen, sanguinischen Subjecten eine Blutung, die oft erschöpfend wird; bei Frauen greift zuweilen die Menstruation vor,
und wird dann colliquativ — alles Erscheinungen einer Blutzersetzung! Wo Sie die angeführten Erscheinungen finden, sein
Sie auf Ihrer Hut; Sie haben es nicht mit einem einfachen
Katarrh zu thun. Aber auch in Bezug auf die Therapeutik ist
es wichtig, diesen Zustand zu kennen. Man lässt sich durch

---

*) Wir erinnern an die Verwandtschaft der Typhen und Intermit-
tenten, auf welche Schoenlein wiederholt aufmerksam gemacht hat, namentlich in Bezng auf ihr genetisches Moment; aus Intermittens bildet
sich nicht selten Typhus, was sich recht deutlich in den grossen Epidemieen von 1827 und 1828 im Norden Europa's gezeigt hat. Auch finden sich beide neben einander, wie Schoenlein namentlich in der Schweiz
beobachtet hat: wo der Rhein in den Bodensee mündet, der Fluss stockt,
und sich Sumpfmalaria bildet, da findet sich Intermittens; aber wo das
Land sich erhebt, in Appenzell, keine Intermittens, wohl aber Typhus,
und oft sehr verwüstend.

die belegte Zunge, den Kopfschmerz, kurz durch die gastrischen Erscheinungen gar zu leicht zur Darreichung eines Emeticum verleiten, welches nicht wohlthätig wirkt, sondern nur
die Entwickelung des Krankheitsprocessos präcipitirt*). Indessen schadet hier das Brechmittel noch weniger, als die Salze,
wovon wir hier selbst einige schlagende Beispiele gesehen haben. — Genug, die Erscheinungen, wie wir sie bei unserm
Kranken finden (die Eingenommenheit des Kopfes, die Müdigkeit, die Neigung zu Ohnmachten) warnen uns, seinen Zustand für gering zu achten. Der Unterleib ist etwas aufgetrieben, in der Coecalgegend wenig empfindlich. — Während
mehrerer Epidemieen sind mir Fälle vorgekommen, wo die
Kranken ausser über Mattigkeit und Hinfälligkeit wenig klag-
ten, wenig Baucherscheinungen zeigten, und besonders geringe
Pulserregung zugegen war; Fälle, die schon die ältern Aerzte
gekannt, und mit dem Namen febres epidemicae maligne-
nae sine febre bezeichnet haben, wo aber zur kritischen

---

*) In Betreff des vorsichtigen Gebrauchs der Brechmittel bemerkte
Schoenlein bei einem an einer Febris gastrica leidenden Kranken:
„Nach den gewöhnlichen medicinischen Grundsätzen müsste hier das
Emeticum seine vollkommene Rechtfertigung finden; es waren alimentäre
Schädlichkeiten im Magen, Druck in der Magengrube, bitterer Geschmack,
belegte Zunge, Cephalaea gastrica zugegen; der Arzt verordnete ein
Brechmittel. Ich hänge zwar nicht dem Grundsatze an, dass der Erfolg
das Mittel kröne; doch muss hier angeführt werden, dass das Emeticum
nicht den gewünschten Erfolg hatte. Das Fieber nahm zu und die gastrischen Symptome ermässigten sich nicht. Ich wollte dies nur darum
bemerken, weil dies grade ein Fall ist, wo die Verhältnisse so dringend ein Emeticum zu fordern schienen. Doch wir haben gesehen, wie
dieses Mittel die Entwickelung des typhösen Fiebers präcipitirte; wir
haben gesehen, dass der Tartarus stib., so beliebt in der Pneumonie, diese
Krankheit mit Abdominaltyphus complicirte; wir sahen im vorigen Semester, dass der Tartarus stib., der sonst so wunderbar im Rheumatismus articularis wirkte, in dieser Krankheit höchst nachtheilig war. —
So richtig auch sonst die Wahl dieses Mittels sein mag, so kann sie
doch durch die endemische und epidemischeConstitution modificirt werden."

Zeit, meist gegen den 21sten Tag sich ein heftiger Gefässsturm, wie vom Himmel herabgeschneit, erhebt, und wo dann entweder mit Haut-, Harn- und Darmkrise Genesung eintritt, oder in anderen Fällen schnell grosser Collapsus, Absterben einzelner Glieder und ungünstiger Ausgang erfolgt.

10. Mai. Wenn Sie die Krankheit bloss nach der Pulsfrequenz deuten wollten, so würden Sie den Kranken gar nicht als an einer bedeutenden Krankheit leidend, betrachten dürfen; die Pulzfrequenz variirt von 72—90 Schlägen in der Minute, jetzt zähle ich nur 72, dabei ist der Puls voll und kräftig. Schliessen Sie daran, dass die Haut gar nicht heiss, nehmen Sie dazu die Beschaffenheit des Harnes, der sich beinahe wie ein normaler verhält, so scheint jene Meinung noch mehr an Raum zu gewinnen. Sie sehen aber daraus, wie jene Aerzte im Irrthum sind, die bloss die Reaction, das Fieber, als einzige Richtschnur für die Beurtheilung dieser Krankheit betrachten. Wie erwähnt, die ältern Aerzte haben dies sehr wohl gewusst, und sie Febris maligna sine febre genannt, wovon Sie hier ein Beispiel haben. Es ist aber eine Reihe anderer Erscheinungen zugegen, die über die Natur der Krankheit keinen Zweifel lässt; dahin gehört: die Eingenommenheit des Kopfes, die Müdigkeit, Schläfrigkeit, ungewöhnliche Mattigkeit, Schwere der Glieder, die trockene, rissige, braune Zunge, die seit mehren Tagen sich wiederholende Nasenblutung, durch die ein schwarzes Blut entleert wird, endlich noch die Bauchsymptome. Das sind die Fälle, wo man bei der Untersuchung post mortem die bedeutendsten Laesionen auf der Bauchschleimhaut gefunden hat, von denen man im Leben nichts erkannte, und welche zur Annahme der Inflammationes occultae Veranlassung gegeben haben. Wenn aber der Arzt sich in der Deutung der Symptome geirrt hat, muss man deshalb die Natur anklagen, dass sie Versteck mit uns spiele? Dieser Schluss wäre wahrlich höchst albern! Solcher Doctor hat nur nach dem Puls ge-

griffen, und, wenn es weit gekommen, noch den Urin beschaut,
bis, ihm unerwartet, nach einiger Zeit die Katastrophe eingetreten. Wir dürfen uns also durch den scheinbaren Mangel aller Gefässreaction über die Natur der Krankheit nicht täuschen
lassen. — Die Aqua oxymuriatica wird fortgebraucht.

12. Mai. Fühlen Sie die mehr kühle Haut des Kranken
an, seinen Puls, sehen Sie seinen Harn, und Sie möchten glauben, er sei gar nicht krank. Wunderlich ist die Erscheinung
im Harne, welcher sich der urina spastica annähert, die sonst
in dieser Krankheit erst mit der Genesung der urina jumen-
tosa zu folgen pflegt. Hier aber hat die urina aquosa nicht
diese Bedeutung. So muss also jedes Symptom immer in seinem Zusammenhange mit den übrigen gewürdigt werden! —
Der Zustand des Kranken ist ziemlich der alte; die Mattigkeit,
Müdigkeit dauern fort; gegen Abend steigert sich die Eingenommenheit des Kopfes; die letzten Nächte schlief der Kranke
ziemlich ruhig. Das Nasenbluten war an den letzten Abenden
wiedergekehrt, doch bald durch kalte Ueberschläge auf die
Stirngegend zum Weichen gebracht worden. Die Bauchaffection
hielt sich in den angegebenen Grenzen; doch zeigt sich heute
auch geringe Brustaffection, etwas Hüsteln, und ist leiser Rhonchus sibilans mit Rhonchus mucosus (mehr an der hintern Wand)
zu hören.

Keine Veränderung in der Behandlung.

14. Mai. Der Verlauf der Krankheit in diesem Individuum
ist zufriedenstellend; denn 1) sind die Kopfsymptome ermässigt; noch immer findet Neigung zum Schlaf statt, der aber jetzt für
den Kranken erquickender ist; das Summen, Sausen und Stechen
im Ohr haben sich ganz verloren, das Gefühl von Schwäche
sich vermindert; 2) die Brusterscheinungen, die vorgestern leise
begonnen, haben sich wieder ermässigt, die objective Untersuchung ist befriedigend, der geringe Husten entleert schleimige Sputa; 3) was die Bauchsymptome anlangt, so ist kein

Schmerz, kein kollerndes Geräusch mehr in der Coecalgegend
vorhanden; in 24 Stunden erfolgte nur eine fäculente Ausleerung. Die febrilen Erscheinungen anlangend, ist die Zunge,
welche früher so trocken, so livide, mit dem abgestorbenen
Epithelium bedeckt erschien, gleich wie es sich nach Einwirkung von siedendem Wasser loszutrennen pflegt, jetzt reiner,
feuchter, die papillae filiformes entwickelt, nur auf der Höhe
noch glatt; die Haut mehr kühl ohne Transpiration, die Pulsfrequenz sogar unter die normale Zahl vermindert, kaum 60
Schläge in der Minute, gegen Abend 70—80; der Harn, Abends
und zur nächtlichen Weile gelassen, zeigt sich schleimig getrübt, des Morgens ganz blass.

Abends wird Liq. Ammonii acetici $\mathfrak{z}\beta$ mit Lindenblüthen-
thee gereicht, worauf gelinde Hautsecretion eintritt.

18. Mai. Alle Erscheinungen sind verringert, nicht bloss
die nervösen (die Mattigkeit, Kraftlosigkeit u. s. w.), sondern
auch die übrigen; die Zunge bleibt feucht und günstig verändert, Brust und Bauch normal; die sonst verschlossene Haut,
die seit dem Gebrauch des essigsauren Ammonium zu secerniren begann, auch jetzt feucht.

21. Mai. Der Kranke nahm in den letzten Tagen keine
Arznei mehr, und wurde als Reconvalescent nur durch die
Küche restaurirt. Merkwürdig ist es, dass der Urin jetzt nicht
mehr so blass ist, sondern seine natürliche Farbe angenommen hat.

Gegen Ende des Monats verliess der Kranke geheilt die
Charité.

Vierter Fall.

Typhus abdominalis. — Nervosa stupida. — Pneumonie. — Aderlass. — Epistaxis. — Wiederauftauchen der Brustaffection. — Befürchtung des Oedema glottidis. — Steigerung der Bauchaffection. — Bronchialaffection. — Parotiden. — Ammoniakalischer Harn. — Schnelles Abmagern der Typhuskranken. — Wiederholte Steigerung und Unterdrückung der Parotidenbildung. — Verschiedenheit des Harns bei Tag und bei Nacht. — Genesung.

3. Juni 1841. Peter Frisch, Schlossergesell, 23 Jahr alt. Gestern vor einer Woche wurde der Kranke von heftigem, stechendem Kopfschmerz, besonders in der Schläfengegend, und Eingenommenheit des Kopfes befallen, gegen die zuerst Diaphoretica und später Laxirmittel angewendet wurden; bei dieser Behandlung nahmen die Erscheinungen zu, die Nächte wurden unruhig, es traten leichte Delirien ein, und so ward er vorgestern in diese Heilanstalt gebracht, wo man die Kopf- und Baucherscheinungen der Art fand, dass man Blutegel appliciren musste. Nach der Erzählung des Kranken müssen wir annehmen, dass er sich jetzt im Anfange der zweiten siebentägigen Periode der Krankheit befinde. — Jetzt finden wir den Kranken folgendermassen: das Gesicht Betäubung ausdrückend, beim Aufrichten Schwindel und Vermehrung des Kopfschmerzes; die Nächte verbringt er unruhig und schlaflos; aber wir finden auch, obgleich der Kranke darüber gar nicht klagt, bei der Untersuchung der Brust nach der Wurzel der rechten

3 *

Lunge zu, dem mittlern Lappen entsprechend, den Percussionston matter und bei der Auscultation besonders bei tiefer Inspiration deutlich trocknes Knistern, also den Ausdruck des ersten
Stadium der Entzündung des Lungenparenchyms. Der Bauch ist
weich, nicht empfindlich, Coecalgeräusch deutlich, mässiger
Durchfall. Ueberhaupt pflegen, wie die Kopferscheinungen mehr
hervortreten, die des Unterleibs abzunehmen. Ich habe viele
Fälle der Art gesehen; besonders erinnere ich mich mit Lebhaftigkeit eines jungen Mädchens, wo bis zum Ende keine Durchfälle dagewesen, im Gegentheil der Stuhl immer durch Klystire
bewegt werden musste, und wo gleichzeitig sehr bedeutende
Kopferscheinungen vorhanden waren, während die ausgezeich-
netsten Geschwüre und typhösen Excrescenzen auf der Darmschleimhaut gefunden wurden, eine Thatsache, die auch von
Andern beobachtet worden, und die uns zeigt, wie die Durchfälle keinesweges pathognomonische Zeichen des Abdominaltyphus sind; sie lässt sich mit der oft bei der Nervosa stupida
Frankii beobachteten Harnverhaltung vergleichen. Diese Thatsache hat eine Menge von Streitigkeiten hervorgerufen. Man
hat nämlich oft bei dem Petechialtyphus Durchfälle und keine
Darmgeschwüre gesehen, was den Dr. *Lombard* in Genf zu
grossen Irrthümern verleitete. Er hatte nicht bedacht, dass er
bisher in Genf den Abdominaltyphus vor sich gehabt hatte, während er in Dublin und Edinburg den exanthematischen Typhus sah. Um diesen zu sehen, hätte er es näher haben
können; er brauchte nur nach Mailand zu gehen, und hätte auch
dort diese Krankheitsform gefunden. — Bei unserm Kranken ist
gerade, wie bei jenem Kranken*) da drüben, die Entzündung in
der rechten Lunge noch nicht zu seinem Bewusstsein gekommen,
und daher zeigen sich keine subjectiven Symptome. Es geht
aus diesem Falle wieder hervor, dass man sich nicht auf die

---

*) Siehe den zehnten Fall.

functionelle Störung und die Aussage des Kranken stützen darf, wenn man nicht unter 100 Fällen wenigstens 50 Mal einen Bock schiessen will.

Verordnung: ein Aderlass von 10 Unzen, blutige Schröpfköpfe an die rechte hintere Thoraxwand, und zum innern Gebrauch eine Emulsio oleosa mit Natrum nitricum.

4. Juni. Bei diesem Kranken, wo die Concentration der Affection sich im Sensorium vorfindet, und die Form, welche *P. Frank* Nervosa stupida genannt, darstellt, zeigte sich gestern bei genauerer Untersuchung eine beginnende Entzündung an der Wurzel des mittleren Lappens der rechten Lunge; dieser Umstand, anderer Seits der Charakter der Reaction, der grosse, volle, wenn auch nicht gespannte Puls und die kräftige Constitution des Kranken nöthigten uns, Etwas zu thun, was die Einen als souveränes Mittel in dieser Krankheit überall preisen, Andere als verderblich in allen Fällen verwerfen, nämlich zur Lancette zu greifen. Die Erscheinungen, besonders in der Brust, haben sich darauf offenbar sehr gemässigt. Das entzogene Blut zeigt sich stark coagulirt. — In Bezug auf die allgemeine Blutentleerung bei Typhen*) ist unter den Aerzten

---

*) Schoenlein äusserte bei einem andern Falle von Typhus abdominalis, dem sich am achten Tage eine Pneumonie zugesellt hatte, und wo er mit dem günstigsten Erfolge die Vene hatte öffnen lassen, über die allgemeine Blutentziehung in dieser Krankheit Folgendes:

„Ich theile nicht die Meinung, dass die Typhen in einer Entzündung des Gehirns bestehen (wie *Marcus* behauptet), oder in einer Entzündung des ganzen Nervensystems (wie *Weinhold*), oder in einer Entzündung der Darmdrüsen und Darmschleimhaut (wie die neuere Schule), oder gar der innern Herzhaut (wie *Bouillaud*), und dass sie durch Aderlässe zu bekämpfen seien. Wohl aber können die Typhen, wie ich es namentlich vom Petechialtyphus gesehen, unter dem Genius epidemicus inflammatorius stehen, und reichliche Aderlässe verlangen. Aber, wie die französischen Aerzte und namentlich *Bouillaud*, immer in ihnen Entzündung zu sehen, und sie immer durch Aderlässe zu behandeln, scheint

ein bedauernswerther Conflict entstanden; beide Parteien stüz-
zen sich auf Thatsachen, und *Bouillaud* tritt sogar vor die Aca-
demie mit grossen statistischen Tabellen, um seine Gegner,
wenn auch nicht durch Vernunft-, doch durch mechanische
Gründe zu Boden zu schmettern. Es liegt die Wahrheit, wenn
auch nicht in dem französischen juste-milieu, so doch in der
guten deutschen Mitte. Ich bemerke hier nur, dass ich weder
zu denen gehöre, die das Mittel als einzige Panacee gegen diese
Krankheit ansehen, wie zuerst der deutsche Arzt, der ältere *Marcus* gethan, der in Frankreich später nur Nachäffer gefunden
(obgleich man den Franzosen gern die Priorität dieser scharf-
sinnigen Methode zugestehen könnte), noch zu denen, welche
diese Methode im Typhus ganz verwerfen. Es mag hier nur
zu erwähnen genügen, dass der endemische Character, und
vor Allem der epidemische Genius, dass die individuelle Con-

mir ein Unsinn! Es können im Laufe der Typhen Fälle vorkommen,
welche die Venaesection nicht entbehren können, Fälle, die abhängig
sind von gewissen Zuständen gewisser Organe. — Von diesen ist aber
wohl ein anderer zu unterscheiden, wo sich beim Ausbruch des Typhus
heftige Reaction und alle Erscheinungen der Encephalitis zeigen. Hier
hüten Sie sich, zur Lancette zu greifen, die Venaesection ist hier höchst
nachtheilig; ihr folgt ein rascher Collapsus. So erinnere ich mich noch
mit Schrecken eines Falles: Ein kräftiger Schlossergesell wurde mit
allen Zeichen der Encephalitis 1835 in das Züricher Hospital gebracht;
er wurde zur Ader gelassen, es folgte schnell Collapsus und der tödtliche Ausgang. Bei der Section fanden wir im Gehirn keine Spur einer
Inflammation, dagegen die ausgeprägteste typhöse Affection des Darmkanals. Es ist diese Erscheinung mit der heftigsten Gehirnreizung (nicht
Entzündung) beim Ausbruch exanthematischer Krankheiten zu verglei-
chen, wie sie häufig bei Pocken und Scharlach beobachtet wird, wo die
Kopferscheinungen mit dem Erscheinen des Exanthems verschwinden.
Besser als allgemeine Blutentleerungen wären unstreitig in obigem
Falle topische, Ableitung durch Sinapismen und Essigklystire gewesen.
In den Typhen werden die allgemeinen Blutentleerungen
nur durch das Auftreten der entschiedenen Symptome der
Lungenentzündung oder des heftigen Blutdrucks auf das
Gehirn gerechtfertigt!"

stitution und besonders die Concentrirung in einem zum Leben
nothwendigen Organe (in der neuern Zeit besonders in den
Lungen, während man sie früher beim Petechialtyphus im Gehirne beobachtete) bestimmen müssen, ob eine allgemeine Blutentleerung vorzunehmen sei!

5. Juni. Es ist bei dem Kranken ein Symptom eingetreten, das wir bei dieser Krankheitsform, besonders im Laufe
der letzten Monate, schon mehrfach beobachtet haben, das
sich aber während des vergangenen Winters nicht vorgefunden, nämlich eine starke Blutung aus der Nase, zusammenfallend mit einer Colliquation durch die Haut, indem der Kranke
in diesen copiösen Schweissen liegt, welche aber, wie die erhöhte Hauttemperatur, der frequente Puls (104 Schläge in der
Minute) u. s. w. nachweisen, Symptome der Krankheit und
keine kritischen sind. Diese Blutung zeigt mehr den Charakter
und die Form, wie sie *Huxham* bei dem putriden Fieber beschrieben; ich habe ausser dem Hospitale ähnliche Blutungen
aus dem After und den Lungen erfolgen sehen. Es ist aber
merkwürdig, dass, so wie diese Erscheinungen sich entwickeln,
die Baucherscheinungen in den Hintergrund treten, und damit
auch im Widerspruch die Beschaffenheit des Harnes steht
während wir früher den Harn in dieser Krankheit dunkel,
Zersetzungen eingehend, fanden, zeigt er sich jetzt mehr blass;
man würde ihn, besonders betrachtet, nicht für einen fieber-
haften halten können. — Das durch die vehemente Epistaxis
entleerte Blut hat indessen, was uns lieb sein muss, bei weitem nicht die Beschaffenheit, wie wir es in andern Fällen
gesehen: es ist geronnen, das Serum aber mit Blutroth gefärbt. Diese so copiöse Blutung hat hier doch, wenn auch nur
vorübergehend, eine Art kritischer Bedeutung, indem die Kopfaffection, in der sich in diesem Falle der Krankheitsprocess
concentrirt gezeigt, heute etwas gemindert erscheint: das Ge-

sicht nicht mehr diese Röthung zeigend, die Kopftemperatur ermässigt, die Eingenommenheit geringer.

Verordnung: Alaunmolken zum Getränk, und gegen Abend eine mässig warme Uebergiessung.

8. Juni. Der Kranke schaut ganz anders in die Welt; es zeigt sich nicht mehr das Thyphomane, die Stupidität im Gesicht auch die Färbung desselben ist eine andere, nicht mehr so rothe. Die Blutung ist nicht wiedergekehrt; sie hatte zwar mit Hinblick auf den Zustand des Sensorium in diesem Falle von Nervosa stupida oder Cerebraltyphus etwas Kritisches, aber mit Hinblick auf den allgemeinen Zustand, auf die typhöse Krankheit war sie nach Zeit und Beschaffenheit nur eine symptomatische, und liess befürchten, dass ein allgemeiner Collapsus folgen möchte. Es wurden dem Kranken kalte Ueberschläge von Eis und dann von Essig über den Kopf gemacht, Wicken mit Alaun bestrichen in die Nasenlöcher gesteckt, und innerlich Alaunmolken verabreicht; diese Mittel brachten die Blutung zum Stehen. Nach dieser Episode finden wir jetzt folgende Veränderung: die Physiognomie des Kranken, seine Gesichtsfarbe ist eine andere, die Augen nicht mehr so glänzend, das Sensorium freier: nur Schwerhörigkeit ist eingetreten; auch des Nachts war er ruhiger, doch noch kein kritischer Schlaf; beim Aufsitzen hat er noch Taumel. Die topischen Erscheinungen, die an der hintern Lungenwand wahrzunehmen waren, sind so zurückgetreten, dass nur noch Schleimrasseln gehört wird. Die Baucherscheinungen halten sich auf demselben milden Grade. Das Fieber ist sehr ermässigt: der Puls nicht mehr so gross und voll, 96 Schläge in der Minute machend, die Haut nicht mehr so heiss, und was uns besonders lieb, die klebrigen symptomatischen Schweisse, wie man sie in den zur Putrescenz neigenden nervösen Fiebern findet, haben sich verloren.

Verordnung: kleine Gaben von Sulphur aurat. mit Ammonium muriaticum.

9. Juni. Der Zustand der Besserung und die Gründe, die
uns zu diesem Ausspruch bewogen, haben Fortschritte gemacht:
vor Allen waren es die Kopferscheinungen, die hier besonders
unsre Aufmerksamkeit auf sich zogen; jetzt ist schon das Aussehn des Kranken ein ganz anderes, der Kopf zwar noch immer etwas heiss, besonders gegen Abend, aber jene Eingenommenheit, der Taumel hat sich selbst beim Aufsitzen verloren, und an die Stelle der nächtlichen Unruhe ist stunden-
langer Schlaf eingetreten; auch liegt er nicht mehr wie ein
Klotz auf dem Rücken, sondern mehr Theil nehmend auf der
Seite, was schon die Alten als ein günstiges Zeichen betrachtet haben. — Die Bauch- und Brustsymptome haben sich sehr
vermindert; auch die Reaction zeigt sich auf das Vortheihaf-
teste verändert: die Zunge feucht, auch gegen Abend, und den
dicken braunen Ueberzug losstossend; die Hauttemperatur ermässigt, und nur gegen Abend die Haut etwas heisser und
trockner, der Harn schleimig getrübt, der Puls noch 100 Schläge in
der Minute machend. Diese Pulsfrequenz bin ich aber nicht geneigt
dem Fieber zuzuschreiben, sondern als durch die heftige Blutung
hervorgebracht, der Colliquation angehörend, anzusehen, da sie
mit den übrigen Fiebersymptomen ganz und gar nicht übereinstimmt; es ist also kein pulsus frequens ex febre, sondern ex
haemorrhagia, ex inanitione, was sehr wohl zu unterscheiden ist,
und worauf ich Sie schon vielfach aufmerksam gemacht habe.

11. Juni. Reconvalescent können wir den Kranken noch
keinesweges nennen; denn vor Allem sehen wir die Baucherscheinungen nicht allein fortdauern, sondern sogar wieder gesteigert, was in dieser Krankheit so häufig vorkommt, und den
Arzt so leicht täuscht, indem lange Zeit Verstopfung und dann
wieder Durchfall eintritt, ja in manchen Fällen nur Verstopfung
zugegen ist, und bei der Section doch die eigenthümliche Veränderung der Darmschleimhaut gefunden wird. Wenn aber
nun gar, wie hier, copiöse Diarrhöen von der charakteristischen

Beschaffenheit, Empfindlichkeit und Kollern in der Coecalgegend sich wieder zeigen, so kann wohl kein Zweifel über die
Natur der Krankheit obwalten. Dagegen sind die modificirenden Erscheinungen in Kopf und Brust, welche diesen Fall
charakterisirt und complicirt haben, verschwunden, so dass
wir es jetzt mit einem einfachen Typhus abdominalis zu thun
haben.

Verordnung: Fortgebrauch der Alaunmolken, Klystir von
Amylon mit Opium; Einreibung von grauer Salbe mit Bilsenkrautöl in die Coecalgegend.

14. Juni. Die Baucherscheinungen haben an Intensität nicht
zugenommen; sie halten sich auf dem gleichen Punkte, der
nicht beunruhigend: täglich erfolgen 3—4 dünne Stuhlgänge,
der Unterleib ist aber weich und unempfindlich. — Damit wir
aber nicht ausser Uebung kommen, und an die Unstetigkeit
der Erscheinungen in dieser Krankheit erinnert werden, welche
den Satz begründen: dass, so lange der typhöse Process nicht
vollständig abgelaufen, der Kranke nicht als Reconvalescent
zu erklären sei, ist vorgestern wieder eine Episode aufgetreten, die wir schon bei der Aufnahme des Kranken gesehen,
nämlich Brustaffection, welche wir damals schnell durch allgemeine und topische Blutentleerungen beseitigten. Vorgestern
tauchte sie wieder auf, aber diesmal auf der linken Seite;
nach der Basis der linken Lunge zu wurde von der hintern
Brustwand aus knisterndes Geräusch vernommen; es ward
sogleich eine topische Blutentziehung gemacht, und jetzt ist
nur noch feuchtes Rasseln zu hören. — Sie haben hier eine
ganze Reihe solcher Fälle von mit Brustaffection complicirten
Typhen gesehen, welche den paradox scheinenden Satz des
Irischen Arztes rechtfertigen, der da sagt: dass sich Niemand
ohne Stethoscop an einen Typhuskranken wagen möchte*). Da-

---

*) Vergl. Seite 110.

gegen ist nun hier auf dem Continent unter den dickohrigen Aerzten ein grosses Geschrei entstanden, dass es eine Tollheit sei, ein Stethoscop zu gebrauchen, wo sich ein Unterleibsleiden finde. Sie sehen, wie häufig die Complication dieser Krankheit mit Brustaffection vorkommt, durch die so leicht die Katastrophe herbeigeführt werden kann, und die sich bei früher Entdeckung leichter beseitigen lässt, als wo sie dem Arzte schon über den Hals gewachsen ist.

15. Juni. Lassen Sie uns zuerst von den alten Sachen sprechen, ehe wir an die neu aufgetretenen gehen: die Baucherscheinungen haben sich sehr ermässigt; es ist seit gestern nur eine mehr compacte Stuhlentleerung nach applicirtem Klystire erfolgt, keine Auftreibung, keine Schmerzhaftigkeit im Unterleibe; auf der Brust ist nur noch etwas schleimiges Rasseln an der früher inflammirten Stelle zu hören. Somit könnten wir mit den alten Erscheinungen zufrieden sein! Es ist aber ein neues Symptom hinzugekommen: der Kranke klagt über Schlingbeschwerde, brennenden, stechenden Schmerz in den Schlingorganen; bei der Untersuchung zeigt sich an der Uvula, dem weichen Gaumen und der rechten Tonsille die Schleimhaut wie mit heissem Wasser gebrüht, weissgrau, und wo sich das Epithelium schon gelöst, ein rother Grund, kurz was man unter dem Namen der aphthösen Eruption versteht. So klar die Thatsache für Jeden, der Augen hat, so schwer ist ihre Deutung. Zwei Erklärungen bieten sich uns dar: 1) dass es eine Episode ist, welche dem Krankheitsprocess als solchem angehört, ähnlich wie wir in dieser Krankheit eine Abstossung des Zungenepithelium, des Genitalienepithelium bei Frauen u. s. w. sehen, also nur eine Anomalie in den Symptomen des Krankheitsprocesses; 2) dem Kranken sind Quecksilberfrictionen der Bauchaffection wegen gemacht worden, und somit könnte die neu aufgetretene Erscheinung auch Medicinalsymptom sein, — also zwei ganz differente Deutungen. Es ist keine Kunst, Sym-

ptome aufzufassen; dazu gehört nur einige Aufmerksamkeit und
gesunde Sinne; die Schwierigkeit der Diagnose liegt aber in
der Deutung der aufgefundenen Symptome! Ist nun die aufgefundene Erscheinung im Schlunde Krankheits- oder Medicamentalsymptom? Gehörte sie dem Medicamente an, so fragt
es sich, ob noch andere Erscheinungen als Wirkung des Mer-
cur vorhanden sind; doch zeigt sich kein eigenthümlicher Mund-
geruch, nicht die bekannte Veränderung des Zahnfleisches, auch
keine vermehrte Secretion der Speicheldrüsen; endlich ist aber
auch die Beschaffenheit der Schleimhaut nicht der Art, wie
man sie bei Quecksilberinfection zu finden pflegt; aus diesen Gründen möchte ich die Erscheinung nicht als Medicinalsymptom betrachten; doch, um sicher zu gehen, wollen wir
die Quecksilbereinreibung fortlassen.

Verordnung: Gargarisma aus Chlorwasser mit Alaun.

16. Juni. Auf die Anwendung des Gargarisma hat sich eine
merkliche Veränderung gezeigt: das Schleimhautepithelium hat
sich losgestossen, und man sieht darunter die Schleimhaut leicht
geröthet mit oberflächlichen Excoriationen, während hingegen
die linke Tonsille oedematös angeschwollen erscheint; so wäre
scheinbar die Sache ihrem Ende nahe. Täuschen Sie sich aber
darüber nicht! Es ist in den neusten Tagen eine Affection zur
Kenntniss der Aerzte gekommen (sie selbst nicht, aber ihre Kenntniss ist neu), eine wegen der Raschheit ihres Verlaufs Schrek-
ken erregende Affection, die, im Anfang erkannt, glücklich bekämpft werden kann, ein Mal ausgebildet aber, den gewissen
Tod herbeiführt, ich meine das Oedema glottidis. Ebenso wie
Sie hier die Tonsille geschwollen sehen, so kann sich auch unter die Schleimhaut der Glottis und Stimmspalte Wasser ergies-
sen, und dadurch schon in 24 Stunden durch Suffocation der
Tod erfolgen. Die französischen Aerzte haben eine ziemliche
Reihe von diesen Zufällen bei Reconvalescenten von acuten
Krankheiten, namentlich typhösen Fiebern, bekannt gemacht;

auch bei acuten Exanthemen kommen sie vor (es zeigt sich
hier wieder die Aehnlichkeit dieser beiden Krankheitsfamilien);
ich habe diese Erscheinung nicht blos bei Scarlatina, Morbillen, sondern auch bei Variolis gesehen. Die Krankheit fängt
oft von der Schleimhaut des Rachens dem Auge sichtbar an,
die oedematöse Anschwellung steigt dann tiefer; es erfolgen
Athmungsbeschwerden, wie beim Croup, die heftigsten Er-
stickungszufälle und ein schneller Tod. Man muss daher bei
solcher Affection, wie wir sie hier sehen, auf seiner Hut sein.
Die örtliche Anwendung der Säuren und des Alauns halte ich
noch für die zweckmässigsten Mittel dagegen, welche ich in
meinem eigenen Hause bei meinem Kinde erprobt habe; es
trat danach eine schnelle Hülfe ein.

Verordnung: Gargarisma von Essig in einem Malvendecoct.

17. Juni. So unangenehm die neu aufgetretene Erscheinung, so hat sie doch das Gute, dass sie sich an einer Stelle
zeigt, wo man mit wirksamen Mitteln ankommen kann; viel
unangenehmer ist es, wenn diese Affection am Oesophagus,
Magen oder auf der Darmschleimhaut haftet, da man nicht di-
rekt auf sie wirken kann. Es ist dies aber eine Eigenschaft
dieser Abschuppung, dass sie die mehr nach aussen gelegenen
Schleimhauttheile befällt, so besonders die Genitalienschleimhaut,
die Mastdarm-, Rachen- und Nasenschleimhaut. Letztere findet
man auch oft nach acuten Exanthemen zur Zeit der Abschuppung ergriffen, namentlich hat man sie neuerlich nach Scharlach beobachtet (Coryza scarlatinosa); eine sehr unangenehme
Nachkrankheit, die mit der Abschuppung der äusseren Haut
zusammenfällt, und sich nicht immer bloss auf das Epithelium
beschränkt, sondern oft noch tiefer greift, und dann Ozaena
scarlatinosa wird. — Hier in diesem Falle hat die Abschuppung hinten von der Rachenschleimhaut angefangen; jetzt ist
das Epithelium schon losgestossen, und man sieht daselbst
heute nicht einmal mehr die Röthung der Schleimhaut; dage-

gen finden wir heute die Schleimhaut der Zunge auf eine
gleiche Weise verändert, also einen wahren Häutungsprocess,
sich anschliessend an das, was ich Ihnen schon von den Sputis und flockigen Membranen in den Stühlen unter ähnlichen
Umständen gesagt habe. Doch dieser Häutungsprocess ist es
nicht, was uns hier in Spannung hält, sondern die Möglichkeit,
die heute noch nicht beseitigt ist, dass die oedematöse Infiltration des untern Schleimhautgewebes, welche wir an der linken
Tonsille finden, auch an dem Kehlkopf und besonders der
Kehlkopfspalte Statt finden möchte. Dieses Oedema glottidis
ist, wie gesagt, erst neuerlich zur Kenntniss gekommen; es hat
sich besonders bei Reconvalescenten gezeigt und hier eine auffallend schnelle Katastrophe herbeigeführt. Vorzüglich kommt
es nach meiner Erfahrung vor, wo zuvor Veränderungen im
Blute Statt gefunden, welche dasselbe zu seröser Ausschwiz-
zung geneigt machen. Wie bei chlorotischen Mädchen Erguss
von seröser Flüssigkeit an den Knöcheln im Unterhautzellgewebe sich zeigt, so findet sich hier eine solche Infiltration im
Unterschleimhautzellgewebe an der Kehlkopfspalte, nur mit dem
Unterschied, dass jene, nicht gefährlich, nach tonischen Mitteln
schwindet, während hier schon eine unbedeutende Infiltration
den lethalen Ausgang herbeiführt. Bei solchen Individuen kann
eine unbedeutende Reizung der respiratorischen Schleimhaut,
die in einem gesunden Individuum nur ein unbedeutender Katarrh wird, hier schon Oedema glottidis bilden. Die Möglichkeit dieses Vorganges haben wir noch immer zu fürchten und
werden daher mit der verordneten Behandlung fortfahren.

18. Juni. Die Erscheinungen der Ihnen bekannten Episode
haben sich ziemlich ermässigt: die linke Tonsille ist abgeschwol-
len, die rechte noch etwas oedematös, ein Weiterschreiten der
Infiltration im Unterschleimhautzellgewebe zeigt sich nicht, auch
nicht gegen Abend; das Zungenepithelium hat sich losgestossen, doch ist hier die Schleimhaut trocken geworden, und fin-

det hier nicht die Reconstruction Statt, wie wir sie im Rachen gesehen, wo sich die Schleimhaut mit einem neuen Epithelium bedeckt hat. Es ist hier wie beim Decubitus, wo sich nicht eine neue Epidermis, sondern Kruste bildet. Diese Erscheinung findet sich in diesem Falle nicht so isolirt, sondern steht mit andern in Verbindung, nämlich mit einer Steigerung der Symptone, welche dem typhösen Process angehören: Auftreibung der Coecalgegend, Empfindlichkeit derselben, bedeutende Zunahme des Fiebers (116 Pulsschläge in der Minute), dabei die Haut trocken und brennend heiss, der Harn dunkelroth.

Verordnung: Aqua oxymuriatica in einer Solutio Gummi mimosae und Abends eine warme Uebergiessung.

19. Juni. Nicht ohne Unmuth haben wir schon gestern eine Steigerung der Darmerscheinungen bemerkt, welche aber jetzt nicht von den eigenthümlichen, früher vorhandenen Stuhlentleerungen, im Gegentheil von Verstopfung begleitet wird; doch Sie wissen, dass die Abwesenheit jener uns keinesweges beruhigen kann. Dieser Zustand, zusammengehalten mit der Steigerung der allgemeinen Reaction (120 Pulsschläge in der Minute, die Haut trocken, brennend, Zunge trocken, Urin dunkel) ist daher viel weniger günstig, als er noch vor acht Tagen gewesen. Auch der Eintritt der Epistaxis bei der lauwarmen Begiessung zeugt wieder von einer neuen Steigerung des typhösen Processes. Die Episode im Rachen ist mehr zurückgetreten, wenn auch unsere ausgesprochene Besorgniss noch nicht ganz beseitigt, da die rechte Tonsille noch immer gelind geschwollen ist.

Verordnung: Application von 12 Blutegeln an die Coecalgegend und Wiederholung des Bades.

21. Juni. Die rechte Mandel ist nur noch etwas geschwollen, das Schlingen leicht, das Epithelium wieder ersetzt, und somit die Besorgniss, dass der Kehlkopf mit ergriffen werden möchte, fast beseitigt. Was 2) die Baucherscheinungen

anbetrifft, so ist die Coecalgegend noch immer aufgetrieben, etwas empfindlich, daselbst kollerndes Geräusch, dagegen die Secretion des Darmes vermindert; es sind seit vorgestern nur zwei harte Stuhlentleerungen erfolgt. 3) Das Fieber anlangend, ist die Zunge Abends trocken, die Haut aufgeschlossen, nicht mehr so heiss, der Harn schleimig getrübt. Wenn so die Aufzählung der Ereignisse zufrieden stellend, so ist doch eine einzige Erscheinung vorhanden, die diesen Charakter nicht hat, und des *Frank*'schen prognostischen Satzes gedenkend, ist diese eine Erscheinung um so unangenehmer, als sich ein anderer Erfahrungssatz daran anschliesst: nämlich, dass in dieser Krankheit die äusserste Grenze der Pulsfrequenz, über welche hinaus die Wiedergenesung sehr problematisch, nach einer zahlreichen Erfahrung 120 ist. Ausnahmen giebt es wohl von diesem Satze, wie von jedem andern, wie Sie selbst bei jenem Kranken mit Nervosa versatilis gesehen haben, der trotz der enormen Pulsfrequenz genesen ist. Jedenfalls verdient hier die bedeutende Pulsfrequenz die grösste Beachtung. Günstig ist sonst Alles, der Puls macht aber jetzt über 120 Schläge in der Minute; doch ist wenigstens gut, dass er gegen Abend nicht frequenter wird, und dass er noch immer kräftig, was bei diesem Kranken um so auffallender, als nach der ungeheuren Blutung ein Collapsus eintrat, der befürchten liess, dass die Kräfte so gebrochen werden würden, dass der Natur die Mittel zur Wiedergenesung fehlen möchten.

22. Juni. Der Kranke hält uns immerwährend in Athem; sind wir durch eine schwierige Passage hindurch, so treten uns stets wieder neue Schwierigkeiten in den Weg, die den Ausgang zweifelhaft machen. Die ganze Entwickelung und der Gang der Krankheit werden Ihnen die Bedeutung der jetzigen Episode klar machen: Anfangs war es die Form des Typhus, die man Nervosa stupida nennt; die Kopferscheinungen wurden durch eine erschöpfende Blutung entschieden; dann traten die Bauch-

erscheinungen mehr bevor; schon bei seinem Eintritt zeigten
sich Entzündungserscheinungen des Lungenparenchyms, und
zwar in der rechten Lunge, die sich später noch einmal in
der linken Lunge wiederholten; sie wurden durch Blutentleerungen glücklich bekämpft, und es blieben nur Reste von
schleimigem Rasseln und geringer Auswurf zurück; so ging
die Sache ruhig, und liess eine günstige Lösung erwarten, als
vor 8 Tagen sich Erscheinungen im Rachen und Munde zeigten. Auch dieser Episode wurden wir Herr; jetzt aber tritt
seit gestern Abend wieder eine Reihe von Erscheinungen auf,
welche wir so häufig in den Typhen der letzten Zeit beobachtet haben, eine Affection der Bronchen: trockener, pfeifen-
der Rhonchus; besonders an der vorderen Seite der rechten
Lunge, mit anstrengendem Husten, der des Nachts besonders
heftig; doch sind die Sputa frei von Blutbeimischung, der Harn
ist dunkel, sehr sauer, der Puls macht 116 Schläge in der Minute, die Haut ist feucht und aufgeschlossen. Was uns besonders unangenehm, ist die lange Dauer der Krankheit und
das späte Auftreten der Bronchitis mit einer solchen Heftigkeit.
Wir wollen ihr durch eine Application von blutigen Schröpfköpfen und durch den innern Gebrauch von Natrum nitricum
und Ammonium muriaticum (āā Gr.jjj zweistündlich) mit Zusatz
von Pulvis Gummi mimosae begegnen.

29. Juni. Der Kranke legt uns alle möglichen Probleme vor,
die im Laufe des typhösen Krankheitsprocesses in einem Individuum nur immer aufgestellt werden können, Probleme, die
zu lösen hier um so schwieriger, als der ganze Krankheitsprocess
sich so sehr in die Länge gezogen, und die Kräfte des Kranken
so consumirt hat, dass die neue gestern aufgetretene Erscheinung
keine glänzende Zukunft verkündet, ich meine die Entwickelung der Parotide. Hier haben sich die Vorläufer derselben
nur kurze Zeit vor der Entwickelung der Geschwulst merklich
gemacht: ziehender Schmerz von dem äussern Ohr nach dem

Halse zu, Schmerz beim Oeffnen des Mundes, doch kein Oh-
rensausen; bei Manchem gehen die Vorläufer mehrere Tage voraus; schon am Abend war hier die Geschwulst da, auch hier
wie in den meisten Fällen auf der linken Seite, wie auch die
Eiterung des innern Ohrs häufiger links vorkommt. Nach den
Grundsätzen, die ich Ihnen schon öfters auseinandergesetzt,
sind wir auch hier wieder verfahren, nämlich antiphlogistisch, indem wir in dem Erscheinen der Parotide keinen kritischen Akt erkennen, am wenigsten darin eine Aufforderung,
Reizmittel anzuwenden. Meiner Meinung nach ist diese Geschwulst mit der Entzündung in dem Lungenparenchym und
in dem unteren Hautzellgewebe, wie sie bei Typhösen vorkommt, zu vergleichen. Wenn die Parotide auch nicht durch
Druck auf die Gefässe eine gefährliche Gehirncongestion hervorruft, so ist doch die grösste Gefahr später noch von der
Suppuration zu fürchten; dieser muss vorgebeugt werden. Das
beste Mittel dagegen ist die topische Blutentleerung und Mercurialfrictionen; die reizende Behandlungsmethode aber, die
man gewöhnlich in der Absicht, die Parotide festzuhalten, an-
wendet, läuft in der Regel ungünstig ab. Die bronchitischen
Erscheinungen sind gehoben.

30. Juni. Ich lenke Ihre Aufmerksamkeit zuerst auf ein
Secretionsprodukt, das hier eine auffallende Reihe von Verän
derungen zeigt: früher war der Harn mehr dunkel, rothbraun
und sehr sauer; seit gestern geht er in grosser Menge ab, ist
auffallend ammoniakalisch, und sobald man einen in Salzsäure
getauchten Glasstab darüber hält, starke Chlor-Ammonium-
Dämpfe entwickelnd. Damit trifft zusammen dieses bedeutende
schleimige Sediment im Harn; es wäre interressant, zu wissen,
ob darin Fetzen von Schleimhautepithelium vorhanden sind;
es würde sich alsdann diese Erscheinung an eine andere reihen, die wir auf der Rachenschleimhaut gesehen haben. Sie
haben den gleichen Vorgang bei einem andern Typhösen be-

achtet, wo ebenfalls eine solche Ausscheidung durch den Harn
erfolgte. Die Thatsachen sind klar, ihre Deutung aber an sich
und in Beziehung zum ganzen Krankheitsprocess ist schwierig. Das ist es aber, was wir schon so oft erwähnt haben,
dass es keines grossen Scharfsinnes bedarf, die Thatsachen
aufzufinden, wohl aber sie zu deuten. Ich verglich diese Ausleerung durch den Urin mit den Ausleerungen aus dem Darm,
aus den Lungen, mit dem Häutungsprocess im Rachen u. s. w.
Wichtig ist noch der Uebergang von der sauren zur alkalischen
Reaction des Harnes; gestern fanden wir ihn sauer und noch
keine Spur von Ammonium, heute diesen Stoff in grosser
Quantität. Wir wissen, wie Zustände des Centralorgans der
sensitiven Sphäre, des Gehirns und Rückenmarks, auffallende
Veränderungen in der Mischung des Harnes hervorbringen können, eine physiologische Thatsache, welche die Physiologen
aber noch nicht so gewürdigt haben, wie sie es verdient; in
diesen Zuständen ist die ammoniakalische Reaction des Harnes
öfters beobachtet worden; ich glaube sogar, dass sie hier pathognomonisch ist. Auch die Alten kannten diese Veränderung
des Harnes, und hielten dieses „Laugigwerden" desselben,
wie sie es nannten, für ein schlimmes Zeichen. Von diesem
Gesichtspunkt aus betrachten wir auch hier diese Veränderung des Harnes, wiewohl keine andere, ausser einer Steigerung der Pulsfrequenz bis auf 130 Schläge in der Minute, eingetreten ist; auch ist die Schwerhörigkeit stärker, die Geschwulst der linken Parotis ist jedoch wieder gefallen.

Verordnung: Aqua oxymuriatica in einem Althaeadecoct.

1. Juli. Wie trügerisch die Beurtheilung eines Stoffes nach
dem blossen äusseren Aussehen ist, können Sie hier wieder
recht deutlich sehen: wir hielten den Bodensatz im Harn für
Schleim und vermutheten Epitheliumfetzen darin. Die vorgenommene microscopische Untersuchung zeigt nichts davon: nur
sparsame Schleimkügelchen, dagegen viele Salzkrystalle, na-

4*

mentlich harnsaures Ammonium und phosphorsaure Ammonium Magnesia. Die Ausscheidung durch den Harn dauert fort, er ist von derselben Qualität, wie gestern, die Pulsfrequenz ist auf 108 heruntergegangen. Doch klagt der Kranke über Schmerzen in der rechten Ohrspeicheldrüse, während die linke jetzt frei ist. In den übrigen Erscheinungen keine Veränderung.

Verordnung: die Ohrspeicheldrüsen mit einem Mercurialpflaster, dem etwas Kampher und Extr. Conii zugesetzt, zu bedecken.

2. Juli. Wir sehen bei dem Kranken eine Reihe von activen Symptomen, sowohl auf der Haut, wie im Harne auftreten, welche den colliquativen Character annehmen, und somit befürchten lassen, dass sie die schon durch den in die Länge gedehnten Verlauf der Krankheit so wie durch die nöthig gewesene Behandlung geschwächten Kräfte des Kranken ganz aufreiben werden. Denn die eigentlichen Krankheitserscheinungen haben sich wesentlich sehr günstig gestaltet, sowohl die Brust- als Baucherscheinungen, welche fast gänzlich verschwunden sind; nur das neue Auftauchen der Parotidenbildung flösst uns Furcht ein. Ob es zur wirklichen Eiterbildung hierselbst oder zur Bildung eines Abscesses im inneren Ohr kommen wird, das lässt sich nicht voraussagen; doch möchte nach meiner Erfahrung Letzteres noch willkommener sein, denn die Eiterung der Parotis erschöpft den Kranken sehr, während die des innern Ohres, sobald der Eiter sich einmal nach aussen entleert hat, sich sehr bald beschränkt. Auf der Haut zeigen sich reichliche klebrige Schweisse mit Bildung von Hydroa; noch mehr ist die Harnkrise gesteigert; die Quantität des in 24 Stunden gelassenen Harnes übersteigt drei Quart. Wir wissen, dass in dem typhösen Krankheitsprocess eine auffallende Entmischung des Blutes Statt findet, namentlich eine Prävalenz des Wassers; merkwürdig ist es nun, dass hier auch eine grosse Consumtion durch die ausgeleerten Salze geschieht.

Ich habe zuerst auf die Salze in den Darmausleerungen aufmerksam gemacht; nun finden wir auch solche azothaltige
Verbindungen in grosser Menge in dem Harn, wodurch auch
ein Verlust der organischen Masse Statt findet.

Verordnung: Emulsio chinata*), nährende, leichte Diät.

3. Juli. Unsere Aufgabe war mehr erkräftigend einzuwir-
ken, und die Krisen zu beschränken. Wir verordneten deshalb eine Emulsio chinata, Fleischbrühe, Milch mit Eigelb; auch
zeigt der Kranke hinlänglich Appetit, um die Ernährung auf
diese Weise möglich zu machen. In der Regel ist das bei den
Typhuskranken nicht möglich, sondern es ist nöthig, vom Mastdarm aus die Ernährung zu bewerkstelligen durch Klystire
von Fleischbrühe, Milch mit Eigelb und dergl. — Welches ist
nun das Resultat unserer Behandlung? Es ist befriedigend:
schon die Physiognomie des Kranken zeigt es uns, sein Gesicht ist nicht mehr so collabirt, seine Augen nicht mehr so
matt. Was uns besonders willkommen, ist der eingetretene
Schlaf; trotz des Lärmens seines Nachbarn hat er mit wenigen
Unterbrechungen die ganze Nacht ruhig geschlafen, und schläft
auch den Tag noch weiter; dieser Schlaf ist als Nervenkrise
anzusehen. Was die Reste der Krankheitssymptome betrifft, so
sind auch diese befriedigend: die Brust ist frei, der Husten
seltner, der Auswurf schleimig und gering; der Leib zusammengefallen, schmerzlos, nur eine fäculente Stuhlentleerung erfolgt in 24 Stunden. Von besonderer Wichtigkeit sind uns aber
die kritischen Phänomene, die durch ihren Excess verderblich
zu werden drohten: die Haut ist noch feucht, aber nicht mehr
von jenen klebrigen Schweissen bedeckt; es wird hier wohl
zu einer gehörigen Abschuppung kommen, welche unsere Auf-

---

*) Sie besteht aus der Mischung von einem Infusum oder Decoctum
cort. Chinae mit Ol. amygdal. und Gummi mimos., welche Verbindung
weniger reizend auf die Darmschleimhaut einwirkt, als das reine China-
Infus oder -Decoct.

merksamkeit noch in der Reconvalescenz fesseln wird. Nicht
weniger wichtig ist der Akt der Diurese; die gestern vorhandene wahre Harndiarrhöe hat sehr nachgelassen, das Quantum
des seit gestern gelassenen Urines ist ein Drittel des früheren,
auch der Geruch desselben ein besserer, doch ist er noch immer ammoniakalisch; auch die Trübung durch Ammoniaksalze
ist geringer. — Die schnelle Abmagerung und das Schwinden der organischen Masse der Typhuskranken ist um so räthselhafter, als
sie so schnell kommt, ohne dass ein Grund in einem materiellen Verlust aufzufinden ist; sie stellt sich in dieser Krankheit
selbst da ein, wo die Secretionen unterdrückt sind, eine Erfahrung, für die wir keinesweges eine genügende Erklärung
darin finden, dass wir sagen, der Kranke nähme nichts zu
sich. Denn auch bei andern Krankheiten findet die Entzie-
hung der Nahrung in hohem Grade und viel längere Zeit Statt,
und doch sieht man nicht diese schnelle Abmagerung. So
wichtig diese Erscheinung für die Natur des typhösen Processes und rückwirkend auf die Praxis, so wichtig muss die Er-
forschung sein, worin der Grund dieser Abnahme der organischen Masse bestehe. — Ich bin weit entfernt, dieses Problem,
diese Frage, die kaum erst zur Sprache gekommen, lösen zu
wollen, doch vergönnt wird es sein, auf die Beschaffenheit des
Harnes in dieser Krankheit hinzuweisen, besonders wenn wir
daran anreihen, was wir bei andern Krankheiten, besonders
chronischen, darüber wissen. Wir finden nämlich auf der Höhe
der Krankheit einen Harn, der viel Harnstoff, also viel azot-
haltiges Produkt enthält; später eine andere stickstoffhaltige
Substanz, Ammonium. Ob hierin nicht grade der Grund des
Schwindens der organischen Masse zu suchen sein möchte?
Diese Vermuthung muss sich einem Jeden bei einiger Beurtheilung aufdringen.

6. Juli. Wir sind bei dem Kranken so gewöhnt, die Bahn

zum Bessern von neu auftretenden Ereignissen durchkreuzt zu
sehen, dass wir behutsam mit unserer Prognose sein werden,
obgleich jetzt die Verhältnisse andere sind, wie damals, wo
die Unterbrechungen stattfanden, indem der Kranke jetzt durch
alle Labyrinthe glücklich zur Krise durchgeführt ist; nur hatte
diese auf eine die Kräfte des Kranken bedrohende Weise den
colliquativen Charakter angenommen, so dass wir nicht an
eine Unterstützung der Krisen, sondern an eine Beschränkung
derselben zu denken hatten. — Der gegenwärtige Zustand ist
befriedigend: die Nächte verbringt der Kranke ruhig, er schläft
und erwacht mit Behaglichkeit, was sich schon in seiner Physiognomie ausspricht. Von den pathischen Erscheinungen zeigen sich kaum noch Spuren. Das Einzige, was uns noch beschäftigt, sind die kritischen Erscheinungen; aber auch diese
gestalten sich günstiger, der Schweiss wie der Harn vermindern sich, doch bleibt letzterer noch immer Ammonium entwik-
kelnd. Der Puls ist noch immer beschleunigt (108 Schläge in
der Minute), aber Sie wissen, dass man wohl unterscheiden
muss, ob die Pulsfrequenz Ausdruck des Fiebers oder Folge
der Schwäche ist. Letzteres ist hier der Fall, da kein anderes
Fiebersymptom vorhanden. — Auch die Symptome der Parotidenbildung treten mehr in den Hintergrund.

9. Juli. Wir kommen vorwärts, obgleich ziemlich langsam;
doch sind wir noch nicht ganz im Trocknen, wenn uns auch
das Wasser nicht mehr bis an den Hals geht. — Was die örtlichen Affectionen betrifft, so hat sich in der Respirationsfun-
ction keine Störung gezeigt, nur geringer Schleimauswurf des
Morgens, doch keine andern objectiven Zeichen. Was die Baucherscheinungen, die wesentlichen des typhösen Processes, betrifft,
so werden Sie sich nicht, weil die Function des Darmes ziemlich geregelt, dem Wahne hingeben, dass auf der Darmschleimhaut nichts Krankhaftes mehr vorhanden. Wir wissen sehr
gut, dass es einer Zeit bedarf, bis die Geschwüre auf der-

selben vernarbt sind*), und dass alle functionelle Störung verschwunden sein kann, und doch die Exulcerationen noch
nicht zur Heilung gekommen sind. Daher muss uns jetzt der
Umstand, dass der Kranke in der Coecalgegend auf Druck
empfindlich ist, ein nicht zu übersehendes Zeichen sein. Noch
etwas Anderes ist aber zurückgekommen, eine schwache Spur
der Parotidenbildung. Sie wissen, dass diese noch später am
70sten, 80sten Tage der Krankheit auftreten kann; daher wir
auch hierauf aufmerksam sein müssen, obgleich nichts vorhanden, was eine grössere Entwickelung verkündet. Was die
Reaction und den Act der kritischen Erscheinungen betrifft, so
haben wir Ursache, damit zufrieden zu sein. Der Harn hat
noch immer ammoniakalischen Geruch und Reaction, und schei-
det jetzt ein Sediment von Phosphorsalzen ab. Der Kreis der
activen Erscheinungen ist also noch nicht geschlossen, wohl
aber der Excess derselben gemässigt; die Haut ist feucht,
doch keine erhöhte Temperatur zeigend, und nichts mehr
von den colliquativen Schweissen und der Frieselbildung vorhanden. Die Pulsfrequenz noch immer abnorm, der Puls aber
kräftiger, die Zunge feucht, die Esslust kehrt wieder, so dass
also der Fortschritt zum Bessern deutlich ist, wenngleich wir
noch nicht im Stadium der Reconvalescenz angekommen; daher unsere pharmaceutische wie diätetische Behandlung noch
immer sehr sorgfältig sein muss.

12. Juli. Der Kranke eilt stetig, wie wir bisher gesehen,
obgleich langsamen Schrittes, der Reconvalescenz entgegen, an
der er aber noch nicht angekommen. Die Nächte schläft er
gut und erquickend, wie auch seine Physiognomie jetzt eine
ganz andere geworden ist.

Die Function des Darmes nnd der Lungen ist gegenwärtig
so ziemlich in Ordnung. Die Harnkrise dauert noch fort, die

---

*) Vergl. S. 68. die Anmerkung.

Hautkrise ist dagegen schon ganz zu Ende: der Harn ist qualitativ wie quantitativ noch immer ein anomaler; doch müssen Sie bedenken, dass der Kranke früher, als die Haut in Schweiss zerfloss, noch mehr Urin liess. Die Zunge ist rein und feucht; die Esslust findet sich mehr und mehr ein; der Puls erkräftigt sich mehr, und seine Frequenz ist auf 96 Schläge in der Minute herunter. Nur eine Erscheinung, so unbedeutend sie jetzt auch ist, hält uns in Athem, das ist das Gefühl von Spannung, über das der Kranke in der rechten Ohrspeicheldrüse klagt, was also noch immer die Möglichkeit in Aussicht stellt, dass es zur Parotidenbildung kommen kann. Wir werden deshalb, sobald sich die geringste Steigerung dieser Erscheinung zeigen sollte, noch ein Mittel, das wir hier schon früher mit Erfolg angewandt haben, die topische Blutentziehung zu Hülfe nehmen.

13. Juli. Der Kranke will uns nun einmal nicht in Ruhe lassen. Es ist mir nicht leicht ein Fall von Typhus vorgekommen, in dem so wechselnde Episoden auftraten, welche eine so verschiedene Behandlung erheischten! Im Anfang die Kopfcongestion mit der Befürchtung, dass es durch Druck auf das Gehirn zur Katastrophe kommen möchte, dann die colliquative Blutung, dann die Episode der Brustaffection, die fallend und steigend zuletzt eine solche Höhe erreichte, dass sie gewaltsam dem Processe ein Ende zu machen drohte; dann die kritische aber unangenehme Parotidenbildung; wie diese glücklich bekämpft worden, da trat die Krise ein, die durch ihren Excess eine Erschöpfung der Lebensthätigkeit befürchten liess, und jetzt nun das Wiederauftauchen der Parotide, welche, wenn sie auch in dem spätern Zeitraum der Krankheit nicht so gefährlich, als in einem frühern, in der Ausbildung zu verhüten, doch immer wünschenswerth bleibt. Die Möglichkeit, welche wir gestern Morgen sahen, ward zur Wirklichkeit; der Schmerz in der rechten Ohrspeicheldrüse nahm gestern Abend bedeu-

tend zu, es entstand daselbst eine grössere Anschwellung und Spannung, so dass wir trotz der Schwäche des Kranken zur Unterdrückung der Entzündung der rechten Parotis oder vielmehr des sie umgebenden Zellgewebes sechs Blutegel appliciren mussten. Nach der Blutentleerung haben jene Erscheinungen wieder nachgelassen.

16. Juli. Es sind gestern von Neuem Erscheinungen einer sich bildenden Parotide aufgetreten, welche erst nach einer topischen Blutentziehung wieder schwanden. So lange diese drohenden Symptome der Parotidenbildung sich zeigen, hat der Zustand des Kranken immer etwas Schwankendes. Wenn jetzt auch der Kranke über das Stadium der Krise fort ist, und sich in Bezug auf das Brust- und Bauchleiden der Reconvalescenz nähert, und wenn auch die in dieser Periode auftretenden Parotiden nicht so gefährlich sind, als in den früheren Stadien, so bleibt doch bei dem Kräftezustand des Kranken die Parotidenbildung und nachfolgende Eiterung immer etwas Precäres; der Umfang und die Ausbreitung der Eiterung ist dann nicht mehr in die Hand des Arztes gegeben. Darum ist es nothwendig, bei dem Eintritt der ersten Erscheinungen der Parotiden sogleich einzuschreiten und ihrem Fortgange Einhalt zu thun.

19. Juli. Die Annäherung an die Reconvalescenz wird immer deutlicher: der Kranke schläft gut, zeigt Esslust, die Functionen des Darmes und der Lunge sind in Ordnung; auch die kritischen Erscheinungen im Harn fangen an sich zu verlieren. Zuerst nahm die Menge des Harnes ab, aber seine Qualität blieb die gleiche, er reagirte noch ammoniakalisch; jetzt fängt er nun an, seine normale saure Reaction wieder zu bekommen. Am erfreulichsten aber ist, dass die Besorgniss der Parotidenbildung mehr zurücktritt; es zeigt sich an der rechten Ohrspeicheldrüse nur noch eine gelinde Anschwellung, doch ist weder der Druck daselbst empfindlich, noch das Oeffnen des Mundes genirt. Aber die Sache ist noch nicht ganz

vorüber; und müssen wir deshalb über einer möglichen neuen Steigerung wachen.

20. Juli. Was noch übrig von Krankheitssymptomen, hat sehr abgenommen; das Einzige, was uns noch nicht behagt, ist die enorme Pulsfrequenz (120 Schläge in der Minute), welche um so auffallender, als alle übrigen Erscheinungen, auch die kritischen, sich normalisirt haben. Wir haben uns bisher damit beruhigt, dass es eine Pulsfrequenz aus Schwäche und nicht aus Fiebererregung sei. Dieser Annahme, die zum Theil begründet, steht nur Etwas im Wege: nämlich dass die Pulsfrequenz in den letzten Tagen ohne sonstige Veränderungen zugenommen hat, so dass diese Erscheinung, zusammengehalten mit dem Rest der Parotidenbildung, uns immer noch für die Zukunft des Kranken Besorgniss einflösst. —

Der Harn, den der Kranke des Abends bis Mitternacht gelassen, zeichnet sich vor dem in den Morgenstunden gelassenen schon durch seine physikalischen und noch mehr durch seine chemischen Eigenschaften aus: der letztere hat die normale Farbe, und reagirt sauer, jener aber ist trübe und alkalisch. Ich habe Sie schon öfter auf die Verschiedenheit des Harnes, je nach den verschiedenen Tageszeiten, in denen er gelassen wird, aufmerksam gemacht, eine Differenz, die, wenn sie unbeachtet bleibt, bei der Diagnose der Krankheiten zu grossen Irrthümern führen kann. Bei Affectionen der Leber und Milz findet sich die auffallende Thatsache, dass der Harn, der nach der Mahlzeit gelassen, die anomale Beschaffenheit zeigt, während er zu andern Zeiten ganz normal: bei Affection der Niere, was man gar nicht erwarten sollte, findet man eben diese sonderbare Erscheinung: der Harn, der zur Nachtzeit gelassen wird, enthält häufig eine bedeutende Menge Eiter, der bei Tage gelassene keine Spur oder nur eine geringe Quantität. Auch bei Diabetischen kommt oft dieselbe Sonderbarkeit vor: der Harn von der Nachtzeit und nach der Mahlzeit ent-

enthält viel Zucker, der in der übrigen Zeit gelassene keine
Spur. Die älteren Aerzte haben dies viel besser beobachtet,
als die neuern, und trotz der Verzerrung ihrer Uroscopie, enthielt diese doch viel Vortreffliches, was die neuere chemische
Untersuchung erst gerechtfertigt hat. Die neueren Aerzte haben
diese wichtige Differenz des Harnes je nach der Tageszeit und
den genossenen Speisen zu sehr vernachlässigt. Wenn aus der
Beschaffenheit des Harnes für die Diagnose eine Folgerung gezogen werden soll, so muss der Harn, der zu den verschiedenen Tageszeiten gelassen wird, getrennt aufbewahrt, und untersucht werden. Hier haben Sie einen Beleg dafür: der bei
Nachtzeit gelassene Harn zeigt noch immer die kritische Beschaffenheit, wie wir ihn vor einigen Tagen gesehen, während
der heute Morgen gelassene ganz normal ist.

21. Juli. Der Kranke würde wohl ruhig geschlafen haben,
wenn ihn nicht häufiger Hustenreiz gestört hätte, aber ohne
dass er Schmerz dabei empfand, und ohne dass sich namhafte
materielle Veränderungen herausstellten. Die Darmfunction ist
gut, der Appetit kehrt immer mehr zurück, die Zunge ist rein,
der Unterleib weich; es erfolgt täglich eine normale Darmentleerung ohne künstliche Nachhülfe. Auch die Symptome der
drohenden Parotidenentwickelung sind zurückgetreten; es ist
kaum noch eine leise Anschwellung zu fühlen. Es zeigt sich
heute dieselbe Anomalie im Harn, wie gestern, doch sich auf
kürzere Zeit beschränkend. Mit allen diesen Erscheinungen
klappt aber nicht zusammen die fortbestehende enorme Pulsfrequenz, die man nicht als pulsus frequens ex debilitate deuten kann; sie lässt besorgen, dass es zu Nachkrankheiten kommen möchte, besonders da Hüsteln zur nächtlichen Weile eingetreten.

27. Juli. Wir hatten an dem Kranken, der jetzt nahezu
Reconvalescent von einem der complicirtesten Fälle von Typhus, nur noch zwei Erscheinungen, welche unsere Aufmerk-

samkeit verlangten: die abnorme Pulsfrequenz und das Hüsteln
zur Abend- und Nachtzeit. Nach Typhen sind Nachkrankheiten
in den Lungenorganen gar keine seltene Erscheinung, gerade
so wie bei acuten Exanthemen zur Zeit der Abschuppung häufig Reizung in den Lungenorganen eintritt, die besonders bei
scrophulösen Subjecten leicht zur Phthisis führt, welche alsdann
einen galloppirenden Verlauf zu nehmen pflegt. Es musste uns
daher der Auftritt des Hustens bei unserm Kranken, besonders
zusammengehalten mit der abnormen Pulsfrequenz, Besorgniss
einflössen. Diese Besorgniss ist indessen glücklicher Weise
wieder verschwunden; denn der Husten hat sich verloren und
die Pulsfrequenz hat sich sehr gemindert (96 Schläge in der
Minute). Auch die letzten Reste der Parotiden sind verschwunden; zugleich hat sich auch das Gehör wieder hergestellt.
Im Harn zeigt sich keine Anomalie mehr.

Sie haben an diesem Falle gesehen, wie man noch in den
späteren Zeiträumen der Krankheit in grosse Besorgniss für die
Zukunft des Kranken versetzt werden kann, indem die verschiedensten Zufälle eintreten können, welche leicht noch eine
späte Katastrophe herbeiführen.

Wir werden fortfahren, den Kranken gut, doch nicht
durch reizende Kost, sondern durch Fleischbrühe, Milch, Eigelb u. dgl. zu nähren. Als Arznei gebraucht er ein Decoctum
cortic. Chinae und Lichenis Islandici.

Der Kranke wurde zur bessern Pflege in die Abtheilung
für Reconvalescenten verlegt und am 27. September aus der
Anstalt als vollkommen geheilt entlassen.

Fünfter Fall.

Typhus abdominalis. — Nervosa versatilis. — Krise. — Ueber die Prognose der N. versatilis. — Gesteigerte Geschlechtsthätigkeit und Esslust bei Reconvalescenten von Typhen. — Wichtigkeit des Harnes sowohl während der Krankheit als auch in der Reconvalescenz. — Genesung.

5. Juni 1841. Alexander Müller, Schuhmachergeselle, 19 Jahr alt. Der Kranke, von gracilem, schwächlichem Körperbau, soll am 4. Mai mit einem Frostanfall erkrankt sein, worauf grosse Mattigkeit und Schmerz im Unterleibe eintraten. Die Baucherscheinungen so wie die Kopfsymptome waren Anfangs nicht bedeutend, nur die Nächte soll er sehr unruhig gewesen sein. Seit seiner Aufnahme in das Hospital (1. Juni) litt der Kranke mehr an Verstopfung, die durch Klystire gehoben wurde, auch war leichte bronchitische Reizung zugegen. Es wurde ihm Aqua oxymuriatica in einem schleimigen Vehikel verordnet. Nach der älteren nosologischen Terminologie hätten wir hier einen Fall von Nervosa lenta; — dort in jenem Bette eine Nervosa stupida, dort drüben eine Bronchitis nervosa, Alles derselbe Krankheitsprocess, nur dass er in dem einen Falle sich mehr auf der Brust, in dem andern mehr auf dem Bauch, im andern mehr im Gehirn concentrirt. Nimmt man noch eine Nervosa putrida, gastrica u. s. w. an, so könnte man auf diese Weise die Masse der Krankheitsformen ins Unendliche vermehren. — Hier haben Sie nicht weit von einander zwei Fälle der gleichen Krankheit, die aber schon auf den ersten Blick sich so auffallend im Exterieur unterscheiden, dort den soge-

nannten Cerebraltyphus oder Nervosa stupida*) — hier die Nervosa versatilis oder lenta. Das Gesicht des Kranken ist blass, es zeigt sich beständige Unruhe, beständiges Spiel aller Muskeln, der Puls klein, schwach, wegdrückbar, zitternd, sehr verschieden von dem grossen, vollen Pulse in jenem anderen Individuum, bevor bei ihm die Blutung eintrat. Hier ist der Unterleib platt und zusammengefallen. Es sind diese beiden Fälle nur Modificationen eines und desselben Krankheitsprocesses.

Verordnung: Valerianaklystire mit Zusatz von Castoreum**) und innerlich ℞ Inf. rad. Valerianae (ʒjj) ℥jv, Mucilag. Salep. ℥jj, Acid. muriat. ʒj, Syrup. simpl. ℥j. M. S. Zweistündlich einen Esslöffel zu nehmen.

8. Juni. Schon äusserlich ist zu sehen, ohne erst den Kranken zu befragen, dass hier grosse Veränderungen eingetreten sind; besonders auffallend ist die Veränderung in dem Muskelspiel. Vor einigen Tagen fanden wir noch Flockenlesen, Subsultus tendinum (eine Erscheinung, die für die Versatilis des *Frank* so charakteristisch) nächstdem grosse Aufregung, die schon im Gesichte sichtbar, Redseligkeit und gänzlichen Mangel des Schlafes, kurz was *Reil* den irritablen Typhus genannt hat. Nachdem nun in der letzten Nacht ein guter, fester, erquickender Schlaf eingetreten, finden wir heute den Kranken viel ruhiger und nichts mehr von jenen Erscheinungen. Das Epithelium der Zunge hat sich abgestossen, sie ist feucht; nur ein weicher Stuhl ist in den letzten 24 Stunden erfolgt; die

---

*) Der vierte Fall.
**) ℞ Infus. rad. Valerian. (ʒjj) ℥jjj
   Pulv. Gummi mimos. ʒjj
   Castorei canad. ϶β
 M.
Es ist hier statt der verordneten Tinct. Castorei das viel wohlfeilere Castoreum canadense in Substanz genommen worden.

Gefässreaction ist vermindert; an der Stelle der früher vorhanden gewesenen profusen klebrigen Schweisse auf brennender Haut finden wir jetzt die Haut weich, sammetähnlich und aufgeschlossen. Wichtiger ist noch die Veränderung im Harn; er ist trübe und enthält einen flockigen Niederschlag, welcher nach der microscopischen Untersuchung aus Schleim und Harnsalzen besteht. Ich habe Sie auf zwei Beschaffenheiten des Harnes in dieser Krankheit aufmerksam gemacht: 1) jene, wo der Kranke so blassen Urin lässt, wie die Hysterischen; dieser Harn, wenn er überhaupt eine Veränderung zur Zeit der Krise eingeht, trübt sich nur ein wenig; er kann also weder ein diagnostisches noch prognostisches Moment abgeben; 2) wo der Harn so rothbraun, so sauer ist (wahrscheinlich verändertes Blutroth enthaltend, das gleich einem basischen Stoffe an Harnsäure gebunden); hier ist der Urin zur Zeit der Krise von grosser Bedeutung, er trübt sich und bildet ein stark flockiges Sediment. Wir haben hier selbst einen Fall gesehen, wo diese Harnkrise in Blennorhöe des uropoëtischen Systems überging. Ich habe diesen Process im Harne mit dem Häutungsprocess, wie er im Petechialtyphus vorkommt, verglichen, worauf schon der alte *Hartmann* in Wien aufmerksam gemacht hat. Wir sehen hier eine ähnliche Losstossung des Epithelium auf der Zunge, so müssen wir auch die Erscheinungen in der Lunge als Häutungsprocess deuten; ähnlich geschieht es im Darm, bei Frauen findet man auch oft eine ähnliche Losstossung des Epithelium der Vaginalschleimhaut. — Wir hatten hier Valerianaklystire mit Castoreum angewendet; es ist dies ein vorzügliches Mittel, um die Reizung des nervösen Systems zu mindern.

9. Juni. Die beruhigende Veränderung, welche wir gestern bei dem Kranken fanden, dauert auch heute noch fort; besonders lieb ist uns, dass die Erscheinungen, welche die Versatilis des *Frank* charakterisiren, zu Grunde gegangen bleiben,

und an ihre Stelle active, kritische getreten, die aber heute theilweise Unterbrechung erlitten haben, jedoch ohne schlimme Folgen; der Harn ist heute nämlich wieder dunkelroth und ohne Sediment; wir hätten jetzt lieber einen hellen, klaren Urin gesehen, dann wäre die Krise zu Ende. Denn so lange noch diese dunkelrothe Färbung des Harnes fortdauert, sind wir noch nicht aus dem Krankheitsprocess heraus. — Der Kranke hat ruhig geschlafen, und der Schlaf war zugleich erquickend, was man schon seinem Gesicht ansieht. Die Bauch- und Brustsymptome zeigen nichts Beunruhigendes. Das Fieber anlangend, so ist die Zunge feucht, doch noch immer glatt, noch kein margo fimbriatus, noch nicht die sammetähnliche Beschaffenheit, doch ist ihre Färbung besser. Zu Anfang war sie zusammengeschrumpft, und an der Spitze jedes Wärzchens sah man einen Blutpunkt, ähnlich wie es an den Darmzotten in dieser Krankheit beobachtet wird. —

Wir können jetzt schon den Kranken mehr nährend behandeln.

11. Juni. Vor Allem erfreut uns heute die Beschaffenheit des Harnes, der noch vor einigen Tagen als anomal gefärbt erschien; er wird jetzt heller und muss es noch mehr werden. Die übrigen Erscheinungen sind günstig: die Haut feucht, die Zunge normal werdend, der Puls beruhigt, doch noch sehr schwach. Alles verkündet, dass die Reconvalescenz nahe bevorsteht. Die ganze so beunruhigende Reihe von Erscheinungen in den Muskeln und Nerven ist gänzlich fort.

Es gehört die Versatilis *Frank's*, wovon Sie hier ein entsprechendes Bild gesehen haben, nach seinem Ausspruche zu den schlimmeren Formen, während die Stupida eine günstigere Prognose stellen lasse. Doch glaube ich, dass dieser prognostische Satz zu limitiren ist; denn ich habe mich wiederholt überzeugt, dass, was *Frank* Nervosa versatilis genannt viele ganz verschiedene Krankheitsformen zusammenfasst. So

sah ich oft, besonders im Juliushospitale zu Würzburg, dass
reizbare Personen, namentlich junge Mädchen, die an Lungenphthise litten, vorzüglich den Hirsekorntuberkeln, wie auch
Rokitansky berichtet, alle Erscheinungen der Nervosa versatilis zeigten. Auch bei florider Phthise, besonders in nervösen
Frauen, traten oft die Haupterscheinungen ganz zurück, während sie in ihrer Geschwätzigkeit ohne Beschwerde in einem
Strome fortsprachen. Es scheint mir, dass *Frank*, geleitet von
dieser höchst zufälligen Symptomengruppe, eine Verwechslung
begangen und dadurch dieser sein falscher prognostischer Satz
seine Erklärung findet. Ich habe diese nervöse Symptomengruppe im Typhus nicht von so schlimmer Bedeutung erprobt,
wenigstens wo diese Geschwätzigkeit, Unruhe, Muskelspiel allein zugegen waren, und nicht noch andere nervöse Symptome,
namentlich Krampf der Schlingmuskeln, Hydrophobie oder Trismus und Tetanus, welche geradezu als den Tod verkündend
zu betrachten sind, mit vorhanden gewesen*). Die Mittel gegen diese nervöse Symptomenreihe, welche wir auch in diesem Falle erprobt, sind die Valeriana und das Castoreum (am
zweckmässigsten in Form der Klystire angewendet), vielleicht
auch Moschus, während Opium, wie überhaupt die Narcotica,
hier nicht bloss nutzlos, sondern auch schädlich ist.

---

*) Ausführlicher liess sich S c h o e n l e i n darüber bei einem anderen
Kranken aus, welcher ebenfalls an Nervosa versatilis litt, und bei dem
sich ein beständiges Schütteln mit dem Kopfe eingestellt hatte:
„In Beziehung auf die nervösen Erscheinungen kommt eine Menge
von Modificationen vor, die wohl ziemlich gleiche Beziehung zu der
Krankheit haben, aber in prognostischer Hinsicht von verschiedener
Bedeutung sind und deren Kenntniss deshalb dem praktischen Arzte
von Wichtigkeit. Die bekanntesten und gewöhnlichsten sind die involuntären Muskelbewegungen der Extremitäten (Sehnenhüpfen, Flockenlesen); eine andere nervöse Erscheinung, die auch nicht selten in dieser
Krankheit, doch schon von grösserer Bedeutung, sind heftige Brust-
krämpfe; ich habe kürzlich erst einen Fall der Art gesehen, wo nach

14. Juni. Die Reconvalescenz wird sich hier, wie nach Typhen überhaupt, in die Länge ziehen, und in dieser Zeit werden wir den Kranken, wenn wir ihn auch nicht mehr mit Arzneien tractiren, doch in diätetischer Hinsicht unter unserer Obhut halten müssen. Bei Reconvalescenten von typhösen Fiebern, besonders der versatilen Form, ist meiner Erfahrung nach noch ein Umstand besonders zu beachten, nämlich die excessiv erhöhte Erregbarkeit in den Geschlechtstheilen, die sich bei Männern wie Frauen bis zur Satyriasis steigern kann, und dann entweder auf natürlichem oder unnatürlichem Wege befriedigt wird; daher man nicht bloss auf die Kranken, sondern (und besonders in der Privatpraxis) auch auf das Wachpersonal ein wachsames Auge haben muss. Ich habe so oft Unglück durch Vernachlässigung dieser Regel gesehen, dass ich Sie dringend darauf aufmerksam machen muss. Ferner ist auch öfters eine genaue Untersuchung der Leibwäsche des Kranken vorzunehmen, damit der Arzt frühzeitig dahinter komme, mit welchem Feinde er zu kämpfen habe. — Bei andern Reconvalescenten vom Typhus zeigt sich eine gesteigerte Erregung der Dauungsthätigkeit, eine wahre Fresslust, die gar leicht Indigestionen herbeiführen kann, welche besonders dann schlimm, wenn der Process der Vernarbung der Darmgeschwüre noch nicht voll-

---

einem befriedigenden Verlauf der Krankheit plötzlich Asthma und 24 Stunden darauf schon der Tod eintrat. Einen ähnlichen Fall sahen Sie hier bei einem Mädchen, wo sich die heftigsten Larynxkrämpfe einstellten, die aber den angewandten Mitteln wichen (siehe den sechsten Fall). Die schlimmste Krampferscheinung ist die Hydrophobie, die wahre Wasserscheu, wo der geringste Versuch, Wasser zu verschlucken, sogleich die heftigsten Krämpfe hervorruft; sie ist zum Glück sehr selten. Fast dieselbe prognostische Bedeutung hat der während des Verlaufes des Typhus zuweilen eintretende Trismus und Tetanus. — Hier in diesem Falle zeigen sich involuntäre Bewegungen der Nackenmuskeln, was als ein unangenehmes Zeichen anzusehen ist, und befürchten lässt, dass es zur Wasserbildung im Schädel kommen möchte."

endet, indem von Neuem alle Symptome des gastrisch-nervö-
sen Fiebers auftauchen*). — Auch hierauf muss der Arzt achten, indem sonst mit einem Schlage alle seine Mühe verloren
gehen kann.

Der Harn des Kranken ist jetzt ganz klar und blass geworden; es sind ihm das Pigment und alle azothaltigen Substanzen entzogen, und in dieser Beziehung ist der Harn auch
in der Reconvalescenz sehr ausgezeichnet. — Andrerseits sieht

---

*) Die Vernarbung der Darmgeschwüre beginnt in der Regel gegen
Ende der dritten siebentägigen Periode, und dauert je nach der Heftigkeit des vorangegangenen Typhus verschiedene Zeit; zuweilen ist sie
selbst am 80sten Tage der Krankheit noch nicht vollendet, in den gelinden Fällen meist schon gegen den 30sten Tag. So lange die Geschwüre nicht vollständig geheilt sind, und wenn die Exulceration noch
so klein, ist der Kranke nicht ausser Gefahr. Diese besteht 1) darin,
dass durch Diätfehler, Erkältung u. s. w. der Heilungsprocess gestört
wird, was man Recidiv der Krankheit genannt hat; es beruht jedoch
nicht auf einer neuen Bildung von Excrescenzen auf der Darmschleimhaut, sondern auf einer neuen Reizung derselben, welche von einem
asthenischen Fieber begleitet wird: 2) dass sich eine Perforation an der
geschwürigen Darmstelle bildet, indem hier die Exulceration nach Abstossung des Schorfes, statt zu vernarben, weiter fortschreitet. Sie
kommt in der Regel zwischen dem 21sten und 40sten Tage der Krankheit vor, doch zuweilen selbst noch am 70sten, 80sten Tage. — Es
fragt sich daher: giebt es gewisse Erscheinungen, aus denen man wenigstens mit Wahrscheinlichkeit den Terminus bezeichnen kann, wo die
Heilung der Geschwüre eingetreten? Schoenlein bejaht die Frage und
giebt als solche Zeichen an, nach denen man genau zu forschen habe:
1) ob sich noch Empfindlichkeit oder Kollern in der Regio iliaca dextra
zeige, zu welcher Bestimmung man den Kranken an verschiedenen Tageszeiten, im nüchternen Zustande wie nach dem Essen, untersuchen
müsse; 2) ob in den Excrementen noch Eiterkügelchen; 3) ob noch
Reste von Gefässirritation, besonders des Abends, kurz vor Mitternacht
vorhanden, wobei sich der Arzt nicht auf die Aussage des Kranken verlassen darf; 4) ob die Abmagerung noch fortdauert.

Erst von der vollständigen Vernarbung der Darmexulceratio-
nen an (d. h. wenn alle die angeführten Zeichen sämmtlich verschwunden) hat man die eigentliche Reconvalescenz der Typhösen zu rechnen.

man bei Individuen ein Schwinden der organischen Masse, ohne
dass eine bedeutende Ausscheidung organischer Stoffe Statt
findet, selbst wenn sie auch bedeutende Speisemengen zu sich
nehmen. Es liegt der Grund hiervon darin, dass solche Kranken 3—4 Stunden nach der Mahlzeit einen Harn lassen, der
eine ungeheure Menge von Harnsalzen und Harnstoff enthält,
welche Stoffe kirschrothe, oft ganz violette Bodensätze von
2—3 Finger Höhe bilden. Der Process der Haematose geht hier
durch die Ausscheidung dieser azothaltigen Substanzen mit
dem Urin verloren, ohne dass aber dabei die Menge des Harnes zugenommen hätte. Etwas Aehnliches findet auch in den
Typhen Statt, worauf *Buzorini* zuerst aufmerksam gemacht
hat: die Typhösen magern mit einer unglaublichen Raschheit
ab, selbst wo keine starken Entleerungen Statt finden. Ich
suchte früher den Grund davon in dem Eiweissgehalte der
Darmentleerungen; doch hat sich diese Vermuthung nicht bestätigt, da die Menge des Eiweisses darin zu gering ist. Ob
auch hier die Massenabnahme mit der chemischen Beschaffenheit des Urines im Zusammenhang stehe, ob dies der einzige
Grund, weiss ich nicht, das müssen noch Untersuchungen lehren; doch das weiss ich, dass, wenn es zur Reconvalescenz
kommt, der Harn ganz blass und ganz arm an azothaltigen
Verbindungen wird, wodurch der Ersatz der während der
Krankheit verloren gegangenen organischen Masse befördert
wird. Daher ist die Beschaffenheit des Urines sowohl während der Krankheit, als auch in der Reconvalescenz von der
höchsten Wichtigkeit!

Lassen Sie jetzt den Kranken gut nähren. —

Die Kräfte des Kranken nahmen rasch wieder zu, und am
26. Juni konnte er schon als geheilt entlassen werden.

Sechster Fall.

Typhus abdominalis. — Verschiedene Arten von Gehirnreizung im Typhus. — Beurtheilung der Baucherscheinungen. — Larynxaffection.
— Die Episoden in den Typhen. — Ungleiche Temperaturvertheilung. — Nervosa versatilis. — Tod. — Leichenbefund.

19. Juli 1841. Auguste Kaes, Dienstmädchen, 18 Jahr alt.
Wir finden hier Gehirn-, Bauch- und Fiebersymptome, und
stellen wir diese Gruppen zusammen, so ergiebt sich ein klares Bild des Abdominaltyphus. Die Kranke ist erst seit dem
11. Juli krank, heute also der achte oder neunte Tag der Krankheit, mithin der Anfang der zweiten 7tägigen Periode, und die
Erscheinungen schon von einer Heftigkeit und Intensität, wie sie
in gelinden Fällen selten vorkommen. In den Morgenstunden
ist die Kranke wohl bei sich, aber in der Physiognomie liegt
das Stupide, das, was man Status atonicus nennt; in der letzten Nacht war sie sehr unruhig, das Bewusstsein fehlte gänzlich, so dass sie die Excremente ins Bett liess. Was die Gehirnsymptome betrifft, so ist der Kopf heiss, und Schwerhörigkeit hat sich eingestellt. Der Unterleib ist weich, aber in der
Coecalgegend sehr empfindlich, und daselbst das kollernde
Geräusch zu fühlen, auch die charakteristischen Typhusstühle*)

---

*) Diese flüssigen Darmentleerungen, wie sie gewöhnlich in der
zweiten 7tägigen Periode des Typhus abdominalis vorkommen, scheiden
sich, in einem Glase aufgenommen, in zwei Schichten: in einen flockigen, gelblich gefärbten Bodensatz und eine darüber befindliche graue
trübe Flüssigkeit. Der flockige Bodensatz besteht aus Schleim- oder
Eiterkügelchen, einer amorphen körnigen Masse (wahrscheinlich geron-

zugegen. Was das Fieber anlangt, so ist jetzt schon die Zunge
trocken und glatt, ihr Epithelium zusammengeschrumpft, die
Zähne mit dem eigenthümlichen braunen Schmant überzogen;
die Haut ist trocken, heiss, collabirt, der Harn dunkel und sehr
sauer; der Puls in den Morgenstunden 96 Schläge in der Minute machend und Abends 108; das ist noch das Beste. —
Wir haben bei der Behandlung den ganzen Krankheitsprocess als solchen und die besonders bedrohten Organe zu
berücksichtigen; hier ist es vornehmlich der Darm; doch auch
die Respirationsorgane sind nicht ganz frei, was sich noch mehr
bei dem Eintritt der Kranken, wo Hüsteln und trockner Rhonchus auf beiden Seiten der Brust zugegen war, zeigte. In
Bezug auf den ganzen Krankheitsprocess werden wir die Säure
des Chlors*) reichen, in Bezug auf das örtliche Leiden eine
topische Blutentleerung durch 12 Blutegel in der Coecalgegend
machen, und Klystire von Stärkemehlabkochung mit Aqua oxymuriatica ($\mathfrak{Z}\beta$ für ein Klystir) appliciren lassen; die kalten Umschläge auf den Kopf müssen fortgebraucht, und die Kranke
nach der Blutentleerung in ein warmes Bad gesetzt werden.

20. Juli. Den gestrigen Tag war die Kranke unruhig, de-
lirirte fortwährend, es waren aber nicht furibunde, sondern
die stillen mussitirenden Delirien, die auch in der Nacht fortdauerten; kein Schlaf, es war mehr ein Zustand der Betäu-

nenem Albumin), Epitheliumzellen, und Krystallen, grössten Theils von
Magnesia-Tripelphosphaten, auf welche Schoenlein zuerst aufmerksam
gemacht hat (*Müller's* Archiv 1836, S. 258). Dr. *Simon* fand in dem
getrockneten flockigen Bodensatz 32 pCt. Salze, von denen fast die
Hälfte (14,6) aus Erdphosphaten bestand. Nach demselben findet sich
in dem flüssigen Theil der Darmentleerungen Eiweiss in geringer Menge
und viel koblensaures Ammonium, weshalb diese Stüble auch immer
alkalisch reagiren.

*) ℞ Solution. Gummi mimos. ($\mathfrak{Z}\beta$) $\mathfrak{Z}$v
      Aq. oxymuriatic. $\mathfrak{Z}\beta$
      Sacch. albi $\mathfrak{Z}$j
M. S. Zweistündlich einen Esslöffel voll zu nehmen.

bung, Sopor, wie wir ihn jetzt in den Morgenstunden finden.
Die Kranke ist nur schwer aus dieser Schlummersucht zu erwecken, und giebt nur schwer Antwort: auch des Nachts wieder involuntärer Abgang der Excremente; bei Tage erfolgten
keine Stühle. Die nervösen Erscheinungen sind also offenbar
gesteigert. Was die topischen Erscheinungen im Darme anbetrifft, so ist der Unterleib weich, die Coecalgegend kaum aufgetrieben, doch empfindlich, trotzdem, dass die Perceptions-
fähigkeit der Kranken sehr vermindert ist; das Coecalgeräusch
deutlich; es liess sich auch nicht erwarten, dass wir diese Erscheinungen mit Blutegeln fortsaugen oder mit Salben fort-
schmieren würden. In den 24 Stunden erfolgten nur zwei
grünliche Stuhlentleerungen. Das Fieber ist dasselbe wie gestern, die Zunge wie rohes Fleisch aussehend, rissig; die Haut
heiss, trocken, turgescirend, den Harn hat die Kranke wieder
ins Bett gelassen; — kurz alle Erscheinungen nicht nur nicht
in der Abnahme begriffen, sondern gesteigert. — Die Entwik-
kelung der Krankheit ist eine so rapide, rasche, die topischen
Darmerscheinungen so vehement, die reflectirten Erscheinungen
so früh schon den ausgeprägtesten Charakter des Torpors habend, dass wir die Prognose ungünstig stellen müssen.

Was die Nervenaffection, namentlich die Cerebral-
erscheinungen im Typhus betrifft, so glaube ich, dass ihre
Quelle eine sehr verschiedene sein kann, und nach dieser Verschiedenheit die Behandlung abzuändern ist. Es giebt eine
Reizung des Gehirns, die schon am dritten, vierten Tage der
Krankheit auftritt, von der ich glaube, dass sie zusammenfällt
mit der Eruption auf der Bauchschleimhaut und dieselbe Bedeutung hat, wie die Kopferscheinungen, welche dem Ausbruch
der acuten Exantheme, namentlich der Pocken, vorausgehen*).
Dafür spricht die Zeit, in der diese Reizung eintritt, die Be-

---

*) Vergl. die Anmerkung S. 38.

schaffenheit der Gehirnaffection, die furibunden Delirien, das geröthete Gesicht, der volle Puls, die heisse Haut, und dass, sowie die Eruption auf der Bauchschleimhaut geschehen, die Erscheinungen nachlassen oder ganz verschwinden (meist gegen den siebenten Tag). — Eine andere Hirnreizung kommt oft im Verlaufe der Krankheit vor, und beruht in einem Congestionszustand, der zur Entzündung neigt; sie constituirt die Form, welche man den Cerebraltyphus genannt hat; sie tritt oft schon frühzeitig auf, kann aber auch, wie Sie in einzelnen Fällen gesehen, noch am 17ten oder 18ten Tag erfolgen. — Es kommt eine dritte Art von Cerebralreizung in dieser Krankheit vor, die offenbar vom Abdomen ausgeht, und von der Geschwürsbildung im Darme abhängt, ähnlich wie bei Kindern die Gehirnreizung durch Helminthen hervorgebracht wird. — Eine vierte Reizung des Gehirns findet sich in einem spätern Stadium der Krankheit, wo schon die Krisen eingetreten, ähnlich wie die Gehirnreizung bei Leuten, die einen grossen Säfteverlust erlitten; das sind Delirien aus Schwäche. Während diese durch gute Nahrung, China u. s. w. gehoben werden, ist bei der inflammatorischen Form das Mittel: Blutentziehung, Eiskappe, Ableitung, und bei der dritten Form, der abdominellen, sedative Mittel, Klystire von Milch, Leinsamen, Castoreum, Moschus. — So kann also dieselbe Erscheinung in demselben Krankheitsprocess eine sehr verschiedene Bedeutung haben, und ist es somit eine Thorheit, sie immer für dieselbe anzunehmen, wie *Marcus* gethan, und ihm die Franzosen nachgebetet haben. Es ist daher nothwendig, in dem individuellen Falle zu ermitteln, von welcher Art die Hirnreizung sei. Hier ist offenbar eine sympathische Reizung, abhängig von der Darmaffection. Lassen Sie deshalb der Kranken ein Klystir von einem Valeriana-Aufguss mit Castoreum geben, und sie wieder ein Bad nehmen.

21. Juli. Die Physiognomie der Kranken ist eben nicht sehr befriedigend; immer diese Neigung zum Sopor, die Augen

halb geöffnet, nur wenige Töne giebt sie von sich. — Der
gestrige Tag verlief ziemlich ruhig; die Kranke lag in diesen
stillen, innern Delirien; nach Mitternacht wurden sie heftiger,
bis gegen Morgen Ruhe eintrat. Die Schwerhörigkeit hat bedeutend zugenommen; das wäre nicht das Schlimmste, man
hat sie sogar als günstiges Zeichen angesehen, was ich nicht
so unbedingt zugestehen kann. Die Bauchsymptome sind gemässigt, der Unterleib mehr zusammengefallen, die Schmerzhaftigkeit geringer, doch noch immer das kollernde Geräusch
zu vernehmen; nur zwei (involuntäre) Stühle erfolgten. Somit
scheinen die Baucherscheinungen günstiger zu sein; doch ich
muss bekennen, dass ich eine sehr schlimme Form des Abdominaltyphus gerade mit diesen scheinbar günstigen Bauchsym-
ptomen gesehen habe. Ich erinnere mich besonders einer ganzen Familie, die, daran leidend, in das Züricher Hospital gebracht
wurde, wo der Unterleib so zusammengezogen, dass die Columna
vertebralis durchzufühlen war; eine solche Betäubung, dass gar
kein Schmerzgefühl vorhanden; statt Diarrhöe war Verstopfung
zugegen; bei der Section fanden sich bedeutende Exulcerationen auf der Darmschleimhaut. Es können daher die Erscheinungen im Bauche nur unter der Controlle und im Zusammenhange mit den andern Erscheinungen, namentlich den Gehirn-
symptomen, beurtheilt werden. Denn es kann in Folge der Gehirncongestion Wassererguss erfolgen, und dann können sich
Baucherscheinungen wie beim Hydrocephalus zeigen, unter
welche die typhösen Bauchsymptome zu stehen kommen. Sie
sehen somit, dass das einzelne Symptom für sich allein nicht
aus dem Individuum herausgerissen werden, und wenn man
es nicht in Connex mit den übrigen beurtheilt, der grösste
Irrthum entstehen kann. — Was die febrilen Symptome betrifft, so sind sie die gleichen: die Zunge ganz roth, trocken,
lederartig, die Haut trocken, spröde, der Puls 96 Schläge in
der Minute machend.

Wir werden das gestern verordnete Klystir und Bad wiederholen lassen.

22. Juli. Der Zustand der Kranken ist schlecht; in allen Richtungen sehen wir mit weniger Ausnahme nur unangenehme Erscheinungen. Die Kopfaffection hat eine Steigerung erlitten (weshalb man gestern Abend schon 12 Blutegel an den Kopf zu setzen sich genöthigt sah); es zeigt sich grosse Unruhe, Hinundherwerfen; das Gesicht ist entstellt, bis zur Hässlichkeit verzerrt, aus ihrem Schlummer ist die Kranke nicht zu erwekken. Auch die Baucherscheinungen haben zugenommen: fortdauernder Schmerz und kollerndes Geräusch in der Coecalgegend, unwillkürliche, doch nicht blutige Stühle in grosser Anzahl. Vor Allem missfällt uns die permanente Trockenheit der dunkel rothbraunen Zunge. Alle diese übeln Erscheinungen werden durch die mässige Pulsfrequenz (96 Schläge in der Minute) nicht compensirt. Dazu kommt noch die Abnahme der Hauttemperatur, besonders die Kälte der Extremitäten, während der Kopf periodisch heiss, eins der unangenehmsten und widerwärtigsten Zeichen.

Die Klystire müssen wiederholt, und eine warme Uebergiessung gemacht werden; ausserdem wollen wir der Kranken verordnen: ℞ Infusi cort. Chinae et rad. Angelicae (āā ʒjj) ℥jv, Mucilag. Salep, ℥jj, Acid. muriat. ʒj, Syrupi simpl. ℥j. M. S. Zweistündlich einen Esslöffel voll zu nehmen.

23. Juli. Sogleich tritt uns heute diese eigenthümliche Heiserkeit, dieses Pfeifen bei der Respiration als höchst unangenehm entgegen, und lässt befürchten, dass, wenn die Kranke auch glücklich den Typhus übersteht, es nachträglich noch zur Geschwürsbildung im Larynx kommen wird. Die nervösen Erscheinungen haben sich um vieles ermässigt; vor Mitternacht war die Kranke noch sehr unruhig, später wurde sie ruhiger, und schlief ein. Schon ihre Physiognomie zeigt, dass sie wieder bei Bewusstsein; auch lässt sie die Ausleerungen nicht mehr

ins Bett. Was den Darm betrifft, so ist seine Schmerzhaftigkeit verschwunden, nur eine Ausleerung erfolgte seit gestern.
Das Fieber ist gering. Nun ist aber diese unangenehme
Episode im Larynx aufgetreten, die schon für jetzt und dann
noch später für die Zukunft keine günstige Aussicht stellt. Wir
werden deshalb sogleich sechs Blutegel an den Hals setzen
lassen.

24. Juli. Wir haben gestern zu den alten Erscheinungen
noch eine neue Symptomengruppe hinzutreten sehen, die uns
besonders unangenehm, ich meine die Erscheinung im Larynx
(auffallende Veränderung der Stimme, eigenthümlich pfeifen-
der Ton bei der In- und Exspiration), die sich später noch zu
heftigen krampfhaften Zusammenziehungen im Halse, resp. im
Larynx, mit grosser Unruhe und Angst steigerte. Es war daraus ein Mal zu befürchten, dass es zu einer Entzündung auf
der Larynx-Schleimhaut kommen möchte, die rasch in bösartige
Exulcerationen übergeht, ein Fortgang, der noch in den späteren Zeiträumen durch Laryngophthise lethal endet. Ich erinnere
Sie an einen Fall aus einem früheren Semester: Ein junger
Mann von 22 Jahren kam hier herein mit einem Typhus abdominalis. Nachdem das typhöse Leiden schon abgelaufen, bestand die dasselbe begleitende Respirationsaffection fort; es
entwickelte sich eine acute Phthisis laryngea, welcher der
Kranke unterlag. Bei der Section fand man zwei kleine Ge-
schwürchen im Larynx, welche schon die Cartilago thyreoidea
tief zerstört hatten, während die Darmgeschwüre, bis auf wenige, bereits vernarbt waren. Dieser Ausgang des typhösen
Krankheitsprocesses ist im Allgemeinen selten; in einer grossen Reihe von Beobachtungen hat *Louis* kaum zwei oder drei
Fälle bemerkt. Eine zweite Eventualität, die uns hier bevorsteht, ist die Steigerung der Larynxaffection zum Oedema glottidis. Wenn in dem ersten Falle die materielle Veränderung
im Larynx mit langsamen, aber sicher lethalem Ausgange, in

dem andern schneller, oft schon in 10—12 Stunden durch
Suffocation, durch Verschliessung der Stimmritze tödtlich endet, so ist hier noch eine dritte Eventualität vorhanden, welche
auch höchst unangenehm: nämlich, dass diese krampfhafte Zusammenschnürung nicht bloss im Larynx bleibe, sondern sich
auch auf den Pharynx erstrecke; die Folge davon ist die Erscheinung der Hydrophobie; ich habe auch hiervon Beispiele
gesehen, zum Glück sehr selten; ich möchte sagen, dass sie
ein sicher lethales Zeichen sei. — Es sind also Gründe genug
vorhanden, dieses Auftreten der Larynxaffection als höchst unangenehm zu bezeichnen; darin liegt auch der Grund unseres raschen Einschreitens (Application von Blutegeln, Mercu-
rialfriction, und als die krampfhaften Erscheinungen eintraten,
Anwendung von Sinapismen).

Wenn nun auch in Folge dieses Verfahrens eine günstige
Veränderung eingetreten, so ist uns unsere Besorgniss noch
nicht genommen; denn die Krämpfe haben sich wohl verloren, aber es bleibt noch die objective Erscheinung zurück:
die Heiserkeit der Stimme und fortdauernd der pfeifende Ton
beim Athmen. Es ist dies um so bemerkenswerther, als die
sonstigen Erscheinungen des typhösen Processes, die normalen Typhuserscheinungen auf eine höchst erfreuliche Weise
sich gemässigt haben: die Unbesinnlichkeit, die Störung des
Bewusstseins ist nicht mehr so gross wie früher, die Kranke
verlangt nach Befriedigung ihrer Bedürfnisse; der Kopf ist nicht
mehr so heiss. Der Unterleib weich, noch etwas empfindlich;
das kollernde Geräusch hat sich verloren, seit gestern 3 charakteristische Stühle. Auch das Fieber ist viel mässiger geworden: die Zunge beginnt feucht zu werden und ist nicht
mehr so zusammengeschrumpft, der Puls 96 Schläge in der
Minute machend, die Haut spröde, mässig warm. — So beschäftigt uns jetzt besonders die Episode. Sie werden aus
unsern Vorträgen und einer Reihe von Krankheitsfällen ersehen

haben, dass neben den Grunderscheinungen des Typhus es vorzüglich diese episodischen Zustände sind, die in ihrer Mannigfaltigkeit den Gang der Krankheit so sehr modificiren und abändern, und so auf die Behandlung zurückwirken, dass der Grundgedanke in der Therapeutik, die an sich eben so einfach wie der Gang der Grundkrankheit, eben so veränderlich und schwankend wird, wie die episodisch aufretenden Zustände die Grundkrankheit abändern, und das ist es, was die Behandlüng der Typhösen so schwierig macht. Es ist ein Verdienst der neueren Medicin, aus dem Wirrwarr, wie ihn die Beschreibungen der ältern Aerzte (selbst die von *P. Frank*) ergaben, die stetigen Erscheinungen dieses Krankheitsprocesses, sich stützend auf die materielle Grundlage, als eine unerschütterliche Basis gesondert, daran die Differenzen und Abänderungen, selbst mit einem ziemlich sichern statistischen Zahlenverhältnisse gereiht, und so, was bisher noch ein Desideratum, die rationelle Behandlung vorbereitet zu haben.

26. Juli. Statt vom 14ten auf den 15ten Tag der Krankheit (d. h. von gestern auf heut) etwas Angenehmes gefunden zu haben, finden wir im Gegentheil nur Unangenehmes. Von Krisen oder kritischen Bestrebungen zeigt sich nicht eine Spur, dagegen offenbar eine Steigerung der Localerscheinungen im Unterleib, und damit zusammenhängend die Steigerung der nervösen Gruppe, so wie auch Veränderung im Fieber. Der Unterleib wohl weich, am Coecum aber und zum Theil noch am Colon ascendens sehr empfindlich, was um so bemerkenswerther, als bei dieser Bewusstlosigkeit die Empfindlichkeit unterdrückt sein sollte. Der Grad der Bewusstlosigkeit ist wieder derselbe, wie wir ihn früher gesehen, und damit auch wieder das involuntäre Abgehen der Excremente eingetreten. Was die febrilen Symptome betrifft, so zeigt sich zwar keine grosse Steigerung der Pulsfrequenz (108

Schläge in der Minute); doch ist der Puls schwächer geworden, die Temperaturvertheilung wieder ungleich (das ist das
unangenehmste Zeichen!); während die Haut am Bauch und
Thorax mehr stechend brennend heiss, sind die Extremitäten,
namentlich die oberen, mehr kühl. Ich habe Fälle von Typhen
gesehen, wo die Extremitäten so kühl waren, wie bei Cholera-
kranken. Das einzige Vortheilhafte, was wir heute finden,
ist, dass die so bedrohlichen Larynxerscheinungen sich etwas
verloren haben. Die Krämpfe im Larynx sind nicht wiedergekehrt, doch noch immer etwas Heiserkeit und Husten vorhanden.

Verordnung: Aromatisches Bad, Amylon-Klystir von ʒiij
mit Argentum nitricum (Gr.j), und China-Infusum mit Acidum
phosphoricum zum innern Gebrauch.

27. Juli. Schlimmes haben wir heute nicht von dem
Stande der Dinge zu sagen, im Gegentheil Besseres. Schon
das Aussehen der Kranken wird Ihnen sagen, dass der Zustand derselben ein günstigerer ist, als wir zu Anfang fanden.
Die nervösen Symptome dauern wohl im hohen Grade noch
fort, doch nicht mehr diese tiefe Bewusstlosigkeit; die Baucherscheinungen sind mässig, wenig Empfindlichkeit in der Coecalgegend, in den letzten 24 Stunden nur zwei Stühle. Was
uns aber besonders lieb, ist, dass die heftigen Erscheinungen
im Larynx sich verloren haben; auch das Fieber ist mässiger
als in den früheren Tagen und die Temperaturvertheilung
heute eine gleichmässige.

Wir wollen zu dem gestern verordneten Klystir noch Ca-
storeum-Tinctur (8 Tropfen) hinzusetzen, und das aromatische
Bad*) wiederholen lassen.

---

*) Schoenlein empfiehlt bei der Behandlung der Typhen um die
Zeit der Krise (d. h. um den 14ten Tag der Krankheit) besonders die
Anwendung der Bäder. Da die Krise in dieser Krankheit meist durch

28. Juli. Wir finden hier heute die Differenz der nervösen Erscheinungen, wie wir sie auch in einem andern Falle*)
gesehen, eine Differenz, die zuerst *P. Frank* als eigene Species
aufgestellt, und nachher *Reil* adoptirt hat. *Frank* schied
das Nervenfieber in Stupida und Versatilis, *Reil* in den
Typhus mit Erethismus und den mit Torpor (in höherem
Grade mit Paralyse). Diese Unterscheidung und Aufstellung
einer Species gründet sich einzig und allein auf die Modification der nervösen Erscheinungen, welche aber nicht so
wichtig ist, dass sie diese Unterscheidung rechtfertigte; sie
bestimmt keine wesentliche und essentielle Differenz, sondern
scheint mehr auf individuellen Verhältnissen zu beruhen; denn
man bemerkt die versatile Form besonders bei Leuten von

---

das Hautorgan erfolgt, so ist es gut, um dasselbe zur Ausscheidung vorzubereiten, den Kranken schon gegen den 11ten, 12ten Tag der Krankheit ein warmes Wasser- oder Seifenbad nehmen zu lassen, besonders
wenn die Haut sehr rigide oder mit Schmutz bedeckt ist. Bei Individuen, wo die Haut leicht transspirabel und die Reaction sich mehr zur
torpiden neigt, sind warme Bäder und warme Begiessungen anzuwenden; wo ein rascher Collapsus zu befürchten ist, da setze man den
warmen Bädern Abkochungen von Kamillen, aromatischen Kräutern,
aromatischen Spiritus u. s. w. zu. Wenn hingegen die Haut ganz
trocken, glühend heiss, und gleichzeitig starke Congestion nach dem
Kopf vorhanden ist, verdienen die kalten Uebergiessungen den Vorzug,
die aber nur auf einige Minuten zu machen, und in der Regel alle 3—4
Stunden zu wiederholen sind. Jede Affection der Brustorgane, so wie
klebrige colliquative Schweisse und Petechien auf der Haut contrain-
diciren ihre Anwendung. Neben den Bädern empfiehlt Schoenlein
die Waschungen der Haut, welche besonders dann nothwendig werden, wenn häussliche Umstände die Begiessungen unmöglich machen.
Auch finden sie ihre Anwendung, wenn die Haut mit klebrigen, zerfliessenden Schweissen und Petechien bedeckt ist, besonders die kalten Waschungen mit Zusatz einer Säure (Essig- oder Chlorwasser-
stoffsäure).

*) Siehe den 5ten Fall.

erregbarem Nervensystem, daher vorzüglich bei Frauen, die früher an Hysterie gelitten, bei jungen Mädchen um die Zeit der Periode und besonders bei Chlorotischen; es ist dies also keine wesentliche, auf den Krankheitsprocess selbst bezügliche, sondern mehr individuelle Differenz. Während dort bei jenem Kranken Indifferenz, Stupidität, Schlafsucht, sehen Sie hier mehr eine Aufregung, die sogleich durch äussere Motive, wie durch das Sehen von Umstehenden hervorgebracht wird. — Der Decubitus, der schon früher, aber in geringem Grade vorhanden war, greift jetzt mehr um sich und verlangt deshalb eine sorgfältigere Beachtung (Seitenlage, Ueberschläge von Vinum camphoratum mit Aq. Goulardi). Wir haben in den letzten Tagen tonische Mittel und Klystire von Argentum nitricum mit Castoreum verordnet. Wir wollen die Gabe des letzteren bis auf ϶β erhöhen, da Sie wissen, wie rasch dieses Mittel auf die nervösen Erscheinungen wirkt, und ausserdem der Kranken noch Moschus geben (zweistündlich 2 Gr.).

30. Juli. Wir hatten vor 48 Stunden gefunden, dass der Zustand der Kranken, gegen den früheren gehalten, ein günstiger geworden. Sie erinnern sich, dass wir zu Anfang sehr in Zweifel waren, ob die Sache noch 48 Stunden Bestand haben würde, eine Besorgniss, die einige Tage später durch das Auftreten der Larynxerscheinungen sehr gesteigert wurde. Gegen jenen Stand der Krankheit ist der gegenwärtige viel besser, aber noch nicht der Art, dass wir einen günstigen Ausgang verbürgen können; denn Sie wissen, dass, wenn man bei Typhen auch über Stock und Stein hinüber, noch später die Hoffnung zu Wasser werden kann. Es kann also hier nur von einer relativen Besserung die Rede sein: die Kranke ist jetzt ruhiger, zeigt nicht mehr die ungeheure Erregbarkeit und schläft jetzt stundenweise ruhig, also eine

deutliche Abnahme der nervösen Erscheinungen. Auch die
Baucherscheinungen sind günstiger: der Unterleib weich, weniger schmerzhaft. Die Brust frei, das Athmen leicht, die
Heiserkeit mässig, das Fieber hält sich auf demselben Grade;
doch ist der Puls sehr schwach und leer, und fassen wir dabei die lange Dauer der Krankheit ins Auge, so ist es sehr
die Frage, ob die Kräfte des Individuums dem Krankheitsprocesse gewachsen sein werden. Daher wollen wir den schon
verordneten tonischen Mitteln noch leicht nährende Klystire
von Milch und Eigelb und ähnliche Mittel für den inneren Gebrauch hinzufügen.

Die Kräfte der Kranken waren, wie befürchtet wurde,
nicht ausreichend, den mit so vielen Abweichungen verlau-
fenden Krankheitsprocess durchzumachen: die nervösen Erscheinungen nahmen wieder zu, das Fieber ward heftiger, der
Puls immer schwächer, und so erlag die Kranke am Morgen
des 3. August.

Leichenbefund. Wie diese Kranke bei Lebzeiten schon
ungewöhnliche Thatsachen zeigte, so finden wir auch solche
bei der Section. Sie erinnern sich, es traten ungefähr am
12ten Tage der Krankheit heftige Erscheinungen im Larynx
auf, nicht bloss in einer Veränderung der Stimme, sondern
auch in heftigen krampfhaften Zusammenziehungen des Halses
sich äussernd, die uns schon damals höchst wichtig schienen,
und befürchten liessen, dass diese Episode die Katastrophe
herbeiführen möchte: dass es entweder zur schnell zerstö-
renden Exulceration und, wenn auch die Kranke den typhösen Process durchmachen sollte, zu einer rasch verlau-
fenden Phthisis laryngea, oder 2) dass es zur Exsudation in
das untere Schleimhautzellgewebe des Kehlkopfes kommen,
und der Tod durch Suffocation erfolgen möchte, oder 3) dass
die Affection in den Nerven sich bis zu der Erscheinung der

Hydrophobie steigern, und mit Lähmung die Scene enden
möchte. Topische Blutentleerung, Einreibungen beseitigten
einen Theil dieser Erscheinungen, die convulsivischen Contractionen am Halse hörten auf, aber die Veränderung in der
Stimme dauerte fort, wozu sich noch leichtes Hüsteln gesellte.
— Bei der Section zeigten sich die gewöhnlichen Erscheinungen auf der Dünndarmschleimhaut: bedeutende, noch nicht
vernarbte Geschwüre, nebst dem aber auch Veränderungen
auf einer anderen Schleimhaut. Schon die ganze Zunge von
ihrer Wurzel an war von einem schmutzig gelben, ab-
wischbaren Ueberzuge bedeckt, der sich über den Pharynx, Kehldeckel fort die hintere Wand des Larynx herab
erstreckte; er liess sich leicht abschaben, und darunter fand
sich die Schleimhaut nicht exulcerirt, sondern ganz glatt.
Dieser Ueberzug erstreckte sich aber noch weiter herab in
Form einer pulpösen Masse den Oesophagus füllend, bis zur
Cardia; auch in diesem Theile war er leicht wegzuwischen
als ein schmutzig gelber Brei, und darunter die Schleimhaut
ganz glatt, wie ihres Epitheliums beraubt. Herr Dr. Güterbock hat diese Masse microscopisch untersucht und gefunden,
was wir vermutheten, dass sie nur Epitheliumzellen und zwar
in allen Graden ihrer Entwickelung und ausserdem, was man
unter ähnlichen Verhältnissen oft sieht, eine Menge von Fett-
kügelchen enthält. Es ist diese Thatsache darum so interessant, weil die physikalische und noch mehr die microscopische Untersuchung eine grosse Aehnlichkeit mit den pulpösen Massen der *Delpech*'schen Nosocomialgangrän, der
von *Boër* so genannten Metritis putrida und der Angina
gangraenosa nachweist, eine neue Bildung von Epithelium,
wie man sie auch an andern Theilen, die mit einer Schleimhaut ausgekleidet sind (z. B. im Uterus) in dieser Krankheit
sieht. Ja, beim Abdominaltyphus sind es gerade solche Mas-

6*

sen, die sich zuerst unter der Schleimhaut des Darmes zeigen, und dann die Geschwüre hervorrufen, Massen, welche
auch in den Darmausleerungen gesehen werden. Es ist dies
also hier im Rachen und Oesophagus ein Vorgang, wie man
ihn im normalen Verlaufe der Krankheit auf der Darmschleimhaut findet.

Siebenter Fall.

Pneumonie im untern Lappen der linken Lunge. — Deutung des Schmerzes bei Brustfellentzündung. — Unvollkommenheit der neuern Untersuchungsmethode bei centraler Lungenentzündung. — Krisen. — Genesung.

15. Mai 1841. Wilhelm Liebrecht, Arbeitsmann, 36 Jahr alt, ein kräftiger Mann, der nie an Brustaffection gelitten, und einen vortrefflich gebauten Thorax hat, bekam am 9. Mai ohne angebbare Veranlassung heftige Hitze, der kein Frost vorausging, mässige Eingenommenheit des Kopfes und bald darauf einen stechenden Schmerz in der linken Brust, der bis in die Tiefe des Kreuzes hinabzog; damit erwachte er, und zugleich stellte sich Hustenreiz ein, der den Schmerz noch vermehrte. Was ausserhalb des Krankenhauses gegen diesen Zustand geschehen, ist nicht nennenswerth, und so trat er gestern in diese Heilanstalt ein. Die Untersuchung zeigte eine bedeutende Inflammation am untern Theil der linken Lunge mit bedeutendem sthenischem Fieber, mit vollem, gespanntem, accelerirtem Pulse; deshalb wurde gestern Abend sogleich eine Venaesection instituirt, die heute Morgen wiederholt werden musste; ausserdem hat man blutige Schröpfköpfe an die leidende Brustseite applicirt. — Jetzt finden wir bei dem Kranken zwei Symptomenreihen, örtliche und allgemeine. Was 1) die örtlichen betrifft, so ist noch ein Gefühl von Schwere in der linken Brust, aber kein stechender Schmerz mehr vorhanden. Ich muss Sie bei dieser Gelegenheit auf einen

Schmerz aufmerksam machen, der so leicht zu Irrthümern führen kann, nämlich den bei Pleuritis beobachteten, vom Rücken bis zum Lumbaltheil herabziehenden Schmerz. Da wo die Pleura allein entzündet ist, und nicht zugleich die Lunge, kann leicht der Irrthum entstehen, dass man diesen reissenden, ziehenden Rückenschmerz für rheumatisch hält, und die Entzündung ganz übersieht, bis man später, wenn die Pleuresie ihren Ausgang gemacht hat, darauf aufmerksam gemacht wird. Ich erinnere mich noch mit Lebhaftigkeit eines Schreinergesellen, wo dieser Irrthum Statt fand, bis sich eine Febris hectica entwickelte, und nach sechs Wochen unter dem Poupartschen Bande eine Geschwulst bemerkt wurde; es zeigte sich später, dass der Eiter aus dem Pleurasack am Psoas entlang sich herabgesenkt hatte. Dieser Irrthum, hervorgerufen durch den Werth, den man auf den Schmerz legt, ist bei Brustfellentzündungen gar nicht so selten, wir hatten hier selbst ein Beispiel davon *). Bei andern Entzündungen hat man dies wohl gewusst; so wird bei Herzentzündung der Schmerz mitunter in der Blasen- oder Ovariengegend verspürt, so bei Leberentzündung zuweilen im linken Hypochondrium, so bei der Coxarthrocace im Knie. Ich erwähne dies nur, um Sie zu warnen, bei der Deutung des Schmerzes auf Ihrer Hut zu sein, und sich nicht allein durch den Schmerz bei der Stellung der Diagnose leiten zu lassen **). Hier kann nun we-

---

*) Siehe den dreizehnten Fall.

**) Es kommt aber auch eine Pleuritis vor, welche von heftigem Rückenschmerz und Steifheit der Columna vertebralis begleitet wird, welche Erscheinungen von einer Fortpflanzung der Entzündung auf die Serosa des Rückenmarkes abhängen. *Allen* hat sie in seiner ausgezeichneten Synopsis medicinae practicae unter dem Namen Pleuritis postica beschrieben. Auch von dieser Form kam ein Fall in der Schoenleinschen Klinik (im November 1840) vor. Er betraf einen Arbeitsmann Carl Kobbe von 54 Jahren, der mit einer Pleuropneumonie der linken Seite und gleichzeitiger Entzündung des Ueberzuges des Dia-

niger dieser Irrthum Statt finden, wegen des beständig vorhandenen Hustens. Die objective Untersuchung der Brust ergiebt bei der Percussion auf der linken Seite seitlich und
nach hinten einen matten Ton, daselbst wird die Respiration
nur als tubar, und gleichzeitig bei der Inspiration trockenes
Knistern gehört; der Husten ist meist trocken, nur wenig
Schleim, mit Blut vermischt, wird ausgeworfen. 2) Die reactiven Erscheinungen anlangend, ist der Puls jetzt weich, 84
Schläge in der Minute machend, die Haut beginnt feucht zu
werden, der Harn etwas höher gefärbt, eine schleimige, sich
senkende Trübung enthaltend, also schon Andeutungen einer
Krise; doch haben wir zu befürchten, dass am Abend bei

---

phragma, zu welcher sich ein heftiger ziehender Kreuzschmerz nach
der Sacralgegend zu, der durch Bewegung und Berührung vermehrt
wurde, ein Gefühl von Spannung um den Unterleib und Kriebeln und
Pelzigsein in der linken untern Extremität gesellt hatte, ins Hospital
gebracht worden war. Es wurde sogleich eine allgemeine Blutentleerung instituirt, und wiederholt blutige Schröpfköpfe auf die Sacralgegend applicirt, durch welches energische Einschreiten der Kranke von
seinem Brust- und Rückenmarksleiden geheilt wurde. Bei dieser Gelegenheit bemerkte Schoenlein: „Es wurde sogleich eine heftigen Schmerzen
im Rückgrat oft für rheumatische angesehen und behandelt; doch ehe
man es sich versieht, ist die Paralyse da, welche mit einer Schnelligkeit eine Höhe erreicht, dass selten dann die Behandlung ein günstiges
Resultat zu erzielen vermag. Besonders nach Erkältung und gleichzeitig stattfindender Durchnässung pflegt diese Entzündungsform aufzu-
treten; zuweilen gleich in ihrer colossalen Gestalt, dass sie nicht verkannt werden kann, oft jedoch auch in dieser mehr schleichenden.
In Würzburg sah ich sie öfters bei Soldaten, die auf den Wällen nach
einem warmen Tage den kalten Nachtwinden in ihren Uniförmchen
ausgesetzt waren, besonders im Monat Mai; in einigen Fällen trat sie
sogleich in der schrecklichen Form des Tetanus auf. Ich habe sie
später auch öfter in der Schweiz bei Fussreisenden gesehen. Jedes
Jahr brachte solche Unglückliche nach Zürich, die in ihren Nankin-
höschen den Rigi bestiegen, und dort die Nacht verweilten, um den
Sonnenaufgang zu sehen; sie kamen mit Ziehen in den Gliedern und
Steifigkeit im Kreuze herab; mit einem Male wollte die Blase nicht

dem Eintritt der Exacerbation diese kritischen Andeutungen wieder verschwinden werden. Sollte heute Abend eine Steigerung der Affection eintreten, so wird von Neuem eine Blutentleerung zu instituiren sein. Da der Kranke an Diarrhöe leidet, und wir jetzt gerade eine typhöse Krankheitsconstitution haben, so müssen wir uns vor den Mittelsalzen und dem bei dieser Krankheit so beliebten Nitrum hüten, um so mehr, da diese Salze zur Heilung nicht absolut nothwendig sind. Lassen Sie den Kranken eine Emulsion mit Aqua Laurocerasi nehmen, und schleimiges Getränk trinken, ausserdem in die Brust eine Einreibung von grauer Quecksilbersalbe mit Bilsenkrautöl machen.

---

mehr recht functioniren, und das Rückenmarksleiden stand complet da, dem der lethale Ausgang folgte. — Es ist deshalb wichtig, die Krankheit in ihrem Entstehen zu erkennen; die Diagnose ist nicht so schwierig: der Schmerz ist gerade in der Mittellinie der Wirbelsäule; diese ist steif, bei jeder Bewegung und auf Druck sehr empfindlich; der Schmerz sitzt nicht in den Muskeln; dazu kommen noch consensuelle Erscheinungen, verschieden je nach dem ergriffenen Theil des Rückenmarkes. Leidet der untere Theil der Wirbelsäule (was gewöhnlich), so hat der Kranke das Gefühl von Spannung um den Unterleib, wie wenn ein Band um denselben gelegt wäre, während dieser aber weich ist, ferner ein Gefühl von Kriebeln, Ameisenlaufen, Eingeschlafensein einer oder beider unteren Extremitäten; beim Gehen klagt der Kranke über bleierne Schwere derselben, und sein Gang ist schleppend. Bald leiden dann auch die Beckenorgane mit, zuerst die Blase; der Harn läuft langsam ab, der Strahl ist klein und zur Erde fallend. Leidet der Cervicaltheil des Rückenmarkes, wie es *Allen* beobachtet hat, so entsteht Zusammenschnüren der Brust und oft bei ganz reiner Zunge Ekel, Erbrechen, heftiger trockener Husten, (oft ohne materielle Theilnahme der Brustorgane), und die paralytischen Symptome in den obern Extremitäten. Wo die genannten Erscheinungen eintreten, verliere man nicht die Zeit mit antirheumatischen Mitteln, Einreibungen, u. s. w., sondern mache rasch Blutentleerungen, besonders topische, Mercurialfrictionen, und gebe grössere Gaben von Calomel, anfangs in Verbindung mit Jalappa. Erst dann ist an die Bethätigung der Hautsecretion durch Bäder u. s. w. zu denken."

17. Mai. Wir hatten neulich schon einen Rückschritt des Krankheitsprocesses vorgefunden, selbst kritische Andeutungen, welche aber, was wir gleich als Eventualität aufstellten, am Abend wieder verschwanden, während gleichzeitig die topischen wie reactiven Symptome sich steigerten; es wurde deshalb wieder eine Venaesection von acht Unzen gemacht, die gestern wiederholt werden musste. Seitdem ist eine starke Hautkrise eingetreten, die man schon in der Ferne riecht, der Harn zeigt Andeutungen zu kritischen Niederschlägen, die Pulsfrequenz ist auf 60 Schläge in der Minute herabgestiegen, der Puls weich, die Zunge rein, der Husten seltener, doch noch immer cruente Sputa entleerend; die Auscultation weist nur noch Reste der Crepitation nach, die Entzündung also, wiewohl bedeutend ermässigt, noch nicht ganz verschwunden. Da nun auch keine Diarrhöe mehr vorhanden, so können wir jetzt der verordneten Emulsion noch Nitrum hinzufügen.

18. Mai. Die günstige Wendung, die seit der letzten Blutentziehung eingetreten, dauert fort, der Husten ist seltener, und bringt Sputa hervor, von denen aber noch einige mit Blut gefärbt sind, also noch keine reine topische Krise; es enthält der Auswurf, wie die Alten sagten, noch immer etwas Crudes. Die localen Brusterscheinungen sind ganz verschwunden; der Kranke kann leicht und tief ohne Schmerz inspiriren, die Untersuchung mittelst des Stethoskopes weist nichts Anomales nach. — Die Gegner der neuern Untersuchungsmethode sagen, was auch ihre Vertheidiger zugeben, dass sie noch manche Unvollkommenheit habe, aber auf diese Unvollkommenheit ein Verdammungsurtheil, ein Verdict zu gründen, wäre das grösste Unrecht. Eine solche Unvollkommenheit ist dann z. B. vorhanden, wenn die Inflammation in dem Centraltheil der Lunge besteht, und von gesunder Lungenpartie bedeckt wird; es wird alsdann von den Thoraxwandungen aus nur reines Respirationsgeräusch gehört werden, während die innere um-

grenzte Entzündung nicht erkannt wird. Darauf haben gerade hie grössten Lobredner dieser neuen Untersuchungsmethode aufmerksam gemacht. Aber schon jetzt wird sich auch hier Rath schaffen lassen: wenn nämlich in einem früher befallenen, mehr nach aussen gelegenen Lungentheil die Entzündungserscheinungen verschwinden, aber gewisse andere, den älteren Aerzten bekannte Symptome fortbestehen, wie z. B. Sputa cruenta, so müssen wir annehmen, dass an einem mehr von der Thoraxwandung entfernten Theil die Entzündung fortdauert, und so auf diese Weise den Mangel der Auscultation suppliren und ergänzen. Die Resultate, die das Stethoskop liefert, dienen uns vorzugsweise, aber nicht allein zur Diagnose; die Reihe der functionellen Symptome, die Reihe der Erscheinungen in den Secretionen muss ebenfalls zur Diagnose benutzt werden. Das sagen gerade die Verfechter der Auscultation: sie soll ihre Geltung haben, aber nicht eine exclusive. Die Gegner aber sagen: weil diese Methode in 100 Fällen ein Mal trügt, so soll sie auch in den andern 99 Fällen nicht gelten, und nur die functionellen Symptome zur Diagnose führen. In dem Exclusiven, in dem völligen Verwerfen, nur darin liegt der Knoten des Streites! — Hier in diesem Fall zeigt die Beschaffenheit der Sputa, dass noch eine tiefer gelegene Entzündung, wenn gleich im Abnehmen, fortbesteht; deshalb werden wir noch streng antiphlogistisch zu behandeln fortfahren müssen, wenn auch keine Blutentleerungen mehr nöthig sind.

19. Mai. Wir liessen uns gestern durch die sogenannten rohen Sputa bestimmen, mit der antiphlogistischen Behandlung fortzufahren, obgleich die früher vorhanden gewesenen, subjectiven wie objectiven, Phänomene zu Grunde gegangen waren, obgleich keine allgemeine Reaction mehr vorhanden, und schon beginnende Krisen sich gezeigt hatten, indem wir eine Fortdauer der Entzündung in der Tiefe der Lunge zu erkennen glaubten. Die Erscheinungen haben sich in den letzten

24 Stunden wieder günstig geändert, die Sputa enthalten jetzt
keine Spur von Blut mehr; auch tritt die Krise auf der Haut
und im Harne mehr hervor; selbst des Abends zeigt sich keine
Fieberexacerbation. Jetzt können wir den Kranken schon ohne
Medicamente lassen, und haben ihn nur vor äussern Schädlichkeiten zu schützen.

21. Mai. Wir hatten den Kranken schon vorgestern als re-
convalescirend von der Entzündung im untern Lappen der linken Lunge betrachtet, und demnach war unsere Behandlung
mehr indifferent; es war nicht nöthig, auf eine activere Behandlung zurückzukommen, obgleich die kritischen Symptome
noch nicht vollendet waren. Die Krise erfolgt hier fast einsei-
tig durch die Haut, während die Harnkrise nur unbedeutend,
was um so auffallender, da die Localerscheinungen so intensiv
gewesen, und schon mehrere Tage, bevor die Behandlung begonnen, gedauert hatten, so dass wir in 48 Stunden vier Mal
die Ader zu öffnen genöthigt waren. Der Harn ist allerdings
nicht theilnahmlos; an der Stelle des früher dunkeln zeigt
sich jetzt ein durch Schleim getrübter und schleimiges Sediment bildender, aber kein harnsaures röthliches Sediment, wie
man es sonst nach heftigen Pneumonicen findet. Dass aber der
Harn noch immer getrübt erscheint, so wie, dass die Hautsecretion noch fortdauert, ist uns Beweis, dass die kritische Periode noch nicht abgeschlossen ist, und so lange diese dauert,
steht immer zu besorgen, dass sie unterbrochen werden, und
der Krankheitsprocess von Neuem auftauchen möchte. Deshalb
können wir den Kranken zwar ohne Arznei, aber nicht ohne
strenge Aufsicht lassen.

Der Kranke konnte wenige Tage darauf das Bett, und schon
am 2. Juni die Anstalt als geheilt verlassen.

Achter Fall.

Pneumonie im untern Lappen der linken Lunge. — Befürchtung der Entwickelung eines Typhus. — Das Nervöswerden der Lungenentzündung. — Rückschreiten der Entzündung. — Einfluss der veranlassenden Ursache und der Individualität des Kranken auf den Verlauf und den Ausgang der Entzündung. — Krisen. — Genesung.

24. Mai 1841. Heinrich Fuchs, Arbeitsmann, 24 Jahr alt, hat keine andere Krankheit in seinem früheren Leben bestanden, die eine Beachtung verdiente, als eine dreitägige Intermittens; nicht dass ich meine, dass diese Krankheit mit der jetzigen im Causalnexus stehe, sondern weil das Colorit des Kranken an Intermittens erinnert, und wir wissen, dass bei solchen Kranken längere Zeit eine eigene Disposition im Blute fortbesteht, so dass, wenn andere Krankheitsprocesse in einem solchen Individuum auftreten, wie phlogistische, Veränderungen im Gange derselben dadurch bedingt werden. Das gegenwärtige Uebel hat eine triftige Veranlassung gehabt, eine mechanische Einwirkung, einen heftigen Schlag mit dem Steuerruder auf die linke Brust mit einer solchen Gewalt, dass der Kranke in einen andern Kahn geworfen wurde. Er will darnach keine bedeutende Störung in seiner Gesundheit empfunden haben; auch äusserlich zeigte sich weder Sugillation, noch Verletzung an den Knochen. Aber am vierten Tage darauf nahm es mit seinem Gesundsein ein Ende; er bekam heftige

stechende Schmerzen an der getroffenen Stelle: es stellte sich
Husten ein, welcher den Schmerz noch vermehrte, und Fieber
erhob sich. Man gab ihm ein Emeticum, das keine andere
Wirkung (was wohl zu beachten), als copiöse Stuhlentleerungen hatte, und so kam der Kranke den Tag darauf ins Hospital, wo ihm bereits drei Mal allgemeine wie topische Blutentleerungen gemacht worden sind. — Die Respiration ist etwas
beschleunigt und oberflächlich; bei tiefer Inspiration klagt er
über stechenden Schmerz in der linken Brust; dasselbe geschieht bei jeder Bewegung, er zieht die Rückenlage vor. Es
lenkt sich natürlich unsere Aufmerksamkeit sogleich auf die
linke Brust. Vorn ist der Percussionston rein, daselbst ist auch
auf Druck kein Schmerz vorhanden (also keine Pleuritis costa-
lis); hinten giebt die Percussion einen dumpfen Ton, und daselbst wird trocknes Knistern gehört; an einigen Stellen hört
man sogar schon Bronchialathmen, ein Beweis, das an einzelnen Stellen noch der erste, an anderen schon der zweite Grad
der Entzündung (die sogenannte rothe Hepatisation) vorhanden
ist. Nun aber kommt eine Reihe von Erscheinungen vor, die
nicht recht mit einer einfachen Entzündung übereinstimmen
will, das ist vor Allem die Reaction: 120 Pulsschläge in der
Minute, Zunge mehr trocken, livide, Haut brennend heiss. Ferner sind Baucherscheinungen vorhanden: der Leib ist aufgetrieben, doch schmerzlos, zahlreiche Durchfälle. Wohl ist für
die Darmaffection ein hinreichender Grund in dem Emeticum
zu finden, doch nicht darauf die Beschaffenheit der Reaction
zu beziehen. Es steht hier die Entwickelung eines typhösen
Leidens neben der Lungenentzündung zu befürchten, was uns
um so unangenehmer, als die Entzündung in der linken Lunge
eine entschiedene Antiphlogose gebietet, während andererseits
die Darmschleimhautsaffection und die Reactionserscheinungen
zur Ermässigung derselben auffordern. Nun ist es klar, dass,
was entschieden vorliegt, einen bei weitem entschiedeneren

Einfluss auf unsere Behandlung haben muss, als was nur möglich ist. Wir wollen deshalb noch eine allgemeine und topische Blutentleerung machen lassen, und dem Kranken eine Emulsio oleosa mit Aqua laurocerasi reichen; Nitrum oder andere Mittelsalze dürfen wir nicht geben, wegen der starken Reizung der Bauchschleimhaut, die in Folge des auf nicht zu entschuldigende Weise ausserhalb gereichten Emeticum entstanden*).

25. Mai. Wir hatten dem Kranken noch gestern Morgen gleich eine Venaesection von 12 Unzen machen lassen (es war die vierte in 48 Stunden); das entzogene Blut bildet einen starken Blutkuchen, der von einer dicken Speckhaut bedeckt ist. Ausserdem verfuhren wir streng antiphlogistisch. Bis jetzt hat die Behandlung noch keine glänzenden Resultate geliefert; die Entzündung hält sich noch in den gestern bezeichneten Grenzen; nach hinten im Brennpunkte der Affection ist die rothe Hepatisation und rings herum das erste Entzündungsstadium; dabei dauert der Schmerz bei tieferem Einathmen fort, der Husten ist mehr trocken; es werden nur wenige Sputa, doch ohne Blutbeimischung ausgeworfen. Die Symptome der Darmreizung dauern fort: seit gestern zwei wässrige Stuhlentleerungen; auch ist kollerndes Geräusch in der Coecalgegend wahrzunehmen. Was endlich noch die febrilen Erscheinungen, die hier von besonderer Bedeutung, betrifft, so ist der Kopf noch eingenommen, der Schlaf unruhig, von Träumen unterbrochen, die Zunge heute mehr blassroth und feucht, der Puls auch jetzt 120 Schläge in der Minute machend, mehr weich, die Haut wohl feucht, aber unter dieser Feuchtigkeit ist immer eine stechende, prickelnde Hitze zu fühlen; der Harn dunkel rothbraun, trübe und wohl sehr sauer, aber ohne alle Ausscheidung. Diese letzten Erscheinungen sind solche, die nach dem Ausspruch der ältern Aerzte den Uebergang zum Nervös-

---

*) Vergl. die Anmerkung S. 31.

werden der Lungenentzündung bedeuten sollen. Dieser sogenannte Status nervosus, wie er sich oft bei heftigen Pneumonieen in Folge der gestörten Blutcirculation einstellt (sich
aussprechend in einem kleinen unterdrückten frequenten Puls,
bläulichem Gesicht, Delirien, selbst Kälte der Extremitäten),
ist jedoch sehr wohl von dem Zustande zu unterscheiden, wo
das Fieber gleich von Anfang an den torpiden Charakter hat,
wie er in der wahren Pneumonia typhosa vorkommt. Jene Erscheinungen hat man also mit Unrecht mit dem Ausdruck
„nervös" bezeichnet. Da hier nur die topische Untersuchung
den Ausschlag giebt, so ist alles Uebrige von weniger Belang;
daher alle Veränderungen in den Reactionssymptomen wohl
zu beachten, aber nicht den Einfluss auf die Behandlung haben dürfen, wie die älteren Aerzte gelehrt haben. Der Doctor
mag eine Ansicht haben, welche er wolle, aber die Rückwirkung derselben auf die Therapeutik, das macht die Sache
wichtig! Die Thatsache, welche die ältern Aerzte beobachtet, ist
ganz richtig, aber der Schluss daraus, dass man nun der Antiphlogose den Rücken wenden müsse, das ist der Irrthum, und
das ist es eben, was man so häufig übersieht, besonders auch,
weil die meisten Aerzte, vorzüglich die grosse Zahl der schrift-
stellerischen, keine Logiker sind. Die Gleichstellung der Thatsachen und der daraus gefolgerten Schlüsse ist es, was so
viele elende Streitigkeiten herbeigeführt hat.

Wir müssen streng an der Antiphlogose fest halten, wenn
wir sie auch nach der Beschaffenheit der Reaction modificiren
werden. Das beste Mittel zur Hervorrufung der noch fehlen-
den und gewünschten Harnkrise ist die Digitalis; wir wollen
dem Kranken ein Infusum derselben von ʒβ auf ʒv colat. mit
Gummi mimos. und Aqua Laurocerasi āā ʒij verordnen, und
Unguentum mercuriale und Ol. Hyoscyami (āā) in die linke Thoraxhälfte einreiben lassen.

27. Mai. In den letzten 48 Stunden hat sich der Zustand

des Kranken wesentlich günstig gestaltet. Wir hatten bei der
letzten Visite die topischen Erscheinungen durch die rasch
aufeinander folgenden Blutentleerungen nicht vermindert, aber
auch nicht weiter vorgeschritten gefunden. Die seitdem gebrauchten Mittel sollten besonders die Herzthätigkeit herab-
stimmen und die Harnkrise befördern. Die Wirkung und der
Erfolg dieser Mittel zeigt sich nun in der Art: 1) die topische
Symptomengruppe: die Brust noch beengt und beklommen, doch
nicht mehr so heftig wie früher, der Husten nicht mehr so häufig, und globose Sputa entleerend; der Percussionston noch
dumpf und matt, und die Tubar-Respiration an der bezeichneten Stelle noch zu hören, aber rings herum nicht mehr von
knisterndem, sondern von feuchtem Rhonchus umgeben, also
die Entzündung von der Peripherie her rückschreitend. Noch
günstiger gestalten sich 2) die Erscheinungen der Fiebergruppe:
der Puls ist heute bis auf 86 Schläge in der Minute herabge-
sunken, die Haut feucht, aufgeschlossen, warm, doch ohne Calor mordax, der Harn wird in grösserer Menge gelassen, und
ist schleimig getrübt. Endlich hat sich auch das Medicinalsymptom, die Diarrhöe, verloren.

So stehen wir also auf einem besseren Punkt, als vor
48 Stunden, aber auf einem Punkte, der noch weit von
der Genesung entfernt ist. Es fragt sich, ob wir jetzt dahin
gelangt, wo sich die Hepatisation durch eine einfache Zertheilung oder durch Eiterung lösen wird? Letzteres ist um
so mehr zu fürchten, als die Entstehungsweise der Entzündung eine ganz eigenthümliche war und der Kranke eine
eigenthümliche Individualität, eine Intermittens-Cachexie besitzt, welche modificirenden Momente nur leider gar zu oft
übersehen werden.

Einstweilen können wir mit der Behandlung fortfahren,
doch die Gabe der Digitalis auf ℈j vermindern, und jetzt
schon Mittelsalze, welcher wir uns früher der Beschaffenheit

Darmscheimhaut wegen enthalten mussten ($\mathfrak{z}$jβ Nitrum), hinzufügen.

28. Mai. Die Ereignisse gestalten sich auf eine immer günstigere Weise. Vor 72 Stunden war die Prognose noch sehr schwankend, jetzt können wir sie schon besser stellen, wenn sich auch die vollkommene Genesung noch lange hinausziehen, und auf manche Schwierigkeiten stossen wird. Die Hauptsymptomengruppe verhält sich so: das Gefühl der Oppression, der lebhafte Schmerz hat sich gelegt; wir hatten zuerst an der bezeichneten Stelle der linken Lunge Tubarrespiration und rings herum crepitirendes Geräusch gehört. Die erste günstige Wendung war, dass die Inflammation keinen grösseren Umfang erreichte, also ein Stillstehen nach Umfang und Intensität; von nun an begann das Rückschreiten, denn wenn man rückschreiten will, muss man zuvor stillstehen, und erst dann sich umkehren. Zuerst wurde nun das trockne Knistern schleimiger, dann die Respiration an der Seite rein, blieb aber nach hinten noch feucht; doch die Tubarrespiration dauert auch jetzt noch fort, und das ist der Umstand, der uns Schwierigkeit macht. Denn wenn in einem gesunden Individuum die Resolution mit Sicherheit vorauszusagen, so gesellen sich in diesem Fall andere Umstände hinzu, welche sie problematisch machen, und diese sind: 1) die traumatische Ursache, welche stets etwas Störendes auf den normalen Rückentwickelungsgang mit sich führt; 2) dass das Individuum ein Jahr lang an Intermittens tertiana gelitten hat, ein Process, der nicht ohne Rückwirkung auf die Constitution des Kranken geblieben zu sein scheint, wenn man nach seinem Colorit urtheilen darf; in solchen Individuen pflegen auch Krankheiten, namentlich Entzündungen, in der Regel einen andern Gang zu nehmen, der schon in den Symptomen, aber besonders in den Krisen modificirt ist. Es ist dies ein Punkt, der von der grössten Wichtigkeit für die praktische Medicin, welchem man aber bisher nicht die Beach-

tung geschenkt hat, die er verdient*). Hier ist dasselbe, was
neuerdings die Botaniker in den heftigsten Kampf versetzt hat:
ob der Boden, auf welchem die Pflanze wächst (sei er kalk-
oder kieselhaltig, liege er im Schatten, oder in der Sonne),
eine Menge von Modificationen hervorruft, die man früher als
Species der Pflanze betrachtet hat. — Sie haben hier verschiedene Fälle von Pneumonieen zu sehen Gelegenheit gehabt; aber
wie verschieden waren diese! wie sehr modificirt in allen Symptomen! Glauben Sie, dass dies bloss etwas Zufälliges, Accidentelles sei? Wäre dies, so müssten wir jedes wissenschaftliche
Princip in der Medicin aufgeben. Alle jene Modificationen haben ihren innern Grund, und das, was den Krankheitsprocess
modificirt, zu erforschen, das ist eine Hauptaufgabe der wis-

---

*) Wir erinnern hier an die Affinität der Intermittens und Tuber-
culosis, über welche Schoenlein Folgendes bemerkte:
„Wiewohl sich Intermittens und Lungenphthise in der Art ausschliessen, dass an den Orten, wo Intermittens grassirt, die Phthise
höchst selten, so zeigt sich doch, dass bei Individuen, die lange Zeit an
Intermittens gelitten haben, und scheinbar geheilt aus der Gegend
wo Intermittensmalaria geherrscht, in ein anderes Land kommen, und
sich häufig Catarrhen der Respirationsorgane aussetzen, sich Phthisis pulmonum (auch wenn sie keine Anlage dafür hatten), und zwar
mit galloppirendem Verlaufe ausbildet. Ich habe dies zuerst an den aus
Hollands Fiebernestern zurückkehrenden Schweizern gesehen, und später mehrfach beobachtet. Ich glaube dabei bemerkt zu haben, dass der
Sitz der Tuberculose meist in der linken Lunge (der Milz entsprechend)
und gewöhnlich in ihrem unteren Lappen war; zugleich war mehr oder
minder hervorstehend die Milzaffection. Wie dies bei einzelnen Individuen
vorkommt, so kann man es auch im Grossen sehen; davon giebt ein
schlagendes Beispiel das Land zwischen dem Züricher und Wallenstäd-
ter See (das Gasterland), welches früher wegen des Austrittes des
Flusses immer der Intermittens ausgesetzt war. Später wurde es aus-
getrocknet, und die Intermittens schwand; nun aber trat hier eine fürch-
terlichere Krankheit, die Lungenphthise, auf, die früher hier ganz un-
bekannt gewesen. Das Mortalitätsverhältniss blieb dasselbe, aber nicht
mehr durch Intermittens, sondern durch Lungenphthise.“

senschaftlichen Medicin*). Es war deshalb nöthig, hier alle
die Momente aufzufassen, die dem jetzigen Krankheisprocess
vorausgegangen. — Das Fieber ist sehr mässig, die Haut feucht,
der Harn beginnt zu sedimentiren. — Lassen wir jetzt die Digitalis fort und statt dessen Calomel und Sulphur aurat. āā gr. *β*
Morgens und Abends nehmen.

2. Juni. Lassen Sie uns hier einmal in umgekehrter Ordnung die Symptome vorführen, und zuerst die febrilen Erscheinungen betrachten: die Pulsfrequenz hat bedeutend abgenommen (nur 64 Schläge in der Minute), und damit conform verhalten sich die Haut- und Harnerscheinungen; die Haut hat
ihre normale Temperatur, ist aufgeschlossen, der Harn, der
schon vor einigen Tagen sedimentirte, ist jetzt nur noch etwas
schleimig getrübt, die Zunge feucht. Hat sich nun aber auch
der zweite Theil unserer Aussage bestätigt? — Die Sputa bestehen aus einfachem Bronchialschleim; an einer beschränkten
Stelle der linken Seite besteht zwar noch etwas Schmerz, doch
ist der Athem frei. Die Hauptfrage ist nun, ob sich an der
Stelle der Tubarrespiration ein anderes Geräusch hören lässt?
Ja, können wir antworten, und zwar feuchtes Knistern; somit

---

*) Auf diesen wichtigen Punkt, den Einfluss, welchen die Individua-
lität des Kranken auf den neu in ihm auftretenden Krankheitsprocess
ausübt, hat Schoenlein wiederholt hingewiesen; so namentlich wie die
Scrophulosis (die aperte sowohl, als auch die latente) die Symptome
und besonders die Ausgänge desselben modificirt: z. B. Affectionen der
Schleimhäute haben in scrophulösen Subjecten grosse Neigung, in Blen-
norrhöen überzugehen. *Johann Adam Schmidt* in Wien scheint zuerst
auf die Modification aufmerksam gemacht zu haben, welche der Krankheitsprocess durch den Boden erleidet, auf dem er wurzelt, namentlich
wie dadurch die primär-syphilitische Affection umgeändert wird; besonders hat er dies von der Gonorrhöe nachgewiesen, welche in scrophulösen Subjecten so gern in Gonorrhoea secundaria übergeht. — Lun-
genentzündungen, selbst einfache Catarrhe geben, wie bekannt, in solchen Individuen häufig Anlass zur Entwickelung von Lungenphthise.

7*

verschwindet jetzt unsere Besorgniss, dass es hier zur Eiterung kommen möchte, und wir haben also eine normale Zertheilung zu erwarten.

Die letzt verordnete Arznei wird fortgebraucht.

4. Juni. Die Hoffnung, die wir bei dem Kranken seit einigen Tagen ausgesprochen, dass es zur regelmässigen normalen Lösung der so heftigen traumatischen Pneumonie kommen
würde, und zwar unter Entwickelung und Succession von
Phänomenen, wie wir sie in Aussicht gestellt hatten, bestätigt
sich immer mehr. Das Fieber verlor sich unter normalen
Krisen; normalen, sage ich, und darauf ist ein Nachdruck zu
legen; denn auch unter anomalen Krisen, Pseudokrisen, kann
das Fieber aufhören, und das wäre kein günstiger Ausgang.
Sobald wir des Fiebers quitt waren, konnten wir hoffen, dass,
so ungünstig auch die Verhältnisse, die vollständige Resolution
eintreten würde. Das Merkwürdigste war in diesem Falle die
Art und Weise, wie die Zertheilung sich objektiv machte, und
darstellte: Es war seitlich und nach hinten die Lungenentzündung in das zweite Stadium, das der Hepatisation, eingetreten; rings herum war sie noch im ersten Stadium, dem des

---

Bekannt ist ferner der Einfluss, den die scrophulöse, syphilitische, gich-
tische u. s. w. Diathese auf Augenentzündungen ausübt, wodurch die
verschiedenen dyscrasischen Augenentzündungen gebildet werden. Diese
dyscrasischen Entzündungen kommen aber auch in jedem andern Organe
vor, man hat ihnen hier nur nicht dieselbe Aufmerksamkeit geschenkt,
wie in der Ophthalmiatrik. Nur bei wenigen Entzündungen hat man
bisher dieses combinatorische Vermögen der verschiedenen Krankheitsprocesse aufgefasst, wie z. B. bei den Anginen. Etwas Aehnliches hat
Rust von den Geschwüren nachgewiesen. Auf eine auffallende und
höchst merkwürdige Weise zeigt sich noch diese Affinität selbst in gewissen Entzündungsproducten; so sieht man oft, dass, wenn scrophulöse
Individuen von Pleuritis oder Peritonitis befallen werden, die mit Exsudation von plastischer Lymphe enden, diese in ihren Interstitien Tu-
berkelmaterie abgelagert enthält. —

trocknen Knisterns; zuerst wurde dieses feucht, verschwand
dann ganz, und es war nur noch die Respiratio tubaria zu
hören; hier kehrte sodann die Respiration allmählig zurück,
und nun ist daselbst nur noch Rhonchus mucosus zu hören,
so dass wir die Lösung mit Sicherheit zu erwarten haben,
und der Kranke in wenigen Tagen als vollkommen reconvales-
cirend zu betrachten sein wird.

Der Kranke wurde am 17. Juni als geheilt entlassen.

Neunter Fall.*)

Pneumonie, eigenthümlich complicirt mit Intermittens. — Genesung.

9. Juli 1841. Johann Bedenstaedt, 26 Jahr alt, Steuermann. Ich habe Ihnen bei einer andern Gelegenheit**), wo die Reste einer Intermittens sich noch in dem Fiebercolorit ausdrückten, gesagt, dass auf einem durch Intermittens umgeänderten Boden ein neu auftauchender Krankheitsprocess Modificationen im Verlauf, den Symptomen und Ausgängen erleidet, wodurch auch Aenderungen in der Behandlung nöthig werden. Hier bei diesem Kranken, wo wir im Anfang diese modificirenden Momente ganz übersehen hatten, hat uns die Aenderung in dem Gange der Krankheit wieder darauf hingewiesen, und so uns recht derb die nothwendige Rücksicht auf die individuellen Verhältnisse des Kranken ins Gedächtniss gerufen.

Vor vier Jahren litt der Kranke an einer Intermittens quartana, die 9 Monate gedauert hat; seitdem war keine Spur derselben mehr vorhanden; nur im Colorit des Kranken war noch ein Rest der vorausgegangenen Krankheit zu erkennen. Die Pneumonie, mit welcher er hier herein kam, schien eine so exquisit reine, dass ich sie Ihnen als Original aufführte, und der Verlauf

---

*) Wir theilen hier keine fortlaufende Krankengeschichte, sondern nur ein Resumé mit, welches Schoenlein als Epicrise zu diesem Falle gegeben, und das mit wenigen Worten die wichtigsten Facta desselben mit den Bemerkungen des Lehrers erzählt, so dass es uns nicht nöthig schien, eine genauere Krankheitsgeschichte voranzuschicken.

**) Siehe den vorigen Fall.

derselben führte bis zum vierten Tage auf keinen Argwohn gegen die rasche Genesung, da nach der eingeleiteten Antiphlogose
(Blutentziehungen und Nitrum waren verordnet) deutlich allgemeine wie topische Krisen eintraten, unter denen die Brustsymptome zu Grunde gingen. Doch bald änderte sich die
Scene, Anfangs nur in der Art, dass Abends ohne vorangegangenen Frost sich Hitze, Congestion nach dem Kopf mit geröthe-
tem Gesicht und Delirien einstellten; gleichzeitig war der Puls
wieder beschleunigt, und die Hautsecretion beschränkt. Nach
Mitternacht trat Ruhe ein, und eine starke Epistaxis erfolgte,
den Morgen darauf fanden wir eine vollkommene Remission.
Den folgenden Abend wiederholten sich dieselben Erscheinungen, ohne dass eine Steigerung des pneumonischen Leidens
bemerkt wurde. Aber am dritten Abend traten mit diesen
Erscheinungen die einer heftigen Pneumonie wieder auf, so
dass man zu topischen Blutentleerungen schreiten musste. Den
nächsten Morgen wieder vollkommene Remission: am vierten
Abend ward wieder eine heftige Steigerung wahrgenommen,
bei gänzlicher Unterdrückung der Haut- und Nierenkrise, so
dass eine starke Vanaesection gemacht werden musste, und
Tartarus stibiatus gereicht wurde, ein Verfahren, welches die
pneumonischen Erscheinungen ganz verschwinden machte. Jetzt
nun ward Chinin verordnet; gleich die ersten Dosen desselben
waren hinreichend, die folgende Exacerbation zu mässigen,
und es kehrten keine neuen wieder, so dass der Kranke sich
jetzt in der vollkommenen Reconvalescenz befindet. —

Es war hier offenbar ein Residuum der früher bestande-
nen Intermittens, das durch die neu aufgetretene Entzündung
wieder ins Leben gerufen worden ist, aber in der Art
einer Complication, in der beide Krankheiten sich gegenseitig
modificirten, eine wahre Zwitterform (auf welche besonders
P. Frank in seinen Interpretationibus clinicis aufmerksam gemacht hat), die bei ihrem ersten Auftreten viele Schwierig-

keiten für die Diagnose darbot. Denn sie unterscheidet sich
von einer reinen Intermittens 1) dadurch, dass die Intermittens quotidiana in der Regel in den Vormittagsstunden ihren
Paroxysmus macht, was schon *P. Frank* zü dem Ausspruch
bestimmte, dass, wenn die Fieberparoxysmen täglich am Nachmittag eintreten, sie stets den Verdacht erwecken, dass ihnen
ein anderes Leiden zu Grunde liege. Die Intermittens folgte
hier also dem Gesetze der Exacerbation der Entzündungs-
krankheiten; 2) war der Paroxysmus nicht von Frost begleitet,
nicht einmal von der leisesten Andeutung eines Fröstelns;
es fehlte also das erste Stadium des Intermittensparoxysmus;
es war nur Hitze mit den heftigsten Kopfcongestionen zugegen; 3) durch die Art nnd Weise der Krisen: eine Hautkrise
war kaum angedeutet, die Nierenkrise gänzlich mangelnd; der
Harn blieb immer dunkel; aber an der Stelle dieser Krisen
fand sich die reine Entzündungskrise ein, eine kritische Haemorrhagie aus der Nase.

So haben Sie hier also eine schöne Complication von verschiedenen Krankheitsprocessen gesehen, die sich gegenseitig
beschränkten. Einzelne combinatorische Formen, die ganz offen
daliegen, und nicht zu verkennen sind, wie z. B. die Combi-
nation der Syphilis mit Scorbut, waren den Aerzten nicht ent-
gangen; aber die combinatorische Fähigkeit der verschiedenen
Krankheitsprocesse genau zu bestimmen, und wie der eine
auf den anderen modificirend und beschränkend einwirkt, das
ist eine kaum aufgeworfene und noch keinesweges gelöste
Frage, welche nicht bloss ein wissenschaftliches Interesse hat,
sondern, wie Sie hier in diesem Falle gesehen, auch von dem
höchsten praktischen Nutzen ist*).

---

*) Vergl. die Anmerkung S. 99.

Zehnter Fall.

Pneumonie im obern Lappen der rechten Lunge mit gleichzeitiger Gehirn- und Darmreizung. — Schwierigkeit der Diagnose. — Mangel der subjectiven Erscheinungen. — Vorzüglichkeit der neuern Untersuchungsmethode. — Inflammationes occultae. — Recrudescenz der Lungenentzündung. — Herzentzündung. — Genesung.

24. Mai 1841. Christian Söhnholz, Goldarbeiter, 42 Jahr alt. Der Kranke ist diesen Morgen ins Hospital gebracht worden, aber in einem Zustande, dass wir wenig von ihm erfahren können. Wir haben uns also, wie der forensische Arzt, der eine örtliche Verletzung aufzufinden hat, nur an den objectiven Thatbestand zu halten. Der Kranke delirirt fortwährend, ist sehr unruhig, sein Kopf warm, das Gesicht etwas geröthet, die Augen wenig injicirt; hier scheint mir nicht der Sitz der Krankheit zu sein; man könnte an Delirium tremens denken; doch zeigte sich kein Halitus spirituosus bei seiner Aufnahme; auch ist kein Zittern der Hände zugegen, obgleich ich nicht leugnen will, dass der Kranke nicht ganz frei von dem Gebrauche der Spirituosa gewesen. Wichtiger sind die Symptome in der Brust, wiewohl fast gar kein subjectives Symptom zugegen, der Kranke frei athmet und wenig hustet: auf der linken Seite ist der Percussionston rein, auch die Auscultation weist daselbst nichts Krankhaftes nach; dagegen ist auf der rechten Brusthälfte am obern Theil der Percussionston dumpf und matt und hier ein anomales Geräusch, Respi-

ratio tubaria mit trockenem Knistern zu hören. Endlich sind
aber noch Erscheinungen im Unterleibe zugegen: derselbe
aufgetrieben, doch weich, in der Coecalgegend empfindlich,
und daselbst kollerndes Geräusch wahrzunehmen. Zu diesen
drei localen Symptomengruppen kommt noch ein bedeutendes
Fieber: der Puls 120 Schläge in der Minute machend, klein
und weich, Haut heiss. — Das sind die Thatsachen, wie sie
die Untersuchung liefert; es fehlen uns bis jetzt noch die
Stuhlentleerungen und der Harn. Es geht aus der Untersuchung hervor, dass zwei Organe besonders leidend sind: 1)
der obere Lappen der rechten Lunge, in welchem sich die
Entzündung schon im Stadium der Hepatisation befindet, und
2) der untere Theil der Dünndarmschleimhaut — also Verdacht der Complication eines typhösen Leidens mit Entzündung im oberen Lappen der rechten Lunge; und dann wären
die Gehirnerscheinungen nur consecutiv, eine untergeordnete
Rolle spielend. Wiewohl unsere Untersuchung noch unvollkommen (da uns alle anamnestischen Momente fehlen), so
müssen wir doch ein Heilverfahren darauf basiren. Indem
wir besonders die Lungenentzündung berücksichtigen, werden wir sogleich blutige Schröpfköpfe an den obern Theil der
rechten Brust appliciren, und im Fall einer bedeutenden Abend-
exacerbation eine Venaesection instituiren lassen, und für den
inneren Gebrauch ℞ Infus. herb. Digit. (∂β) ℥jv, Mucilag. Salep. ℥jj, Natri nitrici ℨjj, Syrup. simpl. ℥j. M. verordnen.
25. Mai. Einiges war uns gestern in der Diagnose klar,
Anderes nicht; als den Hauptpunkt der Affection hatten wir
die rechte Lunge bezeichnet, aber die Bedeutung der Intesti-
nalaffection war nicht so deutlich; sie konnte auch, wie wir
es bei andern Kranken schon gesehen, Medicinalwirkung sein.
Ist es schon schwierig, dies zu entschieden, wo die Umgebung Aufschluss über den Kranken geben kann, so noch vielmehr, wenn wir nichts von ihm erfahren können. Eine zweite

Schwierigkeit war das Gehirnleiden; wohl war das Gehirn
gereizt, doch hielten wir diese Reizung nur für untergeordnet.
Wir hatten die Frage zu erörtern, ob diese Reizung vielleicht
Folge des vorausgegangenen Abusus spirituosorum sei. Obgleich
der Geruch aus dem Munde, der Tremor artuum abwesend,
so war doch die Art der Delirien mit dem geringen Blutan-
drange nach dem Kopfe Verdacht erregend. In dieser Lage
mussten wir uns an das, was klar war, halten, und das war
der Zustand des oberen Lappens der rechten Lunge, gegen
welchen auch unsere Behandlung gerichtet war. Am Abend
wurde die Application blutiger Schröpfköpfe wiederholt, und erst
heute Morgen 6 Unzen Blut aus der Armvene entzogen. Die
Nacht verfloss sehr unruhig, nur mit Mühe konnte der Kranke
im Bett erhalten werden; jetzt ist er eingeschlafen. — Nachträglich haben wir nun erfahren, dass er ungefähr neun Tage
krank ist, und Magnesia sulphurica gebraucht hat, welche
zahlreiche Durchfälle erregte; es ist also wahrscheinlich die
Affection der Bauchschleimhaut nur Medicamentalsymptom, und
nicht der Krankheit angehörend. Der Concentrationspunkt,
der Schlüssel des Räthsels liegt aber in den Respirationsorganen.

27. Mai. Das erste Mal, wo wir den Kranken sahen, waren uns zwei Reihen von Erscheinungen in Bezug auf ihre
Stellung nicht klar. Die Diagnose war in einer Beziehung
richtig, dass wir es mit einer weit vorgeschrittenen Entzündung im oberen Lappen der rechten Lunge zu thun hatten.
So deutlich die Erscheinungen im Bauch und Kopf, so schwierig war die Taxation derselben. Hierin liegt das Problem
der Diagnose; es gehört nicht viel dazu, die Symptome einer
Krankheit aufzufinden, das kann nach einigen Uebung jeder
Krankenwärter, jeder bornirte Kopf; aber die aufgefundenen Symptome zu werthen, zusammenzustellen, und die einzelnen Gruppen zu einander zu ordnen, da beginnt der Pro-

cess der Synthese, und dazu gehört ein combinatorisches Vermögen, das wohl ausgebildet werden kann, aber sich nicht eintrichtern lässt! —

Bei unserem Kranken hatte sich herausgestellt, dass die Bauchsymptome dem früher verordneten Laxirmittel Schuld zu geben, also eine künstliche Gruppe, und die Gehirnsymptome als nebensächlich auf Fieber und Pulmonalerscheinungen zu beziehen waren. Wie nach den Blutentleerungen, welche die Pulmonalerscheinungen geboten, Ruhe und Schlaf eintrat, tauchten auch erst die subjectiven Erscheinungen auf. Ich habe einen athletischen Hausknecht in das Juliushospital mit Pneumonia biliosa und heftigen Delirien hereinbringen sehen, bei dem auch nicht die leisesten subjectiven Erscheinungen in der Brust sich zeigten; er athmete frei, und wenn man ihn fragte, ob er Schmerz empfinde, so antwortete er, indem er sich mit der Faust auf die Brust schlug, „er sei ganz gesund"; erst als der Kranke wieder zur Besinnung kam, da begannen die subjectiven Erscheinungen. Aehnlich ist es bei unserm Kranken; jetzt, wo das Delirium verschwunden, und der Kopf klar, klagt er über Kopf und Brust. — Hier sind also die Pulmonalerscheinungen die Hauptsache; sie dauern in gemässigtem Grade fort, das Fieber ist mässig (100 Schläge in der Minute), deutliche Haut- und Harnkrisen beginnen; die Gruppe der Medicinalsymptome auf der Bauchschleimhaut ist verschwunden. Die verordnete Arznei werde fortgebraucht.

28. Mai. Klar wie wir einmal waren über die eigentliche Natur des Krankheitsfalles, dass der Heerd, der Brennpunkt des ganzen pathischen Vorganges, im obern Lappen der rechten Lunge zu suchen, wurden auch die übrigen Symptome von diesem abhängig gemacht, und demnach die ganze Therapeutik bestimmt, und Sie werden sich nicht wundern, dass, da gestern Abend die Inflammation wieder auftauchte, eine

Venaesection von 8 Unzen gemacht werden musste. Offenbar
verhält sich die Sache heut günstiger; Wir wollen zuerst von
den Erscheinungen sprechen, die nicht mehr vorhanden, aber
das Krankheitsbild getrübt, und unsere Diagnose unsicher gemacht haben: die Kopferscheinungen sind ganz fort, der Kranke
hat gut geschlafen und giebt jetzt mehr Aufschluss über sein
Leiden; der Unterleib ist mehr zusammengefallen, die Diarrhöe
hat aufgehört; statt ihrer ist sogar Verstopfung eingetreten,
so dass man ein Klystir appliciren musste. Was ist nun noch
vorhanden? Es deutet ein Fortschreiten zum Bessern an.
Der Ton ist am obern Lappen der rechten Lunge noch matt,
doch ist an der vordern Fläche schon schleimiges Rasseln zu
hören; hier ist also die Entzündung schon in der Zertheilung
begriffen, wie auch die mehr schleimigen Sputa andeuten;
seitlich aber in der Achselhöhle und hinten hört man noch
Respiratio tubaria, hier also die Lunge noch hepatisirt. Doch
steht zu erwarten, dass auch hier es zur Zertheilung kommen
werde. wie sie vorn begonnen, wenn wir nur erst den Punkt
erreicht haben, dass mit dem Eintritt der allgemeinen Krisen
die Entzündung mehr chronisch, schleichend wird. Zu diesem Ereigniss ist alle Hoffnung vorhanden; denn sehr deutliche Krisen finden nicht bloss durch die Haut, sondern auch
durch die Nieren Statt, und unter diesen activen Symptomen
zeigt sich eine bedeutende Abnahme der Gefässreizung; der
Puls macht jetzt in den Morgenstunden nur 84 Schläge in der
Minute und ist weich. Wenn die Gefässreaction sich erst
ganz gegeben, dann sind wir auch sicher, dass eine vollkommene Resolution eintreten wird. Wir haben die Hoffnung,
aber nicht die Gewissheit, und in dieser Lage können noch
immer Störungen und Perturbationen eintreten; daher unsere
Behandlung darauf hingehen wird, die Tendenz der Natur zu
fixiren, und werden wir deshalb die begonnene Behandlung
in gleicher Weise fortsetzen.

Auf diesen Punkt gekommen, wird es möglich sein, einen Blick auf die nächste Vergangenheit zurückzuwerfen. Ich glaube, dieser Fall wird besonders geeignet sein, Ihnen die Vorzüglichkeit der neueren Untersuchungsmethode anschaulich zu machen; denn nach der älteren Untersuchungsweise wäre es nicht möglich gewesen, diesen Fall zu erkennen, da von den bei den Alten angegebenen Phänomenen der Lungenentzündung kein einziges, dagegen ein ganzer Schwarm anderer Erscheinungen vorhanden war, welche die Aufmerksamkeit auf sich lenken mussten, und doch ward es uns klar, dass diese Erscheinungen nur einen untergeordneten Werth hatten. So wie wir den Kranken daliegen sahen, zeigte sich keine Alteration des Respirationsactes; aber das gerade ist charakteristisch, dass beim Eintritt der Gehirnstörung die functionellen Krankheissymptome zurücktreten, nicht bloss in der Art, dass die Kranken über gar nichts klagen, sondern auch, dass die Respiration sich nicht im Geringsten behindert zeigt; worauf besonders *Stokes* aufmerksam gemacht hat, welcher anempfiehlt, dass man bei allen Individuen, die mit gestörtem Bewusstsein, namentlich an Delirium tremens leidend, zur Behandlung kommen, wenn sie auch Nichts klagen, die Brust nicht ununtersucht lassen dürfe*) — Das war ein Fall, wo bei einer andern Behandlung ein ungünstiger Ausgang erfolgt wäre, und dann der Ausspruch gerechtfertigt schien, dass es Inflammationes occultae gäbe. Allerdings war die Entzündung verborgen, aber nur subjectiv, nicht objectiv, verborgen für den, der sie nicht sah. Ursprünglich war jener Satz eine Täuschung, welche aber die Aerzte so häufig wiederholt haben, dass sie selber daran glaubten. Würde jene so wichtige practische Lehre, dass man bei Individuen, die man mit psy-

---

*) Für Typhuskranke gilt derselbe Satz. Vergl. S. 36 und S. 42.

chischer Störung zur Behandlung bekommt, die genaueste Untersuchung, besonders der Brust, niemals unterlassen darf,
immer befolgt werden, so möchten die Inflammationes occultae bald als Gespenster in das Reich der Träume fliegen*).
Es liess sich hier leicht aus allen vorhanden gewesenen Erscheinungen ein sogenannter Status nervosus herausdeuten,
welcher den Anhänger der älteren Schule zu dem Gebrauche
reizender Mittel veranlasst hätte, ein unglücklicher Ausgang
wäre sicher die Folge gewesen, und nun ein neuer Triumph
für jene: ein Nervenfieber und keine Geschwüre auf der
Darmschleimhaut! — —

2. Juni. Wir waren wegen des Kranken in mancher Noth
und Verlegenheit. Als wir ihn das letzte Mal sahen, hatten
wir alle Hoffnung, dass eine baldige günstige Lösung der vielen
so allarmirenden Symptome eintreten werde. Mitten durch diese
sanguinische Hoffnung hat uns aber der Kranke einen unangenehmen Strich gemacht, indem er bei schwitzendem Körper das Bett verliess, worauf augenblicklich eine Recrudescenz
des Lungenleidens eintrat: heftiger Husten, Steigerung der
objectiven Brustsymptome und, der allgemeinen Reaction. Es
wurde wieder die Vene geöffnet, blutige Schröpfköpfe an
die Brust applicirt und Digitalis mit Nitrum gereicht. Eine
solche Recrudescenz in diesem Individuum, nachdem bereits eine bedeutende Consumtion von Kraft Statt gefunden,
muss natürlich die Prognose etwas vorsichtiger stellen lassen.
So finden wir heute also den Stand der Dinge bei weitem
nicht so günstig, wie vor einigen Tagen, wo wir den Kranken verlassen haben; wenn auch von Kopf- und Baucherscheinungen sich gar nichts zeigt, so macht doch die Fortdauer der Inflammation an der hinteren Fläche der Lunge
und das Fieber, das sich durch die enorme Pulsfrequenz (110

---

*) Vergl. S. 32.

Schläge in der Minute) und durch den schlechten, cruden Harn auszeichnet, die Sache bedenklich. Wir werden fortfahren, antiphlogistisch-sedativ, doch mit Rücksicht auf den Kräftezustand und die mangelnde Harnkrise zu verfahren. — Ausser der schon verordneten Arznei nehme der Kranke Morgens und Abends ein Pulver von Calomel mit Sulphur aurat. āā Gr. β.

4. Juni. Zu den alten Erscheinungen im obern Lappen der rechten Lunge gesellt sich jetzt noch ein entschiedenes Leiden der Serosa des Herzens, eine Affection, die sich durch die auffallende Steigerung der Pulsfrequenz und durch Unregelmässigkeit des Pulses kund giebt, die man nicht der Digitalis zuschreiben kann, da sie auch mit einem anderen objectiven Symptom in Verbindung steht, nämlich mit Folliculargeräusch, das man gegen den Ursprung der Aorta am linken Rande des Sternum hört. Man hat bereits dieser Herzaffection wegen ein grosses Blasenpflaster auf die Herzgegend gelegt. Die Pulmonalerscheinungen sind heute wieder im Rückschreiten; im Uebrigen ist der Zustand wie gestern.

4. Juni. Ich will hier nicht grossen Werth auf die subjectiven Erscheinungen legen, wie ich es überhaupt nie thue, nicht darauf, dass der Kranke gut geschlafen, selber mit seinem Zustande zufrieden ist, wenig hustet: aber diese Erscheinungen verdienen wohl Beachtung, wenn der anderweitige objective Thatbestand mit ihnen übereinstimmt. Dieser ergiebt sich in der Art, dass von der Inflammation im obern Lappen der rechten Lunge nur nach hinten noch eine Spur in einem feuchten Rasseln sich zeigt, und dass von den Symptomen der Entzündung der innern Herzhaut sich heute nichts mehr vorfindet; endlich dass die Reaction sich bedeutend ermässigt hat (70 Pulsschläge in der Minute); der Puls ist zwar noch immer ungleich, aber nicht mehr aussetzend, die Haut feucht, der Harn schleimig getrübt, in Farbe und Menge sich dem normalen annähernd.

Wir hatten gestern in Bezug auf die Unregelmässigkeit
des Pulses die Frage gestellt, ob diese nur ein medicamenta-
les oder pathisches, der Krankheit angehörendes Symptom sei.
Wir haben diese Frage erörtert, und als Resultat dieser Erörterung behauptet, dass sie ein pathisches Symptom sei, und
zwar aus dem Grunde, weil 1) dieses Symptom mit anderen
objectiven Herzerscheinungen coincidirte, 2) weil die Unregelmässigkeit nicht von einer Pulsverminderung begleitet war,
welche letztere doch in der Regel das primäre Symptom der
Digitalis-Wirkung ist, und endlich ein dritter Grund, der aber
nicht entscheiden konnte, wenn ihm die übrigen nicht zur
Seite standen, dass nämlich von den übrigen Digitalis-Sym-
ptomen, wie im Kopf, Hals u. s. w. nichts zugegen war. Jedenfalls werden wir jetzt, wo kein Grund für die fernere Anwendung der Digitalis mehr vorhanden, das Mittel aussetzen,
und dadurch einen neuen Unterstützungsgrund für die von
uns aufgestellte Meinung finden. Ich wiederhole Ihnen bei
dieser Gelegenheit, wie unangenehm es ist, sich in einer
solchen Alternative in Bezug auf die Beurtheilung von Erscheinungen zu befinden, ob sie der Krankheit oder dem Medicamente angehören, und dass man in einer solchen Lage so
wenig wie möglich Mittel verabreichen darf, die Erscheinungen hervorrufen, welche den pathischen so ähnlich sind —
also gerade der Gegensatz von dem homöopathischen Lehr-
satze*).

---

*) Bei einem andern Kranken, wo mit dem Rückfalle der Lungen-
entzündung sich ebenfalls Herzerscheinungen eingefunden hatten, äusserte S c h o e n l e i n darüber Folgendes:
„Sie haben hier schon mehrere Fälle gesehen, wo beim Rückfall der
Lungenentzündung sich Herzentzündung hinzugesellt hat; ich glaube, sie
sind gar nicht so selten, und durch sie werden die Rückfälle so schlimm
und gefährlich. Diese Erscheinung ist in ihrem Causalzusammenhange
etwas Räthselhaftes; es lässt sich darüber wohl eine Vermuthung, aber

Verordnung: ℞ Decocti Salep ℥vj, Nitri ʒβ, Ammonii muriat. ʒj, Solution. liquirit. ℥β M. S. stündlich einen Esslöffel voll
zu nehmen.

8. Juni. Die Rückbildung der Krankheit hat bedeutende
Fortschritte gemacht: das Fieber hat sich, fast verloren, die
Herzerscheinungen sind verschwunden, und in der Lungen-
affection zeigt sich bedeutender Nachlass, der Husten sehr
gering, keine Athembeschwerde, nur noch etwas schleimiges
Rasseln an der Stelle, wo man früher Tubar-Athmen hörte.

Der Kranke wurde nicht weiter vorgestellt, und verliess
am 20. geheilt die Anstalt.

---

nicht etwas Gewisses aussprechen; nämlich ob bei Individuen, bei denen man im Verlaufe der Pneumonie die Digitalis angewendet hat, ein
Mittel, das so herabstimmend auf die Herzthätigkeit wirkt, und das
Herz in einen Zustand von Atonie, Schwäche versetzt, ob besonders
bei solchen Individuen die Rückfälle von Herzentzündung begleitet sind.
Es lässt sich mit dieser Vermuthung ein anderer analoger Vorgang vergleichen, jener bei chlorotischen Mädchen: dass eine Entzündung,
welche sie befällt, leicht die innere wie die äussere Herzhaut ergreift. — Wenn dem so ist, so muss also die eingreifende Antiphlogose
mit ein determinirendes Moment für Herzentzündungen sein. Das sind,
ich wiederhole es, Vermuthungen, die mit Erfahrungen in Verbindung
gebracht werden können, aber keine Gewissheit. Für den practischen
Arzt mag die Beobachtung genügen, dass zu Recidiven von Lungen-
entzündungen so leicht sich Herzaffection gesellt.

Eilfter Fall.

Pneumonie der linken Lunge. — Schwierigkeit der Ermittelung des aetiologischen Momentes. — Störung der Krisen. — Fortschritt der Entzündung auf die rechte Lunge. — Tartarus stibiatus ohne Erfolg. — Blutentziehung, Digitalis. — Wiedereintritt der Krisen. — Ueber Roborantia nach Pneumonieen. — Prognose der Pneumonia duplex. — Genesung.

19. Juli 1841. Johann Reg, Schuhmacher, 47 Jahr alt. Die Frage nach dem aetiologischen Momente ist meist bei diesen Leuten vergeblich. Wenn sie hundert Mal Excesse ungestraft begangen, und wenn sie dann nach dem 101sten Male einen Nachtheil verspüren, so können sie nicht begreifen, warum bei diesem Male die Strafe eingetreten; und doch ist das Herausfinden des aetiologischen Momentes bei vielen Krankheiten von der grössten Nothwendigkeit und ein für die Diagnose oft unentbehrliches Element. Aber in der untern Volksklasse stösst man hier auf grössere Schwierigkeiten als in den andern, die sich besser und sorgfältiger beobachten. — Der Kranke hat eine Pneumonie bekommen, die ihm der Himmel beschert hat; er weiss nur, dass er einen Frost bekommen, und damit beginnt sein Bewusstsein. — Sie haben hier ein Bruchstück von Krankenexamen gehört, wie es wohl hundert Mal vorkommt, der Kranke spricht bloss von seinem Allgemeingefühl, dass er gewusst habe, dass er krank sei; das Einzelne, Genauere ist nur mit einer Art von Tortur herauszubringen: er hat stechende Schmerzen in der Brust empfunden; auch Husten trat

8*

ein, durch den ein mit Blut vermischter Auswurf entleert wurde. So ward er vorgestern am dritten Tage der Krankheit hieher gebracht. Auf der linken Seite der Brust hörte man an der hinteren Fläche der Lunge in einer bedeutenden Ausdehnung Tubarrespiration. Nach drei Mal wiederholten allgemeinen wie topischen Blutentleerungen, der Darreichung von Nitrum und Aqua Laurocerasi in einem Digitalis-Infusum ist die Tubarrespiration wieder verschwunden, und an ihrer Stelle hört man jetzt noch Knistern. Der Rückschritt beginnt also, ist aber noch nicht zu Ende; denn wenn auch der Rückgang von der rothen Hepatisation in das erste Stadium der Lungenentzündung Statt gefunden, so sind doch noch immer die Sputa blutig und der Harn roh; es fehlen also noch die Krisen: das Fieber ist mässig (76 Pulsschläge in der Minute), die Haut beginnt feucht zu werden. — Lassen Sie das Infusum Digitalis fortgebrauchen, und nochmals eine Venaesection von acht Unzen machen.

20. Juli. Durch die Anwendung der antiphlogistischen Methode war die Entzündung der linken Lunge in ihr erstes Stadium zurückgeführt worden; es liess sich hoffen, dass eine baldige Lösung erfolgen würde. Wir setzten das antiphlogistische Verfahren fort, ja steigerten es gegen Abend, indem wir noch einmal einen Aderlass machten, in der Absicht, die Exacerbation zu beschränken und die Krise zu befördern. Der Erfolg war ein erwünschter, die Hautkrise war im Fortgange, und es schloss sich derselben die Urinkrise an, während auch die topische Krise nicht mangelte. Um so auffallender war es, als sich heute Morgen an dem Kranken eine bedeutende Veränderung zeigte: die Haut gänzlich verschlossen, der Puls gereizter, der Durst vermehrt, und an der Stelle des Knisterns wieder Tubarrespiration zu hören. Was hier geschehen und diese Veränderung bewirkt hat, wissen wir nicht, dass sie aber nicht in der normalen Entwickelung des

Krankheitsprocesses liege, das ist klar und deutlich. Aber die Ursache? — Hat der Kranke nicht einmal gewusst, was ihm diese Krankheit gebracht, so wird er noch weniger wissen, was diese Störung der Krisen bewirkt hat, und weiss er es oder seine Nachbarn, so werden weder diese noch er das Peccatum angeben. Der bekannte Kaffeefleck, aus dem der Arzt seinem erschreckten Kranken auf's Gesicht zugesagt hat, dass er Kaffee getrunken, findet sich nicht auf dem Hemde aller Kranken. Die auscultatorischen Erscheinungen, die Beschaffenheit der Sputa, die gesteigerten febrilen Symptome (92 Pulsschläge in der Minute, der Puls hart) zeugen hinlänglich von einer Steigerung der Entzündung. Dass der Kranke über kein Gefühl von Schmerz oder Oppression auf der Brust klagt, kann uns nicht irre führen; denn dass sie auch gar nichts klagen, haben Sie hier ja oft gesehen*).

Verordnung: Venaesection und Tartarus stibiatus (3 Gr.).

21. Juli. Der Zustand des Kranken hat sich in den letzten 24 Stunden nicht vortheilhaft herausgestellt, sondern noch manche der gestrigen günstigen Erscheinungen haben sich wieder verloren, und einer Reihe ungünstiger Platz gemacht. Um eine klare Anschauung des Zustandes zu haben, wird es nöthig sein, folgende drei Punkte genauer zu betrachten: 1) den Stand der topischen Affection, 2) den der Reaction, 5) den der kritischen Symptome.

Was den ersten Punkt betrifft, so verhält sich die Sache so: der Kranke klagt durchaus über kein Gefühl von Schwere, Druck auf der Brust, noch weniger über einen stechenden Schmerz, nur in sehr geringem Grade, wenn er hustet, also fast keine subjective Erscheinung; doch fühlt er sich sehr matt; der Husten ist feucht, die entleerten Sputa klebrig, gelblich gefärbt und etwas bitter schmeckend. Die Untersuchung der

---

*) Vergl. den vorigen Fall.

Brust zeigt sogleich die Kehrseite der subjectiven Erscheinungen, indem an der ganzen hinteren Fläche der linken Lunge Tubar-respiration gehört wird, und ausserdem auch an der Basis der rechten Lunge trocknes Knistern auftritt, also ein Fortschritt der Inflammation, eine Weiterverbreitung des Krankheitsprocesses.

2) In dem Fieber ist an die Stelle des rein sthenischen Cha-racters der des Torpors getreten: die Zunge trocken werdend, der Durst heftiger, der Kopf eingenommen, die Pulsfrequenz schon jetzt in den Morgenstunden bis auf 116 Schläge in der Mi-nute gestiegen, also offenbar eine Andeutung zur Veränderung des Fiebercharacters.

3) Die kritischen Symptome anlangend, so giebt der Harn darüber Aufschluss; gestern fanden wir noch in demselben ein kritisches Sediment, heute keine Spur davon, und seine Farbe ist wieder rothbraun, Bei diesem Zustand dürfen wir uns durch die reichliche Hautsecretion nicht verleiten lassen, diese als par-tielle einseitige Krise zu erklären; denn die Haut hat dabei eine erhöhte Temperatur, die Pulsfrequenz ist gesteigert, die Aen-derung im Fiebercharacter nicht zu verkennen, und gleichzeitig hat die Krankheit Fortschritte gemacht; wir haben daher diese colliquativen Schweisse für symptomatische zu erklären.

Nach dieser Exposition wird Ihnen wohl der ganze Stand der Krankheit klar sein, der nichts Erfreuliches erwarten lässt. Mittel hier anzuwenden, die wir unter ähnlichen Verhältnissen gereicht, um die Hautsecretion zu befördern und die übrigen Krisen hervorzurufen, möchte hier eine lebhafte Controverse erregen. Gestern hat der Kranke 3 Gr. Tartarus stibiatus und heute schon eine gleiche Dosis genommen; es ist damit nicht erreicht worden, was wir wünschten, wohl eine starke Dia-phorese, aber keine Krise. Man könnte uns zwar einwenden, dass wir das Mittel schlecht angewendet haben; wir hätten es nur in der grossen vollen Dose geben sollen. Gegen diesen Vorwurf wird eine Einwendung möglich sein, denn 1) war die

Dosis nicht so gering, und es ist nicht unsere Schuld, dass dieses Individuum so darauf reagirte, und 2) ist es, wenn das Mittel in grösserer Gabe gereicht worden wäre, die Frage, ob der Erfolg ein so günstiger geworden wäre, wie wir ihn bei andern Kranken gesehen*), und ob der Kranke durch die Emeto-catharsis nicht noch mehr erschöpft worden wäre. Jedenfalls werden wir unter diesen Verhältnissen den Tartarus stibiatus nicht fortgeben können. Wir werden nochmals der gesteiger-ten topischen Affection wegen eine allgemeine Blutentleerung (von 10 Unzen) und eine örtliche vornehmen müssen, Frictionen

---

*) Schoenlein sprach sich bei einer andern Gelegenheit über den Gebrauch des Tartarus stibiatus in Pneumonieen und Pleuresieen dahin aus, dass er nicht der Meinung sei, dieses Mittel könne, wie man in neuerer Zeit behauptet, die allgemeinen Blutentleerungen ersetzen. Allerdings ist der Tart. stib. ein ausgezeichnetes Hülfsmittel in der Be-handlung der Pneumonieen, aber nicht das ausschliessliche. Man hat von ihm Gebrauch zu machen 1) bei einfachen Pneumonieen in robusten In-dividuen, wo die Krankheit schon mehrere Tage gedauert, und Pseudo-krisen zu befürchten sind; hier kann der Tart. stib. nicht genug gerühmt werden, aber immer nach der Venaesection, 2) in der Pneumonia biliosa, wo neben dem Lungenleiden noch Leberreizung vorhanden. Contra-indicationen für den Gebrauch des Tart. stib. sind 1) Symptome von Entzündung der Magenschleimhaut, besonders des obern Magenmundes, die sich oft mit Lungenentzündung verbindet, 2) wo colliquative Durch-fälle vorhanden. Auch bei älteren Leuten ist er mit grosser Vorsicht zu gebrauchen, indem er sehr leicht Marasmus der Verdauungsorgane hervorruft. — Was die Dosis, in welcher der Tart. stib. zu verabrei-chen, anlangt, so hat sich Schoenlein entschieden gegen die enorm grossen Dosen, wie sie *Peschier* vorgeschlagen, erklärt, durch welche nur auf den Darm gewirkt werde; die Anwendung nach *Stoll* sei zweckmässiger: Entleerungen nach oben und unten zu bewirken. Von der Entleerung nach oben hänge die secundäre Wirkung auf die Haut ab; auf alleinige Darmausleerungen sah Schoenlein niemals Haut-ausscheidung erfolgen, und ohne diese durch blosse Darmausleerungen trete die erwartete Wirkung des Mittels nicht ein. Je reichlicher die Ausscheidung durch die Haut, desto entschiedener die Wirkung des Mittels. Schoenlein verordnet gewöhnlich 3—6 Gr. in eben so viel Unzen Wasser, wovon die eine Hälfte auf ein Mal und von der andern halbstündlich ein Löffel zu nehmen ist.

von grauer Quecksilbersalbe in die Brust machen lassen, und jetzt vorzugsweise nach der Niere und dem Darme ableiten, um die excessive Secretion der Haut zu limitiren, wozu wir verordnen wollen: ℞ Infus. herb. Digit. (ℨβ) ℥v, Mucilag. Gummi arab., Nitri dep. āā ℥β, Aq. Laurocer. ℨj, Syrup. Spinae cerv. ℨjj, Syrup. simpl. ℥j. M. S. stündlich einen Esslöffel voll zu nehmen.

23. Juli. Ich glaube, dass wir jetzt durch das Schlimmste hindurch sind, nachdem der Zustand noch vorgestern der Art war, dass wir gerechte Besorgniss über die endliche Lösung hegen mussten; denn in dem nach einer kräftigen Antiphlogose erfolgten kritischen Acte war eine plötzliche Störung und damit eine Steigerung der örtlichen Erscheinungen und Weiterverbreitung der Inflammation eingetreten; besonders war uns dabei die Disharmonie zwischen den allgemeinen und örtlichen Erscheinungen und namentlich der Fiebercharacter unangenehm. Wir suchten durch allgemeine und topische Blutentziehungen die topischen Erscheinungen zu mässigen, und gaben die Digitalis, ein Mittel, welches das Fieber mindern und auf die Niere ableiten sollte. Der Erfolg unserer Behandlung ist sehr günstig: Ermässigung der topischen Affection und Wiedereintritt der Krisen. Schon gestern begann auf der linken Seite an der Stelle der Tubarrespiration feuchtes Knistern, während freilich auf der rechten noch Knistern und Respiratio tubaria gehört wurde. Da nun von gestern auf heute die Besserung bedeutende Fortschritte gemacht hat, so können wir jetzt hoffen, dass der Kranke bald in das Stadium der Reconvalescenz eintreten wird. Wir gründen diese Hoffnung besonders auf ein Moment, das wir schon in anderen Fällen*) als höchst günstig betrachtet haben, nämlich das Zugrundegehen des Fiebers. Nachdem gestern noch 80 Pulsschläge in der Minute, zählen wir heute nur 72 Schläge eines ganz wei-

---

*) Vergl. S. 100 und 109.

chen Pulses, die Folge davon ist der Wiedereintritt der Krise,
namentlich auf der Haut, der Schweiss ist heute nicht mehr
der klebrige, symptomatische, wie wir ihn vorgestern fanden.
Der Harn geht in grösserer Menge ab und getrübt, aber nicht
das pulvrige Sediment enthaltend, wie das erste Mal; es ist
noch sehr die Frage, ob nicht nachträglich noch die kritische
Ablagerung im Harne erfolgen wird, wie wir es in einigen
Fällen gesehen haben; oft kommen sogar die Krisen erst nachträglich nach 7 Tagen, worauf der Arzt sehr zu achten hat,
wenn er nicht die Unannehmlichkeit erfahren will, dass durch
Störun dieser nachträglichen Krise plötzlich ein Rückfall eintritt. — Kurz, das Fieber ist fort, aber es sind noch Reste des
topischen Leidens vorhanden, nicht subjectiv wahrzunehmen,
wie auch früher nicht*), sondern wir stützen die Besserung
auf den objectiven Thatbestand: die Tubarrespiration hat sich
in ein schleimiges Rasseln aufgelöst, das jetzt sowohl in der
linken wie in der rechten Lunge zu hören ist, der Husten ist
seltener und die Sputa anderer Natur wie früher; es sind
Sputa cocta ohne gallige Beimischung. Der Krankheitsprocess
ist in der Zertheilung begriffen, aber noch nicht verschwunden; daraus geht die Nothwendigkeit hervor, mit der antiphlogistischen Behandlung fortzufahren, doch in mässigerem
Grade. Geben Sie dieselben Mittel, aber in der halben Dosis.

24. Juli. Der Zustand, in dem wir den Kranken gestern
fanden, dieser befriedigende, dauert heute nicht bloss fort,
sondern es ist noch eine Steigerung der günstigen Erscheinungen erfolgt: vor Allem, dass das Fieber zu Grunde gegangen

---

*) Es ist dies oft der Fall, wenn die Entzündung einen Theil der
Lunge befällt, der wenig bewegt wird; denn der Schmerz in Pneumo-
mieen hängt ab von, und steht in geradem Verhältniss mit der Beweglichkeit des befallenen Lungentheils, daher ist die Entzündung des mittleren Lappens sehr schmerzhaft, wogegen die des obern oder untern
Lappens meist schmerzlos.

bleibt, 68 Schläge eines weichen Pulses in der Minute, die Secretion der Haut ziemlich copiös, der Harn in grösserer Menge gelassen, hell und nur schleimig getrübt. Auch der topische Zustand ist günstig: der Husten tritt nur in den Morgenstunden ein, und expectorirt normale Sputa, die Respiratio tubaria bleibt verschwunden, und an ihre Stelle ist schleimiges Rasseln getreten. Das Einzige, was der Kranke klagt, ist, dass er sich müde und matt fühlt; das wird Sie aber nicht Wunder nehmen. Ich will nicht auf die Individualität des Kranken hinweisen (er ist kein Athlet), sondern auf den vorausgegangenen Krankheitsprocess, der neben der schmalen Kost die starken Blutentleerungen, Nitrum, Tartarus stibiatus, Digitalis u. s. w. erforderte. Um so nöthiger wird es jetzt sein, zu entscheiden, ob der Fortgebrauch der genannten Mittel noch erforderlich, oder ob wir der Hoffnung leben können, jetzt auch ohne diese Mittel unsern Zweck zu erreichen, also mehr etwas Negatives als Positives zu thun. Aber man könnte jetzt vielleicht gerade die roborirende Methode angewendet wissen wollen, eine Behauptung, die von der Mehrzahl der Aerzte nicht nur aufgestellt, sondern auch durchgeführt worden ist, — also etwas Actives zu thun. Gegen diese Prätension muss ich mich bestimmt erklären, um so mehr, als ich glaube, dass die Befolgung dieser Maxime so viel Unheil herbeigeführt hat, und namentlich zu Rückfällen Veranlassung giebt, deren Ursache nur in der angewandten Therapeutik zu suchen ist. Bei der älteren Untersuchungsmethode der Pneumoniker und bei den Neuern, welche die neuen Hülfsmittel geradezu refüsiren, war die Sache, auf diesen Punkt gekommen, immer eine missliche, wie Sie in diesem Falle so recht deutlich sehen können: es ist kein Fieber mehr vorhanden, die Haut feucht, der Harn normal, wenig Husten, der Kranke klagt über keine Beschwerde, also lauter Dinge, welche dem Arzte zu sagen scheinen, dass vollkommene Reconvalescenz eingetreten. Warum jetzt nicht

zum Ersatz des Verlorengegangenen den Kranken entschieden
nähren, ihm China und bittere Mittel reichen, damit er noch
Appetit bekomme? — Bei der Anwendung dieser Mittel zeigt
sich aber des Abends wieder Fieber, der Husten kehrt zurück,
und jetzt heisst es: die Krankheit hat einen Rückfall gemacht.
Diese Täuschung hätte sich der Herr Doctor ersparen können,
wenn er das Stethoscop angewendet hätte. So zeigt sich also
der Vorzug der neuern Untersuchungsmethode nicht nur während der Krankheit, sondern auch gegen das Ende derselben. —
Die Untersuchung zeigt hier wohl, dass die Tubarrespiration verschwunden, aber an ihrer Stelle schleimiges Rasseln, noch nicht
einmal das grosse Blasenknacken, also noch keine Restitutio in
integrum; hier würde Wein, China, bittere Mittel reichen, Oel
ins Feuer giessen heissen. Wir werden daher hier negativ,
aber nicht positiv verfahren, den Fingerhut mit dem Nitrum
fortlassen, und dem Kranken nur eine Solutio gummosa (ʒvj),
mit Aqua Laurocerasi (ʒjj), und stündlich abwechselnd damit
zur Beförderung der Expectoration ein Pulver von Salmiak (Gr.jj),
mit Sulphur. aurat. (Gr.¼) und Pulv. gummosus (Gr.x) geben.

26. Juli. In Puls, Haut, Zunge, Harn nichts mehr von den
früheren Erscheinungen; unser Hauptaugenmerk ist daher nur
noch auf den Zustand der Respirationsorgane gerichtet, bei
dessen Beurtheilung wir uns nicht auf den subjectiven Bestand
(keine schmerzhafte Empfindung, der Kranke athmet frei), sondern nur auf die örtliche Untersuchung verlassen dürfen. Die
rechte Lunge ist gesund, aber in der linken ist in der Tiefe
noch ein wenig schleimiges Rasseln und das respiratorische
Murmeln noch nicht ganz frei zu hören; doch nichts mehr von
Tubarrespiration oder Knistern; der Auswurf ist mässig und
globos.

Es hatte sich hier bei dem Rückfall die Entzündung über
beide Lungen ausgedehnt, was von jeher als ein unangenehmer Thatbestand angesehen wurde. *P. Frank* hat sogar

behauptet, dass die Pneumonia duplex geradezu lethal wäre, was aber nur für den Fall gilt, wo die Entzündung beide Lungen vollständig eingenommen, so dass keine gesunde Lungenpartie mehr übrig; hier ist die Katastrophe gewiss. Dass aber die Entzündung beider Lungenhälften unbedingt lethal, gegen diesen Satz spricht die Erfahrung, wie Sie selber hier in mehreren Fällen, und auch in diesem gesehen haben.

Der befriedigende Zustand des Kranken machte täglich Fortschritte zum Bessern, der Husten verlor sich allmälig, das Respirationsgeräusch wurde normal, von Fieber zeigte sich selbst des Abends nicht die geringste Spur; die Krisen waren zu Ende, und so konnte der Kranke im Anfange des Monats August in die Reconvalescenten-Abtheilung verlegt werden.

Zwölfter Fall.

Entzündung im untern Lappen der rechten Lunge. — Vortheil der neuern Untersuchungsmethode. — Leberreizung. — Genesung.

21. Juni 1841. Georg Grüneberg, Schlossergeselle, 30 Jahr alt. Die Symptome, nach der ältern Methode aufgefasst, sind hier der Art, dass die Anhänger derselben sagen würden: wozu sich die Mühe geben, das Stethoscop anzuwenden, und den Kranken plagen; es ist überflüssig, und wenn nichts Schlimmeres, ist es Charlatanismus! — Das sehe ich auch, dass wir es mit einer Pneumonie zu thun haben, und zwar im untern Theile der rechten Lunge. Gegen jene Rede lässt sich jedoch Allerlei erwidern; denn vor Allem ist die Behauptung unrichtig, dass, weil der Kranke über einen Schmerz in der rechten Brust klagt, dort sich auch die Entzündung befinden müsse. Schon *Stoll* und Andere erzählen, dass bei den Sectionen oft die Producte der Entzündung gerade in der entgegengesetzten Seite von der, wo der Kranke bei Lebzeiten über Schmerz geklagt, gefunden wurden. Gewissheit über den Sitz der Entzündung erlangen wir erst durch das Stethoscop; wenn auch in der Mehrzahl der Fälle der Schmerz mit dem Sitz der Inflammation zusammenfällt, so doch nicht immer. Die Beobachtungen *Stoll's* und Anderer mögen als warnendes Beispiel dienen. — Ferner ist es uns nicht bloss darum zu thun, wo die Entzündung sitzt, sondern wir wünschen auch zu wissen, in welchem Umfange und Grade sie vorhanden, was nach der ältern Methode zu ermitteln nicht möglich ist, und nur durch die stethoscopische Untersuchung zur Anschauung gebracht werden kann. Wenn man also nicht bloss eine generelle, sondern auch individuelle Kenntniss des Krankheitsfalles haben will, so wird man zugeben müssen, dass die ältere Methode nicht ausreicht. — Die stethoscopische Untersuchung ergiebt hier in diesem Falle, dass an der Basis und im hinteren Theile der rechten Lunge sich die Inflammation befindet; nur an einer kleinen Stelle vernimmt man Respiratio tubaria, während rings herum das trockne Crepitiren und in weiterer Umgebung Schleimrasseln zu hören ist, dass also nur an einer sehr beschränkten Stelle die Entzündung sich schon im Stadium der rothen Hepatisation, und rings herum im ersten Stadium befindet. An diese örtlichen Erscheinungen schliessen sich die allgemeinen: belegte Zunge, mässiger Durst, Puls frequent (108 Schläge in der Minute) und noch etwas gespannt; Urin schleimig getrübt, aber keine kritische Ausscheidung machend.

Es sind hier schon drei Aderlässe gemacht worden; wir werden jetzt gleich, der örtlichen wie der allgemeinen Erscheinungen wegen, noch ein viertes instituiren, und ausserdem das schon gereichte Nitrum in einem Digitalis-Infusum fortbrauchen lassen.

22. Juni. Der lebhafte Schmerz in der Brust hat sich verloren; wohl aber ist noch ein Gefühl von Oppression vorhanden, das sich schon in der Anstrengung, mit welcher der Kranke respirirt, ausspricht; der Husten ist noch stark und häufig, doch lösen sich die Sputa leicht; es zeigt sich aber in ihnen eine Veränderung: sie sind mit Gallenpigment gefärbt, Sputa crocea, an welches Phänomen sich die gelbe Färbung der Crusta phlogistica des gestern gelassenen Blutes, die gelbe Hautfarbe und die Schmerzhaftigkeit der Lebergegend (besonders des kleinen Leberlappens) anreiht; doch zeigt sich kein

gelber Zungenbeleg, kein biliöser Geschmak, aber träger Stuhl, — also mässige Leberreizung. Die objectiven Brustsymptome sind trotz der wiederholten Blutentziehung dieselben, wie gestern; das Fieber in Hinsicht der Pulsfrequenz dasselbe, doch ist der Puls weich geworden, die Haut in copiösen Schweissen gebadet, welche den Kranken keinesweges erleichtern, also nur symptomatische, der Urin dunkel rothbraun, wahrscheinlich durch dasselbe Pigment, wie wir es im Blute, in den Sputis und auf der Haut sehen, gefärbt. Dass die Antiphlogose fortzusetzen ist, liegt auf flacher Hand; doch mit welchen Mitteln? in welchem Grade? in welcher Art? — Wir werden nochmals eine topische Blutentleerung machen, und theils zur Beschränkung der Colliquation auf der Haut, theils zur Beförderung der Nieren- und Darmsecretion den Kranken ein Infusum Digitalis mit Kali tartaricum nehmen lassen.

28. Juni. Da am 23. Juni eine allgemeine Steigerung der örtlichen Erscheinungen eintrat, so musste wieder zu der Lancette gegriffen werden. Seitdem begann nun unter dem Eintritt einer kritischen Ausscheidung durch den Harn mit gleichzeitiger Verminderung der colliquativen Schweisse und der icterischen Symptome die Entzündung ihren Rückmarsch; das Fieber verlor sich, das trockne Knistern ward feucht, und jetzt finden wir auch die Tubarrespiration verschwunden. So ist jetzt der Kranke, nachdem ihm in der kurzen Zeit seines hiesigen Aufenthalts fünf Mal die Vene geöffnet, und öfters topische Blutentleerungen gemacht worden, obgleich schwach und elend, auf den Punkt gekommen, dass eine baldige Genesung zu hoffen steht.

Aus der Reihe von Pneumonieen, die Sie hier in kurzer Zeit neben einander gesehen, können Sie entnehmen, dass, wenn bei der Behandlung dieser Krankheit auch der Grundgedanke derselbe blieb, wir doch eine so mannigfaltige Abänderung derselben in den verschiedenen Fällen nöthig hatten, dass diejenigen sehr Unrecht haben, welche behaupten: es sei nichts leichter, als eine Pneumonie zu behandeln; es ist nichts schwieriger, als dieses. Beruhte die Behandlung nur im Aderlasse, so verstände sie auch jeder Schuster, der nur den Pfriemen zu führen weiss. Was die französische Schule mit ihrer Statistik für die Behandlung gefolgert hat, das ist nicht einladend, die Bahn, welche diese Herren betreten haben, nachzuwandern.

Der Kranke verweilte noch einige Wochen zu seiner vollkommenen Erholung in der Charité.

Dreizehnter Fall.

Pleuritis ·für Muskelrheumatismus gehalten. — Erguss in den rechten Pleurasack. — Ueber die Indication zur Operation des Empyems. — Beschränkung derselben. — Antreibung der normalen Secretionen. — Geringe Beschwerde beim Empyem. — Wahl des Organes zur Ausscheidung des pathischen Produkts. — Digitalis-Narcose. — Vorsichtiger Gebrauch der Digitalis. — Wiederauftauchen der Pleuritis. — Genesung.

11. Mai. 1841. Friedrich Bahn, Postillon, 26 Jahr alt, ein Mann von kräftiger, robuster Constitution, früher gesund, ward vor drei Wochen von einem Froste, dem Hitze folgte, und von stechenden Schmerzen in der rechten Thoraxhälfte, die bei tiefer Respiration, Bücken und Bewegung des Armes, doch nicht intensiv, hervorgerufen wurden, befallen. Es ist dies von seinem Arzte für Muskelrheumatismus gehalten worden, eine Verwechselung, die nicht selten. Ich habe Fälle von Pleuritis gesehen, die ohne allen Schmerz verliefen, bis der Kranke durch ihren Ausgang auf sein Leiden aufmerksam gemacht wurde*). — Was hier gethan, entspricht der angenommenen Täuschung; der Kranke bekam eine Solution von Tartarus stibiatus, Schröpfköpfe, Blasenpflaster; dies alles war aber viel zu schwach gegen die vorhandene Krankheit. Das Leiden ward schlimmer, und so trat er gestern ins Hospital. Heute ergiebt nun die Untersuchung Folgendes: Keine grosse Athembeschwerde, besonders wenn der Kranke ruhig liegt; doch kann

---

*) Vergl. S. 86.

Schoenl. klin. Vortr. v. Dr. G.   **9**

er nicht gut auf der linken gesunden Seite liegen, sondern
wählt die Rücken- oder rechte Seitenlage. Die Ansicht des
Thorax zeigt rechter Seits schon eine stärkere Wölbung und
mehr nach hinten Verstrichensein der Intercostalräume; die
Mensuration beider Thoraxhälften ergiebt ungefähr 1 Zoll Unterschied. Wichtiger und bedeutsamer sind die Zeichen der
Percussion und Auscultation; links ist der Ton bei der Percussion hell und sonor, rechts nur in dem kleinen Raum zwischen Clavicula und der zweiten Rippe; daselbst ist auch die
Respiration etwas heller zu hören; von da abwärts ist der
Percussionston dumpf und matt, und keine Respiration mehr
zu hören, nur oben ganz leichte Andeutungen davon. Dazu
kommen noch einige andere Erscheinungen von minder grossem Belang, die jedoch nicht übersehen werden dürfen: etwas trocknes Hüsteln, welches, so wie äusserer Druck, zwischen der fünften und sechsten Rippe der rechten Seite etwas
Schmerz erregt, Das Herz ist nicht dislocirt, was so häufig
beim Erguss in den linken Pleurasack vorkommt; dagegen
finden wir hier die Leber, wenn auch nicht sehr bedeutend,
nach abwärts gedrängt. Diese beim Erguss in den rechten
Pleurasack so häufig stattfindende Dislocation der Leber giebt
sehr oft zur Täuschung, nämlich zur Annahme einer Leberaffection Veranlassung (ich habe in Folge eines Ergusses in der
Brust die Leber zuweilen bis zum Darmbeine herab ragen
sehen). — Hier ist nur der kleine Leberlappen dislocirt.

Das sind die localen Erscheinungen; ausser diesen sind
noch die Reactionserscheinungen und die Symptome der Secretionen zu untersuchen. Puls ziemlich ruhig, ohngefähr 80
Schläge in der Minute machend, Abends kaum frequenter, voll
und kräftig; die Secretion der Haut ziemlich reichlich, die
Menge des gelassenen Harnes können wir noch nicht genau
beurtheilen, jedenfalls ist er dunkel gefärbt, Stuhl regelmässig Zunge etwas weisslich belegt.

Es war hier offenbar eine Pleuritis, und diese hat mit einer Pseudokrise, mit Lympherguss, geendet. Wir haben hier ein Empyema pleuriticum vor uns. Es ist zuerst die Frage, ob die Entzündung jetzt schon ganz getilgt ist? Der noch vorhandene Schmerz in der rechten Seite, das Hüsteln, die wenngleich sehr mässige Reaction, die noch fortdauernde Pulsfrequenz, der volle Puls und der hochgefärbte Harn deuten an, dass die Entzündung noch fortdauert; wir verordnen deshalb eine allgemeine Blutentleerung von 8 Unzen, die Application von blutigen Schröpfköpfen an die schmerzhafte Stelle, und zum innern Gebrauch: ℞ Infusi Digitalis (℈j) ℥iv, Mucilag. Salep. ℥j, Nitri ℈ij, Syrup. simpl. ℥j. M. S. Zweistündlich einen Esslöffel zu nehmen.

12. Mai. Der Kuchen des entzogenen Blutes zeigt auf seiner Höhe die Crusta phlogistica. — Welchen Erfolg hat nun unsere Behandlung gehabt? — Es sind noch keine Veränderungen in dem Exsudate zu erwarten, wohl aber in der Symptomengruppe der Entzündung und des Fiebers, und diese sind sehr günstig, so dass nun die Krankheit und somit auch unsere Aufgabe sehr vereinfacht ist. Die Schmerzhaftigkeit in der linken Brustseite hat nachgelassen, Fieber ist heute kaum noch vorhanden (78 Pulsschläge in der Minute); wichtiger ist noch, dass der Puls weich geworden; die Zunge ist rein; des Nachts fand eine reichliche Hautsecretion Statt. Die Diurese ist reichlicher, der Urin nicht mehr so hoch gefärbt; die objectiven Erscheinungen, welche die Gegenwart des Exsudates nachweisen, bestehen natürlich noch fort.

Nun aber die Entfernung des Exsudates! Es stehen uns dazu zwei Wege offen: 1) durch Antreibung der Secretionen, der Haut, der Nieren und des Darmes; 2) der künstliche durch die Paracentese. Seitdem die Erkennung des Empyems durch die neueren Untersuchungsmethoden ebenso leicht geworden, als sie den ältern Aerzten, welche ihrer entbehrten, schwierig,

ja als ein wahres Meisterstück erschienen, ist die Controverse
noch mehr angeregt worden. Mein Glaubensbekenntniss kennen Viele von Ihnen schon; ich habe hier schon mehrere Male
Veranlassung gehabt, es abzulegen, namentlich noch bei Gelegenheit eines Pneumo-hydro-thorax eines Phthisikers; jener Fall
ist, wie voraus zu sehen war, lethal abgelaufen; es zeigte sich
bei der Section eine 1 Zoll lange Oeffnung des obern Theils
der rechten Lunge, deren Ränder callös zu werden begannen.
Ich betrachte die Paracentese der Brust als Letztes
Mittel, wenn die Methode der Entleerung durch die
normalen Secretionen nicht zum Ziele führt, oder wo
der Druck der Flüssigkeit auf die Lunge so bedeutend ist, dass augenblicklicher lethaler Ausgang zu
befürchten steht. Ich will mich hier nur auf die Erfahrung
berufen, dass wir oft durch Antreibung der Secretionen noch
weit grössere Ergüsse, als der vorliegende, glücklich entfernt
haben*).

---

*) Wie die in einen serösen Sack ergossene Flüssigkeit durch An-
treibung der normalen Secretionen vollständig resorbirt werden könne,
zeigte sich recht deutlich in einem Falle von bedeutendem Hydrops pericardii, welcher nach geschehener Resorption später durch ein Pseudoerysipelas einen tödtlichen Ausgang nahm, und wo die Section das Fac-
tum constatirte. Wir theilen hier die Epicrisis, welche Schoenlein
zu diesem interessanten Falle hielt, mit Hinzufügung der zur Kenntniss
desselben nöthigen Facta mit:
Die Kranke (Marie Massuthe, Kattundruckerfrau, 40 Jahr alt) litt,
bevor sie in das Hospital eintrat, an einer Entzündung der Pleura linker Seits und des Pericardium, welche, sei es durch die Krankheit an
sich oder durch die Schuld des Arztes, mit der Pseudokrise des Was-
serergusses den Ausgang machte. Die Erscheinungen, welche den Wassererguss in dem Pericardium verkündeten, waren von besonderem Interesse: dumpfer Ton bei der Percussion nicht bloss links vom Sternum,
sondern auch rechts hinüber und noch unter dem Processus ensiformis
sterni; es war kein normaler Herzanschlag zu fühlen, sondern ein un-
gleiches Anschlagen bald an dieser, bald an jener Stelle, welches Zei-
ches schon *Testa* als charakteristisch für den Hydrops pericardii angiebt,

Lassen wir dieselbe Aznei mit Hinzufügung von Liquor
Kali acetici ($\mathfrak{z}\beta$) fortgebrauchen, und ausserdem Einreibungen
von grauer Salbe mit Ungt. Kali hydrojodici, Oleum Hyoscyami
($\bar{a}\bar{a}$ $\mathfrak{z}\beta$) und Ol. Juniperi ($\mathfrak{z}j$) in die rechte Brusthälfte machen.
14. Mai. Zu den zwei angeführten Symptomenreihen (des

---

was jedoch nicht so allgemein gilt, wie *Testa* ausgesprochen, sondern
nur für die Fälle, wo sich im Pericardio eine bedeutende Wassermenge
findet, und das Herz nicht vergrössert, noch schwebend im Wasser erhalten wird. Der Herzschlag ward dem Ohre entrückt, wie durch ein
Medium percipirt, ebenso die Herzgeräusche; nebstdem wurden noch im
Anfange Störungen im Rhythmus des Herzpulses wahrgenommen. Zu
diesen Erscheinungen kamen noch die übrigen hydropischen, als Oedema
pedum, beschränkte Harnsecretion. Wir gaben vorzugsweise auf die
Diurese, aber auch auf den Darm wirkende Mittel, und unter den letzteren besonders mit gutem Erfolg den Syrupus Rhamni cathartici (welchem Mittel ich, wie ich Ihnen auseinandersetzte, bei reizbaren Subjecten, namentlich bei sensibeln Frauen und Kindern, den Vorzug vor den
starken Drasticis, wie Gummi gutti, Scammonium, Elaterium gebe).
Diese Behandlung wurde noch durch Einstiche in die sehr stark geschwollenen Füsse unterstützt. So nahmen die Erscheinungen des Was-
serergusses ab. Wie sich aber durch die Percussion und Auscultation
die Resorption des in den Herzbeutel ergossenen Wassers nachwies,
zeigten sich am Herzen neue Erscheinungen, die von ganz anderer Natur, als die früheren: nämlich der dumpfe, matte Ton war in der Herzgegend noch in grösserem Umfange wahrnehmbar, das Herz schlug aber
an den Thorax heftig an; auch Intermissionen wurden im Pulse bemerkt.
— Es trat in der letzten Zeit noch ein neues Leiden auf, über dessen
Zusammenhang wir nicht ganz klar waren. Die Kranke bekam einen heftigen Frostanfall, worauf grosse Hitze folgte, und zugleich sich ein
Pseudoerysipelas an der rechten untern Extremität entwickelte. Die
Affection begann nicht von den Einstichen, so dass der Verdacht, dass
diese die Rose hervorgerufen hätten, als ungegründet erscheinen musste.
Mit dieser diffusen Entzündung des untern Hautzellgewebes trat auch
ein intensives Fieber mit torpidem Charakter auf; es musste der Kranken Ruhe durch Morphium geschafft werden. Die Kranke erlag dieser
neu aufgetretenen Affection acht Tage nach ihrem Erscheinen.

Leichenbefund. Die linke Lunge war frei, nicht mit der Pleura
verwachsen; die rechte zeigte alte Adhäsionen; in beiden Pleurasäcken
einige Unzen röthlichen Wassers. Die Bronchen mit eitrigem Schleime

Ergusses und der Entzündung) gesellt sich jetzt noch die der angewandten Medicamente. Die Symptome der begrenzten Pleuritis bleiben permanent verschwunden; eine Steigerung der Erscheinungen des Ergusses hat sich subjectiv für den Kran ken nicht ergeben; die Percussion scheint sogar schon weiter

gefüllt, an einzelnen Stellen geröthet, und ihre Schleimhaut aufgelockert (Es waren in den letzten Wochen bronchitische Erscheinungen zugegen). Das Herz hypertrophisch mit dem Pericardium bis auf die Spitze verwachsen, wo nur ein kleiner Raum übrig war; die Verwachsung war neu, frisch entstanden, daher die Adhäsionen leicht trennbar, und die Lymphschicht von Blutgefässen durchzogen und purpurroth gefärbt. Es ist also eine radicale Heilung des Hydrops pericardii eingetreten, und zwar aus dem Grunde, weil die secernirende Haut zu Grunde gegangen, ähnlich wie die radicale Heilung des Hydrocele erfolgt. Im Unterleibe, wo während des Lebens sich in der Leber eine Episode gezeigt, die wir durch blutige Schröpfköpfe und Einreibungen bekämpfen mussten, fand sich am äussern stumpfen Rand beginnende Cirrhosis, die Leber im Ganzen sehr blutreich. An den übrigen Theilen des chylopoëtischen Systemes nichts Krankhaftes, nur die Milz etwas vergrössert, dagegen an den Genitalien, und das haben wir bei Lebzeiten der Kranken nicht erkannt: am Grunde des Uterus eine Chondroidgeschwulst von Apfelgrösse, nächstdem die Tuben ausgedehnt und mit blutiger Flüssigkeit angefüllt. — Interessant war der anatomische Bestand der Theile, von welchen die Katastrophe herbeigeführt worden: der rechte Schenkel war mit wässriger Flüssigkeit infiltrirt, und auf dem Rücken des Fusses kleine Eiteransammlungen. Die Cruralvene zeigte Veränderungen bis tief in das Becken hinein; sie war in einer Ausdehnung von wenigstens 6 Zoll von einem festen Coagulum, das in seinen Interstitien Eiter enthielt, und sich nur mit Mühe von der Venenwandung lostrennen liess, angefüllt, zugleich die Venenwandung verdickt.

So deutlich und klar auch der erste Theil der Krankheitsgeschichte, welcher sich auf die Pseudokrise, den Wassererguss in den Pleura- und Herzbeutel bezieht, so undeutlich und unklar ist der Theil, welcher die Entwickelung des Pseudoerysipelas angeht. Ich kann, wie gesagt, nicht annehmen, dass die Nadelstiche die Veranlassung dazu gegeben haben. Vielleicht stand es in Verbindung mit der Leberaffection; doch ist es auch schwierig, anzunehmen, dass der geringe Grad dieser eine solche Zerstörung hervorgebracht habe, wiewohl der Umstand dafür spricht, dass grade von dem rechten Schenkel das Pseudoerysipelas ausging, und erst später und viel geringer die linke Extremität ergriffen wurde.

herab einen helleren Ton zu geben; doch möchte der Unterschied in so kurzer Zeit nie mit grosser Schärfe aufgefasst werden können. Was die medicamentalen Erscheinungen betrifft, so hat die Menge des Harnes etwas zugenommen; er ist getrübt, doch wünschten wir mehr einen purulenten Niederschlag in demselben; die Haut ist gleichmässig warm und feucht, der Stuhl dagegen träge. Von Narcose durch den Gebrauch der Digitalis ist keine Erscheinung vorhanden, die Pulsfrequenz auf 68 Schläge in der Minute vermindert.

Wir können mit allen diesen Wirkungen nicht unzufrieden sein, nur wünschten wir noch stärkere Wirkung auf den Darm und wollen deshalb in der verordneten Mixtur das Nitrum mit Tartarus boraxatus ($\mathfrak{Z}\beta$) vertauschen.

17. Mai. Es ist dies eine so auffallende Erscheinung, die wiederholt beobachtet worden, dass solche Kranke, deren Thorax fast ganz mit Flüssigkeit gefüllt ist, nicht durch die Athmungsbeschwerden, sondern durch die Dislocation anderer Organe, namentlich des Herzens, erst auf ihr schweres Leiden aufmerksam gemacht werden; sie haben beim Athmen keine Beschwerde, fassen aber zufällig nach dem Herzen, und fühlen es an einem unrechten Orte schlagen. Bei Manchen zeigt sich bloss Beklemmung, wenn sie eine Treppe steigen, bei andern treten nur kleine asthmatische Anfälle des Abends ein. Unser Kranker hat subjectiv gar keine Beschwerden. Der Theil der rechten Brust, wo man bei der Percussion den Ton heller hört, erweitert sich immer mehr nach unten, und ebenso das Respirationsgeräusch. Das zeigt deutlich eine Abnahme der ergossenen Flüssigkeit. Was die Secretionserscheinungen, als Wirkung der Medicamente, betrifft, so ist die Urinsecretion reichlich, besonders, wenn man in Rechnung bringt, dass auch die Hautsecretion vermehrt ist. Die Einwirkung der Digitalis auf den Puls ist nicht bedeutend (60), sonst keine Digitalissymptome; die Darmentleerungen mässig, doch brauchen wir

nicht auf eine reichliche Darmwirkung zu bestehen, da, wenn
die Natur diesen Weg der Ausscheidung wählen wollte, schon
kleine Dosen von Mittelsalzen hinlänglich gewirkt haben würden.

Die Menge der Digitalis wird in der verordneten Arznei
von Ʒj auf Ʒβ vermindert.

19. Mai. Die Rückentwickelung des Krankheitsprocesses geht
langsam, doch ununterbrochen fort, und zwar übereinstimmend
mit der Fortdauer der vermehrten Secretion durch Niere uud
Haut, weniger durch den Darm, weil in diesem individuellen
Falle dieses Organ nicht geeignet dazu war, wiewohl wir immer
die Darmsecretion überwachen müssen. Die Bestimmung
des Organes, das in dem individuellen Falle zur Ausscheidung
des pathischen Productes gewählt werden muss, ist nicht immer
leicht; trotz der vielen theoretischen Regeln, die man
dazu gegeben, kann es nur durch das Experiment ermittelt
werden. Ich sah in einzelnen Fällen die Entleerung nur durch
den Darm geschehen, und zwar bloss im Abgang von seröser
Flüssigkeit oder in seltenen von ganz Eiter ähnlicher. Dieser
Weg der Ausscheidung ist ein seltener; in der Regel geschieht
sie durch die Diurese, und auch hier ist die Beschaffenheit
des Harnes sehr verschieden; sie scheint von der Natur des
in der Thoraxhöhle befindlichen pathischen Productes abzu-
hängen; wo dieses nur wässrig, wird auch nur das Quantum
des Harnes gesteigert werden, während sich die Menge seiner festen Bestandtheile vermindert; in andern Fällen enthält
der Harn grosse Schleimmassen; in andern wieder wahren
Eiter, besonders dann, wenn die Pleuresie mit Erguss von
purulenter Flüssigkeit geendet. Ja man kann oft umgekehrt
von der Beschaffenheit des Harnes auf die Natur des Ergusses zurückschliessen. — Wo diese Ausscheidung purulent,
da zeigen sich noch für den Arzt wichtige Andeutungen.
Diese Ausscheidung pflegt nämlich im Harn nur des Nachts
einzutreten und ihr am Abend eine Febris hectica voraus-

zugehen: Frösteln und dann Hitze, und gegen Mitternacht erfolgt
der Abgang des eitrigen Harnes mit Brennen in der Harnröhre;
gegen Morgen lässt wieder das Fieber nach. Diese Gefässreizung kann sich selbst bis zum sthenischen Character steigern, und noch eine kleine Blutentleerung erfordern; ja, es
kann selbst dabei zur Nephritis kommen, welche noch einer
symptomatischen Therapeutik bedarf. Das sind Thatsachen,
die sich aus einer nicht unbedeutenden Menge von Krankheitsfällen der Art, die ich gesehen, herausgestellt haben. Sie mögen daraus ersehen, dass, wenn sich auch die Niere als Aus-
scheidungsorgan ergeben hat, noch oft theils nach der örtlichen
theils nach der allgemeinen Reaction eine Variation in der Behandlung nöthig ist. — Was nun diesen individuellen Fall betrifft, so gestalten sich die Percussions- und auscultatorischen
Erscheinungen von Tag zu Tage günstiger; der helle Ton geht
schon bis zur Brustwarze herab, und dem entspricht das bis
eben so weit gehörte hellere, lebendigere Respirationsgeräusch.
Das einzige Digitalis-Symptom, das wir beobachteten, der verlangsamte Puls, ist jetzt wieder verschwunden, und können
wir daher getrost mit diesem Mittel fortfahren.

22. Mai. Während die Secretionen der Haut und Niere
fortdauern, und dadurch mehr Flüssigkeit geliefert wird, als
der Kranke zu sich nimmt, sehen wir in demselben Verhältnisse, und zwar in den letzten Tagen ziemlich rasch die objectiven Erscheinungen, welche das Exsudat in dem rechten
Pleurasack verkünden, abnehmen, so dass wir jetzt schon den
helleren Percussionston weiter nach unten bis unter die Brustwarze ausgedehnt, vernehmen, und damit zugleich das Hervortreten und Deutlicherwerden des Respirationsgeräusches der
rechten Seite, das auch unten, aber matter, dem Ohre entrückt,
gehört wird; nach hinten ist der Ton noch immer matt, und
das respiratorische Geräusch wenig zu hören. Wir haben aber
hier noch einen andern Umstand zu berücksichtigen, ob neben

der wohlthätigen Wirkung der Medicamente auch unangenehme Erscheinungen eingetreten sind, und das gilt besonders von der Digitalis. Schon vor mehreren Tagen hatten wir die Dosis der Digitalis vermindert, doch jetzt zeigt sich die Einwirkung derselben nicht bloss im Pulse (54 Schläge in der Minute, pulsus tardus), der noch weniger in seiner Frequenz, als in der Schnelligkeit der Contraction der Arterie vermindert ist, sondern auch in einigen anderen Digitalissymptomen, in Symptomen von leichter Narcose: etwas Eingenommenheit des Kopfes, Schwindel beim Aufsitzen, Schwarzsehen; doch Trockenheit des Halses, Schlingbeschwerde, Uebelkeit u. s. w. sind nicht vorhanden. Obgleich also die Symptome der Digitalis-Narcose nur unbedeutend, so glaube ich doch nicht, dass wir mit diesem Mittel fortfahren dürfen; denn 1) ist der Impuls zur Nierensecretion gegeben, und jetzt leicht durch gelindere Mittel fortzuführen; 2) wissen wir, dass die Wirkung der Digitalis, nachdem ihr Gebrauch ausgesetzt worden, noch lange Zeit fortdauert, wie ein Fall*) im vorigen Semester Ihnen recht deutlich bewies, auf welche Erscheinung *Hahnemann* und seine Anhänger ihre phantastische Theorie von der Nachwirkung der im minimo gegebenen Arzneimittel gründeten. Diesem Unsinn liegt allerdings ein Sinn, eine Thatsache zu Grunde: diese Thatsache ist aber auch schon von den Allopathen beobachtet, und namentlich von den Badeärzten benutzt worden, welche, wenn ihr Brunnen während der Kurzeit nicht wirken will, die Badegäste auf die nachkommende Wirkung zu vertrösten pflegen; auch die Allopathen sind in dem Charlatanismus nicht weit hinter den Homöopathen zurückgeblieben!

24. Mai. Obgleich wir die Digitalis seit 48 Stunden fortgelassen haben, so dauern doch noch die Digitalis-Erscheinungen fort, das bestätigend, was wir das letzte Mal über ihre

---

*) Vergl. den 17ten Fall.

Nachwirkung gesagt haben: Eingenommenheit des Kopfes, Schwindel, und vor Allem der langsame, in der Minute 60 Schläge machende Puls. Es ist nicht selten, dass erst am dritten, vierten Tage, nachdem man die Digitalis ausgesetzt, die Wirkung derselben namentlich auf den Puls ihr Maximum erreicht. — Es möchte mir schwer werden, practische Medicin zu treiben, ohne den Fingerhut zu haben; doch ist dieses Mittel bei seinen grossen Vorzügen ein sehr bedeutendes, den Satz eines grossen Arztes bewährend, dass ein Mittel, welches nicht tödtet, auch nicht heilen kann. Besonders ist bei alten Leuten die Wirkung der Digitalis auf ihren Kräftezustand eine sehr verderbliche; man sieht bei solchen Subjecten, wo man es z. B. wegen Hydrothorax oder Herzleiden reicht, zwar eine günstige Einwirkung auf diese Leiden, aber die Kranken magern dabei schnell ab, und es ergreift sie eine auffallende Hinfälligkeit, von der sie sich nicht mehr erholen; es bildet sich ein rasch verlaufender Marasmus. Wenn dies schon von kleinen Gaben gilt, was muss erst geschehen bei der empfohlenen heroischen Anwendung dieses Arzneimittels! Sein Sie also bei alten Leuten mit der Anwendung der Digitalis sehr vorsichtig; lassen Sie sich durch die günstige Wirkung derselben auf die Diurese und die asthmatischen Zufälle nicht verleiten, sondern fassen Sie gleich die positiven Wirkungen derselben auf die Digestion und das Nervensystem auf. Ich kann nicht leugnen, dass die Form, in der das Mittel gereicht wird, grossen Einfluss auf die Zufälle hat. Die Tinctura, besonders die ätherische, halte ich nicht für das beste Präparat der Digitalis, weil sie einen Widerspruch enthält; während nämlich die Digitalis herabstimmt, hebt der Aether diese Herabstimmung wieder auf. Dagegen glaube ich hier ein anderes Präparat rühmen zu müssen, und muss um so mehr bedauern, dass es aus der Preussischen Pharmacopöe verschwunden ist (überhaupt sind die neueren Veränderungen und Purificatio-

nen, die man mit dieser Pharmacopoe vorgenommen hat, nicht
sehr glänzend zu nennen!); ich meine den Digitalisessig, ein
Präparat, das in Bezug auf die Bethätigung der Diurese und
auf die Depression der Herzthätigkeit seine Wirkung vollständig hervortreten lässt, aber gerade die narcotische Wirkung
auf das Nervensystem sehr limitirt, wenn nicht ganz neu-
tralisirt.

25. Mai. Die zum Heilacte nothwendigen Erscheinungen
dauern fort. Wir haben bloss die Arznei weggelassen, und kein
Gegenmittel gegeben, um die unangenehme Wirkung der Digitalis zu beseitigen, und wie Sie sehen, war dies genügend.
Die Eingenommenheit, der Schwindel, das Schwarzsehen sind
seit gestern fort; auch zeigt sich eine Steigerung der Pulsfrequenz zur normalen (68—72 Schläge in der Minute). Ich
glaube aber nicht, dass wir jetzt schon wieder zu dem Mittel
zurückkehren dürfen, weil zu befürchten steht, dass selbst
schon kleinere Gaben die nachtheilige Wirkung wieder hervorrufen können, und weil die Nierensecretion in der vor-
theilhaftesten Art fortdauert. Es ist dies um so mehr zu berücksichtigen, als eine andere Erscheinung nicht unbeachtet
bleiben darf, nämlich, dass der Kranke sich noch sehr müde
und angegriffen fühlt, was im Widerspruch mit seinem Aussehen steht. Das giebt jeder Arzt zu, weiss Jeder, auch die
Laien wissen es, dass, wenn man einen Kranken stark laxirt,
er sich schwach fühlen wird; dagegen, dass die Bethätigung
anderer Secretionen, namentlich der Diurese, auf den Kräftezustand einen bedeutenden Einfluss ausübt, das scheinen die
wenigsten Aerzte zu wissen! Wo vermehrte Thätigkeit, da
ist Consumtion von Kraft, mag es Anstrengung des Geistes
oder irgend eines Körpertheiles sein. Wo der Kranke kräftig,
robust, da hat der Kräfteverlust gerade nicht viel zu bedeuten,
aber, wie schon gestern bemerkt, bei alten Leuten, bei denen
die Digitalis so oft wegen Brustleiden angewendet wird, hat

dieses Mittel eine viel grössere Bedeutung; daher auch in neueren Zeiten von Englischen Aerzten der Warnungsruf gegen die reichlichen Gaben des Fingerhutes in Herzleiden und Wassersuchten, ein Warnungsruf, der auf Erfahrungen beruht. So trifft es sich nicht selten, dass, während bei alten Leuten die Diurese auf das Schönste von Statten geht, und der Hydrops verschwindet, sie in eine solche Kraftlosigkeit verfallen, dass sie bei der geringsten Bewegung in Ohnmacht sinken, und in einer solchen bleiben, während der Herr Doktor sich und seinem Kranken zu einer glänzenden Kur schon Glück gewünscht hat. Der Kranke geht hier an der Behandlung und nicht an seiner Krankheit zu Grunde!

27. Mai. Es tritt bei dem Kranken wieder eine Erscheinung auf, die, so unbedeutend sie jetzt auch ist, doch von uns nicht übersehen werden darf; nämlich der Kranke klagt auf der rechten Seite (wo das Exsudat schon grossentheils resorbirt ist) über einen zwar nicht lebhaften Schmerz, der aber bei tiefem Druck ungefähr im neunten Intercostalraum vermehrt wird, während die Auscultation an dieser Stelle aus begreiflichen Gründen, da hier sich noch Exsudat befindet, nichts nachweist. Sie erinnern sich, dass beim Eintritt des Kranken, obgleich schon das Exsudat gebildet, noch Reste von Entzündung vorhanden waren, die eine strenge Antiphlogose nöthig machten. Wir werden hier gleich etwas thun müssen, um der weiteren Entwickelung vorzubeugen; denn 1) pflegt die Entzündung auf der serösen Haut von einem kleinen Punkte auszugehen, und sich mit Blitzesschnelle zu verbreiten; bei der Entzündung des Peritonaeum sieht man es leider allzuoft; daher die Regel, dass, wenn auch die Erscheinungen durch die Behandlung bis auf eine kleine Stelle verschwunden, man, so lange an dieser kleinen Stelle der Schmerz noch fortdauert, den Kranken nicht als Reconvalescenten betrachten darf. Es ist diese Erscheinung um so auffallender, als bei

chronischen Entzündungen der serösen Haut die Entzündung sich oft Tage, Wochen lang auf einem Punkte beschränkt hält; 2) wirkt bei Wasserergiessung in den serösen Säcken das pathische Produkt immer als Incitament auf diese Häute, und wenn durch Diuretica u. s. w. die wässrigen Bestandtheile des Exsudates entfernt worden, und die zurückgebliebenen fibrösen Filamente mit den Wandungen in Berührung kommen, so wirken sie um so mehr reizend ein. Man sieht dies oft nach der Punctio abdominis, so auch beim Exsudat in den Pleurasäcken, dass späterhin, wenn die Flüssigkeit grössten Theils entfernt worden, ohne äussere Schädlichkeiten wieder Erscheinungen der Inflammation auftauchen, die meiner Meinung nach auf rein mechanische Weise entstehen. Wir wollen deshalb an die schmerzhafte Stelle blutige Schröpfköpfe appliciren, graue Quecksilbersalbe einreiben, Nitrum und strenge Diät verordnen lassen.

28. Mai. Wir haben bei dem Kranken gestern eine Episode auftreten sehen, welche uns ein Zwischenverfahren in das alte einzuschalten nöthigte; es waren Zeichen einer wieder auftauchenden Pleuritis vorhanden. Nach der dagegen eingeleiteten Behandlung finden wir nun den Seitenschmerz wieder ganz verschwunden.

2. Juni. Symptome der Pleuritis sind nicht wieder aufgetaucht; die Erscheinungen des Extravasates sind wohl noch vorhanden, haben aber an Extension und Intensität sehr abgenommen; die activen Erscheinungen und resp. die Medicamentalsymptome dauern im erwünschten Grade noch fort; die Symptome der Digitalis-Narcose sind ganz verschwunden. Der Kranke hat in den letzten Tagen nur eine Lösung von Mittelsalzen genommen, welche die Secretion der Haut und der Nieren unterhalten sollen, die früher durch stärkere Mittel angeregt werden musste.

Der Kranke wurde am 12. Juni geheilt entlassen.

Vierzehnter Fall.

Pleuropneumonie. — Exsudation in den linken Pleurasack. — Ectopie des Herzens. — Antreibung der Secretionen. — Delirium tremens. — Ueber die Paracentesis thoracis. — Abnahme des Ergusses.

28. Juli 1841. Johann Woltersdorf, Drehorgelspieler, 46 Jahr alt, ist ungefähr seit 5 Wochen in Folge einer Erkältung leidend; Schmerz auf der linken Brustseite, Husten mit klebrigem Auswurfe sollen die ersten Krankheitserscheinungen gewesen sein, welche ihn aber weniger incommodirten, als die Völle in den Praecordien und Stuhlverstopfung, weshalb ihm von einem Arzte ein Emeticum und Laxirmittel verordnet wurden, worauf wohl Ausleerungen erfolgten, ohne dass aber der Zustand des Kranken gebessert wurde; im Gegentheil, er verschlimmerte sich: der Husten ward quälender, der stechende Schmerz auf der Brust dauerte fort, weshalb er gestern in diesem Krankenhause Hülfe suchte.

Wir finden hier eine Reihe von Erscheinungen, die über die Natur des Uebels keinen Zweifel lassen: Bei der Anschauung der Brust fällt sogleich auf, dass die linke Thoraxhälfte aufgetriebener und gewölbter ist als die rechte; was das Auge hier schon wahrnimmt, wird die Mensuration noch deutlicher herausstellen. Rechts markiren sich deutlich die Intercostalräume, links sind sie verstrichen. Während die rechte Brust bei der Respiration mehr gewölbt wird, wird die linke nur auf- und abgeschoben. Auffallend ist es, dass man das Herz nicht linker Seits des Sternum anschlagen sieht und fühlt, sondern hinter dem Sternum und an seinem rechten Rande; es ist also hier eine Ectopie des Herzens vorhanden. Untersucht man die linke Brust genauer, so nimmt man von der Clavicula 1½ Zoll abwärts bei der Percussion einen hellen, sonoren Ton wahr, von da aber abwärts einen ganz matten. Nimmt man das Stethoscop zur Hand, so hört man an der oberen sonoren Stelle respiratorisches Murmeln, das dagegen an dem unteren matten Theil ganz fehlt; hinten hört man im oberen Theile des Interscapularraums normales respiratorisches Murmeln, von da aber abwärts ungefähr auf 2—3 Zoll Umfang auch respiratorisches Geräusch, doch anomales, trockenes Knistern; noch weiter abwärts fehlt das Respirationsgeräusch ganz. Das Herz zeigt sich auch bei der stethoscopischen Untersuchung hinter dem Sternum und mehr an seinem rechten Rande liegend; man hört zwar auch an dem linken Sternalrande die Herzpulsationen; doch ist dies Geräusch erst ein mitgetheiltes; und unterscheidet sich von dem wahren dadurch, dass mit dem ersten Herzton der Impuls nicht mit wahrgenommen wird*).

---

*) Diese Herzectopie, welche so häufig beim Erguss in den linken Pleurasack, zeigte sich noch viel bedeutender in einem Fall von Hydropneumothorax der linken Seite, welcher in Folge der Ruptur einer phthisischen Caverne im oberen Lappen der linken Lunge entstanden war. Das Herz befand sich ganz zur rechten Seite des Sternum, und hatte diesen Platz, nach der Aussage des Kranken, plötzlich in der Nacht, wo bei einem heftigen Hustenanfall die Lunge den Riss erhielt, eingenommen. Die Stelle des Risses war, wenigstens für eine Zeit, wahrscheinlich durch eine Pseudomembran, geschlossen. Fieber war selbst des Abends kaum zugegen. Die Athembeschwerde war dabei so gering, dass S c h o e n l e i n von der Operation der Paracentesis pectoris vorläufig abstehen, und den Versuch zuvor machen zu müssen glaubte, die Resorption des gas- und eiterförmigen Ergusses durch Vermehrung der normalen Secretionen zu bewirken, weshalb dem Kranken zum innern Gebrauche ein Infus. herb. Digitalis und Einreibungen in die Brust von: ℞ Ungt. mercurial. ℨjj, Ungt. Kali hydrojod. ℨj, Ungt. Digitalis ℨβ M. verordnet wurden. — Anfangs schien auch diese Methode einen

Das Diaphragma ist bedeutend herabgedrückt, daher die Magengrube aufgetrieben, und wenn man hier einen Druck anbringt, so klagt der Kranke sogleich über ein Gefühl von Enge und Belästigung. Die Respiration ist in Folge dieser Veränderungen weniger afficirt, als man dem Umfange der materiellen Störungen nach erwarten sollte: das ist es aber, was diese Affection so trügerisch für den Kranken, wie den

---

günstigen Erfolg zu versprechen. Indessen hatte sich das pleuritische Contentum mehr nach links und aussen gesenkt, und eine schmerzhafte Hervortreibung im neunten Intercostalraum bewirkt. Auch jetzt wurde die künstliche Anbohrung noch von der Hand gewiesen. Erst als die Ansammlung der Flüssigkeit im linken Pleurasack wieder zugenommen, und sich bedeutende Brustbeklemmung, Orthopnoe u. s. w. eingestellt, ward die Stelle, welche die Natur selbst für die künstliche Entfernung des pathischen Productes angezeigt hatte, mittelst der Lancette eröffnet und 6—7 Quart Eiter entleert. Der Erfolg war augenblicklich ein günstiger, indem die Erscheinungen, welche durch den Druck des Ergusses hervorgebracht worden, sich sehr ermässigten. Später ergab sich jedoch, dass sich die Rupturstelle in der linken Lunge wieder geöffnet hatte, indem die entleerten copiösen Sputa den gleichen Eiter enthielten, wie der, welcher aus der Brustwunde floss. Dies war auch der Grund, weshalb die Luftansammlung im linken Pleurasack ziemlich unverändert blieb, und sich der Eiter wieder schnell anhäufte; daher die Brustwunde offen erhalten werden musste, um, sobald die Brustbeklemmung wieder zunahm, das pleuritische Contentum schnell zu entfernen. Auf diese Weise ward die Entleerung des Empyems wöchentlich ein bis zwei Mal wiederholt, und jedes Mal mit momentaner palliativer Hülfe. — Die anfangs nur unbedeutende Febris hectica trat bald mit allen ihren Symptomen gesteigert hervor; es wurden China, Säuren und Opium verordnet. Später bildete sich noch an der Brustwunde Caries der Rippen; darauf zeigten sich noch Symptome von Senkung des Eiters nach der Wirbelsäule zu, und so erlag der Kranke durch Entkräftung, ungefähr ½ Jahr nach der Ruptur der Caverne, und fast 2 Monate nach der künstlichen Eröffnung der Brust. Bei der Section zeigte sich die linke Pleura stark verdickt, Eiter und Gas enthaltend, die linke Lunge nach hinten und oben gedrängt, fast lederartig, an ihrer untern Seite der Riss, durch welchen ein Bronchialast frei mit dem Pleurasack communicirte. Die rechte Lunge war von Tuberkeln durchsäet.

Arzt macht! — Auch allgemeine Reaction, Fieber, ist zugegen, der Puls klein und schwach, 100 Schläge in der Minute machend, die Secretion des Harnes sehr beschränkt; er ist dunkel gefärbt, die Haut an den Extremitäten mehr kühl und mit klebrigen Schweissen bedeckt; die Zunge etwas trocken; Verstopfung seit mehreren Tagen.

Aus den angegebenen Thatsachen wird sich ohne grosse Mühe die Diagnose des Falles herausstellen. Offenbar war hier eine Pleuropneumonie in der linken Thoraxhälfte vorhanden, die ihren Ausgang in Exsudation von tropfbarer Flüssigkeit in den linken Pleurasack gemacht hat, und zwar muss die Menge des Exsudates nicht unbedeutend sein, wenn man die Ausdehnung des matten Percussionstones, das Verstrichensein der Intercostalräume, und noch mehr die Verschiebung des Herzens nach rechts und die Verdrängung der linken Lunge nach oben und hinten erwägt. Der obere Lappen derselben ist unversehrt, während an ihrer Basis das Lungenparenchym sich im Zustande der Inflammation befindet. Wir haben es also zum Theil mit den Ausgängen einer vernachlässigten Pleuritis zu thun, zum Theil mit einer noch bestehenden Inflammation im untern linken Lungenlappen. Hiermit ist auch das ganze, hier einzuschlagende Heilverfahren ausgesprochen; die fortdauernde Entzündung verlangt noch ein entschieden antiphlogistisches Verfahren, während das pleuritische Exsudat die Entfernung desselben. Es fragt sich nur, welchen Weg wir zu seiner Entfernung einzuschlagen haben; das ist hier die einzige Schwierigkeit. Soll es durch Antreibung der Secretionen geschehen? oder ist hier der einzige, Hülfe versprechende Weg die künstliche Entleerung, die Paracentese? Sie kennen schon meine Ansicht über den einen wie den andern Weg*). Ich finde hier den Zustand der Dinge der Art,

---

*) Vergl. S. 132.

dass ich glaube, man wird noch 24—48 Stunden den ersten
Weg versuchen können, da die Erscheinungen nicht so dringend sind, dass sie keinen Verzug erlaubten. Zu dem Ende
wollen wir dem Kranken blutige Schröpfköpfe an den Rücken,
da wo das Knistern zu hören ist, setzen, und Einreibungen in
die linke Seite von Ungt. mercuriale, Kali hydrojodici und Digitalis machen lassen, ihm innerlich: ℞ Infusi herb. Digitalis
(Gr. xjj) ℥jv, Nitri depurati, Kali acetic. āā ʒjj, Syrup. Mannae ℥j.
M. S. Zweistündlich einen Esslöffel voll zu nehmen, und zum
Getränk Selterwasser verordnen.

30. Juli. Wir haben bei dem Kranken erst den Versuch
zu machen uns entschlossen, ob durch Antreibung der Secretionen die Resorption des pathischen Productes, und auf diese
Weise die Entfernung desselben bewerkstelligt werden könne,
und zwar aus dem Grunde, diesen langsamen, aber (wenn
er gelingt) sicher günstigen Erfolg versprechenden Weg eingeschlagen, weil durchaus keine Gefahr einer schnellen Katastrophe von der Grösse des Exsudats zu erwarten stand. —
Es fragt sich nun: haben die verordneten Mittel einen solchen
Erfolg gehabt, dass wir aufgefordert werden, weiter damit
fortzufahren, oder zeigt sich diese Methode schon nach 48
Stunden nicht zum Ziele führend, und ist es nöthig, den anderen Weg einzuschlagen? — Dass sich jetzt schon wirklich
Veränderungen in den Erscheinungen, die durch das pleuritische Exsudat hervorgerufen, kund geben sollten, das wird
Niemand verlangen; Sie werden sich erinnern, wie langsam
bei jenem Kranken*) in der ersten Zeit die Rückentwickelung
vor sich ging. Es fragt sich also nur, haben die Mittel jene
Veränderung in den Secretionen hervorgebracht, von der wir
wissen, dass sie zur Heilung nöthig? Die Ansicht des Harnes

---

*) Siehe den vorigen Fall.

scheint die Frage bejahend zu beantworten; es ist nur ein
Bedenken vorhanden, dass mit der Veränderung in der Qualität sich nicht auch eine Veränderung in der Quantität desselben eingestellt hat. Dass eine qualitative Veränderung im
Urin vorgegangen, wie man sie als günstig für diese Krankheit bezeichnet, zeigt sich sogleich. Damals war es eine
Urina flammea, aber durchsichtig, wie dunkles Braunbier; der
Harn, den der Kranke gestern, und noch mehr, den er heute
gelassen, zeigt sich sowohl in seinen physikalischen wie chemischen Eigenschaften von jenem durchaus verschieden: er ist
heller, sauer reagirend, aber einen dicken Bodensatz machend,
dessen unterste Schicht aus harnsaurem Ammonium besteht,
über welcher sich ein flockiger Schleim mit demselben Ammoniumsalze vermischt befindet. Noch besser wäre es freilich, wenn
durch den Harn ein eiterförmiger Schleim abgesondert würde,
in dem sich deutliche Eiterkügelchen erkennen liessen. Die
Qualität des Harnes wäre also so ziemlich befriedigend, aber
nicht seine Quantität; sie ist zu gering. — Was die Darmsecretion betrifft, so erfolgen jetzt 2—3 Stühle in 24 Stunden.
— In den pathischen Erscheinungen zeigt sich eine geringe
Veränderung: derselbe Umfang des matten Percussionstones,
dieselbe Lage des Herzens, doch ist das trockne Knistern, und
somit die Entzündung des Lungenparenchyms mehr zurückgetreten; dagegen hört man jetzt auch vorn und oben auf
der linken Seite bis zur zweiten Rippe herab schleimiges Rasseln, eben so wie hinten im Intercostalraum, also bronchitische Reizung der zusammengedrückten Lunge, womit auch
die Sputa übereinstimmen.

Die bronchitischen Erscheinungen erlitten am Abend dieses Tages eine solche Steigerung, dass ein Aderlass von 8 Unzen
gemacht werden musste, worauf sie sich wieder minderten.

4. August. Der Kranke lässt wohl mehr Harn, wie auch
seine Qualität (er macht starke schleimige Ablagerungen) wohl

entsprechend ist, auch haben die Athembeschwerden nicht zugenommen; es ist kein Anfall von Asthma eingetreten, auch nicht
des Abends, so dass wir uns in dieser Beziehung nicht gedrungen fühlen dürften, einen anderen Weg, als den wir betreten,
einzuschlagen; obgleich andrerseits auf die Veränderung in der
Nierensecretion keine Veränderung in dem objectiven Thatbestand in Bezug auf die Ausdehnung des matten Tones und
die Dislocation des Herzens bis jetzt sich gezeigt hat; — aber
es kommt bei dem Kranken ein Incidenzpunkt vor, der unser
therapeutisches Concept verrücken dürfte. Es haben sich
nämlich sensorielle Störungen eingestellt, welche an die Entwickelung des Delirium tremens denken lassen. Dagegen
könnte man die Einwendung machen: wie kann sich bei der
vorgeschriebenen antiphlogistischen Diät und dem einfachen
Wassergenuss Delirium tremens entwickeln? Hierauf ist zu
antworten, dass die Erfahrung gezeigt, dass gerade die Individuen, die von ihrem spirituösen Nahrungsstoff entwöhnt
werden, sehr leicht in Delirium tremens verfallen, gerade eben
so wie die öffentlichen Mädchen, wenn sie eingesperrt werden, häufig von Oophoritis ergriffen werden. Jene Einwendung ist also nicht Stich haltend; ausserdem ist hier auch
kein anderer Grund für die sensorielle Störung aufzufinden.
Die Erscheinung, welche diesen Incidenzpunkt bekundet, ist, dass
der Kranke sich gestern Abend an einem andern Orte glaubte,
aus dem Bette wollte, seine Ideen verwirrt waren, während
durchaus keine febrile Steigerung wahrzunehmen; auf eine
Dosis Morphium ward er ruhiger und hat gegen Morgen etwas
geschlafen. Dieser Incidenzpunkt wird auf die Entfernung des
pleuritischen Exsudates nicht ohne Einfluss bleiben, und es
drängt sich uns daher von Neuem die Frage auf: soll der
alte Weg durch Antreibung der normalen Secretionen fortgesetzt werden? oder müssen wir auf den anderen Weg zurückkommen, zur Paracentese? — Ich habe vor einigen Tagen

Skoda's Bericht über die in seiner Abtheilung für Brustkranke
behandelten Fälle von Empyem in den österreichischen Jahrbüchern[*]) gelesen, und muss bekennen, dass die Thatsachen,
die er mit aller der ihn auszeichnenden Offenheit und Unbe-
fangenheit berichtet, indem er häufig die Operation unternahm,
zur Nachahmung nicht sehr einladend sind; fast $\frac{3}{4}$ gaben keinen
günstigen Erfolg; es folgten die Erscheinungen namentlich von
neu auftauchender Pleuritis äusserst schnell darauf. — Hier in
diesem Fall, wo eine Complication mit Delirium tremens Statt
zu finden droht, sind die Heilanzeigen in Bezug auf die Methode der Behandlung verändert; doch ich bekenne, dass die
Sache mir nicht ganz klar ist, und ich deshalb keinen präci-
pitirten Beschluss zu fassen geneigt bin, 1) weil die Erscheinung nur eine drohende ist, und noch nicht eingetreten,
2) aber, weil, wenn es wirklich zum Delirium tremens kommen sollte, die Operation alsdann noch schlimmere Resultate
liefern könnte, indem, wie wir wissen, die Wunden während
dieser Krankheit so leicht einen putriden Charakter annehmen,
und ausserdem jeder operative Eingriff nachtheilig auf das
Gehirn zurück wirkt. — Lassen Sie den Kranken heute Abend
wieder eine Dosis Morphium ($\frac{1}{4}$ Gr.) nehmen.

6. August. Was die Brusterscheinungen belangt, in sofern
sie sich auf das pleuritische Exsudat beziehen, so sehen Sie
dass wir gut gethan, uns mit unserm Urtheil nicht zu über-
eilen; denn wir finden nicht nur keine bedrohende Störung
in den Respirationsorganen, kein Zeichen, dass der Kranke
durch den Druck des Exsudates suffocatorisch zu Grunde
gehen möchte, sondern im Gegentheil eine Besserung, sowohl
subjectiv, wie schon die Lage des Kranken zeigt, als auch objectiv,
indem jetzt der helle Ton bei der Percussion schon bis gegen
die vierte Rippe hinabgeht, und bis zu dieser Stelle sich sehr

---

[*]) Oesterr. med. Jahrbücher 1841, Januar — Juli.

deutliches Respirationsgeräusch hören lässt. Freilich ist die Ansammlung noch sehr bedeutend, so dass das Herz noch immer
mehr nach rechts gelegen; aber wir sehen doch, dass das Niveau
der Flüssigkeit zu sinken anfängt; deshalb werden wir auch auf
dem betretenen Wege fortschreiten, und uns nicht durch den
Kitzel hinreissen lassen, weil hier so deutlich ein pleuritisches
Exsudat ist, es abzuzapfen. Es beweist sich hier wieder, dass
der nächste Weg zum Ziele nicht immer der beste ist! —

In dem angeführten Aufsatze von *Skoda* und *Schuh*
findet sich ein Fall von Exsudation in dem Pleurasack, der,
wenigstens bis jetzt, im Leben nicht zu erkennen, der aber,
wenn die Operation unternommen wird, derselben nicht allein
grosse Schwierigkeit entgegensetzt, sondern auch, ich möchte
sagen, immer einen unglücklichen Ausgang nach sich zieht,
und ein neues Moment liefert, warum ich mich im Allgemeinen gegen die Operation erklären muss; das ist nämlich der
Fall, wo in der exsudirten Flüssigkeit coagulable Lymphe
schwimmt. Ich habe zuerst einen solchen Fall in Würzburg
bei einem ältlichen Mann gesehen, wo auf meine Bitte *Textor*
die Operation unternahm; nachdem schon hundert von diesen
Flocken entleert worden, stockte plötzlich das ausfliessende
Wasser; *Textor* untersuchte mit dem Finger die Wunde und
glaubte, in den Herzbeutel gedrungen zu sein, da er eine
Masse, ähnlich wie das Cor villosum, vor sich zu haben meinte;
doch war dies nur ein Convolut plastischer Flocken, die, zu-
rückgedrängt, dem Ausfluss des Wassers sogleich wieder Platz
machten. Nun aber entstand durch die Berührung der zurückgebliebenen Flocken auf der Pleura eine heftige Entzündung
die einen tödtlichen Ausgang nahm. — *Skoda* und *Schuh*
haben auch solche Fälle angeführt, und hier, wie ich glaube,
ohne dass sie dazu durch die Dringlichkeit der Symptome
aufgefordert waren, die Operation unternommen; der Ausgang
derselben war ein ungünstiger; man fand bei der Section den

Pleurasack mit coagulabler Lymphe gefüllt. — Von welcher Beschaffenheit die ergossene Flüssigkeit in dem einzelnen Falle, dafür haben wir bei Lebzeiten bis jetzt kein Zeichen; nur durch die Leichenöffnung ist sie zu entdecken. Hierin liegt also ein neuer Grund, warum man sich nicht blindlings zur Operation hinreissen lassen darf! — „Bei der Entleerung des Exsudates durch die Antreibung der Secretionen, wird man mir aber entgegnen, wird, wenn der flüssige Theil fortgeschafft, und die Flocken übrig bleiben, derselbe mechanische Reiz verursacht werden, wie nach der Paracentese." — Dagegen erwiedere ich, dass sich durch die Erfahrung freilich nichts beweisen, wohl aber durch Analogie und Induction Gründe anführen lassen, welche jene Einwendung entkräften. Bei der Paracentese ist die Entleerung eine rasche, und die Coagula von Eiweiss und Fibrine kommen sogleich nach der Entleerung des Wassers mit den Pleuraplatten in Berührung; nun wissen wir aber, dass, je rascher der Contact einer Fläche mit einem fremden Körper, um so heftiger die Reaction, und umgekehrt, je langsamer, em so geringer die Reaction, die oft sogar ganz mangelt, oder mit andern Worten: der Reiz stumpft sich allmählig ab, dies ist ein allgemein pathologischer Satz. — Aber auch noch etwas Anderes lässt sich gegen jene Einwendung anführen: so gut wir wissen, dass Blutcoagula (z. B. in der Apoplexia cerebralis) durch die umgebende Flüssigkeit allmählich aufgesogen werden, so gut kann auch hier die Auflösung der Coagula von Eiweiss und Fibrine allmählig geschehen, und hierin liegt ein neuer Grund, den Weg der Auflösung durch die Vermehrung der Secretionen einzuschlagen und dem der unmittelbaren Entleerung vorzuziehen.

Die Erscheinungen auf der respiratorischen Schleimhaut haben hier offenbar wieder zugenommen: man hört den Rhonchus mucosus nicht bloss in der linken, sondern auch in der

rechten Lunge; die Vermehrung der Secretion der Bronchen
ist so deutlich, dass die auf die Brustwand gelegte Hand sie
schon an dem Zischen und Knistern bei der In- und Exspira·
tion fühlt.

Verordnung: Zusatz von Ammon. muriat. ʒj zu dem schon
verordneten und seit Beginn der Kur gebrauchten Infusum
herb. Digitalis.

9. August. Wir waren eine Zeit lang unschlüssig und
schwankend, ob wir zur Paracentese schreiten oder auf dem
eingeschlagenen Wege durch Antreibung der normalen Secretionen fortfahren sollten. Nach einer genauen Erwägung aller
Momente sind wir zu dem Entschluss gekommen, den betretenen Weg fortzugehen; selbst den dagegen angeführten Grund,
dass es zum Delirium tremens kommen könnte, mussten wir
als einen Grund, von der Operation abzustehen, betrachten,
weil dadurch das an sich schwankende Resultat der Operation
noch mehr in Frage gestellt werden würde. — Was bei der
eingeschlagenen Behandlung gewonnen worden, das können
Sie jetzt schon sehen. Abgesehen davon, dass gar keine subjectiven Erscheinungen vorhanden sind (keine Engbrüstigkeit
u. s. w.), so nehmen auch die objectiven bedeutend ab; denn
man hört jetzt schon den hellen Percussionston bis in die
Nähe der linken Brustwarze, und bis dahin normales Respirationsgeräusch; auch weiter abwärts ist der Percussionston
nicht mehr so matt. Auch das Herz beginnt wieder auf seinen alten Platz zurückzugehen; es ist schon mehr nach links
zu fühlen und zu hören, doch hauptsächlich noch hinter dem
Sternum. Die Symptome der Reizung der bronchialen Schleimhaut, die wir auch in der rechten Lunge wahrgenommen,
haben sich wieder vermindert, so dass ich glaube, dass wir bei
unserer Behandlung zu einem günstigen Resultate kommen,
und keine Aufforderung finden werden, zu einem anderen
Mittel unsere Zuflucht zu nehmen.

Da die Klinik an diesem Tage geschlossen wurde, so konnte der Kranke nicht weiter vorgestellt werden. Es möchte deshalb nicht unpassend sein, über den Erfolg der eingeleiteten Behandlung, so wie über den weiteren Verlauf der Krankheit in wenigen Worten zu berichten. Es traten bei dem Kranken noch mehrere Zufälle ein, welche das Hauptleiden, den Erguss in den linken Pleurasack, complicirten, und die Behandlung sehr erschwerten. Die jeden Abend gereichte Dosis Morphium vermochte die immer von Neuem auftauchenden Symptome des Delirium tremens nicht gänzlich zu beseitigen, sondern nur auf kurze Zeit zu mindern; sie wichen erst den kalten Uebergiessungen, welche der Kranke trotz seines Brustübels mit dem besten Erfolge ertrug. Später tauchten die Erscheinungen einer neuen Entzündung der linken Pleura mit gleichzeitigem lästigem Druck und Auftreibung der Magengrube wieder auf. Sie wurde durch topische Blutentleerung und Application eines Vesicatorium beseitigt. Der Kranke weilte noch bis Ende October in der Heilanstalt, welche er alsdann, seine vollkommene Genesung nicht abwartend, doch um Vieles gebessert (das Niveau des Ergusses war bis unter die linke Brustwarze gefallen), auf eigenes Verlangen verliess.

Funfzehnter Fall.

Rheumatismus articularis. — Beginnende Pneumonie. — Miliaria. —
Pericarditis und Pleuritis. — Wiederauftauchen der Pleuropneumonie. — Latenz des rheumatischen Krankheitsprocesses. — Recrudescenz desselben. — Genesung.

14. Februar 1842. Christian Kumm, Drechslergeselle, 25
Jahr alt. Der Kranke will früher niemals an der Krankheit
gelitten haben, von der er jetzt befallen worden, was wohl
immer zu berücksichtigen ist, weil diese Krankheit gern öfters zurückkehrt, und eine ganze Kette von Anfällen bildet.
Ohne dass er eine veranlassende Ursache angeben konnte,
stellten sich vor ungefähr 14 Tagen bei ihm ziehende Schmerzen in den Gliedern ein, die anfangs wandernd, bald auf der
einen, bald auf der andern Seite, bald die obern, bald die
untern Extremitäten ergriffen, zugleich mit Gefühl von vermehrter Wärme, doch ohne vorangangenen Frost. Der Kranke
erzählt, dass er viel Fliederblüthenthee getrunken, worauf
wohl Schweiss, aber keine Erleichterung eingetreten sei, so
dass er gestern (am 13ten Tage der Krankheit) hierher gebracht werden musste, wo die Heftigkeit der topischen wie
allgemeinen Erscheinungen aufforderte, streng antiphlogistisch
zu verfahren. Es wurde ein Aderlass von ℔j gemacht, und
Nitrum mit Tart. stib. gereicht. Heute finden wir drei Reihen
von Erscheinungen:

1) Localerscheinungen in den Bewegungsorganen, bestehend in mässiger Intumescenz der beiden Hand-, Oberarm-

und Kniegelenke, welche in ihrer Bewegung behindert, und
auf äussern Druck schmerzhaft sind; auch die Articulation
der Rippen am Sternum linker Seits ist ergriffen.

2) Was die Thoraxorgane betrifft, die man bei dieser
Krankheit niemals vernachlässigen darf, so weist die Untersuchung am Herzen nichts Anomales nach, nicht weil der
Kranke über keine subjectiven Erscheinungen klagt, wie Herzklopfen, Beklemmung u. s. w.; denn diese geben keine Entscheidung, sondern weil die aufgelegte Hand keine Veränderung in Herzschlag und Bewegung, und das Ohr in Bezug auf
Rhythmus und Qualität der Geräusche nichts Anomales vernimmt.
Für den Augenblick ist also das Herz frei, womit aber nicht
gesagt ist, dass es nicht noch später während der Dauer des
Krankheitsprocesses befallen werden kann. Dagegen zeigen
sich die Respirationsorgane, wenn auch untergeordnet und
jetzt nur unbedeutend, mit betheiligt. Der Kranke hustet, und
fördert damit etwas blutige Sputa zu Tage; mit dem Stethoscop
vernimmt man dem Winkel der Scapula entsprechend auf beiden Seiten, doch links stärker, feuchtes, an einzelnen Stellen
selbst dem trocknen sich näherndes Knistern. Es steht also
zu befürchten, dass sich die Bronchialreizung zur begrenzten
Lungenparenchymentzündung steigern möchte.

3) Reactionserscheinungen: Zunge feucht, etwas gastrisch
belegt, doch keine Alienation des Geschmackes; die Haut
sehr reichlich, ja überreichlich secernirend, der Schweiss
characteristisch für diese Krankheitsform, säuerlich riechend;
an einzelnen Stellen des Rückens zeigt sich etwas rauhe Röthung, als wollte sich hier Miliaria rubra entwickeln, eine bei
Rheumatismus articularis so häufig vorkommende Erscheinung,
die hier durch die übermässige Diaphorese mit bedingt sein
mag. Der Harn ist dunkel, flammig, ein kleines schleimiges
Wölkchen enthaltend, das jedoch ohne kritische Bedeutung;
es ist eine Urina cruda. Der Puls, welcher gestern Abend

hart war, und 120 Mal in der Minute schlug, ist etwas weicher geworden und macht jetzt nur 96 Schläge.

Wir haben es also mit einem Articularrheumatismus zu thun, verbunden mit bronchitischer Entzündung in beiden Lungen, welche die Tendenz zur Fortpflanzung auf das Lungenparenchym zeigt, während das Herz sich bis jetzt noch im Zustande der Integrität zeigt, verbunden ferner mit einem Fieber, das einen mehr sthenischen Character hat. Der Krankheitsprocess steht noch in seiner Blüthe; denn die Secretion der Haut können wir nicht als kritische, sondern nur als symptomatische betrachten, da sie keine Erleichterung geschafft hat, und die Hauptkrise durch den Harn noch fehlt; nächstdem ist ein phlogistischer Krankheitsprocess in den Lungen vorhanden, und dem entsprechend ein sthenisches Fieber, also Harmonie der drei bestimmenden Indicationen (was immer als etwas Günstiges anzusehen ist), welche auffordern, ein streng antiphlogistisches Verfahren zu befolgen, dem gemäss wir sogleich noch eine reichliche Venaesection instituiren lassen und eine Mixtura nitrosa mit Tart. stibiatus (Gr.jv) verordnen wollen.

15. Februar. In dem Zustande des Kranken sind mannigfaltige Veränderungen vorgegangen, von denen ein Theil sehr willkommen, ein anderer aber auf dieses Lob keinen Anspruch machen kann. Betrachten wir zuerst die günstigen: die Gelenkaffection zeigt sich noch in der gleichen Ausdehnung, aber in ihrer Intensität sehr gemindert; die Schmerzen sind wohl momentan verschwunden, ohne dass jedoch die Beweglichkeit der befallenen Theile zurückgekehrt wäre; auch die Empfindlichkeit und Geschwulst derselben hat abgenommen. Das Herz ist intact geblieben. In den Respirationsorganen ergeben sich die Veränderungen in der Art, dass der Rhonchus (besonders rechts) in grösserer Ausdehnung feucht geworden, der Husten seltner, und die Sputa nicht mehr wie gestern mit Blut tin-

girt erscheinen. Noch günstiger haben sich die Reactionserscheinungen gestaltet; der Puls macht jetzt nicht mehr als
84 Schläge in der Minute, ist zwar voll, doch weich; die Hautsecretion von dem eigenthümlichen sauren Geruch; im Harn,
der gestern so dunkelroth, zeigt sich eine sehr starke Trübung
mit Andeutung von Sedimentbildung, doch trotz der Menge des
Niederschlages noch sehr sauer reagirend*). — Ein Punkt aber,
der uns nicht so willkommen, ist die Eruption der Miliaria,
von der wir schon gestern am Rücken des Kranken Spuren
gesehen und die sich heute auch auf der vorderen Thoraxwand zeigt, der sogenannte rothe oder rheumatische Friesel.

Die Erscheinung des Friesels bleibt immer von unangenehmer Bedeutung, wenn sie hier freilich durch die anderen
Erscheinungen sehr modificirt wird. Wo der Friesel nach heftigen Brustbeklemmungen, Angst, Herzklopfen, verbunden mit
einer grossen Gefässreizung, verbunden mit häufigem Wechsel
einer trocknen und schwitzenden Haut, wo die Haut dabei den
calor mordax zeigt, verbunden ferner mit einer Irritation im
Sensorium (zu Anfang stechender Kopfschmerz, dann Delirien

---

*) Nicht bloss der Harn zeigt bei Rheumatischen einen überwiegen-
den Säuregehalt, sondern auch andere Secretionen, wie namentlich die
der Geschwüre. Schoenlein erzählt von einem Kranken, bei dem sich das
Geschwür über Nacht mit einer erdigen, krystallinischen Kruste überzieht.
Nach Dr. *Simon's* Untersuchung enthält dieses Eiterconcrement in aus-
gezeichnetem Grade Harnsäure, an Ammonium und Natron gebunden.
„Es ist dies, äusserte Schoenlein bei dieser Gelegenheit, eine ganz
neue Thatsache, die früher wohl vermuthet, jetzt aber erst durch das
chemische Experiment constatirt ist. Es liegt der Schluss sehr nahe,
dass in dieser Krankheit die Harnsäure auch im Blute vorhanden ist;
denn wir wissen, dass sie hier in sehr grosser Menge im Harn vorkommt, ferner im Schweisse; jetzt ist sie auch in der Secretion rheumatischer Geschwüre gefunden; höchst wahrscheinlich findet sie sich hier
auch in dem Secret der Schleimhäute (da hier auch der Speichel sauer
réagirt); wahrscheinlich wird man sie auch im Blute dieser Kranken
entdecken."

mit comatösem Zustande abwechselnd) erscheint, da ist er freilich ein sehr ungünstiges Symptom. Hier fehlen glücklicher
Weise alle jene begleitenden, unangenehmen Erscheinungen;
das Fieber ist sogar vermindert und hat der Friesel hier deshalb nicht diese schlimme Bedeutung. Dessenungeachtet ist
er immer ein Symptom, das unsere gespannteste Aufmerksamkeit erfordert. Wir können hier über den Grund der Miliaria-
eruption nicht lange in Zweifel sein, wenn wir uns erinnern,
dass der Kranke früher so grosse Mengen Schweiss treibender
Getränke genommen. Wenn aber auch jetzt die Miliaria hier
nicht von schlimmer Bedeutung, so ist doch die Consequenz
für die Dauer der Krankheit nicht ausgeschlossen. Denn das
Exanthem kann leicht zurücktreten, und dann die heftigsten
Brusterscheinungen und Lähmung der Brustorgane oft mit einer
unbegreiflichen Raschheit folgen. Ich erinnere mich noch, wie
zu einer Zeit im Juliushospitale fast alle rheumatischen Affectionen, selbst die leichtesten, von Frieseleruption begleitet waren, die einen so häufigen lethalen Ausgang verursachte, dass
Friesel oder Pest haben von derselben Bedeutung gehalten
wurde (was an die Febris sudatoria des 15ten und 16ten
Jahrhunderts erinnert). Die Schwierigkeit bei der Behandlung
solcher Kranken liegt darin, sie in einer gleichmässigen Temperatur zu erhalten, vor Erkältung zu schützen, und auf der
anderen Seite die starke Hautsecretion zu mässigen.

Um mehr ableitend auf Nieren und Darm zu wirken (die
beste Methode, um die drohende Entwickelung des Friesels
aufzuhalten), wollen wir verordnen: ℞ Inf. herb. Digitalis (ℨβ)
ʒvj, Nitri ʒj, Tinct. semin. Colchici ʒjj, Syrup. simpl. ʒj M. S.
zweistündlich einen Esslöffel voll zu nehmen.

17. Februar. Wegen eines Wiederauftauchens der Lungenentzündung ward gestern Abend wieder ein Aderlass von
1 Pfund gemacht, worauf ein Nachlass derselben eintrat. Jetzt
aber zeigen sich einige Symptome von Entzündung des Peri-

cardium und der angrenzenden Pleura, sich kund gebend in einem Reibungsgeräusch um die Brustwarze und rechts nach dem Sternum zu; bei deren geringster Zunahme wir den Aderlass wiederholen lassen werden. Der Puls ist voll und etwas gespannt, der Harn hell, aber nur etwas schleimig getrübt. Da das Colchicum etwas zu stark auf den Darm wirkt, so wollen wir seine Gabe auf ʒj vermindern*).

18. Februar. Wir haben gestern Morgen eine Abnahme der Localerscheinungen in den Gelenken und der Lunge gesehen, aber den Zutritt von früher nicht vorhanden gewesenen Erscheinungen im Herzen; dabei war das Fieber wohl ermässigt, aber bei dieser Ermässigung keine Fortdauer der kritischen Erscheinungen, besonders nicht die bei diesem Krankheitsprocess so wichtige im Harne, der wohl nicht mehr die dunkle flammige Farbe, aber keine Trübung mehr, keine Sedimentirung zeigt, sondern klarer geworden, einen schleimigen Bodensatz machend, aber immer noch sehr sauer ist. Wir setzten die Anwendung des Fingerhuts mit Nitrum und Tinct. Colchici, so wie die antiphlogistische Diät fort, bemerkten aber, dass gegen Abend wohl eine Venaesection nöthig sein möchte. Die pathischen Erscheinungen in der Lunge und dem Herzen steigerten sich gegen Abend, ohne dass das Fieber sehr vermehrt war, so dass wiederum ein Pfund Blut entzogen wurde, welches, wie Sie sehen, eine becherförmige Speckhaut zeigt.

---

*) Das Colchicum (besonders die Tinctura und das Vinum seminum), bemerkte Schoenlein gelegentlich, wirkt beim Gelenkrheumatismus ausgezeichnet, nicht so beim Muskelrheumatismus, wo es fast ohne Nutzen gegeben wird. In Uebereinstimmung mit den englischen Aerzten, welche neuerdings dieses fast vergessene Mittel wieder hervorgerufen haben, glaube ich, dass die primäre Wirkung desselben auf den Darm und nicht auf die Harnwerkzeuge gerichtet ist (wie *Chelius* behauptet). Dass es die Ausscheidung der rheumatischen Sedimente bewirkt, habe ich nicht beobachtet.

Die Nacht darauf verlief ruhig, und heute Morgen finden wir
den Zustand des Kranken der Art: Die Gelenkaffection sehr
gering, nur die Schultergelenke noch schmerzhaft; die Entzündungserscheinungen im Lungenparenchym sehr ermässigt, doch
die der Pleura und des Pericardium, obgleich alle subjectiven
Erscheinungen fehlen, (keine Palpitation, kein Angstgefühl, das
Athmen nicht schmerzhaft), sich noch immer in dem links vom
Sternum durch das Stethoskop zu vernehmenden Reibungsgeräusch kund gebend. Das Fieber mässig: der Puls nicht gespannt, aber schnellend (96 Schläge in der Minute), der Harn
wie gestern sauer, klar, ohne Sedimentirung, die Schweisse
verschwunden, die Haut aufgeschlossen; wir wünschten sie
etwas feuchter. Ob die Beschränkung dieser Secretion nicht
mit der durch das Colchicum vermehrten Darmsecretion zu-
sammenhängt? Das ist mehr als wahrscheinlich. Wir werden
deshalb das Colchicum fortlassen, und statt dessen dem Fin-
gerhutaufguss Liq. Ammonii acetici ʒjj hinzusetzen.

19. Februar. Wenn einmal bei dieser Krankheit von vorn
herein der regelmässige Gang gestört worden, so ist es immer schwer, ihn wieder ins Geleise zu bringen. Die Menge
der Schweiss treibenden Mittel, die der Kranke genommen,
hat theils eine übermässige Hautsecretion hervorgerufen, theils
eine grössere Fiebererregung bewirkt, wodurch eine höchst
unangenehme Richtung des Krankheitsprocesses, die Tendenz
zur Frieselbildung, entstanden, welche uns in unserer Behandlung sehr stört. — Wir finden jetzt den Stand der Krankheit folgendermaassen: 1) die Gelenkaffectionen in demselben
mässigen Grade; es sind nur noch die Schultergelenke afficirt. Es kann dies gerade nicht als etwas Günstiges angesehen werden, da in dieser Krankheit der Satz gilt, dass, je
näher dem Rumpfe zu die Gelenke ergriffen, um so unangenehmer (hier waren früher auch die Brustbeinrippengelenke
betheiligt), und je weiter von ihm entfernt, um so besser. —

2) Was das Leiden der Thoraxorgane betrifft, so sind die Erscheinungen der Entzündung des Lungenparenchyms fast zu Grunde
gegangen, (man hört an der Basis beider Lungen, besonders der
rechten, nur noch feuchtes Rasseln), hingegen die die Pleura und
äussere Herzhaut betreffenden, gegen welche gestern Abend
noch blutige Schröpfköpfe angewendet werden mussten, wohl
ermässigt, doch noch nicht verschwunden. — Das Fieber
ist freilich geringer, als beim Eintritt des Kranken, und sein
Character sich mehr von dem synochalen abwendend, doch
noch bedeutend genug: 90 Pulsschläge in der Minute, die
Haut feucht, doch nicht von colliquativen Schweissen bedeckt;
der Friesel steht noch, und ist im Abtrocknen begriffen, hat
aber keine neue Eruption gemacht (bloss auf die Brust beschränkt), und ist ohne alle sonstigen Erscheinungen. Die ohne
Zweifel durch den Gebrauch des Colchicum herbeigeführte
Diarrhöe hat sich der Zahl der Stühle nach beschränkt, diese
sind aber noch wässrig; in demselben Verhältniss, als sie sich
ermässigt hat, ist wieder eine stärkere Hautsecretion hervorgetreten. Der Harn ist noch immer sehr sauer, und macht
ein geringes schleimiges Sediment; aber kein rosenrothes,
wie wir es wünschten.

Verordnung: Fortgebrauch der gestern verordneten Arznei, und Application eines Vesicatorium auf die Herzgegend.

21. Februar. Mit dem Kranken geht es im Allgemeinen
besser, doch zeigen sich neben den entschieden günstigen
Erscheinungen noch einige Thatsachen, die uns nicht behagen.
Die Gelenkaffection ist jetzt beinahe verschwunden; das wäre
uns am wenigsten angenehm, wenn mit ihrem Schwinden sich
zugleich eine Steigerung der Herzaffection eingestellt hätte;
das ist hier zum Glück nicht der Fall; im Gegentheil, wir finden eine Abnahme derselben: die Herzgeräusche sind normal.
Dagegen ist in der linken Lunge von der hintern Thoraxwand
aus an einer Stelle Reibungsgeräusch und trocknes Knistern

zu hören, ein Beweis, dass hier noch Entzündung der Pleura und des Lungenparenchyms fortbesteht. Das Fieber ist sehr mässig (80 Schläge in der Minute), der Puls weich, die Haut secernirend, die Frieseleruption hat keine Fortschritte gemacht, und wo er dastand, ist er in der Periode der Abtrocknung begriffen. Der Harn wird ziemlich reichlich gelassen, ist hell, doch noch immer sehr stark sauer reagirend.

Verordnung: Application blutiger Schröpfköpfe an die linke hintere Thoraxwand.

25. Februar. Im Wesentlichsten hat sich der Zustand des Kranken in den letzten Tagen, besonders in Hinsicht der Herz- und Lungenaffection, günstiger gestaltet, in der Art, dass die Phänomene, die sich auf die Entzündung des Pericardium bezogen, so wie die der Inflammation des Lungengewebes und seiner Umhüllung gänzlich zu Grunde gegangen sind und sich nur geringes Blasebalggeräusch vernehmen lässt. Die Gelenk- affection ist ihrer Ausdehnung und Intensität nach sehr ge- ring; bloss noch im rechten Schultergelenk klagt der Kranke bei der Bewegung und auf äusseren Druck über Schmerz. Damit könnten wir sehr zufrieden sein, aber wir finden einige Erscheinungen, die beweisen, dass die Minderung keines- weges ein gänzliches Aufhören des Krankheitsprocesses be- deute, sondern bloss ein Zurücktreten, ein Latentwerden des- selben, was sich in zwei Zeichen ausspricht: 1) im Pulse, der noch immer über die Norm frequent (80 Schläge), mehr aber noch als durch die fortdauernde Frequenz, welche sich als durch die vorausgegangenen starken Blutentziehungen und die streng antiphlogistische Behandlung hervorgerufen erklä- ren liesse (als Pulsus frequens ex debilitate), sich durch das eigenthümliche Schnellen auszeichnet. Selbst wenn die Puls- frequenz auf 60 herunter, oder durch den Digitalisgebrauch noch mehr vermindert worden, aber dieses eigenthümliche Schnellen des Pulses noch fortbesteht, können Sie sicher

sein, dass der Krankheitsprocess noch nicht abgelaufen ist; —
2) in dem Harn, welcher hier nur 24 Stunden getrübt war,
und characteristische Ausscheidungen machte, jetzt zwar hell
geworden, aber noch immer sehr sauer reagirt. Das eine wie
das andere Zeichen nach dem Aufhören der Localerscheinungen wahrgenommen, zeigt uns an, dass der Krankheitsprocess
noch nicht gänzlich getilgt ist, sondern bei ·dem geringsten
Anlass wieder auftauchen wird.

Da der Kranke über Trockenheit im Halse klagt, welche
dem Gebrauche des Fingerhuts zugeschrieben werden möchte,
so wollen wir ihn statt dessen ein Althäadecoct mit Tart. stibiatus (Gr.j) und Vinum Colchici (ʒj) nehmen lassen.

28. Februar. Als wir den Kranken das letzte Mal sahen,
waren alle Localerscheinungen sehr gering, in den Gelenken
fast verschwunden, im Herzen auf ein Minimum herunter; ich
sagte Ihnen aber, dass wir uns nicht täuschen dürften; es
wäre keine vollkommene Reconvalescenz, sondern nur ein
Latentsein des Krankheitsprocesses, und führte als Grund zu
diesem Ausspruch die eigenthümliche Qualität des Pulses und
des Harnes an. Was wir verkündeten, ist nur zu klar eingetreten: es haben sich wieder stärkere Schmerzen in den
Schultergelenken eingefunden; die Herzphänomene haben eine
Steigerung erfahren, und zugleich ist der Puls noch frequenter geworden. Der Harn, obgleich dem Anscheine nach normal, zeigt noch immer, mit blauem Lakmuspapier geprüft,
einen grossen Ueberschuss an Säure. Die Haut ist wieder
mehr verschlossen; auch die Wirkung des Colchicum auf den
Darm wieder sehr stark; wir wollen deshalb die Gabe des
Vinum Colchici auf ʒβ vermindern, und den Tart. stibiatus
durch Liq. Ammonii acet. (ʒjjj) ersetzen.

1. März. Wir finden an dem Kranken in Bezug auf die
Localerscheinungen eine bedeutende Ermässigung, und, was
uns besonders willkommen, eine auffallende Veränderung des

Pulses; er ist wohl noch übernormal beschleunigt (80 Schläge
in der Minute); aber ich lege darauf keine grosse Bedeutung,
da dies Folge des Ammoniumpräparates sein kann (denn soll
es zur Schweissbildung kommen, so muss zuvor eine Gefässerregung Statt finden), der Puls ist nicht mehr der schnellende,
sondern weich und wellig; er ist wohl ein Pulsus frequens,
aber nicht mehr ein celer. Die Haut ist wieder feucht; der
Harn noch immer stärker sauer reagirend, wie er sollte.

Verordnung: Dieselbe Arznei, und Bicarbonat der Soda
als Zusatz zum, Getränk.

9. März. Wir sind wieder auf den Punkt gekommen, auf
dem wir schon einmal waren: ein fast gänzliches Verschwinden aller localen Erscheinungen in den Gelenken, wie im Herzen und in den Lungen; aber es besteht eine Reihe anderer
Erscheinungen fort, die ich als wesentlich dem Krankheitsprocesse angehörend betrachte; und deren Vorhandensein beweist,
dass der Krankheitsprocess noch nicht vollkommen abgelaufen
ist. Streng genommen, kann man es nicht Latenz des Krankheitsprocesses nennen, da die ihn verkündenden Erscheinungen zugegen sind, aber die Localisirung desselben fehlt. Diese
Erscheinungen sind 1) die Beschaffenheit des Pulses, der nicht
allein Pulsus frequens*), sondern zugleich auch wieder schnellend; celer geworden ist; 2) die Qualität des Harnes und des
Schweisses. So lange der Schweiss noch diesen eigenthümlich säuerlichen Geruch hat, so lange der Harn, wiewohl er
sich seiner physikalischen Beschaffenheit nach ganz wie ein
normaler verhält, so sehr sauer reagirt, ist der Process noch
nicht zu Ende. Dieser Umstand ist für den praktischen Arzt

---

*) Schoenlein machte bei einem anderen an Gelenkrheumatismus
leidenden Kranken auf eine zweite Eigenthümlichkeit des Pulses als
Zeichen der Latenz des rheumatischen Krankheitsprocesses aufmerksam,
nämlich auf die durch die geringste Bewegung, wie z. B. das Aufsitzen
im Bette u. s. w. hervorgerufene Steigerung der Pulsfrequenz.

von der höchsten Wichtigkeit, da die Mehrzahl der Aerzte, wenn die localen Erscheinungen verschwunden, sich dem Wahne hingiebt, dass der Krankheitsprocess beendet sei, und dann bei solchen Individuen Veranlassung zum Gebrauche der Bäder findet, wodurch nur ein um so stärkerer Anstoss zu einer neuen Entwickelung des Krankheitsprocesses gegeben wird. Man sagt nun, es sei ein Recidiv der Krankheit eingetreten; indessen ist es nicht ein neuer Anfang derselben Krankheit, sondern nur die Fortsetzung des alten, noch nicht getilgten Krankheitsprocesses.

15. März. Der Kranke nähert sich dem Zustande der Reconvalescenz, indem von den früheren Erscheinungen nichts als geringe Steifigkeit im linken Schultergelenk und noch unbedeutend erhöhte Pulsfrequenz übrig ist. Besonders angenehm ist uns die günstige Veränderung des Pulses, welcher jetzt wellig geworden, ferner die des Harnes, der jetzt neben seiner normalen Farbe nur einen geringen Säuregehalt zeigt, und der Haut, deren Secretion den sauren Geruch verloren hat. — Wir haben hier die Krankheit sich in die Länge ziehen sehen, was ohne Zweifel Folge der ersten Behandlung ist, welche eine stärkere Erregung des Gefässsystems und die Entwickelung der Miliaria hervorgerufen hat, eine Complication, die bei dem gleichzeitigen Auftreten der Herz- und Lungenaffection die Behandlung sehr erschwerte.

Jetzt haben wir nur noch nöthig, den Kranken in gleichmässiger Temperatur zu erhalten, und in diätetischer Hinsicht zu schützen.

Der Kranke wurde Ende des Monats geheilt entlassen.

Sechszehnter Fall.

9. November 1840. Louise Wüstenhagen, 20 Jahr alt, Dienstmädchen. Aus den Angaben der Kranken lässt sich nicht schwer die Natur ihrer Krankheit ersehen: sie leidet an Gelenkrheumatismus; sie will schon früher zwei Mal von derselben Krankheit befallen gewesen sein, das letzte Mal vor ungefähr 3 Monaten. Damals hatten sich schon Brusterscheinungen gezeigt, die beim Verschwinden des Rheumatismus aus den Gelenken keinesweges Abschied genommen, sondern seitdem, zwar gemässigt, fortgedauert haben, und deren Natur sich deutlich als ein Herzleiden kund gab; bei einiger Bewegung entstand sogleich Respirationsbeschwerde, leicht Herzklopfen. Vor sechs Tagen befiel sie zum dritten Male der Gelenkrheumatismus. Es wurde ihr ein Emeticum gereicht, das zwar Erbrechen, aber keine Erleichterung verursachte, und so trat die Kranke vorgestern ins Hospital ein. Die Heftigkeit der Herzsymptome und des gleichzeitig damit verbundenen Fiebers erforderte ein energisches Einschreiten, und machte ein wiederholtes Aderlass nothwendig (zuerst von 16, dann 12 Unzen); beide Male bildete das Blut einen starken Kuchen und Speckhaut.

Jetzt zeigt die Kranke folgende Erscheinungen: 1) Gelenkerscheinungen: fast alle Gelenke des Körpers sind befallen, am stärksten die Ellbogen, Schultergelenke und die Articulation der Wirbelkörper, so dass die Kranke ganz steif da zu liegen gezwungen ist. Nicht selten habe ich in solchen Fällen die Articulation des Unterkiefers, wodurch Trismus entstand, oft auch die Articulation der Rippen mit dem Sternum ergriffen gesehen; in unserem Fall zeigt sich nichts davon.

2) Herzerscheinungen: eine Complication des Gelenkrheumatismus, die bekanntlich so ausserordentlich frequent, und bei unserer Kranken schon beim zweiten Anfall stattgefunden, nicht bloss durch subjective Erscheinungen, als grosse Beengung, Apnoe, Angst, Palpitationen, sondern noch entschiedner durch die objectiven constatirt: nämlich weit verbreiteten Herzschlag, verstärkten Herzimpuls, besonders des linken Ventrikels, nebstdem Aftergeräusche, und zwar nicht bloss das Frictions- sondern auch das Blasebalggeräusch, so dass also nicht nur das Pericardium, sondern auch das Endocardium mit ergriffen ist.

3) Febrile Erscheinungen: der Puls 110 Schläge in der Minute machend, doch nicht mehr so voll und hart; vehementer Durst, schweissige Haut, die aber mit Verschlossenheit derselben abwechselt; es ist nur ein symptomatischer und kein kritischer Schweiss, welcher häufig die symptomatische Miliaria begleitet, die sich jedoch hier noch nicht gezeigt hat. Der Harn beginnt zu sedimentiren, reagirt aber nicht sehr sauer.

Wir werden bei der Behandlung vorzüglich die Herzaffection berücksichtigen müssen, demnach auf die Herzgegend ein starkes Blasenpflaster legen, und innerlich, theils zur Mässigung des Fiebers, theils zur Beförderung der Harnkrise verordnen: ℞ Infus. herb. Digit. (ℨj) ℥vj, Mucilag. Salep. ℥jj, Vin. semin. Colchici, Aq. Amygd. amar., Nitr. āā ℨii, Syr. simp. ℥i, M. S. stündlich einen Esslöffel voll zu nehmen.

10. November. Die Gelenkerscheinungen haben ziemlich den gleichen Grad behalten; doch ist ihre Intensität keinesweges beunruhigend; mehr unangenehm für die Kranke ist der Ort der Affection, da vorzüglich die dem Rumpfe nahgelegenen Gelenke ergriffen sind, was immer nicht so günstig, als wenn die mehr entfernten Gelenke ergriffen sind. Die Herzerscheinungen sind mässiger, nicht mehr das Gefühl von Angst, kein Herzklopfen; aber auch objectiv zeigt sich eine Besserung: der Herzimpuls schwächer, das Reibungsgeräusch ganz verschwunden; wohl ist noch das Blasebalggeräusch zu hören; doch weniger intensiv. Das Fieber, das seinen sthenischen Character nach den Blutentziehungen verloren, und den des Erethismus angenommen, behauptet auch noch jetzt denselben, doch gemässigt (90 Schläge in der Minute). Der Harn ist nicht mehr so dunkel gefärbt, nicht so gesättigt; nur hätten wir diesen Uebergang zum normalen mehr durch einen Zwischenact, den der Ausscheidung eines krystallinischen Sediments, gewünscht, da wir wissen, dass die Endocarditis rheumatica, wenn diese kritische Ausscheidung fehlt, gar gern zur Ausscheidung in die Klappenapparate des Herzens geneigt ist, indem sich daselbst förmliche Gichtconcremente, wie in den Articulationen bilden. Doch darf nicht unbeachtet bleiben, dass bei Frauen der Mangel dieses characteristischen Sediments im Harne öfter beobachtet wird als bei Männern, ohne dass davon eine so nachtheilige Wirkung auf das Herz entsteht, und dass bei jenen statt des krystallinischen nicht selten ein züher saurer Schleim im Urin (wahrscheinlich Cystin) gesehen wird: damit verbindet sich bei ihnen oft noch ein ätzender saurer Ausfluss aus der Vagina. — Die Haut ist zwar feucht, doch hat sich der colliquative Schweiss beschränkt; sie ist duftend, und verbreitet einen sehr sauren Geruch. Von Frieselbildung zeigt sich noch nichts. Wir werden die gestern verordneten Mittel fortgebrauchen lassen.

11. November. Wir haben die krankhaften Phänomene, die sich auf die äussere Herzhaut beziehen, verschwinden sehen, dagegen dauern die auf die Muskelsubstanz und die innere Herzhaut bezüglichen noch fort. Die Gelenkerscheinungen sind wenig verändert; nur auf der rechten Seite ermässigt. Auch das erethische Fieber behauptet sich auf gleicher Höhe. Endlich haben wir noch einer Erscheinung zu erwähnen: dass statt der früher breiigen seit gestern mehr flüssige Stühle eingetreten sind. Schon vor ihrem Eintritt, erfahren wir jetzt, litt die Kranke an Diarrhöe, die aber bei der streng antiphlogistischen Behandlung wich. Colchicumwein kann selbst schon in kleinen Gaben Diarrhöe hervorrufen; so lange nur 2—3 Stuhlentleerungen täglich erfolgen, würden wir ihn nicht wegzulassen brauchen, obgleich ich nicht der Meinung bin, dass zur Wirkung des Colchicum Ausleerungen nothwendig sind. Diese abführende Wirkung des Colchicum zu corrigiren, hat man den Zusatz von Opium vorgeschlagen, doch ist dieser keinesweges so sicher, wie man wähnt*). Bedenken wir, welche epidemische Constitution wir jetzt haben, dass das Vorkommen der Typhen jetzt prävalirt, ferner, dass der Fiebercharacter bei der Kranken sich schon von dem sthenischen in den erethischen umgeändert hat, endlich, dass das Fieber sich auf einer gleichen Höhe erhält, und mit der topischen Affection in keinem Verhältnisse steht, da die Gelenke nicht geschwollen, die Haut auf ihnen nicht geröthet, so werden wir uns bestimmen, etwas behutsamer in der Anwendung des Colchicumweins zu sein, und wollen deshalb der Kranken geben: ℞ Infus. herb. Digit. ($\vartheta\beta$) ℥vj, Liquor. Ammon. acet. ℥β, Extr. Aconit. Gr.vj, Syr. opiat. ʒjj. M. S. Stündlich einen Esslöffel voll zu nehmen.

---

*) Vergl. die Anmerkung S. 160.

12. November. Wesentliche Veränderungen sind nicht eingetreten, was sich auch nicht erwarten liess. Das Angenehmste, Beruhigendste für uns ist, dass die Herzerscheinungen in ihrer Abnahme sich behaupten; die Herzgeräusche sind fast verschwunden, und damit auch die subjectiven Erscheinungen, aber der starke Herzimpuls dauert fort. Das Herz frei zu halten, muss unser Hauptaugenmerk sein. Bei solchen Kranken, bei denen der Puls des Herzens noch verstärkt bleibt, ist man nicht ganz sicher, dass der Reiz von Neuem wieder von den Gelenken auf das Herz springen wird. Die Gelenke des rechten Armes sind wieder stärker ergriffen, die Fiebererscheinungen mässig, Puls gehoben (88 Schläge in der Minute), Haut feucht, doch gegen Abend einen wahrhaft colliquativen, sehr sauer riechenden Schweiss secernirend, der so oft die Miliaria verkündet; daher die Aufgabe für uns, nicht zu excessiv diaphoretisch zu verfahren; denn wir haben diese Complication zu fürchten, da bei ihr so leicht die Affection von den Articulationen fortspringen, und schnell Paralyse des Herzens folgen kann.

14. November. Wir haben bei der Kranken jetzt eintreten sehen, was wir gleich Anfangs befürchteten, nämlich das Erscheinen der Miliaria, besonders auf Hals und Brust. Die Abwechselung der verschlossenen und zerfliessenden Haut mit gleichzeitiger Herzaffection lässt immer diese Eruption besorgen*), und mahnt stets, den Gebrauch der Diaphoretica zu

---

*) Eine andere, den Friesel verkündende Erscheinung ist die subjective Empfindung von Herzklopfen, über welche sich Schoenlein bei einem anderen an Gelenkrheumatismus leidenden Kranken folgendermaassen äusserte.

„Man hatte in neuerer Zeit als etwas Neues aufgefunden zu haben geglaubt, dass mit dem acuten Rheumatismus sich Herzentzündungen verbänden. Bekanntlich hat *Bouillaud* diese lächerliche Prätension gemacht; es ist ein altes Lied, das die Italiener nach dem Norden ge-

beschränken. Doch ist hier diese Eruption keine artificielle;
denn wir haben keine zu starken Diaphoretica angewendet:
ferner ist zu bemerken, dass die Eruption der Miliaria oft trotz
der antiphlogistischen, trotz aller kühlenden Behandlung erscheint, wie ich es in den Jahren 1823 — 25 zu Würzburg
häufig gesehen habe; sie zeigte sich trotz der Aderlässe schon
am zweiten Tage der Krankheit. Die Aerzte in Verona und
Bergamo haben dieselbe Erfahrung gemacht. Man hat daher
dem Arzte auch nicht immer sogleich bei ihrer Erscheinung
einen Vorwurf zu machen; man befrage nur die Acten der Orte,
wo Frieselepidemieen so verderblich gehaust haben, und wird

---

bracht, welches aber die Franzosen wegen der Höhe der Alpen nicht
gehört zu haben scheinen. So gut es ist, auf diese alte Thatsache auf-
merksam zu machen, und daraus den Schluss zu ziehen, niemals das
Herz in dieser Krankheit ununtersucht zu lassen, wenn auch der Kranke
gar keine Beschwerden darüber führte, so ist doch daraus ein für die
Praxis nachtheiliger Irrthum erwachsen, indem diese Thatsache zu dem
Schlusse verleitete, dass ein organisches Herzleiden immer mit acutem
Rheumatismus verbunden, also auch immer Blut entleert werden müsse.
Doch sind Fälle vorgekommen, wo der Kranke in Folge dieser Blut-
entleerung zu Grunde ging und der Arzt zu seinem Schrecken nichts von
der vermeinten Herzentzündung vorfand. Es kommen nämlich ausser der
Carditis, Pericarditis und Endocarditis in dieser Krankheit zuweilen
Herzerscheinungen vor, die ganz und gar nicht entzündlicher Natur
sind, und gegen welche die Blutentleerungen angewandt, so gefährliche
Folgen haben, ein Zustand, den man Innervation des Herzens genannt hat, und der als Vorläufer der Frieseleruption zu betrachten ist.
Die Kranken klagen nämlich über Brustbeklemmung, Luftmangel, heftiges Herzklopfen; doch sind dies nur rein subjective Erscheinungen,
da die objective Untersuchung des Herzens keine Anomalie in demselben nachweist. Es erinnert diese Erscheinung an eine ähnliche, die
man bei chlorotischen Mädchen findet. Für die Praxis ist es von der
höchsten Wichtigkeit, diese Innervation von der Inflammation des Herzens zu unterscheiden: während die Inflammation reichliche Blutentleerungen fordert, wenn auch nicht in der Raschheit der Aufeinanderfolge,
wie *Bouillaud* sie lehrt, so verlangt die Innervation gerade die entgegengesetzte Behandlung: äussere Hautreize und auf die Nieren und

erfahren, wie das Exanthem trotz aller ärztlichen Bemühungen erschien. Findet ein Arzt in seinem Orte keinen Frieselausschlag, so soll er seinem lieben Gott im stillen Kämmerlein danken und nicht daraus Waffen gegen seine Collegen schmieden. Man kann uns auch nicht den Vorwurf machen, dass wir die früher vorhanden gewesenen Darmentleerungen gewaltsam unterdrückt, und dadurch den Friesel hervorgerufen hätten.

15—18. November. Unter dem Fortgebrauch der früheren Behandlung und der Waschung des Körpers mit einer Kalilösung*) schwinden allmählig nicht nur die Frieseleruption, sondern auch die Gelenk- und Herzerscheinungen.

20. November. Es haben sich seit einigen Tagen merkwürdige Veränderungen bei unserer Kranken eingestellt: eine

---

den Darm ableitende Mittel. Die Momente, auf welche die Diagnose sich gründet, sind nicht schwierig: 1) die Periodicität des Herzklopfens bei der Innervation, während bei der Inflammation dasselbe permanent ist, wenngleich verschieden in seiner Intensität. — 2) Der objective Thatbestand; bei der Innervation zeigt das Stethoskop nichts als Schnelligkeit der Pulsbewegung, aber nicht den vermehrten Impuls, wie bei der Herzmuskelentzündung, noch die Geräusche, wie man sie in der Pericarditis oder Endocarditis wahrnimmt. — 3) Die übrigen Erscheinungen, welche die Frieseleruption mit verkünden, als colliquative Schweisse von sehr saurer Beschaffenheit, die schnell kommen und schnell wieder verschwinden, und manchmal schon an einzelnen Körperstellen, wie namentlich am Halse, kleine Frieselbläschen. Endlich gesellen sich dazu zuweilen noch anginöse Erscheinungen von mehr oder minder heftigem Grade, wie bei andern acuten Exanthemen.

*) Schoenlein empfiehlt bei dem Ausbruch der Miliaria besonders die Kaliwaschungen, welche er für das beste Mittel hält, das so gefährliche Zurücksinken des Exanthems zu verhüten, und die er den von den älteren Aerzten empfohlenen flüchtigen Hautreizen und der warmen Bedeckung des Kranken, (welche letztere die Disposition des Exanthems zum Zurücksinken nur noch steigere, indem dasselbe schon beim blossen Lüften der Bettdecke verschwinden könne), sowie dem Gebrauche des Kamphers und der Ammoniumpräparate, welche durch Ue-

auffallend weinerliche Stimmung, eine grosse Reizbarkeit des Nervensystems; der geringste Umstand versetzte die Kranke in Thränen. Es bildete sich bald darauf die Idee bei ihr aus, man wolle sie vergiften, sie wies deshalb auch jedes Getränk zurück; auch fing sie von Zeit zu Zeit an, laut zu schreien und zu toben, weshalb man sich genöthigt sah, sie auf das Delirantenzimmer zu verlegen.

Bei dieser psychischen Verstimmung liess sich aber durch aus keine Affection des Gehirnes nachweisen, keine febrilen Erscheinungen, welche wie die Gelenkaffectionen zu Grunde gegangen waren. In der letzten Nacht trat einige Ruhe ein, aus der sie jedoch gleich wieder in den alten Zustand verfallen ist. Hier darf nicht unbeachtet bleiben, dass ein moralisches Contagium auf sie eingewirkt hat (sie lag nämlich neben einer durch Schwefelsäure vergifteten Kranken). Damit ist aber die eigentliche Thatsache nicht erklärt. Lassen wir die Form der Manie bei Seite. — Es sind zwei Umstände hier vorhanden, aus denen sich diese eigenthümliche Erscheinung der Geistesverwirrung erklären liesse, und es fragt sich nur, welche von beiden Deductionen die richtige ist, da sie Einfluss

---

berreizung leicht eine Lähmung des Hautorganes verursachen können, bei weitem vorzieht. Denn diese Waschungen neutralisiren die auf der Haut im Ueberschuss abgesonderte Säure, und rufen zugleich eine Irritation des Hautorganes hervor, welche das Zurücksinken des Exanthems verhindert. Man nehme dazu entweder gewöhnliche Lauge von Holzasche, oder eine Lösung von Kali causticum ($\mathfrak{z}$j bis $\mathfrak{z}\beta$ auf $\mathfrak{U}$j Wasser), beginne mit einer lauwarmen, und gehe allmählich zu einer mehr kühlen über. Die subjective Reizempfänglichkeit der Haut muss das Maass für die Stärke der Lösung bestimmen, indem nach der Waschung ein leichtes prickelndes, stechendes Gefühl auf der Haut entstehen muss. Je profuser die Schweissabsonderung, um so häufiger ist die Waschung zu wiederholen; dafür haben die Kranken selbst in der Regel das beste Gefühl. Bei der Anwendung der Kaliwaschungen geht das Exanthem sehr schnell in Exsiccation über.

auf die Prognose und Behandlung hat; die eine ist die Annahme, dass die Geistesstörung Effect der angewandten Mittel
sei; wir haben der Kranken nämlich einige Tage hindurch Colchicum und zuletzt Aconit gegeben; von diesem Gesichtspunkte
aus wäre also die psychische Störung nur Medicamental-Wirkung. Hier muss ich bekennen, dass ich nach dem Colchicum-
Gebrauch wiederholentlich solche psychische Störung gesehen
habe, und zwar um so häufiger, je weniger dasselbe auf den
Darm wirkte. Ich erinnere mich besonders noch mit Lebhaftigkeit eines Barbiergesellen von einigen 20 Jahren, der an
acutem Rheumatismus litt, und wo nach viertägigem Gebrauch
des Vini Cholchici in nicht grossen Gaben (Friesel war auch
zugegen) die heftigsten Delirien sich einstellten, ohne die leisesten febrilen Erscheinungen; sie dauerten, nachdem das Colchicum bei Seite gesetzt worden, 48 Stunden; man gab einige
Dosen Opium; es erfolgte Schlaf, aus dem der Kranke vollkommen genesen erwachte. — Ich habe ausserdem bemerkt, dass
Schwere im Kopf, Druck in der Stirngegend, unruhiger Schlaf
Vorläufer dieses Zustandes zu sein pflegen, und man dann gut
thut, das Colchicum nicht weiter zu gebrauchen. In unserem
Falle ist nicht wahrscheinlich die Geistesstörung diesem Mittel zuzuschreiben, da dasselbe auf den Darm gewirkt hat, und schon
vor fünf Tagen bereits fortgelassen ist. Ob auch das Aconit
eine solche Wirkung haben kann? darüber sind mir keine Beobachtungen gegenwärtig; jedenfalls ist es für diesen Fall
zweifelhaft, weil alle narcotischen Nebenwirkungen desselben
fehlen.

Eine zweite Lösung des Räthsels wäre folgende: Welchen
Einfluss Herzleiden auf die Psyche haben, ist längst bekannt;
dass ein grosser Theil der Geisteskrankheiten ihren Grund in
Herzleiden suchen lassen, hat *Nasse* in Bonn nachgewiesen,
wenn er auch diesen Satz etwas übertrieben hat. Schon das
Volk sagt: das ist ein weichherziger Mensch. Hier haben wir

nun ein entschiedenes Herzleiden, wenn auch gerade keine Erweichung des Herzens, denn der vermehrte Impuls spricht im Gegentheil für Verdickung desselben; indessen nicht bloss bei Erweichung der Herzsubstanz, sondern bei allen Herzleiden finden wir Störung der Psyche*), die sich Anfangs bei dem Kranken nur in Angst und Unruhe ausspricht, dann sich aber auch oft zu der fixen Idee steigert, dass sie Verbrecher seien und auf das Schaffot geschleppt werden sollen. So wäre die Lösung der Frage auch auf diesem Wege möglich. Je nach dem einem oder dem anderen wird auch die Prognose eine verschiedene sein; denn ist die psychische Störung Folge des Medicaments, so ist sie vorübergehend; ist sie aber Folge des Herzleidens, so ist sie mit diesem bleibend und liegt ausser dem Bereiche der ärztlichen Kunst. — Nach dieser Differenz ist natürlich auch die Behandlung verschieden: im ersten Fall mache man kalte Essigüberschläge auf den Kopf, reiche Opium und lasse den Kranken an Kampher riechen; im zweiten Falle sind jedoch diese Mittel nicht ausreichend. — Gründe lassen sich für die eine wie für die andere Ansicht anführen. Es wird die Wirkung der Mittel, die Dauer der Affection darüber Auskunft geben, und bald über die Pathogenie dieser Geistesstörung Licht verbreiten. Wir wollen zuerst von der Idee uns leiten lassen, dass wir es hier mit einer Medicamental-Wirkung zu thun haben, indem die hiergegen nöthigen Mittel nicht nachtheilig wirken werden, wenn die Störung auch aus dem zweiten Grunde entstanden ist.

1. December. Die Fortdauer der Geistesstörung, so wie die Wirkungslosigkeit der angewandten Mittel beweisen jetzt zur Genüge, dass jene nicht den angewandten Medicamenten sondern dem Herzleiden, welches als Residuum eines früheren rheumatischen Anfalles zurückgeblieben ist, zugeschrieben wer-

---

*) Vergl. den 18. Fall.

den muss. Die psychische Störung äusserte sich besonders
in Paroxysmen, und war in den letzten Tagen offenbar weit
schwächer geworden, als gestern Abend plötzlich ein neuer
Anfall von Gelenkrheumatismus sich in den Halswirbel- und
besonders in den Fingergelenken zeigte. Damit verband
sich auch wieder ein bedeutendes Fieber, und die Symptome des Herzleidens nahmen zu. Heute Morgen ist die Gelenkaffection wieder verschwunden; doch dauert das Fieber
fort, und ausserdem haben sich noch wässrige Durchfälle eingestellt.

Verordnung: Emulsio oleosa mit Aq. laurocer. und Liquor
Ammon. acetic.

4. December. Der Rheumatismus war nach seiner kurzen
Dauer wieder vollkommen zu Grunde gegangen, doch dauerte
das Fieber fort. Wie wir bei dem früheren Anfall Frieselbildung auf der äusseren Haut gesehen, so scheint sich jetzt auf
den inneren Schleimhäuten ein ähnliches Exanthem gebildet zu
haben; wir finden nämlich Aphthen in der Mundhöhle, die
Durchfälle dauern fort; somit möchte derselbe Process, den
wir auf der Mundschleimhaut finden, wohl auch auf der Bauchschleimhaut stattfinden. Ist schon die Frieselbildung auf der
äusseren Haut uns unangenehm gewesen, so muss es noch
in viel höherem Grade sein Erscheinen auf der Bauchschleimhaut sein, da jetzt das Fieber auch einen torpiden Charakter
angenommen hat.

Verordnung: Gegen die Mundaffection Ausspülen mit Boraxlösung und Rosenhonig; innerlich Emulsio chinata mit Liq.
Kali subcarbonici.

Doch das Fieber nahm zu, die Durchfälle dauerten fort,
während das Sensorium frei erschien; es gesellten sich noch
pneumonische Erscheinungen dazu, und die Kranke gab nach
langem Todeskampfe am 7. December ihren Geist auf.

Obductionsbericht: Das Gehirn war weder mit Blut

überfüllt, noch bot es an irgend einem Theile etwas Anomales dar. Beide Lungen zeigten an ihrem untern Lappen deutliche Hepatisation. Das Herz in seinem Volumen vergrössert, besonders im linken Ventrikel stark verdickt; die Aortenklappe knorpelig entartet. Leber bedeutend vergrössert, doch in ihrem Bau normal; im Unterleibe sonst nichts Anomales.

Siebzehnter Fall.

Dilatation des linken Herzventrikels mit mässiger Hypertrophie und
Leiden der Aortenklappe. — Anschwellung des linken Leberlappens,
Oedema pedum. — Ueber die Existenz der Krätznachkrankheiten.
— Mangel der subjectiven Erscheinungen bei Herzkrankheiten. —
Ueber die Anwendung der Digitalis bei Fehlern der Herzklappen.
— Ueber die Gebrauchsweise der Digitalis im Allgemeinen. — Nach-
haltige Wirkung der Digitalis. — Beförderung der Darm- und Nie-
rensecretion, Application einer Moxe. — Besserung.

2. November 1840. Johann Schulz, Weber, 34 Jahr alt.
Wollen Sie bei der Untersuchung dieses Kranken nach der ge-
netischen Methode verfahren, d. h. fragen, wann er sich zuerst
krank gefühlt, wie seiner Beobachtung zufolge seine jetzige
Krankheit sich entwickelt habe? — oder wollen Sie hier die
analytische Methode anwenden, die damit anfängt, den status
praesens aufzufassen und dann aus der Gegenwart rückwärts
in die Vergangenheit geht? — — Ich glaube, dass bei chronischen Krankheiten die genetische Methode den Vorzug verdient; jedenfalls müssen aber die durch die erste Methode gewonnenen Resultate durch die zweite controllirt werden.

Der Kranke giebt an: er sei früher immer gesund gewesen, habe in einem geräumigen Zimmer gearbeitet; nur habe
er vor ungefähr 9 Jahren einen Krätzausschlag gehabt, welcher drei Wochen gedauert und hier in der Charité mittelst
der Schwefelsalbe geheilt worden sei. Später habe er zuweilen noch Pickelchen zwischen den Fingern bemerkt, die be-

12*

sonders in der Bettwärme zum Vorschein kamen, jedoch eben
so schnell wieder vergingen. Seit neun Monaten datirt seine
jetzige Krankheit; er habe über Brustbeschwerden geklagt,
habe bei stärkerer Bewegung, wie Laufen, Treppensteigen,
Luftmangel, Müdigkeit und Herzschlagen empfunden, und an
trockenem Husten gelitten. Seit vier Monaten sei aber die
Krankheit heftiger geworden.

Untersuchen wir zuerst die Brust, wo nach der Aussage
des Kranken der Sitz der Krankheit zu sein scheint. Bei Betrachtung seiner Brust fällt sogleich auf, dass das Herz in einem grösseren Umfange gegen die Brustwand schlägt, als im
normalen Zustand; auch scheint die Herzgegend mehr aufgetrieben zu sein. Die Jugularvenen sind angeschwollen. Beim
Auflegen der Hand fühlt man den Herzschlag weit verbreitet
und unregelmässig. Als ich gestern den Kranken zum ersten
Male sah, war noch das Katzenschnurren zugegen, welches
heute fehlt. In der Gegend der Brustwarze, etwas nach links,
hört man mit dem Stethoscope ein deutliches starkes Blasebalggeräusch gleichzeitig mit dem nur wenig verstärkten Herzimpuls.
Vergleichen wir diese Erscheinung mit dem Radialpuls, der
ungleich, schwach und aussetzend ist, so kann uns wohl kein
Zweifel übrig bleiben, dass wir es mit einer Herzkrankheit zu
thun haben, und zwar seines Klappenapparates, nämlich des
linken Herzens und in diesem der Aortenklappe. Wir sehen
nun aber das Herz in einem grösseren Umfange anschlagen, die
Percussion giebt in einer grössern Fläche, besonders mehr nach
links, einen matten Ton: dieses deutet auf eine Erweiterung
des Aortenventrikels hin, und zwar, wenn wir dabei die Stärke
des Anschlages berücksichtigen, mit geringer Verdickung der
Muskelsubstanz. Hiermit dürfen wir uns aber nicht begnügen,
sondern müssen nun, da der Kranke auch hustet, noch eine
Untersuchung der Lungen folgen lassen. Diese ergiebt nichts
Anomales. Appetit ist vorhanden; doch tritt nach dem Essen

ein Gefühl von Völle, Auftreibung in der Magengegend ein
(nach dem Ausdruck des Kranken „wie wenn ihm eine Wurst
daselbst läge"). Ausserdem zeigt sich noch der linke Leberlappen, welcher die kleine Magencurvatur bedeckt, angeschwollen; die Stuhlentleerung ist regelmässig, der Harn beschränkt
in seiner Quantität, und dunkel gefärbt, die Haut gelind secernirend. Die Füsse sind besonders des Morgens etwas angeschwollen. So haben wir einen Umriss des Krankheitsbildes:
es ist hier ein Herzleiden vorhanden, und zwar Fehler der
Aortenklappe, Erweiterung und Verdickung des linken Ventrikels mit gleichzeitiger Anschwellung des linken Leberlappens und beginnendem Hydrops. Welches sind nun die Ursachen dieses Leidens? Wir finden in der Anamnese keine andere Krankheit, als die Krätze. — In den neuesten Tagen ist
die Annahme von den Krätznachkrankheiten, diesem alten medicinischen Dogma, nicht bloss schwankend, sondern verlassen und
verhöhnt worden. Von den älteren Aerzten ist es besonders
Autenrieth, der einen meisterhaften Aufsatz (1807) darüber
geschrieben, so dass es eine der grössten Unverschämtheiten
ist, wenn *Hahnemann* der Erste zu sein behauptete, welcher
auf die Krätznachkrankheiten aufmerksam gemacht habe. — Die
Auffindung der Krätzmilbe hat die ganze Sache in Frage gestellt. Sie ist sicher vorhanden; ich habe sie selbst oft genug
gesehen; dass aber ihr Vorhandensein das alte Dogma von den
Krätznachkrankheiten umstosse, das muss ich ableugnen. Ich
will mich nicht auf die vielen alten Erfahrungen und Beobachtungen berufen, nicht darauf, dass, wenn nach dem Verschwinden der Krätze eine andere Krankheit auftrat, diese, sobald
die Krätze wieder zum Vorschein kam, stille stand, oder gar
zu Grunde ging. Ich will Sie nur auf das Terrain der Gegner
führen. Wie bildet sich die Krätze? — Es entstehen zuerst
kleine Papeln, aus denen sich die Krätzbläschen und dann die
Krätzpusteln bilden. Es ist aber nicht nachgewiesen worden,

dass schon bei dem ersten Erscheinen der Papeln die Krätzmilbe vorhanden; es wäre also hier ein filius ante patrem.
Also hier schon ein offenbarer Widerspruch! Ferner leugnen
selbst *Raspail's* Anhänger nicht, dass keinesweges alle Krätzbläschen mit einem Gange und einer Milbe versehen sind. Wäre
das Insekt Ursache der Krankheit, warum nicht an jedem Bläschen ein solcher Gang, und in jedem ein Insekt? Ferner ist es
Thatsache, dass man das Insekt nur in der frischen Krätze gefunden, aber nicht mehr, wenn sie längere Zeit bestanden.
Die Einwendung, dass man durch Einimpfung des Insektes
Krätze erzeugen könne, ist kein schlagender Beweis; denn man
könute mit dem Insekt noch Etwas vom Krätzcontagium über-
tragen haben. Sollte der Versuch schlagend sein, so müsste
man zuvor das microscopische Insekt gebadet und mit der
Bürste gereinigt haben; denn Sie wissen, dass nicht ein Pfund,
sondern welche kleine Quantität des Contagiums zu seiner
Uebertragung nothwendig ist. Die Frage ist also durch die
Auffindung der Krätzmilbe keinesweges entschieden, wie ihre
Entdecker behaupten. Ich muss gestehen, dass ich nach meiner eigenen und den vielen alten Beobachtungen Vertrauen
verdienender Aerzte gar keinen Zweifel über die Existenz
der Krätznachkrankheiten habe. Es ist nicht selten und allgemein bekannt, dass besonders bei alten Leuten in Folge des
Krätzausschlages sich eine Ulceration der Haut eigenthümlicher
Art, hauptsächlich um die Knöchel der Unterextremitäten bildet, deren Secret contagiös, und der man den Namen Ul-
cus psoricum gegeben (hier wird Keiner behaupten, dass
dies Geschwür durch die Krätzmilbe so gestaltet sei), und
dass, wenn man dieses Geschwür plötzlich austrocknet, innere
Krankheiten eigenthümlicher Art entstehen, nicht bloss wie nach
Austrocknung alter Abdominalgeschwüre, sondern eigenthümliche Formen. Diese Thatsache scheint mir besonders schlagend für die Möglichkeit zu sprechen, durch die Unterdrückung

der Krätze Nachkrankheiten hervorzurufen. Ich will gerade keine Tyrannei ausüben, und Sie zur Annahme dieser Ansicht zwingen; indessen bekenne ich, dass die angeführten Gründe bei mir die vollkommenste Ueberzeugung erregt haben, dass Krätze Nachkrankheiten hervorbringen könne.

Verordnung: ℞ Infus. herb. Digitalis (℈ß) ℥v, Liq. Kali acetic. ʒvj, Mellag. Taraxac. ℥j. M. S. Zweistündlich einen Esslöffel zu nehmen.

4. November. Dass durch eine dreitägige Behandlung wohl eine Veränderung in dem subjectiven Zustand unseres Kranken, nicht aber in dem objectiven eingetreten, kann nicht auffallen. Durch ein Infusum Digitalis und Extr. Taraxaci werden wir ein Klappenleiden des Herzens nicht beseitigen können. Jedenfalls aber haben diese Mittel vortheilhaft gewirkt; sie haben die Diurese und Chylopoëse bethätigt, und dadurch gegen die im Bereich der ärztlichen Wirkung gelegenen hydropischen Erscheinungen und Leberleiden agirt. Der Harn ist vermehrt und in seiner Qualität verändert; die hydropischen Erscheinungen verschwinden; es erfolgen täglich einige breiige Stuhlausleerungen; der Kranke hat gute Esslust, und nach dem Essen hat er nicht mehr das Gefühl von Auftreibung und Beengung. Dagegen zeigt sich der kleine Leberlappen noch immer aufgetrieben und bei der Betastung empfindlich. — Die objectiven Symptome der Herzaffection sind dieselben, doch nicht die subjectiven: der Husten seltener, die Beklemmung geringer; doch treten bei der Bewegung leicht die asthmatischen Zufälle wieder ein.

Wenn gegen chronische Krankheiten etwas Wesentliches unternommen werden soll, so muss das Causalmoment besonders berücksichtigt werden! Wir haben neulich die Frage zur Erörterung gebracht, ob es Krankheiten innerer Organe in Folge vertriebener Krätze geben könne, besonders in Hinblick auf die in neuerer Zeit aufgefundene Krätzmilbe, welchen Pa-

rasiten man als die Bedingung der Krätze angenommen. Es
sollte die Krätze ein rein locales Uebel sein, und es wäre alsdann lächerlich, von Nachkrankheiten derselben zu sprechen,
gerade eben so, wie wenn Jemand mit Läusen bedeckt ist, der
Kamm über ihn hingeht, und wenn nach einigen Tagen ein
Katarrh entsteht, man dann sagen wollte: ja, der Katarrh ist
Folge der weggenommenen Läuse; das wäre ein Schluss: post
hoc, ergo propter hoc. Ich habe Ihnen meine Gründe auseinander gesetzt, weshalb ich der Ansicht bin, dass es Krätznachkrankheiten geben könne. Lässt sich nun hier in unserem
Falle nur die Wahrscheinlichkeit nachweisen, dass die vor
neun Jahren dagewesene Krätze der Grund dieser Herzkrankheit sei? —

Die Schwierigkeiten, welche sich dieser Annahme entge-
genstellen, werden Sie nicht verkennen, doch lässt sich Folgendes dafür anführen: 1) Es haben sich bei unserem Kranken
an der characteristischen Stelle zwischen den Fingern in der
Bettwärme wiederholt Papulae, frustrane Krätzbildungen gezeigt; dies ist meiner Meinung nach characteristisch für die
Krätznachkrankheiten; ich habe solche Eruptionen besonders
im Frühjahr beobachtet. 2) Was das lange Intervall zwischen dem Vorhandensein der Krätze und dem Auftreten der
Herzerscheinungen anbetrifft, so muss man unterscheiden zwischen dem Dasein der Krankheit und der Perception von Seiten des befallenen Individuum. Es ist eine gar häufige Beobachtung, dass der Kranke subjectiv noch gar keine Idee von
seinem Herzleiden hat, während doch die Untersuchung die
Krankheit objectiv nachweist; dies ist gerade das Eigenthümliche der Herzkrankheiten. Es findet sich aber diese Selbst-
täuschung nicht bloss in der chronischen, sondern auch in der
acuten Herzaffection (gerade im Gegensatz mit den Leiden
der Unterleibsorgane). Bekannt ist, dass selbst bei den heftigsten Herzentzündungen, sogar des serösen Ueberzuges, oft

nicht die geringste Schmerzempfindung, oder an einer ganz
andern Stelle*) stattfindet. Deshalb haben sie auch die Alten
unter die Inflammationes occultae gezählt. Noch häufiger ist
diese Eigenthümlichkeit bei chronischen Herzleiden vorhanden.
Das Bewusstsein davon ist oft nur im Traumleben und äussert sich in schreckhaften Träumen, während im wachen Zustande es gänzlich mangelt. So sah ich wiederholt, dass
Kranke der Art gar keine Ahnung von ihrem vorgeschrittenen Herzleiden hatten, wo es aber nur des unbedeutendsten
Anstosses bedurfte, um es zur Perception zu bringen. So sah
ich, wie solche Herzkranke beim Heimkehren von ihrer Arbeit,
indem sie einen Berg lustig überschreiten wollten, plötzlich
von Asthma ergriffen wurden, und diesem Anfall unterlagen;
oder wie solche Kranke, indem sie auf der Jagd einen Gra-
ben übersprangen, in einem heftigen asthmatischen Anfall
untergingen. — Es ist also nicht entschieden, ob unser Kranker
nicht bereits vor der Zeit, von der er sein Leiden datirt, schon
herzkrank gewesen; somit tritt das grosse Intervall obiger Annahme nicht in den Weg. — 3) Ist durchaus bei dem Kranken keine andere Veranlassung aufzufinden, die diese Herzaffection zur Folge haben konnte. Rheumatische Affectionen
will der Kranke nie gehabt haben. Man kann auch nicht annehmen, dass die Leberaffection die primäre war, denn die Herzaffection, die aus Leberkrankheit entsteht, ist sehr characteristisch und bestimmt; sie findet sich allemal in der rechten
Herzhälfte, was aus dem physiologischen Zusammenhange der
Leber mit dem rechten Herzen zu erklären ist.

Verordnung: Fortgebrauch der verordneten Arznei.

5. November. Zuerst fragen wir: wie sind die Medicinal-
Symptome? Patient hat täglich eine Stuhlentleerung gehabt,

---

*) Worauf besonders *Kreyssig* aufmerksam gemacht hat. Vergl.
S. 86.

wir hätten wohl mehrere gewünscht; die Diurese ist offenbar
vermehrt. Der pathischen Symptome haben wir drei Reihen:
1) Herzerscheinungen, 2) Lebererscheinungen und 3) hydropische. Die letzteren sind fast ganz verschwunden, die Leber-
anschwellung und die Herzerscheinungen wie gestern; dagegen
ist der Radialpuls regelmässiger, eben so der Herzrhythmus,
der Puls aber ist langsamer geworden, (54 Schläge in der
Minute); diese letzte Erscheinung ist ohne Zweifel Effect der
Digitalis.

Man hat in der neuesten Zeit gegen Anwendung des Fingerhutes in Herzkrankheiten Einwürfe gemacht, vorzüglich die
englischen Aerzte, unter denen besonders *Stokes* zu nennen
ist; Letzterer warnt namentlich vor seiner Anwendung bei Fehlern der Herzklappen. Ich will der Intention des irländisches
Arztes alle Gerechtigkeit widerfahren lassen, zumal da ich
selbst schon, ehe ich seine Untersuchungen kannte, die Bemerkung gemacht habe, dass der Fingerhut bei Herzkrankheiten mit Umsicht gebraucht werden müsse, indem er leicht
lähmend auf die Herzthätigkeit einwirken könne. So allgemein aber wie *Stokes* kann ich die Anwendung der Digitalis
in Krankheiten des Klappenapparates des Herzens nicht wider-
rathen; denn je tumultuarischer die Contractionen des Herzens
sich folgen, um so störender wirken sie ein, die Intermission
ist nur als eine Naturbemühung zu betrachten; je langsamer
die Contractionen sich folgen, um so seltener wird die Natur
solche Intermissionen des Pulses eintreten lassen. Hier sehen
Sie, wie die Digitalis, indem sie den Puls verlangsamt, ihn
auch zugleich regelmässiger macht. — Lassen Sie uns aber
die Frage in ihrem wahren Gesichtspunkte betrachten: Es han-
delt sich um das Hinderniss, das sich dem Blutlauf in den
Weg stellt, und um die Kraft, deren das Herz bedarf, um dieses
Hinderniss zu überwinden. Ist dieses sehr bedeutend, ist es
Folge von Herzstenose, von vollkommener Ossification, so wird

auch jedes Mittel, das die Energie des Herzens, welche dieses Hinderniss überwinden muss, bricht, nachtheilig wirken; daher werden in solchen Fällen Incitantia, wie äussere Hautreize (Sinapismen) und innerlich Naphthen und Ammoniumsalze nützen. In diesem Punkte, glaube ich, liegt die ganze Schwierigkeit der Frage. Es fragt sich nur: giebt es Erscheinungen, durch die wir über die Grösse des Hindernisses bei Lebzeiten Aufschluss erhalten können? Allerdings. Es ist der Grad, die Qualität, die Heftigkeit des Aftergeräusches, das man durch das Stethoskop vernimmt. Ist das einfache Blasebalggeräusch vorhanden, so nimmt man an, das das Hinderniss kein so bedeutendes ist, (nur theilweise Verknorpelung oder Verknöcherung der Klappen); je mehr es sich aber dem Feilen- oder Raspelgeräusch nähert, je mehr es einen metallenen, schneidenden Ton hat (was hier nicht der Fall), auf eine um so grössere Degeneration der Klappen muss man schliessen, und in diesem letzten Fall muss die Digitalis eine vorsichtige Anwendung finden. Einige haben, die Schwierigkeit zu umgehen, eine fast lächerliche Anwendung dieses Mittels gemacht, nämlich von der Tinctura Digitalis aetherea, auf der einen Seite Naphthe, auf der anderen die Digitalis, welche in diesem Präparate eine ganz untergeordnete Rolle spielt. — Die Wirkung der Digitalis ist in verschiedenen Individuen sehr verschieden, vorausgesetzt, dass sie immer eine genuine ist; man muss nicht glauben, dass man zur Hervorrufung ihrer Wirkung immer grosser Dosen bedarf. Ich habe oft gefunden, dass das Pulver der Digitalis von $\frac{1}{4} - 1$ Gr., viermal täglich gereicht, schon recht bald ihre positive Wirkung eintreten lässt. Man fange daher lieber mit kleinen Gaben an, und steige nur vorsichtig, wenn ihre Wirkung nicht erfolgt. Auch fand ich, dass sich die Digitaliswirkung weit hinaus erstrecken kann, selbst 4 — 6 Tage nach dem Aussetzen des Mittels[*]. — Die hier

---

[*] Vergl. den dreizehnten Fall.

angewandte Dose ist keine heroische, und fahren wir daher auch mit ihrer Anwendung fort. Da wir jedoch stärker auf den Darm zu agiren wünschten, so wollen wir statt des un schuldigen Taraxacum dem Infus. Digitalis die Tinctura Rhei aquos. (ʒj) hinzusetzen.

6. November. Die Digitalissymptome sind dieselben, wie wir sie gestern beobachtet haben, trotz des Fortgebrauchs dieses Mittels; statt einer sind aber nun drei breiige Stuhlentleerungen erfolgt. Die günstige Einwirkung auf die functionellen Symptome ist klar: gute Esslust, ohne nach Befriedigung derselben Beschwerde zu fühlen, der Husten verschwunden, kein Gefühl von Angst, keine Apnoe mehr, selbst bei der Bewegung; dagegen ist der objective Thatbestand des Herzens und der Leber derselbe. —

Die nachtheilige Einwirkung der Digitalis steht in umgekehrtem Verhältnisse zu ihrer Wirkung auf die Herzbewegung und die Secretionen, wo sie die Harnsecretion vermehrt, und die Herzbewegung retardirt, da fehlen in der Regel die narkotischen Erscheinungen (wie Trockenheit im Halse, Schwindel, Gesichtsschwäche), und umgekehrt. Es richtet sich dies zuweilen nach der Art und Weise, wie das Mittel gereicht wird: Wenn man das Extract oder Infusum der ganz frischen Blätter giebt, so treten häufiger die narkotischen Nebenwirkungen ein. Diese unangenehmen Folgen, welche sich besonders leicht bei sogenannten nervösen Personen zeigen, zu vermindern, habe ich das Acetum Digitalis als sehr vortheilhaft gefunden, entweder rein mit Zucker, oder in Form der Saturation mit Liquor Kali subcarbonici gereicht.

Wir müssen nun noch einmal auf die Frage zurückkommen, ob die radicale Heilung der Herzaffection unseres Kranken noch im Bereiche der Möglichkeit liegt. Die Beantwortung derselben hängt ab von der Eruirung des Causalmomentes. Nach wiederholtem Nachfragen und Nachforschen hat sich jetzt ergeben, dass der Kranke vor Jahresfrist ungefähr an einer heftigen rheumatischen Augenentzündung mit grosser Neigung zur Pannus-Bildung gelitten; dies stimmt überein mit dem erst vor einigen Monaten wahrgenommenen Herzübel. Wie sich im Auge Pannus, hat sich nun in den Herzklappen eine ähnliche Production gebildet. Auch für die Leberaffection hat sich noch ein Causalmoment herausgefunden: der Kranke hat nämlich in einer Stellung und Lage aushalten müssen, wobei ihm nicht viel Bewegung erlaubt war, und hat ausserdem durchaus keinen Widerwillen gegen Spirituosa — Wir haben hier also, wie man zu sagen pflegt, die Kirche ums Dorf getragen; doch haben wir vom Causalnexus der Herzaffection und Krätze sprechen müssen, da der Kranke uns nur diese angegeben, und wir keine idiopathische Herzkrankheit annehmen konnten. Jetzt kennen wir den Zusammenhang besser.

7. November. Vergleichen wir den heutigen Zustand des Kranken mit dem gestrigen, insofern bei chronischen Krankheiten in 24 Stunden eine Aenderung zu erwarten ist, so finden wir, was 1) die Medicinalerscheinungen anbetrifft, dass die Wirkung der Digitalis auf die Diurese fortdauert, und die auf die Herzthätigkeit zugenommen hat, (gestern zählten wir 54, heute nur 48 Schläge in der Minute), hiermit ist aber der Puls auch ganz regelmässig geworden. Nur zwei breiige Darmausleerungen sind seit gestern erfolgt. — Was 2) die pathischen Erscheinungen anlangt, so ist es genug, sagen zu können, dass der Zustand des Kranken sich in demselben günstigen Verhältnisse befinde. Wir sehen jetzt zwar noch keine narkotische Wirkung der Digitalis, indessen äussert sie sich jetzt doch etwas zu stark auf die Herzthätigkeit, und wollen wir sie daher aussetzen, und um die Wirkung auf den Darm zu vermehren, ℞ Solutionis Kali tartarici ($\zeta\beta$) $\bar{z}$v, Tinct. Rhei aq., Mellaginis Taraxaci āā $\bar{z}$j M. verabreichen lassen.

9. November. Trotz der Ausssetzung der Digitalis seit vorgestern dauert ihre Wirkung sowohl auf die Herzthätigkeit
wie auf die Harnsecretion noch fort; anfangs nahm sie sogar
noch zu. Da die verordnete Arznei zu stark auf die Darmsecretion gewirkt hat, so wollen wir ihre Gabe auf die Hälfte
mindern.

10, November. Die Arzneiwirkung der Cathartica dauert
in mässigem Grade fort. In Folge derselben haben sich nun
auch die Lebererscheinungen bedeutend gemildert: die Geschwulst, so wie die Empfindlichkeit des kleinen Leberlappens
ist fast gänzlich geschwunden, der Appetit zurückgekehrt und
nach dem Essen ist nicht mehr das Gefühl von Völle und Spannung. Die Wirkung der Digitalis auf die Diurese währt noch fort,
dagegen hat die Wirkung auf die Herzbewegung wieder abgenommen, und der Puls, der bis auf 34 Schläge herunter
war, ist nun wieder bis 58 gestiegen; in demselben Verhältnisse zeigt er aber jetzt nicht mehr die Gleichförmigkeit
in der Succession der Schläge. Die subjectiven Herzerscheinungen sind ganz verschwunden, dagegen bleibt der Herzimpuls und das Blasebalggeräusch dasselbe. — In Berücksichtigung des neu aufgefundenen Causalmomentes wollen wir eine
Ableitung machen, und zwar, da die Affection schon längere
Zeit besteht, eine etwas kräftige, indem wir an der Stelle, wo
man das Aftergeräusch hört, einen halben Zoll von der Brustwarze eine kleine pyramidenförmige Moxe abbrennen lassen
werden, um nach Abstossung des Brandschorfes daselbst eine
Fontanelle zu etabliren.

11. November. Die Wirkung der Arznei auf den Darm beschränkt sich, dagegen dauert die der Digitalis auf die Nieren in
gleichem Maasse fort, das bestätigend, was wir von der nachhal-
tigen Wirkung dieses Mittels gesagt haben. Merkwürdig ist der
Puls, welcher wieder ungewöhnlich langsam (36 Schläge in der
Minute machend) und in gleichem Maasse wieder ganz regelmäs-

sig geworden ist. Die beiden Herzbewegungen folgen ziemlich schnell auf einander, und dann tritt eine lange Pause ein.
Diese Abnahme der Pulsfrequenz ist um so auffallender, als
wir gestern eine Moxe auf der Herzgegend abbrennen liessen,
welche eher eine Acceleration des Pulses hätte bewirken sollen.
Die abführende Arznei möge fortgebraucht werden.

17. November. Die Medicinalwirkung der Digitalis hat
jetzt aufgehört, der Puls macht jetzt 64 Schläge in der Minute;
wir bemerken zwar an ihm nicht mehr die Regularität, welche wir während der Wirkung der Digitalis fanden, doch keinesweges den Grad der Ungleichheit wie früher. — Die subjectiven Herzerscheinungen sind verschwunden, doch die objectiven die gleichen geblieben. Die Wirkung der die Darmsecretion befördernden Mittel dauert nach Wunsch fort, und
in Folge dessen haben sich die objectiven wie functionellen
Erscheinungen der Leber ganz verloren. Die Haut- und Harnsecretion normal, die hydropischen Erscheinungen verschwunden. — Der Brandschorf, welchen die Moxe verursacht hat,
ist abgestossen, und werden wir diese Stelle noch längere
Zeit offen erhalten.

Der Kranke wurde aus dem klinischen Saale in eine andere Abtheilung der Charité verlegt.

Achtzehnter Fall.

Hypertrophie und Dilatation der linken Herzhälfte mit Anomalie der Aortenklappe. — Rheumatismus articularis. — Herzbuckel. — Einseitige Krise durch die Haut. — Digitalis-Narcose. — Steigerung der Herzerscheinungen. — Harnkrise. — Delirien. — Zusammenhang derselben mit der Herzkrankheit.

28. Juni 1841. Friedrich Adlung, Schneider, 25 Jahr alt. Hier haben Sie ein schönes Mixtum, eine Mischung von allerlei Krankheitszuständen. Indem wir zuerst nur die einzelnen Zustände scharf scheiden und trennen wollen, werden wir sodann untersuchen, in welchem Zusammenhange sie stehen. — Das Erste, was uns auffallen muss, sind die Erscheinungen in dem Centralorgane des vasculösen Systems. Schon seit seinem zwölften Jahre klagt der Kranke über Herzerscheinungen, die von Jahr zu Jahr zugenommen, und doch war es nicht dieses Leiden, das ihn hier einzutreten bestimmte, sondern ein anderes, das modificirend auf das Grundleiden wirkte; indessen ist es das Herzleiden, das zuerst unsere Aufmerksamkeit in Anspruch nimmt. Sogleich fällt die Pulsation der Carotiden und das eigenthümliche Schnurren derselben, besonders der rechten, auf; untersucht man das Herz, so ist dem Auge schon sichtbar, dass der Herzschlag weit verbreitet; die Percussion ergiebt in grossem Umfange bis gegen die dritte Rippe und rechts weit hinüber den matten Herzton; übereinstimmend ist damit das Resultat der Auscultation; — also Beweis, dass das

Herz vergrössert ist, hypertrophirt wollen wir noch nicht sa·
gen. Untersucht man die Herztöne mit dem Stethoskop genauer, so findet man einen vermehrten Impuls, besonders des
linken Ventrikels, und dem entsprechend links vom Sternalrande die Geräusche deutlicher, während sie etwas höher hinauf von einem Aftergeräusch, Feilengeräusch, gedeckt werden.
Diese Thatsachen beweisen, dass hier Hypertrophie und
Dilatation der linken Herzhälfte und Anomalie des Klappenapparates der Aorta vorhanden sind. Damit stimmt überein
die Unregelmässigkeit des Radialpulses, der oft aussetzt. Es
sind aber noch andere Erscheinungen bei dem Kranken zum
Vorschein gekommen, nämlich die des acuten Rheumatismus,
besonders in den Handgelenken. Wir haben darauf schon
hin examinirt, er will aber früher nie daran gelitten haben.
Ausserdem haben wir es mit einem Fieber zu thun, welches
den Articularrheumatismus begleitet, das aber nach dem schwa-
chen Pulse (92 Schläge in der Minute machend), der trocknen
Zunge, den klebrigen, zerfliessenden Schweissen den torpiden
Character hat. — Wir haben es also mit einem Herzleiden zu
thun, zu welchem sich ein Articularrheumatismus, der von einem torpiden Fieber begleitet wird, gesellt hat.

Verordnung: ℞ Infus. herbae Digitalis (℈j) ℥jv, Mucil. Salep. ℥jj, Aq. Laurocer. ℥jj, Syrup. simpl. ℥j. M. S. Zweistündlich
einen Esslöffel voll zu nehmen. Einwickelung der befallenen
Gelenke in Werg.

29. Juni. Die rechte Carotide lässt die Erscheinung des
Schwirrens im hohen Grade fühlen und hören, an den übrigen Gefässen ist nichts davon wahrzunehmen; es ist sonder-
bar, wie diese Erscheinung oft nur an einzelnen Arterien vorkommt, so z. B. an der Cruralis. In den Erscheinungen des
alten Herzleidens werden wir keine Veränderung erwarten
können; nur in so fern wird diese möglich sein, als es von
dem neu aufgetretenen Rheumatismus dependirt. Wenn in

einem Individuum, dessen Herz krank, ein neuer Krankheitsprocess, der mit Fieber verbunden, wo das Herz die Haupt-
rolle spielt, auftritt, so ist es klar, dass dann Veränderungen
in seiner Thätigkeit Statt finden müssen; wie aber eine mit
Fieber verbundene Entzündung Veränderungen in einem schon
entarteten Herzen gestalte, das ist bei den Herzkrankheiten,
obwohl sie in neuerer Zeit mit Praedilection studirt worden,
noch eine zu erörternde Frage, und dies hat zu dem Vorwurfe
der Unsicherheit der Diagnose dieser Krankheiten Veranlassung gegeben, indem manche alte Erscheinungen durch die
neuen gedeckt werden, und in den Hintergrund treten. — Es
ist jetzt das Wichtigste, zu bestimmen, welches die Veränderungen in dem neu aufgetretenen Rheumatismus und dem damit verbundenen torpiden Fieber sind. Die Gelenkschmerzen
haben sich ermässigt; der Puls 96 Schläge in der Minute machend, etwas schwirrend, die Zunge trocken und glatt, der
Urin roth und sehr sauer, die Haut schwitzend.

Dieselbe Verordnung wie gestern, und ausserdem Natron
carbonicum acidulum zum Getränk.

30. Juni. Es ist hier nur eine Andeutung einer Formver-
änderung an der vorderen Thoraxwand, dem Herzen entsprechend, wie man sie sonst bei Kindern, wenn sie von der vorliegenden Herzaffection ergriffen werden, so häufig antrifft,
nämlich Andeutung eines Herzbuckels. Indem das Herz an
Grösse zunimmt, und mit vermehrter Stärke an die Brustwand
anschlägt, wird diese, wenn die Rippen noch ihre knorplige
Beschaffenheit haben, herausgetrieben, was immer für den
Kranken ein günstiges Ereigniss ist; denn wenn im vorgerück-
teren Alter nach der Verknöcherung der Rippen die Nachgie-
bigkeit derselben aufgehört, so kann das Herz sich nicht mehr
nach dieser Richtung hin ausdehnen, sondern drängt die Lunge
nach hinten und oben, woher zum Theil der nachtheilige Einfluss
auf den Act der Respiration kommt. Ich habe wiederholt ge-

sehen, dass bei dieser günstigen Veränderung des Thorax die
Kinder, selbst wenn das Uebel sehr bedeutend war, sich viel
besser befanden, als Erwachsene, bei welchen das Uebel noch
lange nicht so weit gediehen, aber die günstige Formverände-
rung nicht eingetreten war. Hier finden Sie eine Andeutung
des Herzbuckels in der Gegend der sechsten und siebenten
Rippe*). — Die Symptome des alten Herzleidens sind fast
die gleichen, dagegen die des neu hinzugetretenen Rheumatismus und des Fiebers viel geringer; doch ist eine andere
Erscheinung im Herzen zu bemerken, die auch dem rheumatischen Process angehört: nämlich, dass das Aftergeräusch der
Aortenklappe viel stärker zu hören ist. Es muss uns unter
diesen Verhältnissen unangenehm sein, dass der Articularrheumatismus nur unter reichlicher Diaphorese und nicht zugleich
unter activer Harnkrise zu Grunde geht. Dagegen können
wir nicht anders auftreten, als wir gethan: wir haben dem
Kranken einen Aufguss des Fingerhuts, und zum Getränk das
Bicarbonat der Soda gereicht, um das pathische Produkt zu
neutralisiren, und mit dem Urin zu entfernen; der Kranke hat

---

*) Es kommt mitunter die entgegengesetzte Verbildung des Tho-
rax vor, ein Eingedrücktsein des untern Thoraxtheiles und besonders
des Processus ensiformis sterni, namentlich in Folge von gewissen Be-
schäftigungen, bei denen dieser Theil gegen einen festen Körper anhal-
tend gestemmt wird, daher bei Schuhmachern, Riemern u. dergl. Auf
die nachtheilige Wirkung dieser Verbildung machte Schoenlein bei
einem andern Kranken mit folgenden Worten aufmerksam:
„Wir finden hier die fatale Einwirkung der Beschäftigung, welcher
der Kranke angehört (er ist Schumacher), auf seinen Körper, nämlich
das Eingedrücktsein des Processus ensiformis des Brustbeines, wodurch
die Bewegung seines in Folge des rheumatischen Krankheitsprocesses
erkrankten Herzens behindert wird. Ist nun der Schwertfortsatz sehr
lang, so wird auch der Magen in seiner Function besonders nach der
Verdauung beeinträchtigt. Es giebt dies oft Veranlassung zu Abdominalaffectionen, Magenkrankheiten, hypochondrischer Stimmung u. s. w."

bis jetzt davon 3β verbraucht, und noch ist keine Veränderung im Urin eingetreten, er ist noch dunkel und sehr sauer.

1. Juli. Auch an der Cruralis ist heute, doch nicht permanent, das Schwirren wahrzunehmen. Die Athembeschwerde, wie das Herzklopfen sind geringer geworden, die objectiven Symptome sind dieselben. Das Fieber hat sich sehr ermässigt (80 Schläge in der Minute), doch unter einseitiger Hautkrise, und das ist immer bei Herzaffectionen unangenehm, da man, so lange die Harnkrise fehlt, fürchten muss, dass die Affection des Klappenapparates Fortschritte macht. Der Kranke hat nun 1½3 der Soda genommen, und doch ist der Harn noch sehr sauer; so reichlich ist die Abscheidung der Harnsäure!

2. Juli. Die Herzerscheinungen sind unverändert, die Gelenke bleiben frei, die Harnkrise aber trotz aller angewandten Mittel mangelnd. Gestern Abend zeigte sich eine geringe Exacerbation. Es ist aber seit gestern eine Reihe neuer Erscheinungen aufgetreten: man nimmt links von der Mittellinie des Körpers in der Regio epigastrica die Aortapulsation deutlich wahr, und rechts ziemlich synchronistisch damit eine mehr undulirende Bewegung, welche wir wohl der untern Hohlader zuschreiben müssen, das rechte Hypochondrium ist dabei nicht aufgetrieben; der Druck unter dem Proc. ensiformis beengt sogleich den Kranken, was ebenfalls auf Affection der untern Hohlvene hindeutet. Die ganze Erscheinung scheint mehr von einer Fülle der untern Hohlvene auszugehen. Es ist auch Erbrechen eingetreten, was wir aber dem Gebrauche der Soda zuschreiben möchten, welche dem Kranken Ekel erregt. Sie möge daher fortgelassen werden.

3. Juli. Von den sogenannten passiven, der Krankheit angehörenden Erscheinungen können wir keine wesentliche Veränderung berichten: die Gelenke bleiben frei, die Herzerscheinungen die gleichen; Erbrechen ist seit gestern nicht mehr erfolgt; immer aber ist noch die Schmerzhaftigkeit in dem Le-

ber-Hypochondrium und die undulirende Bewegung daselbst
vorhanden. Die Zunge ist feucht, die Haut secernirend, aber
nicht in klebrigen Schweissen zerfliessend; der Harn jedoch
rührt und regt sich nicht; er ist der alte, mit Harnsäure und
Pigment gesättigte ohne Sediment, das wir um so weniger
erwarten konnten, da wir die Soda der Brechneigung wegen
fortgelassen. Es ist aber seit gestern eine neue Erscheinung
eingetreten: Veränderung im Rhythmus des Herz- und Arterienpulses, nicht bloss dass die Frequenz des Pulses auf 62
Schläge in der Minute herabgegangen, es zeigen sich auch
Unregelmässigkeiten sowohl am Herz- wie am Arterienpulse.
Hier sind wir nun gleich in Zweifel: ist dies Medicamental-
oder Krankheitssymptom? es kann letzteres sein; denn es ist
ein Klappenfehler der Aorta vorhanden. Die Entscheidung
der Frage möchte einige Schwierigkeit haben; wenn Sie aber
bedenken, dass die Erscheinungen des Klappenleidens schon
früher vorhanden, und sich seit gestern keinesweges gesteigert haben, so ist schon aus diesem Grunde anzunehmen, dass
die Veränderung in der Frequenz und Aufeinanderfolge des
Arterienpulses nicht der Krankheit angehört. Es sind aber
auch andere Digitalissymptome vorhanden, wie das Seltener-
werden des Pulses; auch das gestern vorhanden gewesene
Erbrechen möchte wohl der Digitalis und nicht, wie wir
gestern meinten, der Soda zuzuschreiben sein. Jedenfalls
werden wir die Folgerung ziehen, dass wir den Fingerhut bei
Seite lassen müssen; wir wollen dem Kranken statt dessen
verordnen: ℞ Nitri gr. iij, Ammonii muriat. gr. ij, Magnes.
carb. gr. viij, Sacchari albi gr. x. M. S. Zweistündlich zu nehmen.

5. Juli. Auf den ersten Blick wird Ihnen heute schon die
Veränderung im Harne begegnen; er wird in grösserer Menge
gelassen, und zeigt eine andere Qualität; er ist heller geworden, doch durch Schleim getrübt, reagirt zwar noch immer
sauer, aber nicht so intensiv wie früher; das ist schon eine

willkommene Erscheinung. Der Rhythmus des Herzschlages ist
wieder gleichförmig geworden, auch die alte Frequenz wieder
hergestellt (80); die Herzerscheinungen sind in Bezug auf
die Ausdehnung des Herzschlages, in Bezug auf die Ausdehnung der Herztöne und des anomalen Herzgeräusches, sowie
das Schwirren der Carotis dieselben; in Hinsicht der Erscheinungen des acuten Rheumatismus finden wir eine günstigere
Umgestaltung: nicht bloss, dass die Gelenke frei bleiben, das
anomale Herzgeräusch sich vermindert, es ist auch der Harn
auf eine günstige Weise verändert, darin nämlich, dass die von
uns so lange gewünschte Ausscheidung anfängt, aber in abwei-
chender Form. Wenn auch in der Regel in dieser Krankheit
der Ausscheidungsprocess in Form von röthlich pulverförmi-
gem Harnsediment geschieht, so zeigt sich nicht selten eine
gleiche Ausscheidung in einem mehr gelben Bodensatz, welcher in manchen Fällen scheinbar aus zähem Schleim besteht,
sich aber bei genauerer Untersuchung als harnsaures Ammonium nachweist, dem nur die Beimischung des Pigments fehlt;
man darf sich daher hier nicht durch die schleimige Ausscheidung im Harne irre führen lassen*). — Was endlich
die Medicamentalsymptome betrifft, als welche wir die Uebelkeit, das Erbrechen und vor Allem die Störung im Rhythmus
der Herzbewegung, sowie die Veränderung der Pulsfrequenz
angesehen haben, so finden wir dieselben nach der Weglassung der Digitalis verschwunden. — Besonders unangenehm
war uns bei dem Kranken, dass neben der grossen organischen Verbildung des Herzens der neu aufgetretene Rheumatismus von einem torpiden Fieber begleitet war, und das war
es, was neben der Herzcomplication die Behandlung erschwerte. Um so erfreulicher muss es uns sein, das jetzt
das Fieber fast gänzlich zu Grunde gegangen.

---

*) Vergl. S. 169.

9. Juli. Die Erscheinungen des Rheumatismus in den Gelenken, von denen früher besonders die Handgelenke befallen gewesen, zeigen sich nicht mehr, aber seit der letzten Nacht wieder eine Steigerung der Herzsymptome und zwar der Erscheinungen, die den Klappenapparat umfassen. Es kann kein Zweifel sein, dass diese Steigerung in dem Wiederaufleben der Entzündung dieser Theile, in Folge des rheumatischen Krankheitsprocesses ihren Grund hat, was um so klarer, als schon seit vorgestern die unbedeutenden Ausscheidungen im Harne sich verloren, und dem Entgegengesetzten wieder Platz gemacht haben: der Harn wird nämlich in geringer Menge gelassen, ist dunkel gefärbt, und in hohem Grade sauer reagirend. Die gesteigerten Herzerscheinungen sind diese: Gefühl von Oppression, Schwere in der Herzgegend, Beklemmung, Unruhe, der Kranke findet in keiner Lage recht Erleichterung, daher er auch die letzte Nacht schlaflos und sehr unruhig verbrachte; der Herzschlag ist weit verbreitet, der Impuls vermehrt, und vor Allem wieder sehr deutlich das anomale Herzgeräusch an der bekannten Stelle zu hören; ferner Störung im Rhythmus der Herzbewegung, ein Pulsus inaequalis, den wir jetzt nicht mehr wie früher als Digitaliserscheinung deuten können, sondern im Zusammenhang mit den übrigen Symptomen als pathische Erscheinung. Schon *Stokes* hat darauf aufmerksam gemacht, dass ein ungleicher Puls (sowohl in Hinsicht auf Rhythmus, wie auf Stärke) in Herzkrankheiten ein unangenehmeres Symptom sei, als ein aussetzender. Ich kann diesen Satz nach meiner eigenen Erfahrung nur bestätigen. — Zu den angeführten Erscheinungen hat sich noch ein erhöhtes Fieber gesellt: die Haut verschlossen, der Urin in Menge verringert und roth gefärbt, seit 24 Stunden auch bedeutende Steigerung der Pulsfrequenz von 70 auf 98 Schläge in der Minute, zugleich auch die Qualität des Pulses verändert; er ist ungleich, und zeigt ein eigenthümliches Schwirren an der

Radialis wie an der Carotis. Alle diese Thatsachen lassen keinen Zweifel, dass wieder ein Auftauchen des rheumatischen Processes eingetreten, sich aber auf die den Klappenapparat auskleidende innere Herzhaut beschränkend.

Verordnung: topische Blutentziehung durch Schröpfköpfe, ein Blasenpflaster auf die Herzgegend und ein Infusum der Digitalis von gr. vj auf ℥v mit ℨj Nitrum zum innern Gebrauch.

10. Juli. Die Herzgeräusche sind dem Grade nach die gleichen, aber nicht mehr der Ausdehnung nach, jetzt ist der Puls ganz regelmässig, keine Athembeschwerden mehr; der Harn aber noch immer keine Ausscheidungen machend, derselbe wie gestern.

12. Juli. Die Steigerung, die in den Herzerscheinungen in Folge des rheumatischen Krankheitsprocesses eingetreten, ist jetzt wieder ziemlich zu Grunde gegangen. Da diese Ermässigung unter Veränderungen im Harne, die wir zu bemerken uns früher vergebens bemüht haben, erfolgte, so ist sie uns sehr willkommen; der Harn nämlich zeigt nicht *bloss* eine Trübung, sondern auch ein röthliches Sediment. Der Puls ist regelmässig, seine Frequenz bis auf 84 Schläge in der Minute vermindert, an der Radialis nicht mehr schwirrend, wohl aber noch an der Carotis. Auch die Enge und Beklemmung auf der Brust hat sich verloren. —

Die verordnete Arznei möge fortgebraucht werden.

13. Juli. Wir haben gestern die so lange gewünschte Ausscheidung im Harne gesehen, die aber heute wieder verschwunden; indessen ist der Harn ein anderer geworden, wenn auch, der Menge und Qualität nach, noch nicht normal, doch nicht mehr der rothe, dunkle, sehr saure. Die eigentlichen Krankheitserscheinungen behaupten sich auf dem Punkte, wie vor dem Eintritt des rheumatischen Krankheitsprocesses: es bleibt die Hypertrophie und Dilatation des linken Herzens mit dem Leiden der Aaortaklappe, so dass wir jetzt den rheumatischen

Process als geendet ansehen können, und nur noch die organische
Verbildung des Herzens vor uns haben, doch hier wird unsere
Behandlung ihre Schranken finden; denn wir werden dem
Kranken das Klappenleiden nicht herauspräpariren, noch sein
erweitertes Herz zum normalen Volumen zusammendrücken
können. Da überdies schon wieder die Digitaliswirkung sich im
Pulse zu zeigen beginnt, so werden wir dieses Mittel fortlassen, zumal da ich Ihnen schon gesagt, dass die Digitalis
bei Herzkrankheiten mit Vorsicht anzuwenden sei *).

15. Juli. Es sind seit gestern Abend bei dem Kranken
Delirien aufgetreten: er ist nur mit Mühe im Bett zu halten,
schreit aus vollem Halse, und weiss nicht, wo er sich befindet. Ueber den Zusammenhang dieser Geistesstörung mit den
Herzkrankheiten ist man noch gar nicht klar; Einige haben
sogar behauptet, dass alle Geisteskrankheiten aus Herzkrankheiten entständen, doch ist dies nicht in dieser Allgemeinheit
richtig **). Man kann es ein Glück für Herzkranke nennen,
wenn diese secundären Geistesstörungen eintreten; denn bei
ihrem Eintritt sind die martervollen Erscheinungen der Herzkrankheit wie weggeblasen: die Nächte sind ruhig, werden
nicht mehr durch asthmatische Anfälle getrübt; selbst die Umgebung freut sich darüber, während der Arzt nur zu gut weiss,
was diese Ruhe zu bedeuten hat.

Verordnung: ℞ Aq. Laurocerasi ℥ij, Tinct. Opii benzoic. ℥β
M. S. Zweistündlich 14 Tropfen zu nehmen. — Waschungen
mit Spiritus camphoratus und saponatus, und Klystiere von
Asa foetida und Valeriana.

16. Juli. Wir haben den Kranken gestern in einem
schreckenvollen Zustande verlassen, dem eine schnelle Katastrophe zu folgen drohte. Wenn auch der Zustand heute we-

---

*) Siehe S. 186.
**) Vergl. den sechzehnten Fall.

niger erschrecklich ist, so würden Sie sehr im Irrthum sein,
wenn Sie sich wieder sanguinischen Hoffnungen hingeben
wollten; denn die Herzerscheinungen dauern in gleichem
Maasse fort, die Erscheinungen der Hypertrophie und Dilatation des Herzens, sowie des Fehlers der Aortenklappe sind
dieselben, auch die Ungleichheit des Herz- und Arterienpulses
die gleiche, nur ein Theil jener neuen Erscheinungen hat sich
etwas ermässigt. Gestern nämlich fanden wir zum ersten
Male eine Störung im sensoriellen Leben, und in Folge derselben war bei dem Kranken die subjective Anschauung seines Herzleidens zu Grunde gegangen, ein wahrer Gewinn für
solche Kranke, indem sie bei dem Eintritt der Geistesstörung
eines grossen Theiles ihrer Qualen quitt werden; man sieht
wie solche Kranke, die Wochen lang ausser dem Bett zubrin-
gen mussten, mit dem Eintritt jener Erscheinungen das Bett
suchen, und ganz tief liegen können. Auch unser Kranker
liegt nicht mehr erhöht, und klagt über gar nichts; das Bewusstsein über sein körperliches Leiden ist zu Grunde gegangen.
Mitunter sollen sich bei ihm Symptome von Reizung im Mus-
kelapparate, Zuckungen wie im Veitstanze gezeigt haben. —
Im Grunde stehen jene Kopferscheinungen nicht so ganz ausser
Zusammenhang; die asthmatischen Anfälle, besonders die Angina pectoris, bildet das Mittelglied, nur dass die Affection
meist hier stehen bleibt; wenn sie diese Schranke durchbricht,
so tritt die geistige Störung ein, welche also nur als eine
höhere Entwickelung der Herzstörung anzusehen ist *).

---

*) Eine andere nicht ungewöhnliche Folge von Herzkrankheiten,
besonders der Hypertrophie und der Klappenfehler des linken Ventrikels, möchte hier noch zu erwähnen sein: die Apoplexia cerebri. Bei
jenem oben (Anmerkung S. 195) angeführten Schumacher äusserte
Schoenlein darüber Folgendes: „Es ist hier eine ziemlich reichliche
Epistaxis eingetreten, welche in solchen Zuständen, wie der vorliegende, viel günstiger wirkt, als jede künstliche Blutentleerung; sie giebt

19. Juli. Die Episode, von der wir befürchteten, dass sie
zur Katastrophe führen möchte, ist jetzt vorüber. In jenem

---

aber hier noch zu einer andern Betrachtung Veranlassung, zur Berücksichtigung einer Thatsache, die auch von Anderen angemerkt worden,
aber wenig beachtet worden zu sein scheint: nämlich dass Individuen,
die an Herzaffection leiden, grosse Anlage zu Blutungen am Kopf und
in der Schädelhöhle haben, und dass durch letztere die Katastrophe
selbst bei nicht weit vorgeschrittener Herzaffection herbeigeführt werden kann. Hier in diesem Falle, wo die Blutung nach aussen erfolgte,
ist sie eine wohlthätige, wo sie aber innerhalb der Schädelhöhle Statt
findet, mag sie wohl für das Herzleiden eine erspriessliche sein, für
das Individuum aber jedenfalls eine verderbliche. Daher muss bei Individuen, die an einer Herzkrankheit leiden, besonders an Hypertrophie
des linken Ventrikels, die Möglichkeit, dass es zu Apoplexia cerebralis
kommen kann, stets berücksichtigt werden, indem durch diesen secundären Zustand Individuen, die noch lange mit ihrem Herzleiden hätten
leben können, leicht zu Grunde gehen. Bei solchen Individuen ist alles
körperlich und geistig Reizende zu vermeiden, und auf Darm und Nieren abzuleiten." —

Es möchte hier der Ort sein, noch folgende Worte, welche
Schoenlein bei einem andern, von Rheumatismus articularis befallenen Kranken gesprochen, anzuführen:

„Wir haben hier ein anderes Individuum, an derselben Krankheit,
wie sein Nachbar leidend; doch hat sich der Krankheitsprocess in diesem Individuum ganz anders wie bei jenem gestaltet; Sie sehen hier
wieder recht deutlich die Modification des pathischen Processes durch
die Individualität des Kranken. Die Gelenkaffection ist hier sehr mässig, doch immer noch den Charakter des Rheumatismus vagus habend.
So lange dieser Ortswechsel der Erscheinungen in den äusseren Theilen geschieht, ist es gerade von keiner grossen Bedeutung; doch habe
ich immer den Rheumatismus fixus lieber, weil man bei jenem nicht
sicher sein kann, dass durch unbedeutende Störung ein Umsprung nach
inneren Theilen erfolgt. Es ist oft eine merkwürdige Erscheinung beim
Rheumatismus, wie rasch er den Ort verwandelt, oft mit Blitzesschnelle.
Ich erinnere mich noch mit Lebhaftigkeit eines Falles (er betraf einen
Schreinergesellen), wo die Handgelenke stark geschwollen, geröthet
und sehr schmerzhaft waren; in wenigen Minuten sank die Geschwulst,
verlor sich die Röthe, schwand die Schmerzhaftigkeit, und in wenigen
Augenblicken war das Auge auf das Heftigste befallen. Unter Zusehen
sah man nach einigen Stunden die Geschwulst und Röthe des Auges

schrecklichen Zustande mussten wir uns auf sedative Mittel beschränken, da die Episode von dem organischen Leiden des Herzens ausging, dessen Beseitigung ausser dem Bereiche der Kunst liegt. Es trat nach jenen Mitteln Beruhigung ein, und als eigentliche Nervenkrise erquickender Schlaf, schon von

wieder schwinden, und Carditis sich entwickeln; dann wich auch hier wieder die Affection, und warf sich auf die Articulationen. Solcher Sprünge traten 3 bis 4 in 24 Stunden ein. Zuletzt stand die Affection im Herzen still, und endete mit Herzdegeneration, mit Hypertrophie, Dilatation und Klappenfehler. — Lungen und Herz sind hier intact; dagegen zeigt sich hier eine andere Erscheinung, die nicht so häufig bei einfachem Rheumatismus articularis vorkommt, und unsere Aufmerksamkeit verdient. Der Kranke hat schon vorgestern eine Blutung aus der Nase gehabt, die sich gestern Abend wiederholt hat, zusammenfallend mit der Fieberexacerbation und vorausgegangen von Congestionserscheinungen. Diese Blutung kommt beim acuten Rheumatismus durch den Genius epidemicus bedingt zu manchen Jahreszeiten häufiger vor, in welchen sie dann auch bei anderen Krankheiten nicht selten erscheint. Besonders, wo der Genius epidemicus nervosus, wo das typhöse Fieber als ziemlich verbreitete Epidemie herrscht, habe ich beim acuten Rheumatismus diese Blutung eintreten sehen; sie ist dann immer eine nicht erfreuliche Erscheinung, denn bei ihrer Wiederkehr erfolgt eine Umwandlung des Fiebercharakters, und auf dem Rheumatismus entwickelt sich, um mich des verpöhnten Wortes zu bedienen, parasitisch das typhöse Fieber. Unter diesen Umständen muss man besonders auf die Beschaffenheit des Pulses und auf das Verhalten der Coecalgegend zu achten. Ich habe 1836 und 37 häufig die Herausbildung des typhösen Processes aus dem rheumatischen beobachtet; gewöhnlich gingen dann Blutungen voraus, und eine Umwandlung des Fiebercharakters erfolgte. — Hier in diesem Falle ist die Blutung nicht gering gewesen, und muss uns vorsichtig in unserer Vorhersage machen; doch ist hier freilich zu bemerken, dass das Sensorium nach der Epistaxis frei geworden, keine Veränderung, keine Steigerung des Fiebers erfolgte, und dass alle Secretionen in Ordnung sind, namentlich dass der Harn das charakteristische pfirsichblüthrothe Sediment bildet. — Ich erinnere hier noch schliesslich, dass die Aerzte, welche sich mit Untersuchungen der Bluterfamilien beschäftigt, behauptet haben, dafs in diesen Rheumatismen und Podagra einheimisch sind, und diese Krankheiten im Causalverhältniss zu der Blutung stehen."

vorgestern auf gestern und noch mehr von gestern auf heute.
So fühlt sich denn der Kranke heute sehr wohl und vortreff.
lich. Dass wir seine Meinung nicht theilen können, beweist
schon ein Blick auf die Herzgegend, und wenn wir gar die
Hand oder das Stethoskop anlegen, so wissen wir wohl, was
es mit dem Nachlass der Erscheinungen zu bedeuten hat; es
ist hier gerade so, wie mit den Anfällen der Angina pectoris;
diese gehen vorüber, aber die Quelle der Paroxysmen bleibt
die gleiche. So ist uns also auch hier die Zukunft des Kranken klar und deutlich vorgezeichnet. — Was in diesem Falle
die Sache gerade schlimm machte, war das Hinzukommen des
rheumatischen Krankheitsprocesses, welcher das den wenigsten Widerstand leistende, das pathisch verletzbarste Organ
in diesem individuellen Falle ergriff; was aber die Sache wieder ausglich, war die noch nicht eingetretene Ossification der
Rippenknorpel, wodurch in Folge der Herzvergrösserung ein
Herzbuckel entstehen konnte.

Da der Kranke einer grösseren Ruhe und kühleren Temperatur bedurfte, so wurde er von dem klinischen Saale verlegt; sein Zustand blieb leidlich, und so verliess er am 25. August die Heilanstalt.

Neunzehnter Fall.

Rheumatismus der Bauchmuskeln. — Fixirung desselben in den Pyramidalmuskeln. — Mangel der Harnkrise. — Abgang von Eiter mit der Stuhlentleerung. — Genesung.

12. Juni 1841. Theodor Müller, Goldarbeiter, 22 Jahr alt. Der Kranke, ein kräftiges, blutreiches Individuum, hatte sich am 7. Juni bei seiner Arbeit stark erhitzt, und darauf die Unvorsichtigkeit begangen, bei schweisstriefender Haut in diesem kalten, regnichten Wetter nach Haus zu gehen. In der folgenden Nacht ward er von einem Schmerz befallen, der in der Magengrube beginnend, reissend, vage am Abdomen herumzog, sich endlich aber mehr über der Schambeinfuge fixirte und concentrirte; bei jedem Druck und jeder Berührung nahm er zu, auch traten bald Harnbeschwerden ein. Ein herbeigerufener Arzt giebt ihm ein Emeticum und lässt ihn nachträglich noch laxiren. Der Erfolg war, wie sich erwarten liess, ein ungünstiger, und so kam der Kranke gestern, am vierten Tage der Krankheit, nach der Charité. Die örtlichen wie allgemeinen Erscheinungen verlangten sogleich ein energisches Einschreiten; nach einer allgemeinen und örtlichen Blutentziehung hat sich nun die Krankheit zum bessern gewendet, ohne jedoch ganz verschwunden zu sein. — Wir finden jetzt folgenden Zustand: der Unterleib ist nicht aufgetrieben, in der Richtung der geraden Bauchmuskeln aber gespannt; er ist nur an einer Stelle, nämlich dicht über der Schambeinfuge, in

der Gegend der Pyramidalmuskeln bei der Berührung sehr empfindlich; jetzt aber keine Harnbeschwerde mehr vorhanden. Der Harn ist etwas dunkel gefärbt, doch ohne Sediment. Die allgemeine Reaction ist fast Null: der Puls normal frequent, die Haut weich, aufgeschlossen, die Zunge etwas belegt; die früher vorhanden gewesene Stuhlverstopfung ist bereits durch ein Klystir gehoben worden.

Es war hier früher unstreitig Entzündung der Bauchmuskeln mit Tendenz zur Fortpflanzung auf das Peritonaeum vorhanden; so sehen wir häufig die Entzündung des Bauchfells mit rheumatischer Affection der Bauchmuskeln anfangen, ähnlich wie es die Pleuresien thun, denen oft Entzündung der Thoraxmuskeln vorangeht. Dass hier ein Muskelleiden da gewesen, zeigt die Ortsveränderung des Schmerzes und die Qualität desselben. Nachdem nun der Schmerz eine Zeit lang herumgewandert, fixirt er sich und wird stetig; der Bauchmuskelrheumatismus wählt dazu in der Regel folgende Punkte: 1) die geraden Bauchmuskeln, in deren Scheide leicht der Uebergang in Eiterbildung erfolgt; 2) die Pyramidalmuskeln, was um so merkwürdiger, als dieses Muskelpaar nach den Anatomen nicht stetig vorhanden sein soll. Auch hier ist oft der Uebergang in Eiterung nicht aufzuhalten. Es sind mir Fälle vorgekommen, wo dreimal die Zertheilung gelungen, bei der vierten Wiederkehr aber selbst nach dem raschsten Einschreiten hier die Eiterung zu verhüten nicht möglich war. Ich habe bei dieser Abscessbildung das Merkwürdige gesehen, was mich anfangs sehr erschreckte, dass nach Oeffnung des Abscesses der Eiter, welcher eine gute Beschaffenheit hatte, penetrant nach Urin roch; ich fürchtete, dass eine Perforation der Blase geschehen; bei genauer Untersuchung ergab sich jedoch, dass dies nicht der Fall war, sondern diese Geruchsbeimischung nur durch den Process der Exosmose bewirkt worden war. Später habe ich noch mehrere Fälle dieser Art gesehen. — Hier in unserem Falle, wo diese Concentrirung in der Gegend der Pyramidalmuskeln stattgefunden, werden wir die ausgesprochene Eventualität berücksichtigen müssen, und die Sache nicht auf die leichte Seite nehmen dürfen. Wir wollen deshalb an der schmerzhaften Stelle sogleich die topische Blutentleerung wiederholen lassen, die Blutung in einem warmen Bade unterhalten, eine streng-antiphlogistische Diät und eine einfache Saturation verordnen.

14. Juni. Es scheint hier eine Bestätigung dessen eintreten zu wollen, was ich Ihnen neulich über den möglichen Ausgang dieser Krankheit gesagt habe; denn die Gegend oberhalb der Schambeinfuge, dem Blasengrunde entsprechend zeigt sich noch immer schmerzhaft und aufgetrieben, obgleich die Beschwerde beim Urinlassen ganz geschwunden. Die Gefässreaction ist mässig; aber es wollen sich durchaus keine Krisen bilden; der Urin bleibt klar. Die Zunge noch stark belegt, auch der Geschmack alienirt.

Lassen wir Einreibungen von grauer Quecksilbersalbe mit Bilsenkrautöl in die Blasengegend machen, diese Stelle mit einer Abkochung narkotischer Kräuter fomentiren, das warme Bad wiederholen, und den Kranken innerlich eine Solution von Ammonium muriat. (ʒj) mit Tartar. stibiat. (gr. j) nehmen.

15. Juni. Die Concentration bleibt stetig an dieser Stelle über der Schambeinfuge, was ich von vielen Fällen des Rheumatismus der Bauchmuskeln zu beobachten Gelegenheit gehabt habe. Gestern Abend ist eine bedeutende Steigerung der topischen Affection eingetreten, grössere Schmerzhaftigkeit, selbst bei leiser Berührung und in grösserer Ausbreitung; deshalb wurde wieder eine topische Blutentleerung instituirt, worauf sich ein Nachlass der Erscheinungen einfand. Und doch ist es sehr fraglich, ob hier noch eine vollkommene Zertheilung gelingen wird. Ich wiederhole Ihnen, ich sah oft, dass wenn die Affection öfter wiederkehrte, trotz der zweck-

mässigsten Behandlung die Suppuration nicht abgehalten werden konnte; es ist das beim Rheumatismus der Bauchmuskeln
(oder, wie man ihn noch fälschlich genannt hat, Peritonitis
externa oder muscularis) ein durch die Erfahrung erprobter
Satz. — Es ist hier noch die Frage aufzuwerfen: sind es die
Individuen, welche Pyramidalmuskeln besitzen, bei denen die
rheumatische Entzündung der Bauchmuskeln in Eiterung überzugehen liebt? Es würde dieser Satz das allgemeine pathologische Gesetz ergänzen, dass jedes Organ, dessen Persistenz
aus einer früheren Entwickelung datirt, zum Erkranken besonders neigt, dass gleichsam durch den Krankheitsprocess
nachgeholt wird, was während der Entwickelung versäumt
worden (eine Art nachträglicher Involution).

Jetzt, in den Morgenstunden, sind sowohl die örtlichen
wie allgemeinen Erscheinungen sehr gemildert: die Schmerzhaftigkeit der afficirten Stelle gering, fast keine febrile Reaction, reichliche Hautsecretion, während indessen der Harn
klar bleibt, und in ihm das kritische rheumatische Sediment
noch vermisst wird.

16. Juni. Es ist gestern Abend wieder eine Exacerbation
der topischen Affection über der Schambeinfuge eingetreten,
die durch eine topische Blutentleerung wieder bekämpft wurde,
worauf eine ruhige Nacht folgte. Jetzt klagt der Kranke über
gar keinen Schmerz mehr in den Bauchmuskeln, die früher
angeschwollene Stelle ist zusammengefallen, unempfindlich, die
febrilen Erscheinungen sind ganz geschwunden, die Haut ist
aufgeschlossen und feucht, der Urin in grösserer Menge gelassen, von normaler Farbe, etwas Schleim enthaltend, doch
kein ziegelmehlartiges Sediment, wie wir es wünschen. Dagegen tritt jetzt die gastrische Störung mehr hervor: stärkerer
Zungenbeleg, Mangel an Appetit, übler Geschmack.

Verordnung: Essigammonium mit Vinum stibiatum in einem
Salepdecoct zum innern Gebrauch.

17. Juni. Das Fieber ist jetzt ganz verschwunden: Puls 72 Schläge in der Minute machend, des Abends nur um wenige Schläge frequenter, Haut feucht, Urin reichlich; er lässt nichts zu wünschen übrig, als dass er den Act der kritischen Ausscheidung durchgemacht habe. Dieser Mangel der Harnkrise wird uns um so bedenklicher, als die Entzündung der ergriffenen Stelle so leicht, wie wir wissen, zur Eiterbildung tendirt. Es ist auch in der That etwas eingetreten, was unsere Besorgniss nur bestätigt. Schon seit einigen Tagen zeigte sich bei dem Kranken häufiges Drängen zur Stuhlentleerung, meist frustranes, eine Art Tenesmus, und gestern sind ihm nach vielem Drängen, nachdem zuvor fäculente Massen entleert worden, diese eitrigen Massen abgegangen, worauf sich der Tenesmus verloren hat. Auf eine ähnliche Weise haben wir bei einem Mädchen den Bauchmuskelrheumatismus enden sehen, wo der Eiter auch im Urin erschien*).

---

*) Bei dieser Kranken machte Schoenlein folgende wichtige Bemerkung, auf welche zu verweisen wir noch öfter genöthigt sein werden:

„Es ist eine Thatsache, auf welche ich Sie um so mehr aufmerksam machen muss, als ich dieselbe früher nicht gekannt, und oft erst zu spät einsehen lernte, nämlich: dass, wenn auch die Hauptsache bei der Untersuchung immer das Localleiden sein, und in zweiter Linie erst die Reactionserscheinungen stehen müssen, doch Fälle vorkommen, wo die Localerscheinungen nicht mehr zu ermitteln sind, das Fieber dagegen fortbesteht, und zwar mit einer Umänderung seines Charakters, mit ausgezeichneten Morgenremissionen und abendlichen Exacerbationen. Wo dies ohne deutliche Krisen zu Stande gekommen, da können Sie sicher sein, dass über kurz oder lang die Entzündung von Neuem auftaucht, und oft mit solcher Heftigkeit, dass die Exsudation nicht zu verhüten ist; es kommt zu einer Pseudokrisis und meist zur Eiterbildung. Bei rheumatischen Affectionen, namentlich der Pleuritis und Peritonitis rheumatica, hatte ich oft Gelegenheit, diese Beobachtung zu machen. Suchen Sie nur genauer ein locales Leiden zu finden; es ist besser, dass Sie es noch bei dem Kranken finden, als an einem andern Orte, wo der Irrthum nicht mehr zu repariren ist. Ich mag Ihnen nur

Es hat hier in unserem Falle eine Eiterbildung zwischen Blase und Mastdarm stattgefunden, und den Mastdarm durch: brochen, nicht wie sonst Eiterbildung in der Muskelscheide. Zur genauen Kenntniss der betreffenden Theile werden wir noch den Mastdarm untersuchen müssen.

18. Juni. Die entleerte Materie hat schon nach ihren physikalischen Eigenschaften alle Charaktere des Eiters; die durch Herrn Dr. Güterbock vorgenommene chemische und mikroskopische Untersuchung hat diese Annahme vollkommen bestätigt. — Mit diesem Eiterabgang scheint sich der Krankheitsprocess geschlossen zu haben: nicht mehr die leisesten örtlichen wie allgemeinen Erscheinungen; seit gestern erfolgten zwei fäculente Darmentleerungen ohne Eiterbeimischung. Da auch gestern Abend durchaus keine Fieberbewegung mehr vorhanden, so ist also der Process als beendet anzusehen. — Bei der Untersuchung des Mastdarms erwies sich an seiner rechten Wand eine kleine empfindliche Stelle, aber keine Trennung der Continuität. Der directe Weg der Entleerung bleibt somit problematisch, oder man müsste annehmen, dass

---

einen Fall erzählen, wo ich durch die Unkenntniss dieser Thatsache sehr unangenehm getäuscht worden bin: Ein kräftiger Zimmergesell, der an Pleuritis gelitten, athmete mit einem Male freier, und ganz ohne Schmerz; nur die vordere Brustseite ward untersucht, und daselbst nichts Anomales gefunden. Des Abends erhob sich aber ein heftiges Fieber, welches täglich zunahm; bald trat grosser Collapsus ein, es entwickelte sich eine Febris nervosa mit lethalem Ausgange. Bei der Section fand man gerade an der Stelle der Lunge, die von der Scapula bedeckt ist, eine mit Eiter gefüllte Cyste. — Aehnlich ist es auch hier in diesem Falle geschehen: die Kranke litt früher an Rheumatismus der Bauchmuskeln, die topischen Symptome schwanden, das Fieber aber dauerte fort; jetzt kommt die Katastrophe: mit Stuhl und Harn wird deutlicher Eiter in Menge entleert, also Bildung eines Abscesses, der sich durch Blase und Mastdarm den Weg nach aussen gebahnt hat. Seitdem fühlt sich die Kranke bedeutend erleichtert, und hat ihr Fieber verloren."

hier, wie man es gewöhnlich bei Abscessen der Tonsillen
sieht, nach der Entleerung des Eiters die Oeffnung sich sogleich wieder geschlossen hat; auch hat der Kranke wohl
Drängen zum Stuhl, aber keine weitere Erscheinungen der
Mastdarmentzündung gehabt. Da kein directer Weg der Eiter-
entleerung aufgefunden worden, so müsste man einen indirec-
ten annehmen; indessen ist dies eine sehr missliche Annahme.
Denn es ist nicht abzusehen, wie eine solche metastatische
Eiterung geschehen sollte, ohne die vorhergegangenen heftigsten Erscheinungen. Ein Umstand möchte für diese metastatische Ausscheidung angeführt werden können, nämlich die
ganz veränderte, unregelmässige Gestalt der Eiterkügelchen,
wie sie erscheinen, wenn sie einen weiten Weg gemacht haben. — Wir sehen hier also den Anfang der Krankheit, die
Muskelentzündung, und das Ende, den Eiterabgang durch den
Mastdarm; aber die Mittelglieder sind für uns nicht zu re-
construiren.

19. Juni. Das Fieber hat den Kranken gänzlich verlassen,
der Bauchmuskelrheumatismus ist zu Grunde gegangen; die
Zunge reinigt sich, der Geschmack ist nicht mehr alienirt, Appetit
beginnt. Es ist aber gestern wieder eine Stuhlentleerung erfolgt, von flüssiger, gelber, flockiger Beschaffenheit, die den
Verdacht erregt, dass ihr noch Eiter beigemengt ist; denn sie
war von bezeichnenden Erscheinungen begleitet; es ging ihr
nämlich eine Stunde wiederholtes heftiges Drängen zum Stuhl,
eine Art Tenesmus vorher, nach der Entleerung trat Ruhe ein.
Es muss hier die mikroskopische Untersuchung derselben zu
Hülfe gezogen werden, um die wirkliche Beimengung von
Eiter zu constatiren, eben so wie es bei andern Eiterentlee-
rungen aus dem Darmkanal, bei der Darmphthise und dem
Abdominaltyphus, wo aus der blossen Anschauung die Natur
der Entleerung nicht erkannt werden kann, geschehen muss. —
Jedenfalls ist aber in der entleerten Masse weit weniger Eiter

enthalten als zuvor, und es steht zu erwarten, dass ihr keine der Art mehr folgen wird.

21. Juni. Seit der letzten eitrigen Entleerung ist keine neue der Art eingetreten; es erfolgte ein normaler Stuhl ohne Zwang. Die Gegend über der Schambeinfuge ist gänzlich zusammengefallen, keine Spur von Fieber. Der Kranke gebraucht schon seit mehreren Tagen keine Arznei mehr. Wir werden ihn jetzt schon zur Herstellung seiner Kräfte etwas besser nähren können.

Im Anfange des nächsten Monates wurde der Kranke geheilt entlassen.

Zwanzigster Fall.

Rheumatismus der Bauchmuskeln. — Entzündung des Peritonaeum mit Exsudation endigend. — Beseitigung der Entzündung. — Allmähliges Verschwinden der in Folge derselben gebildeten Geschwulst. — Genesung.

30. Juni 1841. Henriette Schmidt, Victualienhändlerin, 28 Jahr alt, ward vor vierzehn Tagen von reissenden, kneifenden Schmerzen im Unterleibe befallen, die Anfangs den Ort veränderten, seit einigen Tagen aber sich auf der rechten Seite in einem Dreieck zwischen der Spina anterior superior des rechten Darmbeins, dem Nabel und der Schambeinfuge concentrirt, und zugleich an Intensität zugenommen haben. Gleichzeitig trieb diese Stelle auf, und zeigt jetzt eine bedeutende Prominenz über das Niveau des Abdomen. Die Bewegung der Kranken nach der einen oder der anderen Seite macht keine Veränderung in der Lage der Geschwulst; diese fühlt sich etwas fest an, doch fluctuirend, und ist sehr empfindlich; bei der Percussion ist hier der Ton zwar etwas matter als in der umgebenden Partie, doch immer noch Darmton. Störungen in der Digestion haben sich in der Art gezeigt, dass die Kranke Erbrechen gehabt hat, und bei ihrer Aufnahme Stuhlverstopfung, welche drei Tage gedauert hatte, und sogleich durch ein Klystier beseitigt werden musste, zugegen war. Die Krankheit entstand gerade am Ende ihrer Menstrualperiode. Die Untersuchung der innern Genitalien hat

ergeben, dass in dem Stand und der Form des Uterus keine
Veränderung eingetreten, und auch durch Bewegung des Uterus keine Veränderung der Geschwulst bewirkt wird; es ist
dies zu merken, weil man nach der Lage der Geschwulst vermuthen sollte, dass sie von den innern Genitalien ausgehe;
dieser Verdacht ist durch die Untersuchung und besonders
durch den Percussionston an dieser Stelle beseitigt. — Zu
den angeführten Erscheinungen kommt noch eine Reihe von
febrilen Symptomen: der Puls klein und weich, 80 Schläge in
der Minute machend, Zunge etwas belegt, Geschmack pappig,
Durst vermehrt, Harn sedimentirend. —

Was geht nun aus der Untersuchung hervor? — Dass
hier ursprünglich ein Rheumatismus der Bauchmuskeln zugegen gewesen, wenigstens spricht dafür der herumziehende
Schmerz; es ward dann das äussere Blatt des Peritonaeum und
später auch der Darmüberzug mit ergriffen, und die Folge
davon ist die vorliegende Geschwulst; dafür spricht die Lage,
Form, der eigenthümliche Darmton derselben und die Veränderung in der Function des Darmes. Ich glaube, dass in Folge
dieser Entzündung schon Adhäsionen zwischen den Platten
des Peritonaeum Statt gefunden, und in die Intervalle derselben schon eitrige Flüssigkeit sich ergossen hat. — Es ist hier
bereits eine allgemeine wie örtliche Blutentleerung gemacht
worden; letztere wird sogleich zu wiederholen sein; ausserdem lassen Sie eine Inunction von Quecksilbersalbe in die
schmerzhafte Bauchgegend machen, und der Kranken eine
Emulsion mit Aqua Laurocerasi reichen.

2. Juli. Wir haben hier zwei verschiedene Grade desselben Krankheitsprocesses: es ist hier eine Entzündung des Peritonaeum in Folge eines ursprünglichen Rheumatismus der
Bauchmuskeln, welche theilweise schon ihre Ausgänge gemacht hat, nämlich Verklebung der äussern Darmwandungen
mit dem Bauchblatt des Peritonaeum und purulenter Erguss in

die Zwischenräume des festen Exsudates, — also fortdauernde
Entzündung mit theilweise schon geschehenem Exsudate. Unsere Aufgabe war, die fortdauernde Inflammation zu tilgen;
das geschehene Exsudat zu entfernen, liegt ausser unserer
therapeutischen Macht; was aber den ergossenen Eiter betrifft,
so kommt es hier entweder zur Resorption, oder, wie Sie
schon in mehreren Fällen gesehen, es kommt zur Entleerung durch den Darm oder die Blase*); dieser Weg bleibt
der Natur überlassen, während es nur unsere Aufgabe ist, die
noch bestehende Entzündung zu tilgen. Wir liessen eine topische Blutentziehung und gestern Abend, als eine Steigerung
der Entzündung und des Fiebers eintrat, noch ein Mal eine
allgemeine instituiren, erweichende Fomentationen machen,
Unguentum cinereum einreiben und ein warmes Bad nehmen.
Der Erfolg dieser Behandlung ist bis zu dieser Stunde kein
glänzender; das Einzige, was wir erlangt haben, ist, dass die
Inflammation nicht an Umfang gewonnen; innerhalb dieser
Grenze ist die Geschwulst weicher geworden, aber sehr empfindlich, nur eine Stuhlentleerung erfolgte nach Application
eines Klystieres; es trat wieder Brechneigung und Erbrechen
ein, weshalb der Kranken eine Saturation verordnet wurde;
das Fieber ist mässig, die Extremitäten zwar nicht warm,
doch nicht von der sonst bei der Peritonitis so häufig beobachteten Marmorkälte.

    3. Juli. Bei der Kranken, die wir gestern in einem er-
träglichen Zustande verliessen, wenigstens in der Art, dass
die Erscheinungen der fortdauernden Inflammation etwas
mässiger geworden, wogegen die Erscheinungen, welche die
Producte der Entzündung verkünden, die gleichen geblieben,
war unsere Aufgabe eine scharf bezeichnete: vor Allem die
fortdauernde Inflammation zu beseitigen; die Entfernung des

---

*) Vergl. den vorigen Fall.

Entzündungsproductes hielten wir ausser dem Bereiche der Kunsthülfe; wir kümmerten vorerst uns darum nicht, auf die Naturhülfe hoffend, die wir in ähnlichen Fällen erfolgen gesehen. Das waren die leitenden Principien für die Behandlung. Der Stand der Ruhe, den wir gestern früh vorfanden, änderte sich aber in den Abendstunden wieder in einen Sturm; das ist es eben, was die Krankheit so characterisirt, und was es nothwendig macht, dass sobald sich der Sturm erhebt, der Arzt sogleich zur Hand sei. Plötzlich stellte sich wieder Schmerz von dem alten Punkte ausgehend ein, grosse Empfindlichkeit und Spannung der Geschwulst, Brechneigung. Eine allgemeine wie topische Blutentleerung und Fomentationen beruhigten bald wieder diese Steigerung der Entzündung; doch trat dabei eine beachtenswerthe Erscheinung ein, über deren Natur, sobald Frost dabei zugegen gewesen wäre, kein Zweifel hätte obwalten können: es war Drängen zum Stuhle und Harnlassen vorhanden, ein wenig Harn mit schleimigem, verdächtigem Bodensatz ward entleert, eine faeculente Darmentleerung erfolgte. Heute finden wir die Kranke wieder in einem sehr leidlichen Zustande: die Geschwulst fühlt sich mehr weich und teigig an, ist weniger empfindlich, immer aber noch einen matten Darmton gebend; auch das Fieber ist ermässigt, die Haut feucht, ebenso die Zunge. Aber ob diesen Abend ein neuer Sturm eintreten, und alsdann Eiter entleert werden wird, wozu sich gestern im Drängen zum Stuhle und Harnlassen Andeutungen gezeigt, das müssen wir abwarten. Fahren wir mit derselben Behandlung fort, nur wollen wir der verordneten Saturation noch Aqua Laurocerasi zusetzen.

5. Juli. Der nach dem äussern Aussehn eitrige Bodensatz des Urines enthielt nach genauerer Untersuchung nicht Eiter, wie wir vermutheten, sondern nur wenige Schleimkügelchen und eine Menge Harnsalze; es ist also keine Spielerei oder

Wichtigthuerei oder, wie man es mit einem fremden Namen benannt, Charlatanerie, die chemische und mikroskopische Untersuchung der pathischen Produkte vorzunehmen! Soviel zur Berichtigung der früheren Angabe.

Jetzt ist der Stand der Krankheit befriedigend, die Geschwulst zusammengefallen, noch etwas empfindlich, aber weniger als früher, weicher, etwas beweglich, die Funktionsstörung des Darmes verschwunden, es sind einige faeculente Stühle erfolgt; wohl ist noch Uebelkeit und Erbrechen vorhanden, welche Erscheinungen indessen der Merkurialwirkung zuzuschreiben sind, über die man sich nicht wundern kann, wenn man bedenkt, in wie kurzer Zeit wir fast ℥ij/β grauer Quecksilbersalbe in den Leib haben einreiben lassen; in Folge dessen sind auch alle Symptome der Salivation vorhanden. Deshalb bin ich auch nicht sicher über die Taxation der Pulsfrequenz, die noch übermässig (90 Schläge in der Minute) und nicht Folge der Entzündung, sondern der Mercurialreizung zu sein scheint, besonders da die Haut feucht geworden, und der Harn sedimentirt.

Verordnung: Ausspülen des Mundes mit Boraxlösung. Fortgebrauch der Saturation mit Kirschlorbeerwasser.'

7. Juli. Ungeachtet die Kranke ohne unser Vorwissen Kirschen genossen, und zugleich die Kerne mit hinuntergeschluckt hat, welche man in den Stuhlentleerungen wieder fand, sind keine nachtheiligen Folgen eingetreten. Ich habe öfters zu Anfang der Kirschzeit bei Personen, die sich schadlos halten wollten, und die Kirschen mit den Kernen hinunterschluckten, die nachtheiligsten Folgen davon gesehen; häufig entwickelten sich darauf Unterleibsentzündungen mit der hartnäckigsten Verstopfung, oder es bildeten sich Ulcerationen der Darmschleimhaut und nachfolgende Darmphthise, oder was mir auch vorgekommen, ein Kern verirrte sich in den Proces-

sus vermicularis, blieb dort sitzen, erregte Entzündung und Brand, natürlich mit tödtlichem Ausgang.

9. Juli. Die Gefässreizung ist sehr unbedeutend, kaum 80 Pulsschläge in der Minute, und ausser dieser Pulsreizung keine Fiebererscheinung. Was die topische Affection betrifft so ist die Geschwulst sehr zusammengefallen, viel kleiner; auch beginnt der Percussionston heller zu werden, aber die Kranke hat seit 2 Tagen wieder fortdauernd heftiges Drängen zur Stuhlentleerung, während das Drängen zum Uriniren sich ganz verloren hat. Ich habe schon früher darauf hingedeutet, dass auf die eine oder andere Weise eine Entleerung des pathischen Productes nach aussen Statt finden möchte; wir hatten sogar schon ein Mal geglaubt, im Urine solches zu finden, was jedoch die mikroskopische Untersuchung nicht bestätigte.

Die Untersuchung durch den Mastdarm vorgenommen, liess an der rechten Seite eine Geschwulst fühlen, welche den Mastdarm zusammendrückt, und dadurch fortwährenden Reiz zum Stuhl hervorruft. Ob es jetzt nun, wie wir es in einem andern Falle gesehen, zum Durchbruche der Geschwulst nach dem Mastdarme kommen wird, fragt sich; jedenfalls werden wir uns wohl hüten, die Entleerung durch einen Einstich zu erzwingen. Die bisherigen Stühle waren rein faeculent.

10. Juli. Die Geschwulst des Bauchs ist nicht bloss dem Auge nicht mehr wahrnehmbar, sondern zeigt sich auch bei Untersuchung der Bauchwandung mehr zurückgetreten, auch der Percussionston ist heller geworden. Das Drängen zum Stuhl ist viel mässiger, die Geschwulst fühlt sich vom Mastdarm aus viel kleiner an, vor einigen Tagen war sie noch von der Scheide aus fühlbar, heute aber nicht mehr. Das ist zwar sehr gut, aber die Sache ist noch nicht zu Ende; denn die Geschwulst ist noch fühlbar, auch die Folge ihres Druckes auf den Mastdarm noch nicht verschwunden, zugleich ist noch immer eine Reizung in der Blutbewegung vorhanden (96 Puls-

schläge in der Minute). Alles dies zeigt, dass das pathische Product, die Folge der Entzündung, noch nicht gänzlich beseitigt ist. Es sind jetzt zwei Möglichkeiten vorhanden: 1) das Platzen der Geschwulst nach dem Mastdarme und Entleerung ihres Inhaltes durch den Stuhl, oder 2) das Platzen derselben nach innen in das Abdomen und sich schnell entwickelnde Peritonitis, das sind die Fälle, die den Arzt oft in die abscheulichste Verlegenheit dem Publikum gegenüber versetzen. Hüten Sie sich in solchen Fällen eine voreilige Prognose zu stellen, so lange noch Reste des pathischen Productes vorhanden! Es kann aber auch, ohne dass es zur Entleerung kommt, eine neue Steigerung der Entzündung eintreten, welche den Arzt von Neuem in Athem erhält, und ihn bei seiner Kundschaft, wenn er mit seinem Urtheil nicht vorsichtig gewesen, in übelen Ruf bringt. Wir werden daher mit der mässigen antiphlogistischen Behandlung, die besonders in eingeschränkter Diät und Ruhe besteht, fortfahren.

16. Juli. Die Krankheit schreitet langsam, aber, wie es scheint, ziemlich sicher einer glücklichen Lösung entgegen, und zwar durch Lysis, wie es bei der Beseitigung eines solchen pathischen Productes nicht anders zu erwarten stand, und nicht durch eine schnelle Krisis. Für uns sind jetzt vorzüg. lich die topischen Erscheinungen von besonderem Werthe. Die Kranke klagt über gar keinen Schmerz mehr, die Geschwulst ist ganz zusammengesunken, äusserlich mit der Hand keine Spur mehr zu entdecken, auch der Percussionston jetzt der helle sonore Darmton; ferner durch die Scheide nichts mehr von Tumescenz zu fühlen, durch den Mastdarm die Geschwulst bis auf ein Minimum verschwunden, und in Folge dessen kein Drängen mehr zum Stuhle; das rheumatische Sediment dauert im Harne fort, die Secretion auf der Haut ist noch reichlich, der Puls ruhiger geworden, Abends zeigt sich aber noch immer Orgasmus im Gefässsystem. So lange dieses noch be-

steht, so lange die kritische Harn- und Schweissausscheidung nicht vollendet, so lange der Rest der Geschwulst noch durch den Mastdarm gefühlt wird, dürfen wir die Kranke nicht als Reconvalescentin betrachten.

Die Kranke blieb bis zum Anfang des nächsten Monats in der Heilanstalt, welche sie als vollkommen geheilt verliess.

Einundzwanzigster Fall.

Peritonitis mit Exsudation endigend. — Febris hectica nervosa. — Unruhe der Kranken, Diätfehler. — Fortdauerndes, grünes Erbrechen. — Erschöpfung, Tod. — Section.

21. Mai 1842. Louise Bremer, Dienstmädchen, 21 Jahr alt. Das Mädchen ist am 17. nach dieser Anstalt gebracht worden; sie hat kurz zuvor hier in einer andern Abtheilung an acutem Rheumatismus der Bauchmuskeln leidend gelegen, von welchem genesen sie entlassen worden war. Nach einer Abwesenheit von drei Tagen erkrankte sie von Neuem und zwar unter viel heftigeren Erscheinungen: heftige, reissende Schmerzen im Unterleibe, Uebelkeit, Erbrechen waren es, welche die neue Affection ankündigten, mit der sie am dritten Tage der Krankheit hieher kam, wo sich Auftreibung, grosse Spannung und Schmerzhaftigkeit des Unterleibes, besonders der linken Seite desselben, mit fortdauerndem, aeruginosem Erbrechen, Stuhlverstopfung und heftigem Fieber zeigte, eine Reihe von Phaenomenen, die eine Entzündung des Peritonaeum nicht verkennen liessen. Wiederholte reichliche allgemeine und topische Blutentleerungen, die Applikation eines Blasenpflasters auf den Unterleib, die Anwendung warmer Bäder, Darreichung des Kirschlorbeerwassers in einer Emulsion, Eispillen und entleerende Klystiere haben keine sehr wesentliche Veränderung in dem Zustande der Kranken hervorgebracht.

Sie sehen den Unterleib noch ziemlich aufgetrieben und besonders zwischen Nabel und linkem Darmbeinkamme ausgedehnt, hier eine Art Prominenz bildend, welche sehr empfindlich auf Berührung, und in der sich deutlich Fluctuation
fühlen lässt. Es ist keine Frage, dass hier die Inflammation
schon ihren Ausgang in Exsudation gemacht hat, und zwar in
der Art, dass sich plastische Lymphe zwischen die Darmschlingen ergossen, und zwischen den Maschen derselben purulente
Lymphe gebildet hat. Die Prominenz an dieser Stelle, der
Widerstand, welchen die zufühlende Hand hier findet, der
dumpfe matte Ton bei der Percussion, und endlich das Gefühl von Fluctuation sind die Zeichen, welche für die aufgestellte Behauptung sprechen. Von dem sogenannten *Bright*-
schen Geräusch (das Knistern, welches man beim Andrücken
des Theiles des Unterleibes, wo plastisches Exsudat ergossen,
ähnlich wie bei der Berührung von emphysematösem Zellgewebe fühlen soll) finde ich keine Spur; es ist dies, wie ich
Ihnen schon mehrere Male gesagt habe, kein positiv sicheres
Zeichen für die Anwesenheit eines Exsudates. Der übrige
Theil des Unterleibes ist auch etwas schmerzhaft, aber viel
weniger als die bezeichnete Stelle. In Folge des Ergusses
ist der Motus peristalticus wesentlich gehemmt, es werden
keine festen Massen entleert; dagegen ist der Motus antiperi-
stalticus vermehrt, nicht bloss in Uebelkeit und bitterem Geschmack, sondern auch in Erbrechen von diesen grünen Massen sich äussernd. — Die allgemeine Reaction ist noch immer
bedeutend; der Puls mehr klein, 120 Schläge in der Minute
machend, die Haut weich, der Harn crude.

Wir werden die durch das Vesicatorium bewirkte wunde
Stelle offen erhalten, das warme Bad wiederholen, und die
Emulsion mit Kirschlorbeerwasser fortgebrauchen lassen.

23. Mai. In den 48 Stunden, wo wir die Kranke nicht
gesehen haben, ist in ihrem Zustande durchaus keine wesent-

liche Veränderung eingetreten, am wenigsten eine solche, die auf eine günstige Prognose hindeutete. Die Localerscheinungen sind dieselben, wie wir sie vorgestern fanden: in dem Dreieck zwischen Nabel, Schambeinfuge und Spina anterior superior des linken Darmbeins zeigt sich noch dieselbe Hervorragung, dieselbe Resistenz, derselbe dumpfe Ton und dasselbe Gefühl der Fluctuation; dagegen hat sich die Schmerzhaftigkeit dieser Stelle etwas vermindert, und an dem übrigen Bauchtheile fast ganz verloren. Der heftige Schmerz aber, über welchen die Kranke im Kreuze klagt, ist uns nicht angenehm, und lässt befürchten, dass sich nach dieser Richtung die Entzündung ausdehnen möchte. Die Folge des pathischen Productes ist die Störung der Darmfunction: in den letzten 24 Stunden erfolgten zwei wässrige Stühle; das Erbrechen von spangrünen Massen, welche viel Gallenpigment enthalten, und sehr sauer reagiren, dauert fort; im Gegensatz damit steht der dunkle Harn, welcher alkalisch reagirt. Dazu kommt nun noch ein bedeutendes Fieber, das ganz den Character der Hectica nervosa hat: ein kleiner schwacher Puls, 120 Schläge in der Minute machend, diese umschriebene Röthe der linken Wange, der Seite des Unterleibes entsprechend, wo das pathische Product ergossen. — Indessen wir haben hier ähnliche Fälle gesehen, die bei allen diesen bedrohlichen Erscheinungen, doch auf eine höchst günstige Weise durch Perforation des Darmes und Entleerung von eitrigen Stühlen geendet haben, es folgte eine langsame, doch vollkommene Reconvalescenz*). Wir hatten freilich gerade in den eclatantesten Fällen kein grosses Verdienst, sondern die Hülfe ward allein durch die Natur gebracht.

Die Kranke nehme öfters ein Brausepulver aus Bicarbo-

---

*) Vergl. den neunzehnten Fall.

nat der Soda mit 6—8 Tropfen Aq. Laurocerasi, und statt der
Emulsion eine Saturation von Kali carbonicum mit Zusatz von
Kirschlorbeerwasser. Das warme Bad werde wiederholt.

24. Mai. Bei dem Zustande, in dem wir die Kranke ge-
troffen haben, ist es immer Gewinn, wieder glücklich 24 Stunden hinter sich zu haben, wenn Sie bedenken, wie schnell
die Entzündung der Peritonaealhüllen verläuft, wie rapide sie
selbst nach momentanem Stillstehen oder Rückschreiten die
lethale Katastrophe herbeiführen kann, und dass die Rückbildung des hier entstandenen bedeutenden pathischen Productes noch manche Zeit erfordern wird, in der die Entzündung
von Neuem auftauchen kann. Die Erscheinungen verhalten
sich jetzt folgendermassen: das Mädchen ist viel ruhiger, und
vermag jetzt Stunden lang zu schlafen; ihr Gesicht zeigt nicht
mehr den ängstlichen Ausdruck, der spontane Schmerz im
Unterleib ist nicht mehr so vehement; bei der Untersuchung
desselben (welche wir immer mit der grössten Vorsicht an-
stellen, um nicht durch zu starke Betastung eine neue Entzündung hervorzurufen*) fühlt sich die linke Seite jetzt weicher und weniger schmerzhaft an, tönt aber noch dumpf bei
der Percussion. Erbrechen ist in den letzten 24 Stunden nur
ein Mal erfolgt, die Kranke vermag jetzt Flüssigkeiten, wie
Milch, Suppen bei sich zu behalten; seit gestern ist eine spontane Darmentleerung eingetreten, die mehr fäculent war; noch

---

*) Bekannt ist, sagte **Schoenlein** bei einer anderen Gelegenheit,
dass durch wiederholte, nicht von zarten Fingern ausgeführte Untersuchungen des Bauches der an Abdominaltyphus Leidenden leicht eine
Steigerung der Darmentzündung, oder Enterorrhagie, oder selbst Darm-
perforation verursacht werden kann. Auch bei Entzündung des Peritonaeum, wenn sie schon in Abnahme begriffen, auf einen kleinen Theil
beschränkt war, habe ich in Folge solcher Betastungen eine sehr
schnelle Steigerung der Entzündung selbst mit lethalem Ausgange eintreten sehen.

lieber wäre uns freilich eine eitrige. Die febrilen Erscheinungen erhalten sich auf der gleichen Stufe. Abends keine Steigerung der Pulsfrequenz, die Haut nicht heiss, aber auch keine ungleiche Temperaturvertheilung, ein so unangenehmes Symptom in dieser Krankheit; der Harn ist getrübt und beginnt Ausscheidungen zu machen.

26. Mai. Wir sind wieder 48 Stunden mit der Kranken älter geworden, und in dieser Zeit ist in den functionellen Symptomen keine ungünstige Veränderung eingetreten: Darmausleerungen reichlich, nicht mehr dünn, sondern mehr breiig; gestern erfolgte noch zweimaliges Erbrechen, aber nicht mehr von so dunkelgrüner, sondern mehr heller Flüssigkeit. Hingegen sind die objectiven Erscheinungen ziemlich unverändert: Tumescenz der linken Seite zeigt sich noch deutlich; man kann das ganze Convolut der hier verklebten Darmschlingen umspannen. Ehe die Erscheinungen der noch immer fortdauernden, wenngleich sehr gemässigten Entzündung nicht ganz getilgt, ehe der flüssige Theil des Exsudates nicht entfernt worden, ist die Gefahr für die Kranke nicht vorüber. —

Verordnung: zum innern Gebrauch Infus. Herbae Digitalis mit Kalisaturation und Kirschlorbeerwasser: Bedecken des Tumor mit Lappen, die mit grauer Salbe bestrichen, der noch Jodkalium hinzugesetzt werde, und darüber Fomentationen von einem Aufguss von Herb. Malv. (℥iij), Herb. Belladonn. und Herb. Hyosc. (āā ℥i).

28. Mai. Nachdem die Kranke schon mehrere Tage frei von Erbrechen gewesen, ist dasselbe heute Morgen wieder eingetreten, und, wie ich höre, nicht ganz ohne ihre Schuld, indem sie in vergangener Nacht sich unruhig hin und her geworfen hat. Da hier, wie wir wissen, frische Lymphadhäsionen zwischen den Darmschlingen sich befinden, so ist es klar, dass ein Zerren derselben eine neue Irritation wieder hervorrufen muss. Seitdem die Perforation des Darmes besonders

bei Typhuskranken leicht zu erkennen, sind auch Vorschläge
gemacht worden, durch die Kunst sie zu bekämpfen, und diese
beziehen sich darauf, dass hier exsudative Entzündung Statt
findet, durch welche die Natur die Perforationsstelle zu schliessen sucht, und dass zur Unterstützung dieses heilsamen Na-
turbemühens der Kranke durch 3 bis 4 Tage eine stetige,
unveränderte Rückenlage behalten soll, indem jede Bewegung
eine Verschiebung der Theile und somit auch eine Unterbrechung der beginnenden Adhäsion und Verklebung der Perforationsstelle verursachen würde, weshalb auch *Stokes*'s Rath,
die peristaltische Bewegung des Darms durch grosse Opiumga-
ben möglichst zu beschränken, für diese Fälle wohl zu beachten ist. Hier in diesem Falle haben wir ein ähnliches Verhältniss, wenn auch nicht eine Peritonitis in Folge einer Darm-
perforation, so doch eine Peritonitis rheumatica, welche mit
Exsudation von plastischer Lymphe und Eitererguss in die Zwischenräume der Faserstoffmaschen geendet hat. Wie nun die
Kranke unruhig wird, und sich hin und her bewegt, wird auch
durch Zerrung der Adhäsion die Inflammation gesteigert; auf diese
Weise hat die häufige Lageveränderung der Kranken während
der vergangenen Nacht jetzt wieder eine Steigerung der Erscheinungen hervorgebracht. — Die Behandlung wird nicht verändert.

30. Mai. Wieder 48 Stunden haben wir glücklich über-
standen, und zwar nicht ganz ohne günstige Veränderungen.
Das Mädchen hat in dieser Zeit nicht mehr gebrochen, nicht
einmal mehr über Uebelkeit geklagt; diese unangenehmen
Symptome der antiperistaltischen Bewegung haben sich also
verloren, während der Motus peristalticus jetzt geregelt ist,
indem täglich zwei breiige, von dem vielen Milchgenuss blass-
gelb gefärbte Stühle erfolgen. Die Untersuchung des Unterleibes zeigt, dass die jetzt mehr Heiterkeit und Muth aus-
drückende Physiognomie der Kranken uns nicht täuscht; der
Unterleib ist wohl noch linker Seits prominirend, doch weicher

und einen helleren Ton bei der Percussion gebend; keine
Fluctuation ist mehr daselbst zu fühlen; auch hat sich die
Schmerzhaftigkeit dieser Stelle sehr ermässigt. Die Fiebererscheinungen haben hier wenig Belang, obgleich auch sie nicht
unangenehm sind: gleichmässige Hautwärme, der Puls klein,
120 Schläge in der Minute machend, ein Pulsus frequens et
debilis ex inanitione, die umschriebene Röthe der Wange hat
sich verloren, die Zunge reinigt sich, ihr Epithelium stösst sich
los. Lassen wir die verordneten Mittel fortgebrauchen.

2. Juni. Es ist wieder durch die eigene Schuld der Kranken ein unangenehmes, bereits beseitigtes Symptom aufgetaucht.
Nach dem Genusse eines rohen Apfels hat sich wieder heftiges grünes Erbrechen eingestellt, ohne dass gerade in den
Localsymptomen eine Steigerung erfolgt wäre. Da die Kranke
unseren Vorschriften nicht folgen will, und sich so wenig gegen äussere schädliche Einflüsse schützen lässt, so werden
wir die Prognose vorsichtiger zu stellen haben.

7. Juni. Die Kranke bricht noch immer diese aeruginosen
Massen aus, Beweis, dass die Function der durch das Entzün-
dungsproduct verklebten Darmpartieen noch nicht in Ordnung
ist. Alle übrigen Erscheinungen stellen eine, wenn auch langsame Genesung in Aussicht, wenn die Kranke nur die gehö-
rige Diät und Ruhe beobachten wollte; denn ohne diese kann
man nicht verbürgen, dass nicht wieder eine neue Entzündung
in den verklebten Darmtheilen auftauchen wird. Auch die
Pulsfrequenz hat sich ermässigt, das Aussehn der Kranken
ist ein besseres, die Geschwulst auf der linken Seite des Unterleibes sinkt immer mehr zusammen, und ist weniger empfindlich. Jetzt vernimmt man beim Andrücken dieser Stelle
das *Bright*'sche Geräusch; wenn wir auf dieses Symptom
hätten warten sollen, so würde wohl die Kranke kein Geräusch mehr von sich geben.

8—19. Juni. Das grüne Erbrechen dauerte indessen fort

und erschöpfte zusehends die Kräfte der Kranken; ausser Getränk nimmt sie nichts mehr zu sich. Fortdauernde Uebelkeit und Appetitlosigkeit sind ihre einzige Beschwerde; der Leib ist zwar etwas gespannt, doch ganz schmerzlos. Es ward eine Kalisaturation mit Kirschlorbeerwasser verordnet, doch meist wieder ausgebrochen. Das Fieber nahm wieder zu, und am Abend des 10. stieg die Pulsfrequenz sogar auf 136 Schläge in der Minute. Die Zunge war dabei immer feucht und leicht gelblich belegt. Als das Abendfieber an Heftigkeit wieder abgenommen hatte, versuchte man das Erbrechen durch Gaben von Morphium (dreistündlich $\frac{1}{4}$ gr.) zu stillen, doch vergebens. Die Farbe der erbrochenen Massen ging allmählich vom Grasgrünen ins Braune über. Die Kranke erbrach bis 12 Stunden vor ihrem Tode, welcher am 19. Juni unter völligem Collapsus erfolgte.

Section. Die Lungen waren durch alte Adhäsionen an die Pleura adhärirend, das Herz mit dem Herzbeutel verwachsen, an der Aortenklappe eine kleine Verknöcherung. Die Contenta der Bauchhöhle vielfach durch plastische Exsudationen conglutinirt; diese sind theils fadenförmig, theils Tuberkeln ähnlich auf die Oberfläche der Tunica serosa abgelagert, an einzelnen Stellen von Blutextravasaten umgeben, besonders aber links eitrig infiltrirt. Die Missfarbigkeit der Därme nimmt in der Gegend zwischen Nabel und linkem Os ileum zu; in der Tiefe des Beckens aber haben sich Fäcalmassen, welche sich durch eine bei Lebzeiten noch geschehene, ungefähr thalergrosse Ruptur des Colon descendens in der Gegend der Flexura sigmoidea ergossen haben, mit jauchigen Exsudationen vermischt angesammelt. Die Structur der Darmwandungen ist hier nur noch schwer zu erkennen. Die Magenschleimhaut ist aufgelockert und in dünnen Streifen geröthet. — Der Uterus enthält in seiner Höhle plastische Lymphe, welche sich auch in die erweiterten Tuben abgelagert hat; die linke Tuba jedoch, an ihrem äussersten Ende verengert, hat sich vor demselben zu einem Hühnerei grossen, reinen Eiter enthaltenden Sack ausgedehnt*).

---

*) Es muss hier nachträglich noch bemerkt werden, dass die Kranke im Verdacht eines verheimlichten, kurz vor ihrem Eintritt ins Hospital erfolgten Abortus gestanden hat. Nach dem Sectionsbefund der innern Genitalien sollte man fast vermuthen, dass die Peritonitis von diesen Theilen ausgegangen ist.

Zweiundzwanzigster Fall.

Peritonitis puerperalis. — Streng antiphlogistische Behandlung. — Bemerkung über die topische Blutentleerung. — Eiter im Harn. — Bedeutung desselben. — Genesung.

17. Juni 1842. Caroline Beskow, Dienstmädchen, 24 Jahr alt. Die kräftige Dienstmagd, zum ersten Mal gebärend, wurde vor vier Wochen am Ende einer ganz regelmässigen, nicht gestörten Schwangerschaft mittelst der Zange entbunden, worauf sie sich in einem erträglichen Gesundheitszustande befand; namentlich waren der Wochenfluss, die Milchsecretion und Lactation ganz regelmässig; ersterer sich allmählich verlierend, letzter so gut und reichlich, dass sie ihr Kind zu stillen im Stande war. Erst gestern, vier Wochen nach der Zangengeburt, stellte sich in Folge einer bei erhitztem Körper zugezogenen Erkältung in der Tiefe des Abdomen ein heftiger reissender Schmerz ein, der sich bald über den ganzen Unterleib verbreitete, permanent, doch verschieden in seiner Intensität. Dies bestimmte die Kranke sogleich in diesem Hospitale Hülfe zu suchen, wo bereits eine allgemeine und örtliche Blutentleerung vorgenommen, Cataplasmen auf den Unterleib, und da eine achttägige Stuhlverstopfung vorhanden war, die Application eines Klystiers verordnet worden ist. Bei unserer heutigen ersten Visite finden wir an der Kranken folgende Erscheinungen:

1) locale: der Unterleib bedeutend aufgetrieben, gespannt,

einen tympanitischen Percussionston gebend, auf den geringsten Druck die grösste Empfindlichkeit und Schmerzhaftigkeit
zeigend, vorzüglich in den beiden Regionibus iliacis und mehr
in der linken als in der rechten. Stuhlverstopfung währt fort,
aber weder Uebelkeit noch Erbrechen ist zugegen. Die Untersuchung per vaginam hat nichts Anomales ergeben.

2) allgemeine: Puls 92 Schläge in der Minute machend,
nicht gespannt, nicht hart, Haut verschlossen, trocken, Temperaturvertheilung gleichmässig über den ganzen Körper, Urin
in geringer Menge gelassen, getrübt, eine röthliche Abscheidung machend. —

Was haben wir hier für eine Krankheit? — Der Herr
Practicant nennt sie Puerperalfieber. — Dies Wort ist in der
neuern Zeit mit Recht verpönt worden, weil man unter diese
Rubrik die verschiedenartigsten Krankheitsprocesse zusammen
geworfen hat, die genau zu scheiden sind. Es ist hier eine
Perienteritis, die von der Umhüllung der inneren Genitalien
ausging; weil sie eine Wöchnerin befallen, hat man sie Puer-
peral-Peritonitis genannt, was nur deshalb für uns von Wichtigkeit ist, weil wir wissen, dass die Entzündungen bei Wöchnerinnen so leicht in Transsudation übergehen.

Wir werden hier streng antiphlogistisch mit gleichzeitiger
Derivation auf Darm und Nieren verfahren, und nicht bloss
die örtliche, sondern auch die allgemeine Blutentleerung wiederholen lassen. Denn wenn auch der Charakter des Fiebers
nicht eine directe Aufforderung zur letzteren giebt, so doch
die Raschheit der Entwickelung, der Umfang der Affection,
und weil die Erfahrung gezeigt hat, dass, wenn in solchen
Fällen die topische Blutentleerung wirksam sein soll, ihr
eine allgemeine vorausgehen muss*). Wir werden hier so-

---

*) Wir fügen hier eine Bemerkung über die topische Blutentlee-
rung bei Unterleibsentzündungen hinzu. Es war bei Gelegenheit einer

gleich, wie es der Individualität der Kranken anpasst, 14 Unzen
Blut entziehen, darauf an die Brennpunkte der Entzündung

---

in Folge unterdrückter Menstruation entstandenen heftigen Peritonitis,
welche nach Anwendung einer strengen antiphlogistischen Behandlung
im Rückschreiten war, wo Schoenlein folgende Worte sprach:

„Ich erlaube mir, Sie hier noch auf ein Moment in der Behandlung
dieser Krankheitsform aufmerksam zu machen, nämlich die Lösung der
Frage betreffend, wann und wie oft ist die topische Blutentleerung bei Peritonaealentzündungen in dem einzelnen gegebenen Fall zu
wiederholen? ich sage die topische, um die Frage auf einen engeren
Kreis zu beschränken. — Das Moment zur Wiederholung der topischen Blutentleerung scheint mir keinesweges, wie *Broussais* und
seine Schüler behaupten, in der alleinigen Gegenwart des Schmerzes
gesucht werden zu dürfen. Mit Recht hat man die Uebertreibung, welche sich *Broussais* und seine Schüler in dieser Beziehung haben zu
Schulden kommen lassen, hart gerügt, und zu satyrischen Darstellungen
benutzt. Die blosse Gegenwart von Schmerz und Empfindlichkeit darf
um so weniger Anhaltspunkt für die Wiederholung der Blutentleerung
sein, als es 1) oft schwierig zu entscheiden sein möchte, ob die
Schmerzhaftigkeit von einer äusseren Hautentzündung (z. B. von den
exulcerirten Blutegelstichen) abhängt oder nicht, 2) gar oft, wenn die
Entzündung schon getilgt ist, eine Schmerzhaftigkeit des Unterleibes
noch fortbesteht, ein wahrer neuralgischer Schmerz, der nicht durch
Blutentziehungen und den innern Gebrauch antiphlogistischer Mittel,
sondern nur durch die innere und äussere Anwendung der Narcotica
(selbst des Opium und seiner Präparate, namentlich des essigsauren Morphium) besonders in Form der Klystiere beseitigt zu werden pflegt. —
Genug die Schmerzhaftigkeit des Unterleibs allein kann hier nicht entscheiden; doch ist sie allerdings ein nicht zu vernachlässigendes Moment.
Man muss genau zu ermitteln suchen, von welchem Punkte die Peritonaealentzündung ausgegangen, da sie auf demselben Wege, auf dem sie
sich von diesem Punkte aus verbreitet hat, auch wieder zurückzuschrei-
ten pflegt. Wenn diese Stelle bei der Untersuchung noch schmerzhaft,
während der übrige Theil des Unterleibes unempfindlich, so ist allerdings Verdacht vorhanden, dass der Schmerz ein entzündlicher ist.
Aber die übrigen Symptome sind auch zu Hülfe zu nehmen: als Auftreibung, Tumescenz und Härte der schmerzhaften Stelle, Störung in
der Digestion, wie Uebelkeit, Erbrechen u. s. w. Kurz, wo dieser
ganze Symptomencomplex fehlt, möchte es immer rathsamer sein, die
Narcotica zu versuchen.“

20 Blutegel appliciren, die Nachblutung durch Cataplasmata unterhalten, darauf graue Quecksilbersalbe in den ganzen Unterleib einreiben, und innerlich zweistündlich Pulver von gr. iij
Calomel und gr. j Digitalis nehmen lassen, deren Wirkung wir
noch durch ein Ricinusölklystier unterstützen wollen.

20. Juni. Der Leib ist wohl noch aufgetrieben, aber diese
Auftreibung ist mehr Folge des Puerperii als der Entzündung.
Er verträgt jetzt ziemlich starken Druck. Die Peritonitis war
hier in einem Grade und mit einer Raschheit aufgetreten, dass
wir eine strenge Antiphlogose eintreten lassen mussten; zweimal
sind allgemeine und örtliche Blutentziehungen vorgenommen worden. Das Ungt. mercuriale auf Linnen gestrichen, wurde gleichsam
als Bähung auf den Unterleib applicirt, und darüber narkotische
Fomente; innerlich haben wir Calomel in Verbindung mit der Digitalis gereicht, um den Uebergang in Exsudation zu verhüten und
nach Darm und Nieren abzuleiten; um der Darmsecretion einen
Impuls zu geben, verordneten wir noch Ricinusölklystiere. Die
erwünschten Darmausleerungen sind darauf eingetreten, mit
ihnen aber auch eine Nachwehe des verordneten Mittels, nämlich die ersten Symptome des Ptyalismus. Die Rückwirkung
unserer Behandlung auf die Krankheit zeigt sich in einer er-

Am nächsten Tage fuhr S c h o e n l e i n bei derselben Kranken weiter fort:

„Gestern Abend ist bei der Kranken Etwas eingetreten, was wohl
als Bestätigung von dem dienen könnte, was ich Ihnen am Morgen gesagt habe: dass die Gegenwart des Schmerzes nicht als das einzige
Motiv für die Gegenwart der Inflammation angesehen werden darf. Die
Kranke hat über einen stechenden Schmerz im Unterleibe geklagt, der
aber durch die weitere Entfernung von dem Punkte, von wo die Entzündung ausgegangen war, schon zeigte, dass er nicht entzündlicher
Natur. Durch ein Klystier ward er gehoben. Gerade in den Fällen,
wo schon Verwachsung einiger Darmschlingen stattgefunden, geschieht
es oft, dass die peristaltische Bewegung, besonders wenn feste Faeces
sich im Darm befinden, gehemmt wird, in welchem Fall nicht Blutentziehungen, sondern einfache Klystiere den Schmerz heben."

freulichen Weise: die localen Erscheinungen haben sehr abgenommen; der Unterleib ist nicht mehr gespannt, er ist weich und
schlaff, die Schmerzhaftigkeit selbst bei tiefem Druck geringer,
die Secretion des Uterus mässig fortdauernd, ebenso die
Milchsecretion. Die febrilen Symptome sehr gemässigt: der
Puls 78 Schläge in der Minute machend, weich, die Haut aufgeschlossen, transpirirend; auch im Harne zeigt sich eine Abscheidung. Der innere wie äussere Gebrauch des Quecksilbers (die Kranke hat im Ganzen 20 gr. Calomel genommen)
ist schon suspendirt worden; doch mögen die Fomentationen
fortgebraucht, und innerlich zur Unterhaltung der Stuhl- und
Urinsecretion ℞. Infus. Herb. Digit. (ℨβ) ℥iv, Ol. Ricini ℥β, Gummi
Mim., Aq. Lauroc. āā ℨij, Syrup. Althaeae. ℨj M. S. zweistündlich
einen Esslöffel voll zu nehmen, verordnet werden.

21. Juni. Wir fanden gestern schon die Symptome sehr
gemässigt, heute in noch höherem Grade; bloss in der linken
Regio inguinalis zeigt sich bei tieferem Druck, gegen das linke
Ovarium und das breite Mutterband zu, etwas Empfindlichkeit,
doch weder Uebelkeit noch Erbrechen. Nachdem das Calomel fortgelassen, erfolgte keine Stuhlentleerung mehr, doch
hat die Mundaffection nicht zugenommen. Die Reaction ist
sehr unbedeutend. Aber im Harne zeigt sich eine merkwürdige Erscheinung, die nicht so selten vorkommt, und in prak-
tischer wie wissenschaftlicher Beziehung von grossem Interesse
ist: der Harn enthält wahren Eiter. Ich bin weit entfernt,
diese Eiterabsonderung der gestern verordneten Digitalis zuschreiben zu wollen, obgleich ich bemerken muss, dass ich
nach ihrer Anwendung beim Empyem eine gleiche Erscheinung gesehen habe *) Dieses Phänomen ist von grosser

---

*) Siehe S. 136 und 137. — Es bleibt noch ein physiologisches
Problem, wie innerere Eiterdepots durch die Ausscheidung von wahrem
Eiter mit dem Harne aus dem Organismus entfernt werden. Es lässt

Wichtigkeit, weil es zeigt, wie weit die Inflammation gediehen ist, was wir nicht auf eine andre Weise (da der
Unterleib so aufgetrieben) constatiren können, da wir kein
Phänomen sehen, das uns sagt, in welchem Stadium die Inflammation sich befände. Jetzt sind wir weiter in der Diagnose, wir wissen, wie weit die Entzündung vorgeschritten.
Um so nöthiger wird es sein, mit der früheren Behandlung fortzufahren.

28. Juni. Die Peritonitis puerperalis ist jetzt wohl als beendet anzusehen. Sie hatte vor einigen Tagen in der linken
Regio iliaca eine gelinde Steigerung erfahren, welche wir
aber glücklich durch eine topische Blutentziehung (mittelst 16
Blutegeln) wieder bekämpft haben. Wir finden jetzt nur noch
zwei erwähnungswerthe Erscheinungen vor, von welchen sich
die eine (nämlich die Beschaffenheit des Harnes) auf das
kaum getilgte Leiden, und die andere auf das angewandte
Medicament bezieht. Dass die Phänomene der Bauchfellentzün-

---

sich dafür kaum ein anderer Weg, als der der Venen denken. Sollten
auch die Eiterkügelchen selbst, wie einige Physiologen behaupten, ihrer
Grösse wegen nicht mit der Blutmasse circuliren können, so müsste
man wenigstens annehmen, dass der Eiter am primären Orte sich auf-
löse, in flüssigem Zustande ins Blut gelange, und aus diesem wieder
in Form des wahren Eiters durch die Nieren ausgeschieden werde
(Vergl. Müller's Physiologie 2. Auflage I. S. 242). Der Vordersatz
dieser Hypothese scheint indessen dem Herausgeber nicht ganz richtig,
da er selbst, wie auch Andere, im gesunden Blute Kügelchen gesehen
hat, welche den Eiterkügelchen an Grösse und Form ganz gleich kommen, und die er, beiläufig gesagt, weniger für Lymphkügelchen, wie
Einige gethan, als für Epitheliumzellen der Gefässwandungen halten
möchte. Hiernach wäre wohl das Circuliren der Eiterkügelchen mit
den Blutkörperchen möglich; ob aber die Eiterkügelchen die Gefässwandungen unverändert passiren, und auf diese Weise in das Blut ge-
langen, und auf gleiche Art aus demselben wieder ausgeschieden werden können, das würden diejenigen, welche eine unveränderte Ueber-
führung des Eiters durch das Blut von einem Orte des Organismus
nach einem anderen annehmen, noch immer beweisen müssen.

dung vorüber sind, zeigt die vollkommne Schmerzlosigkeit des
Unterleibes und die Regulirung aller Functionen; als einzige
Anomalie ist nun noch die Beschaffenheit des Harnes anzusehen. Sie erinnern sich, dass, als die Entzündung zu Ende ging,
der Harn einen reichlichen Bodensatz bildete, der sich nach
der chemischen und mikroskopischen Untersuchung als wahrer Eiter erwies. Es ist gar nicht selten bei der Puerperalperitonitis, dass sich beschränkte Eiterdepots, wie schon die
älteren Aerzte nachgewiesen haben, namentlich in den Falten
der Mutterbänder, in den Ovarien, in den Tuben bilden, welche sowohl bei der Untersuchung durch die Bauchdecken,
die bei Wöchnerinnen in der Regel ausgedehnt und welk sind,
als auch bei der Untersuchung durch die Scheide nicht entdeckt werden können, und wo man bei dem lethalen Ausgange erst in der Leiche diese occult gebliebenen Eiterdepots
vorfindet. Das Erscheinen des Eiters im Harne ist in diesen
Fällen in Bezug auf die Diagnose von grossem Belang, und
giebt einen Fingerzeig für den Stand der Entzündung. —
Jetzt zeigt sich noch immer in dem sonst ganz normalen
Harne ein schleimiger Bodensatz. — Die zweite Anomalie,
welche wir hier vorfinden, ist die Wirkung des angewandten
Medicaments, die Salivation, die sich aber schon in Abnahme
befindet. Wir haben dagegen Ausspülen des Mundes mit
einer Solutio Kali hydrojodici (ʒij auf ℥vj) verordnet, und werden diese fortgebrauchen lassen.

Die Kranke wurde im Anfange des nächsten Monates geheilt entlassen.

Dreiundzwanzigster Fall.

Oophoritis haemorrhagica. — Frostanfälle. — Befürchtung der Verbreitung der Entzündung auf den Plexus pampiniformis. — Geschwulst von der Scheide und dem Mastdarm aus gefühlt. — Allmählige Abnahme derselben. — Genesung.

28. Juni 1842. Auguste Baumann, Arbeitsmannsfrau, 29 Jahr alt. Die Kranke hat zwei Mal geboren, vor 6 Jahren zum letzten Mal; seit dieser Zeit ist ihre Menstruation in Bezug auf die Eintrittszeit nicht ganz regulirt gewesen, aber vollkommen schmerzlos. Bei der letzten Eintrittszeit derselben, vor 14 Tagen, setzte sie sich, indem sie ein kaltes Bad nahm, einer Erkältung aus. Darauf trat wohl die Menstruation ein, aber mehr in schleimiger Form, und ward erst später sanguinolent. Gleichzeitig fand sich ein Schmerz über dem horizontalen Aste des rechten Schambeins gegen die Verbindung mit dem rechten Darmbeine zu ein. Die Kranke beschreibt ihn als einen drängenden, drückenden, der Anfangs Intermissionen machte, später jedoch permanent wurde, in seiner Intensität steigend und fallend. Zugleich traten consensuelle Erscheinungen mannigfaltiger Art auf: Drängen zum Uriniren, das Urinlassen mit Schmerzen verbunden, Drängen zum Stuhl, Tenesmus und selbst Blutabgang aus dem Mastdarm, ferner Schmerz im rechten Oberschenkel bis zum Knie herab sich erstreckend, zu Zeiten reissend, dann wieder mit dem Gefühl von Ameisenlaufen; endlich das Gefühl, als ob ein Körper von der Tiefe des Beckens nach dem Magen aufstiege, mit nach-

folgender Uebelkeit und Erbrechen. — Vorgestern kam die
Kranke in die Anstalt, wo man sie allgemein und örtlich antiphlogistisch behandelte. Ich sehe sie jetzt zum ersten Male,
und finde Folgendes: das Gesicht nicht entstellt, der Unterleib
wie bei Mehrgebärenden runzlich, schlaff, wenig aufgetrieben;
die Kranke klagt über einen Schmerz oberhalb der Scham-
beine, der seit der hier eingeleiteten Behandlung sich sehr
gemindert hat; in der rechten Regio inguinalis findet man
beim tiefern Druck eine schmerzhafte Anschwellung, von welcher aus sich der Schmerz längst der Mutterbänder nach dem
Uterus zu erstreckt. Bis jetzt ist nur die Vagina untersucht
worden; es hat sich dabei eine Schiefstellung des Uterus gezeigt, die Vaginalportion ist nämlich nach rechts, der Fundus
nach links gewendet, welche Schieflage offenbar die Folge
des mechanischen Druckes der von den Bauchdecken aus gefühlten Geschwulst ist. Die Untersuchung per Rectum fehlt
noch. Die angeführten consensuellen Erscheinungen in Blase,
Mastdarm, rechtem Schenkel und Magen sind die gewöhnlichen
bei dieser Affection. Wenn alle diese Phaenomene schon genügend sind, mit Sicherheit festzustellen, dass hier eine Entzündung
des rechten Ovarium und der Tuba bis gegen den Uterus hin
vorhanden, so sind seit gestern Erscheinungen aufgetreten,
welche nicht wesentlich der Affection angehören, deren Eintritt
aber eine wichtige Andeutung über den Fortschritt der Affection
liefert. Vergangene Nacht nämlich befiel die Kranke zum ersten
Male ein heftiger Frost von der Dauer einer halben Stunde
mit nachfolgender Hitze, der sich heute Morgen wiederholt
hat. Diese Frostanfälle, bekannt bei Affectionen der Genitalien, sind suspect, und lassen befürchten, dass die Venen mit
in den Krankheitsprocess hineingezogen werden, dass die
Entzündung hier nicht bloss die genannten Theile und ihre
Umhüllungen, sondern wahrscheinlich auch den Plexus pampiniformis ergriffen hat. Doch bevor wir dies bestimmt aus-

sprechen, müssen wir sehen, ob die Frostanfälle sich wiederholen werden, was uns nicht angenehm sein würde. Jetzt
ist nun eine starke Menstruation eingetreten, das könnte Vertrauen erregen; doch ich habe zuerst auf eine Krankheitsform
unter dem Namen der Oophoritis haemorrhagica aufmerksam gemacht, bei welcher die Blutung aus dem Uterus von der
Entzündung der Tuben und Ovarien abhängt, und als pathisches, nicht als kritisches Symptom anzusehen ist; denn bei
dem Eintritt dieser Blutung ist der Schmerz heftiger geworden. — Das Fieber ist sehr mässig, der Puls weich, 88
Schläge in der Minute machend, die Hauttemperatur wenig
erhöht, der Harn vom normalen wenig abweichend.

Verordnung: Applikation von 20 Blutegeln an die Regio
inguinalis dextra, Einreibungen von grauer Quecksilbersalbe,
Fomentationen von erweichenden Kräutern (Flor. Malvae, Verbasci, Herb. Cicutae), Emulsion mit Aq. Laurocerasi zum innern Gebrauch.

29. Juni. Wir liessen eine Untersuchung durch den Mastdarm vornehmen, um vielleicht noch neue Thatsachen den
aufgefundenen hinzufügen zu können; sie hat die aufgestellte Diagnose nur bestätigt: man fühlt an der vordern
Wand des Rectum mehr nach der rechten Seite zu eine Tumescenz, die fast den Umfang eines Hühnereis hat, und bei
der Berührung empfindlich ist; sie ist von hier aus deutlicher
als von den Bauchdecken her zu fühlen. Wir haben diesen
Umstand schon aus einem consensuellen Symptome, nämlich
der Mastdarmreizung, vermuthet, obgleich ich bekennen muss,
dass, so sehr auch die mechanische Erklärung dieses Symptomes (durch den Druck der Geschwulst auf den Mastdarm) ein-
zuleuchten scheint, ich doch dieselbe etwas beschränken
möchte, indem die Reizung des Mastdarms, auch ohne dass
ein Druck von einer benachbarten Geschwulst auf ihn ausgeübt wird, rein consensuell bei der vorliegenden Entzündungs-

form vorkommt. Das Drängen zum Urinlassen und die Schmerzhaftigkeit desselben sind ganz verschwunden; doch hat sich wieder Uebelkeit und Erbrechen eingestellt, dabei ist die Zunge ganz rein; die übrigen consensuellen Erscheinungen im rechten Oberschenkel und Mastdarm haben sehr abgenommen; auch der Menstrualausfluss ist geringer geworden. Das Fieber ist sehr mässig, doch hat sich heute Morgen wieder ein halbstündiger Schüttelfrost eingestellt. Die Wiederholung dieser Frostanfälle zu unbestimmten Zeiten lässt, wie gesagt, ein Weiterschreiten der Entzündung auf die Venen der Genitalien befürchten.

Fortgebrauch der gestern verordneten Mittel.

30. Juni. Wir haben hier zwei Dinge ins Auge zu fassen, um uns ein Urtheil über den Zustand der Kranken zu verschaffen: 1) die Erscheinungen der Oophoritis, 2) die Symptome des Fortschrittes der Entzündung auf die Venen; die ersten sind stetig, die zweiten intermittirend. Was die ersten betrifft, so lässt sich von den Bauchdecken aus noch die Intumescenz wahrnehmen, die Kranke beschreibt den Schmerz genau nach dem Verlaufe der rechten Tuba; auch durch die rechte Wand des Scheidengewölbes fühlt man deutlich die auf Berührung empfindliche Geschwulst. Es wäre uns nicht unangenehm, wenn es doch zur Suppuration kommen sollte, dass sich der Abscess mehr nach dem Scheidengewölbe oder dem Mastdarm zu bilden, und durch die eine oder andere Höhle nach aussen öffnen möchte. Die consensuellen Erscheinungen sind seit gestern wieder stärker hervorgetreten (Stechen im After, reissender Schmerz im rechten Oberschenkel, Uebelkeit). Das Fieber ist noch mässiger als gestern; aber heute Morgen um 5½ Uhr hat die Kranke wieder ein heftiger Schüttelfrost befallen.

Ausser den verordneten Mitteln lassen Sie die Kranke

heute ein warmes Bad von einer Abkochung der Spec. emollientes mit Bilsenkraut nehmen.

1. Juli. Die Untersuchung per Rectum und per Vaginam zeigt die Geschwulst offenbar verringert und weniger empfindlich; auch hat der früher herabgedrückte Uterus wieder eine höhere Stellung eingenommen. Der Unterleib ist weniger gespannt, und verträgt selbst oberhalb des rechten Schambeinkammes einen tiefen Druck; nur die Insertionsstelle der rechten Tuba in den Uterus ist noch etwas schmerzhaft. Die consensuellen Erscheinungen im Mastdarm, rechten Schenkel und Magen bestehen in mässigem Grade fort. Die Kranke hat heute Morgen wohl einen Frostanfall gehabt, aber von viel geringerer Intensität und Dauer. Die Reactionserscheinungen sind ganz geschwunden. Das warme Bad, welches wir der Kranken gestern verordneten, scheint vorzugsweise diese günstige Wirkung hervorgebracht zu haben. Wir sind aber noch keinesweges zu Ende; denn das Fortbestehen des wenngleich sehr gemässigten Schüttelfrostes hält uns noch immer in Athem.

Verordnung: Wiederholung des warmen Bades.

2. Juli. Lassen Sie uns die verschiedenen Erscheinungen in ihre Gruppen geordnet betrachten:

1) Die localen Erscheinungen in den Genitalien: es ist wieder stärkerer Schmerz hinter der Schambeinfuge, sich linienförmig längs der rechten Tuba hinziehend, eingetreten; gleichzeitig hat der Blutfluss auch wieder zugenommen; die Untersuchung durch Mastdarm und Scheide zeigt die Geschwulst unverändert. — Was 2) die consensuellen Erscheinungen betrifft, so dauert die Reizung im Mastdarm, wenn auch nicht so heftig, wie früher, fort; die Reizung der Blase ist verschwunden, die des Magens und Oberschenkels vermindert. — 3) Die Frostanfälle haben sich nicht wieder eingestellt, was uns lieb ist, aber nicht beruhigen kann, da sie,

wie wir wissen, nach 3, 4, 5 tägiger Pause wieder zurückkehren können, und besonders da der Schmerz an der bezeichneten Stelle noch fortbesteht.

Es ist also wieder eine leichte Steigerung der Localerscheinungen eingetreten, womit auch übereinstimmt, dass der Muttermund wieder nach rechts und der Fundus uteri nach links gestellt ist, und bei dem Versuch, dem Uterus seine normale Lage zu geben, bedeutender Schmerz entsteht.

Wir werden dieselbe Behandlung fortführen, das warme Bad wiederholen lassen, doch wollen wir zur Einreibung in den Unterleib der Quecksilbersalbe etwas Jod hinzufügen.

6. Juli. Der Zustand der Kranken gestaltet sich günstiger; Die Schmerzhaftigkeit der rechten Inguinalgegend ist ganz verschwunden, die vom Mastdarm und Scheide aus gefühlte Geschwulst nimmt immer mehr ab, die consensuellen Erscheinungen sind sehr gering und nur noch einzeln zu Zeiten auftretend, der blutige Ausfluss dauert mässig fort. Das Fieber hat aufgehört; die Frostanfälle sind nicht wiedergekehrt.

12. Juli. Wir können jetzt die Kranke wohl als Reconvalescentin, aber bevor sie die ihr durch die streng antiphlogistische Behandlung genommenen Kräfte nicht wieder erlangt hat, und bevor die Uterinfunction nicht in Ordnung ist, nicht als geheilt betrachten.

Es ist jetzt wohl der Moment, einen Rückblick auf die Krankheit zu werfen, die wir hier glücklich bekämpft haben: Es war hier eine Entzündung des rechten Ovarium und der rechten Tuba bis zur Insertion in den Uterus vorhanden, und zwar mit Symptomen verbunden, welche diese Oophoritis als eigenthümliche Varietät, nämlich als haemorrhagiea zu rechtfertigen im Stande waren, indem sich zu den sonstigen charakteristischen Erscheinungen ein sehr reichlicher blutiger Ausfluss aus dem Uterus gesellt hatte. Wiederholte Blutentziehungen, Frictionen mit Quecksilbersalbe, der wir später noch Jod hinzugesetzt hatten, warme. Bäder haben uns zu dem Resultate geführt, welches wir jetzt vor uns sehen: alle pathischen Erscheinungen sind zu Grunde gegangen, nicht bloss die Schmerzhaftigkeit und Anschwellung der rechten Regio inguinalis Abdominis, nicht bloss die consensuellen Phänomene in Blase, Mastdarm, Oberschenkel und Magen, sondern auch die materiellen, wie sie die Untersuchung durch Scheide und Mastdarm ergab, die früher in diese Theile hineinragende Intumescenz. Was uns aber in diesem Falle besonders noch besorgt machte, waren die mehrere Male wiederkehrenden, ziemlich bedeutenden Frostanfälle, welche befürchten liessen, dass die Entzündung auf den Plexus pampiniformis fortschreiten und Phlebitis hervorrufen, oder dass es zur Suppuration kommen möchte, was die Heilung selbst sehr in Frage gestellt haben würde. Beide Möglichkeiten sind jetzt glücklich beseitigt. Was die letzte, den Uebergang der Entzündung in Eiterung betrifft, so ist die Bestimmung desselben bei Entzündungen innerhalb der Unterleibshöhle nicht immer so leicht, wie ich Ihnen in einem andern Falle vor Kurzem nachgewiesen habe*). Freilich hatten wir hier einen leichten Anhaltspunkt, da das entzündete Organ im Bereich unseres Tastsinnes lag, und eine fortgesetzte genaue Untersuchung uns immer au courant gehalten haben würde. Aber was in den Tuben stattgefunden, das hätten wir erst aus anderen Erscheinungen schliessen müssen. Je combinirter aber die Schlussfolge, je verwickelter die Verstandesrechnung aus den Vordersätzen, um so unsicherer muss auch das diagnostische Facit sein. Ist nun gar der Unterleib noch ausgedehnt, und gespannt, so ist die Bestimmung des Zustandes des entzündeten Theiles sehr schwierig; daher habe ich Sie in jenem Falle**) auf das

---

*) Vergl. die Anmerkung S. 210.
**) Siehe den vorigen Fall.

Erscheinen des Eiters im Harne als ein höchst wichtiges Phänomen aufmerksam gemacht. —

Unter Darreichung einer leichten nährenden Diät nahmen
die Kräfte der Kranken wieder zu; da der Ausfluss aus der
Scheide kaum noch der Erwähnung werth, alle sonstigen
krankhaften Symptome aber geschwunden waren, so wurde
die Kranke am 20. Juli aus dem Hospitale entlassen.

Vierundzwanzigster Fall.

Peritonitis puerperalis. — Metritis septica. — Phlegmasia alba dolens. — Collapsus. — Scheinbare Härte des Pulses. — Phlebitis in verschiedenen äusseren Venen. — Schüttelfrost. — Abscesse am rechten Oberschenkel und am rechten Arme. — Pneumonische Erscheinungen. — Erschöpfung, Tod, — Leichenbefund.

25. Juli 1842. Therese Müller, Handarbeiterin, 21 Jahr alt. Das Mädchen wurde nach einer regelmässigen Schwangerschaft in der Nacht vom 22. zum 23. glücklich entbunden; die Entbindung war kurz und leicht, aber schon 10 bis 12 Stunden darauf entwickelten sich krankhafte Erscheinungen im Unterleib, die eine Blutentziehung nöthig machten. Nachdem noch eine zweite allgemeine und eine locale ohne wesentlichen Erfolg vorgenommen worden, ward sie nach dieser Krankenabtheilung gebracht, wo die Localerscheinungen im Unterleibe und das correspondirende Fieber die Antiphlogose noch in grösster Strenge zu handhaben geboten. Es ward noch einmal ein Pfund Blut aus der Armvene entzogen, welches Sie hier sehen; es enthält zwar viel Serum, doch eine starke, becherförmige Crusta phlogistica. Es wurden auch wieder Blutegel an die schmerzhafte Stelle des Unterleibes gesetzt, reichlich graue Quecksilbersalbe in denselben eingerieben, und innerlich Calomel (alle zwei Stunden 3 Gran) gereicht, worauf vier charakteristische Ausleerungen erfolgten.

Jetzt finden wir folgenden Zustand: der Unterleib ist verhältnissmässig (da wir eine Wöchnerin vor uns haben) nicht
sehr aufgetrieben, der Uterus noch über der Schambeinfuge
einige Finger breit hervorragend, doch fest, sein Grund auf
Berührung etwas empfindlich, wie überhaupt der ganze untere Theil des Bauches unterhalb einer Linie, die man sich
von einer Spina anterior superior ossis ileum zur anderen gezogen denkt, besonders aber die linke Regio inguinalis. Dabei
ist der Puls übermässig frequent, fast 150 Schläge in der Minute
machend, nicht gespannt, die Haut feucht und zugleich sehr heiss,
der Urin sparsam, dunkel gefärbt. Lochienausfluss ist wohl eingetreten, aber von mehr stinkender, jauchiger Beschaffenheit,
deren Vorhandensein schon in den ersten 48 Stunden nach
der Entbindung nichts Erfreuliches erwarten lässt.

Klar ist die Sachlage in der einen Richtung, nämlich in
Bezug auf den Zustand der Peritonaealhülle der Genitalien; hin-
gegen nicht ganz klar in Bezug auf die Beschaffenheit der
Uterinschleimhaut. Wir müssen, bevor wir ein bestimmteres
Urtheil fällen, und bevor wir zu Chloreinspritzungen in die
Vagina schreiten können, noch eine Exploration der inneren
Genitalien vornehmen lassen.

Verordnung: Application von **16** Blutegeln auf die linke
Regio inguinalis, Fortgebrauch des Calomel (zu gr. j. zweistündlich).

26. Juli. Wir haben drei Symptomenreihen zu unterscheiden: 1) locale Erscheinungen der inneren Genitalien,
2) Reflexsymptome und 3) Medicinalerscheinungen. Diese
müssen wir getrennt betrachten, um uns das Bild der Kranken nicht zu verdüstern. — Was die ersten betrifft, so hat
der spontane Schmerz im Unterleibe aufgehört; dieser ist
weich, auf Druck selbst in der linken Regio inguinalis kaum
noch schmerzhaft. Der Uterus ist noch über der Schambeinfuge zu fühlen, doch mehr schlaff. Die innere Exploration

hat die ganze Vagina mit dem klebrigen, stinkenden, röthlichen Schleim bedeckt, den Muttermund eingerissen, weich,
schwammig und, was wohl zu merken ist, mehr kühl nachgewiesen, Thatsachen, welche das, was wir gestern vermutheten, nur bestätigen, nämlich den septischen Zustand der Uterinschleimhaut, den *Boër* Metritis septica genannt hat. Die
Peritonaealerscheinungen sind somit in die zweite Reihe zu stellen, und ihr Verschwinden kann uns keinesweges eine günstige
Prognose verbürgen. — Die Reaction ist dieselbe, welche wir
gestern fanden. — Was die Medicinalerscheinungen anlangt,
so sind seit gestern drei Calomelstühle erfolgt, aber metallischer Geruch aus dem Munde beginnt.

Die Kranke klagt noch über heftige Kreuzschmerzen,
welche sie dem langen Liegen auf dem Rücken zuschreiben
möchte, ich jedoch mehr geneigt bin, als Zeichen der wegen
ihres leichten Ueberganges in Eiterung so sehr gefürchteten
Fortsetzung der Entzündung auf die hinteren Peritonaealfalten
anzusehen. Dass die Empfindlichkeit der äussern Bauchdecken
nachgelassen, darf Sie nicht sicher machen; denn Sie wissen,
dass schon bei der gewöhnlichen Peritonitis der Schmerz sich
oft auf eine kleine Stelle beschränkt, und plötzlich von hier
aus in kurzer Zeit wieder über den ganzen Unterleib verbreitet, was um so mehr bei der Puerperalperitonitis gilt, besonders wo noch die innere Schleimhaut afficirt ist.

Verordnung: Aussetzen der Calomelpulver (die Kranke
hat im Ganzen 24 gr. genommen); zum innern Gebrauch ein
Infusum Digitalis mit Aq. Laurocerasi; zum Einspritzen in die
Scheide ℞ Inf. herb. Cicutae (℥β) ℔j, Calcariae chlorinic. ℈ij M.

28. Juli. Wir bemerkten gestern, dass die Peritonaealerscheinungen wohl abnehmen können, aber, in so fern ihre
Existenz mit durch den septischen Zustand der inneren Ute-
rinauskleidung bedingt ist, wir nicht sicher sein können, ob
sie von Neuem auftauchen werden. Es kann aber die Affe-

ction von der Uterusschleimhaut auch nach einer andern Richtung fortschreiten, nämlich auf die Venen*); letzteres ist nun
eingetreten, wenn auch nicht an den Uterusvenen, so doch
an den Venen des rechten Schenkels. Dieses Auftreten der
Schenkelvenenentzündung im Puerperium ist eine noch nicht
lange gekannte Erscheinung, welche *White* zuerst als Phlegmasia alba dolens beschrieben hat. Obwohl diese Erscheinung
sicher schon früher da gewesen ist, so ist man doch erst seit
White auf sie aufmerksam geworden. Wenn der Causalnexus
zwischen Phlebitis uterina und Wochenbett ein leicht zu er-
fassender ist, so kann ich nicht dasselbe von der Aetiologie der
Entzündung der Venen der unteren Extremitäten sagen; denn
diese liegen jenseits der Blutströmung der vom Uterus kom·
menden Venen. Schon bei ihrem Eintritte klagte die Kranke
über Schmerz im rechten Schenkel; wir wunderten uns damals, dass es nicht der linke war, da die Entzündung am linken Ovarium Statt hatte. Wir finden heute die äussere Schenkelvene angeschwollen und schmerzhaft, und zählen sieben
rosenkranzförmig an einander gereihte, abscessartige Anschwellungen. Wenn uns diese Erscheinung hier auch nicht
überrascht, so muss sie uns doch sehr unangenehm sein. —
Die Peritonaealerscheinungen sind sehr mässig: Unterleib wenig aufgetrieben, nirgends mehr schmerzhaft, auch der wider-
wärtige Kreuzschmerz hat nachgelassen. Der Kreuzschmerz
möchte vielleicht den einzigen Schlüssel für das Schenkellei-
den abgeben, da nach *Breschet*'s Untersuchungen der Zusammenhang der Beckenvenen mit den Spinalvenen nachgewiesen
ist. Die Untersuchung des Uterus von den Bauchdecken her
lässt uns nicht auf einen ähnlichen Vorgang in den Uterusvenen schliessen; er ist wohl noch über den Schambeinen zu

---

*) Vergl. den folgenden Fall.

fühlen, doch ganz schmerzlos, derb und fest. Auch die Untersuchung per Vaginam weist eine günstige Veränderung nach: der Ausfluss ist nicht mehr so stinkend, und die Wärme der inneren Theile zurückgekehrt. Die Reflexerscheinungen sind die gleichen: Puls klein, 140 Schläge in der Minute machend, Zunge mehr trocken, Urin sparsam und trübe. Somit könnten wir mit dem heutigen Zustande der Kranken zufrieden sein, wenn nicht die neue Episode aufgetreten wäre; doch ist es besser, dass sie in den Schenkelvenen, als in denen des Uterus Statt findet.

Verordnung: Einreibungen von Ungt. neapolitan. in den rechten Oberschenkel, und Cataplasmen darüber.

29. Juli. Die Erscheinungen der Peritonitis flössen uns keine grosse Besorgniss mehr ein, um so weniger, als die Frage nach der Beschaffenheit der Uterinschleimhaut auf eine befriedigende Weise beantwortet werden kann. Der Ausfluss ist nicht mehr stinkend, und nähert sich schon dem schleimigen Lochienfluss; somit steht zu hoffen, dass das Verschwinden der Peritonaealerscheinungen ein stetiges sein wird. — Was die Entzündung der rechten Schenkelvene betrifft, so ist wohl noch Schmerz nach dem Verlauf der strangförmig geschwollenen Vene vorhanden, aber die Entzündung macht keinen Fortschritt. — Was endlich das Fieber und den Kräftezustand der Kranken anlangt, so fühlt sie sich sehr müde, matt und kraftlos; der Puls ist zwar weniger frequent (130 Schläge in der Minute), jedoch schnellend und leer, scheinbar den Eindruck von grosser Härte machend, wie man ihn aber mit dem Finger drückt, sinkt er zusammen *). — Copiöse wässrige Stuhlent-

---

*) Scheinbare Härte und Völle des Pulses, sagte Schoenlein bei einem von einer heftigen, nervös gewordenen Pneumonie Reconvalescirenden, wird sehr häufig nach Anwendung einer strengen Antiphlogose beobachtet, und verdient um so mehr berücksichtigt zu wer-

leerungen, Haut weich, Urin unverändert. Dazu kommt noch
ein oberflächlicher Decubitus am Os sacrum, der uns um so
unangenehmer, als er zugleich reizend und erschöpfend auf
die Kranke wirkt. — Als Resultat unserer heutigen Untersuchung ergiebt sich also, dass die Symptome der Peritonitis
und Metritis septica fast verschwunden, die Venenentzündung
stehen geblieben ist; nur der Kräftezustand der Kranken ist
bedrohlich, doch ist uns die Ermässigung des Fiebers erfreulich.

Wir werden jetzt vorzüglich den Kräftezustand der Kranken berücksichtigen müssen, und wollen daher der Kranken
eine Emulsio chinata, Kalbfleischbrühe, Milch mit Eigelb und
dergl. verordnen.

8. August. Es kann nicht in Abrede gestellt werden, dass

---

den, als sie sich gewöhnlich mit anomaler Pulsfrequenz verbindet, und
dadurch leicht zu Irrthümern verleiten kann, welche durch die Deutung
und den Werth, den man auf die Beschaffenheit des Pulses legt, herbeigeführt werden. Besonders bei Frauen, und namentlich bei Chlorotischen, ist diese Pulshärte sehr häufig; ist sie noch mit Herzklopfen
verbunden, so ist der Arzt oft in Gefahr, von einer Inflammation zu
träumen, wieder nach der Lancette zu greifen, und den ganzen antiphlogistischen Heilapparat von Neuem anzuwenden. Drücken Sie aber
in solchem Falle den Puls, und Sie werden finden, dass er augenblicklich zusammensinkt, während er, wenn Sie ihn nur leise berühren, wie
eine gespannte Saite erscheint. Bei Individuen, bei denen man starke
Blutentziehungen hat vornehmen müssen, verbindet sich damit noch,
gleich wie bei Chlorotischen, ein starkes Blasen der Arterien (Bruit de
Diable), in den Carotiden besonders deutlich zu vernehmen; in manchen
Fällen ist es so stark, dass man es schon hört, wenn man das Ohr
nur in die Nähe der Arterien bringt. — Es geht aus dieser Thatsache
wieder die Warnung hervor, bei der Beurtheilung von Krankheitszuständen sich nicht auf ein einzelnes Symptom, sondern nur auf die Zusammenstellung und die wechselseitige Beziehung aller vorhandenen
Erscheinungen zu verlassen. Wenn man die Haut und den Harn mit
dem Pulse vergleicht, so wird man finden, was die im Pulse eingetretene Veränderung für eine Bedeutung hat.

seit unserer letzten Visite in den drei Symptomenreihen, die wir bei der Kranken unterscheiden mussten, eine bedeutende Ermässigung eingetreten ist; doch ist noch immer Manches übrig, das uns bei allen diesen Fortschritten nicht behagt. Sehen wir zuerst, was sich günstig gestaltet hat: die Symptome der Puerperalperitonitis sind gänzlich zu Grunde gegangen, der Unterleib zusammengefallen, weich, überall, selbst in der Regio inguinalis sinistra schmerzlos. Auch die mit der Peritonitis zusammenhängenden Erscheinungen auf der Uterinschleimhaut, der Status septicus ist verschwunden, der Uterus contrahirt, die Untersuchung per Vaginam weist keine krankhafte Veränderung der innern Genitalien nach; nur noch Reste der weissen Lochien. — Was 2) die Erscheinungen der Entzündung der Venen des rechten Schenkels betrifft, so sind diese ebenfalls in der Abnahme; an den meisten Stellen ist complette Zertheilung eingetreten, nur an einer kleinen Suppuration; der Abscess hat sich nach aussen entleert, und ist schon wieder zugeheilt. — 3) Auch die Reflexerscheinungen haben sich ermässigt, der Puls nicht mehr so schwach, seine Frequenz auf 120 vermindert, der Schlaf ist jetzt besser; auch der Decubitus, welcher ziemlich weit um sich gegriffen hatte, ist im Heilen begriffen. — Das sind die günstigen Erscheinungen, mit denen wir, wenn wir sie mit dem früheren Thatbestande vergleichen, wohl zufrieden sein könnten. Aber nun kommt das Unheimliche der Sache: das ist das Auftauchen der Venenentzündung an verschiedenen Körperstellen, wenn auch nur in beschränktem Maasse und nur an den peripherischen Theilen. Nicht bloss am rechten Arme, wo wir die Vene öffnen mussten, sondern auch auf dem Rücken des linken Fusses hat sich Phlebitis entwickelt, deren Wiederauftreten an so einzelnen Stellen sich schwer erklären lassen möchte. — Sie sehen wohl ein, dass mit dem Auftauchen solcher Venenentzündungen eine zweifache Eventualität verbunden ist: 1) das Fortschreiten der Entzündung nach den innern Venenstämmen und dem Herzen zu, 2) der Uebergang derselben in Eiterung, wodurch so leicht Resorption des Eiters und metastatische Eiterdepots gebildet werden können.

Nachdem wir die inflammatorischen Erscheinungen im Rücken hatten, sind wir zur Anwendung der China übergegangen, die wir zuerst als Emulsio chinata und seit einigen Tagen als Infusum mit Acidum phosphoricum reichen liessen. Die neuentstandenen Venenentzündungen werden wir örtlich wie die frühere mit Einreibungen von grauer Quecksilbersalbe und Cataplasmen behandeln.

11. August. Wie wir bei der Kranken die gefährlichsten und schlimmsten Zustände, welche den Ausgang sehr zweifelhaft machten, (die Peritonitis nnd Metritis septica) hinter uns hatten, bekamen wir noch eine Reihe von Nachzüglern zu bekämpfen. Es entwickelte sich ungefähr eine Woche nach der Entbindung Phlebitis am rechten Schenkel; hier gelang die Zertheilung bis auf eine kleine Stelle, welche sich aber nach der Entleerung wieder geschlossen hat. Hiermit glaubten wir die Sache abgethan, aber nun erscheinen an anderen peripherischen Venen die gleichen Vorgänge, und an diesen Stellen scheint die Zertheilung nicht mehr erzielt werden zu können; an der Sohle des linken Fusses hat sich bereits ein oberflächlicher Abscess gebildet. Somit scheint sich das, was ich Ihnen neulich als Eventualität angegeben, geltend machen zu wollen: dass es zur Eiterung, Resorption des Eiters und Entwickelung des typhösen, torpiden Fiebers kommen möchte, was hier um so mehr zu befürchten steht, als die Pulsfrequenz zwar etwas vermindert, aber doch noch immer übermässig (120), und die Diarrhöe fortbesteht.

Lassen Sie die Kranke wieder ihre Emulsio chinata, und der unruhigen, schlaflosen Nächte wegen Abends ein Morphiumpulver (gr. ¼) nehmen.

13—23. August *). Die ausgesprochene Besorgniss, dass
es zur Eiterresorption kommen möchte, wurde leider immer
begründeter; vom 14. an traten die charakteristischen heftigen Schüttelfröste mit nachfolgender Hitze und Mangel aller
Krisen auf; sie wiederholten sich in unbestimmten Intervallen,
jedoch in der Art, dass fast täglich einer erfolgte. Auch am
rechten Fuss bildete sich Phlebitis; am rechten Oberschenkel
waren zwei grössere Abscesse entstanden, die geöffnet werden mussten; ein Gleiches geschah am rechten Arme. Darauf
entwickelten sich noch pneumonische Erscheinungen, in Hüsteln und geringem Brustschmerz bestehend, die auf Bildung
secundärer Eiterablagerungen in das Lungengewebe hindeu-
teten; an der Basis der rechten Lunge vernahm man Crepitation. Jemehr diese Phänomene hervortraten, um so mehr
minderten sich die der Entzündung der äusseren Hautvenen.
Im Unterleib nirgends eine schmerzhafte Stelle. — Unter diesen Erscheinungen nahmen die Kräfte der Kranken mehr und
mehr ab, die Füsse und Unterschenkel fingen an, ödematös zu
schwellen, die Pulsfrequenz blieb auf der enormen Höhe von
150 Schlägen in der Minute und darüber, der Puls ward kleiner, der Kopf mehr eingenommen. Es ward der Emulsio
chinata Acidum muriaticum zugesetzt, später noch Aqua oxymuriatica, und Rothwein zum Getränk gereicht. Nach langen
Qualen gab die Kranke am 23. ihren Geist auf.

Leichenbefund. In der Schädelhöhle nichts Anomales.
In die Pleurasäcke wenig seröse Flüssigkeit ergossen, in dem
rechten einige alte Adhäsionen. In den unteren Lappen beider Lungen, besonders in der rechten in grösserer Anzahl,
kleine lobuläre Abscesse, äusserlich schon in Form von klei-

---

*) Der klinische Unterricht ward am 13. geschlossen; der Heraus-
geber theilt in kurzen Worten den weiteren Verlauf dieses interessanten Krankheitsfalles mit.

nen circumscripten, gelben Flecken sichtbar; einzelne Stellen
hepatisirt; der obere Lappen der rechten Lunge ödematös infiltrirt. Im Herzen und Herzbeutel nichts Normwidriges. — Die
Leber blass und ziemlich blutleer, sonst normal, ebenso Milz,
Pancreas, Nieren und der ganze Darmcanal. Die Venenplexus
des Uterus, sowie der Ovarien fast durchweg mit Eiter gefüllt, so dass hier die Venen in allen Ramificationen wie mit
einer gelben Flüssigkeit ausgespritzt erschienen. Auch in der
Vena cava inferior, nahe an ihrem Eintritt in die Leber eitri-
ges Exsudat. In der ganzen rechten Vena iliaca ein plastisches, röhrenförmig gestaltetes Exsudat, innerhalb mit jauchi-
gem Eiter gefüllt. Der Trombus erstreckte sich bis in die
Mitte der Vena cruralis und von hier aus auch in die kleine-
ren Nebenäste und oberflächlichen Hautvenen, die in ihrem
Lumen erweitert, und in ihren Wandungen verdickt waren,
und fast das Ansehen von Arterien boten. Am rechten Unterschenkel und Fuss die Venen zwar erweitert und verdickt,
allein weder plastisches Exsudat noch Eiter enthaltend. Dasselbe wurde am rechten Arme sowie in den Bauchdeckenve-
nen der rechten Seite gefunden. In der ganzen linken Seite
zeigten sich die Venen nicht krankhaft verändert.

Fünfundzwanzigster Fall.

Peritonitis und Phlebitis uterina post puerperium. — Quetschungen und Excoriationen in der Vagina. — Streng antiphlogistische Behandlung, wiederholte reichliche Blutentziehungen. — Eiter im Harn. — Dysenterische Erscheinungen. — Langsame Reconvalescenz. — Vollkommene Genesung.

5. März 1841. Friederike Reperwitz, Dienstmagd, 26 Jahr alt. Das kräftige Mädchen wurde zum ersten Mal schwanger: während der Schwangerschaft befand sie sich vollkommen wohl; am Ende derselben trat sie in die hiesige Entbindungsanstalt. Am 2. März ging es zur Geburt unter sehr schmerzhaften Wehen, und nach mehrstündiger Dauer, nach dem noch zuvor wegen krampfhafter Zusammenschnürung des Uterus eine Venaesection gemacht worden war, sah man sich genöthigt, die Zange anzulegen. Die Entwickelung des starken Kindeskopfes war nicht leicht, ein Umstand, der nicht zu übersehen ist, da wir wissen, welche Rolle mechanische Einwirkungen bei Krankheiten der Wöchnerinnen spielen; nach der Geburt trat ein ziemlich reichlicher Blutverlust ein. In der darauf folgenden Nacht ward die Kranke von einem heftigen Schüttelfroste befallen, dem Hitze folgte; gleichzeitig damit stellten sich intensive Schmerzen im Unterleibe ein, zuerst auf der linken, dann auch auf der rechten Seite und vorzüglich an den Seitenwänden des Uterus. Der Schmerz liess zuweilen nach, war mehr reissender Natur, oft sich bis

zum Oberschenkel erstreckend. Bald verbreitete er sich über
den ganzen mehr aufgetriebenen Unterleib, weshalb der Kranken schon zwei Aderlässe zu 8 Unzen auf der Entbindungsanstalt gemacht worden sind. Da sich der Schmerz darauf
nicht verlor, so wurde sie auf diese Krankenabtheilung verlegt. — Jetzt finden wir folgende Erscheinungen: 1) locale:
der Unterleib ist aufgetrieben, doch weich und nicht sehr gespannt, aber in seiner ganzen Ausdehnung gegen Berührung
schmerzhaft, am stärksten zu beiden Seiten des ziemlich contrahirten und festen Uterus. Der Lochienfluss ist normal und
reichlich. Um zu erfahren, ob hier eine Continuitätstrennung
in Folge der Geburt eingetreten, wird es nöthig sein, eine
Exploration der Geburtstheile vorzunehmen. — 2) Allgemeine
Erscheinungen: Puls kräftig, doch nicht hart, 120 Schläge in
der Minute machend, Haut mässig feucht, Durst intensiv; seit
der letzten Nacht sind wässrige Durchfälle eingetreten; kein
Erbrechen.

Nach den angeführten Erscheinungen leidet die Kranke
an Peritonitis, mit der sich Phlebitis uterina zu verbinden
scheint, für welche letztere, wie Sie hier schon aus mehreren
Fällen ersehen haben, besonders der Schmerz an den Seitenrändern des Uterus spricht*).

---

*) Als Ergänzung und zum besseren Verständniss dieses Falles fü-
gen wir hier die Epikrisis ein, welche Schoenlein zu einem ähnlichen
Falle, der aber einen tödtlichen Ausgang nahm, gehalten hat. Es betraf dieser Fall eine Schneiderfrau mit Namen Wilhelmine Hartmann, 27 Jahr alt, welche schon 24 Stunden nach der Entbindung
von einer heftigen Peritonitis befallen worden war. Diese wurde
durch zweimalige Aderlässe glücklich bekämpft; es stellte sich aber an
der rechten Seite des schon ziemlich contrahirten Uterus auf Druck
lebhafter Schmerz ein. Der Lochialfluss war ichorös; am äusseren
Muttermund eine Excoriation. Das Fieber lebhaft, mehr synochal. Es
ward noch einmal die Vene geöffnet, Blutegel an die schmerzhafte
Stelle applicirt, Fomentationen, Einreibungen von grauer Quecksilber-

Wir werden sogleich noch eine Venaesection von 16 Un‑
zen machen, 40 Blutegel auf den Unterleib appliciren, in den‑

---

sal..., Emulsion mit Aq. Laurocerasi und Einspritzungen mit Aq. oxy.
muriat. verordnet. Die Befürchtung, dass sich hier Phlebitis uterina
ausbilden möchte, bestätigte sich leider zu bald, indem ein heftiger
Schüttelfrost eintrat, dem Hitze und copiöser Schweiss folgten. Der
Schmerz nahm jetzt beide Seitenwände des Uterus ein, während der
Fundus und die vordere Fläche desselben schmerzlos blieben, und ver‑
breitete sich bis zu den Schamlippen und Schenkeln. Die Frost‑
anfälle wiederholten sich noch mehrere Male in unbestimmten Inter‑
vallen, und schon am 8. Tage nach der Geburt erlag die Kranke.

„Ich beschränke mich nur, sagte Schoenlein, Sie auf 2 Erschei‑
nungen während des Krankheitsverlaufes aufmerksam zu machen, die
in Bezug auf die Beleuchtung der anatomischen Thatsachen wichtig
scheinen. 1) Bei der Aufnahme der Kranken war Schmerz am Seiten‑
rande des Uterus vorhanden, eine Localität, welche für die Beurtheilung
ob Metritis oder Phlebitis uterina zugegen, von Belang ist, da hier der
Plexus pampiniformis nach der Tuba zu verläuft. Wo der Schmerz an
den Seitenrändern des Uterus vorkommt, und stetig bleibt, ist immer
die Vermuthung begründet, dass Phlebitis auftritt. Oft geht diese Er‑
scheinung der Entbindung voraus, und wenn frühzeitige Geburt erfolgt
(wie auch in diesem Falle), so ist sie oft Folge der Entzündung der
Uterusvenen. Der Schmerz erstreckt sich nicht selten nach dem Ver‑
laufe der runden Mutterbänder bis in die Schamlippen, welche intume‑
sciren. — Wir hatten die Affection der Kranken sogleich als Phlebitis
uterina erkannt. Für diese Diagnose sprachen 2) die Frostanfälle; als
der erste Frostanfall eintrat, wussten wir sogleich, woran wir waren;
sie wiederholten sich mehrere Male an einem Tage, wie wir auch bei
anderen Kranken, die an Phlebitis litten, gesehen haben. Zwei Tage
vor dem Tode tauchten wieder Erscheinungen der Peritonitis auf, zu‑
erst am Fundus uteri und von hier aus sich weiter verbreitend.

Die Section ergab in der Unterleibshöhle 2—3 ℔. einer jauchigen,
mit Eiweissflocken vermischten Flüssigkeit, an einigen Stellen der
Darmschlingen schmieriges Lymphexsudat, durch welches einige am
Fundus uteri leicht anklebten. Die rechte Tuba war um das 3‑ bis
4fache vergrössert, ihr Lumen erweitert, und mit Eiter gefüllt. Die
Venen des rechten Plexus pampiniformis waren mit Eiter bis in das
rechte Ovarium injicirt, und das zwischenliegende Zellgewebe jauchig
infiltrirt. Die linke Tuba und das linke Ovarium waren normal. Alle
Venen des Uterus zeigten sich mit Eiter gefüllt. Am Muttermunde be‑

selben graue Quecksilbersalbe einreiben, darüber warme Fomentationen machen lassen, und zum innern Gebrauch eine
Emulsion mit Aq. Laurocerasi verordnen.

---

fand sich ein callöses schwärzliches Geschwür; aber es war nicht das
einzige, sondern es erstreckten sich noch mehrere durch den Muttermund bis in die Uterushöhle. — Somit haben die anatomischen Thatsachen die Diagnose bestätigt.

Nachdem ich Ihnen Rechenschaft über diesen Fall abgelegt habe,
erlaube ich mir, noch Einiges über die Aetiologie und Behandlung der
vorliegenden Krankheitsform beizufügen:

Dass Phlebitis uterina nur bei gewissen Zuständen des Uterus vorkommt, ist bekannt, nämlich wo sich die Venen durch physiologische
Vergänge im Zustande der Erweiterung und bedeutender Blutüberfüllung befinden, bei Schwangern und Wöchnerinnen. Aber ich habe auch
bei krankhaften Zuständen, die eine gleiche Veränderung der Uterusvenen hervorrufen, Phlebitis uterina eintreten sehen, nämlich bei jungen
Mädchen, die an Atresie der Genitalien litten, in deren Folge das Men-
strualblut im Uterus zurückgehalten, dieser dilatirt wurde, und seine
Substanz sich ähnlich wie nach der Conception verhielt. Ich erinnere
mich zweier jungen Mädchen von 17 und 18 Jahren, bei denen *Textor*
die Operation unternahm, nach welcher Erscheinungen der Phlebitis uterina eintraten. Ferner kann die Venenentzündung Statt finden, wo die
Uterusvenen varicös geworden, selten beim Steatom und Chondroid des
Uterus, häufiger bei scirrhöser Degeneration desselben, wo sich zuweilen eine Phlebitis mit subacutem Verlaufe entwickelt. In einem Uterus,
der sonst keine Veränderungen erlitten hat, kommt Phlebitis nicht vor;
er muss zuvor durch die genannten Veränderungen prädisponirt sein.
Die Phlebitis uterina tritt bei Schwangeren und Wöchnerinnen selten
primär auf, ohne dass nicht vorher andere Veränderungen da gewesen.
In unserem Falle waren im ganzen Mutterhalse callöse, übelaussehende
Geschwüre; in einem anderen ähnlichen, kürzlich hier erlebten, waren
Geschwüre auf der Vaginalschleimhaut und am äusseren Muttermunde.
Diese waren die ersten, und aus ihnen entwickelte sich die Phlebitis,
wie bei Individuen, welche an Fussgeschwüren leiden, sich die Venen
in ihrer Nähe entzünden können. Einen schlagenden Beweis dafür gab
uns jener Kranke mit Inflammatio venae portarum (der 27ste Fall), bei
welchem zuerst Peritonitis da gewesen, die in Suppuration übergegangen war; bei der Section fanden wir den noch geschlossenen Abscess,
von dem aus die Entzündung der Pfortader sich entwickelt hatte. Die
Geschwüre oder selbst die ziemlich oberflächlichen Exulcerationen im

6. März. Gestern Abend musste die allgemeine und topische Blutentziehung wiederholt werden. Darauf ist nun eine
bedeutende Abnahme der topischen Erscheinungen und Ermässigung des Fiebers eingetreten; es folgte eine ziemlich
ruhige Nacht, in der die Kranke mehrere Stunden hintereinander
geschlafen hat. Heute Morgen trat aber wieder Schmerzhaftigkeit
am linken Rande des Uterus ein; man applicirte daselbst sogleich 20 Blutegel mit dem Erfolge, dass der Schmerz nun gänzlich verschwunden ist. Jetzt finden wir den gestern noch so
aufgetriebenen Leib ganz zusammengefallen und nirgends mehr

Uterus an den Stellen, wo die Placenta angeheftet war, sind im Stande,
nach *Boër's* Untersuchungen Ursache der Phlebitis uterina zu werden. — — Was die Behandlung dieser Entzündungsform betrifft, so ist
sie, wenn einmal die Frostanfälle, welche den Uebergang der Entzündung in Eiterung bezeichnen, eingetreten sind, zu Ende. Ich habe keinen Fall gesehen, wo nach diesen Frostanfällen noch Heilung erfolgte;
oft ist schon in 12—24 Stunden der lethale Ausgang da, zuweilen
folgt er erst nach 7, 8, 12 Tagen. Ich will damit nicht behaupten,
dass die Sache für alle Zeiten verloren ist, sondern ich sage, nur für
jetzt, nach unseren bisherigen Erfahrungen. Die Hauptsache ist, die
ersten Anfänge der Affection zu entdecken, und dann sogleich eingreifend zu handeln. Die Behandlung muss vorzugsweise die antiphlogistische sein; doch glaube ich, dass noch das Causalmoment einer beson-
dern Berücksichtigung bedarf, und daher das Verhältniss zwischen Geschwüren der Vaginal- und Uterinschleimhaut und Phlebitis festgestellt
werden muss. *Boër* hat, vorzugsweise diesen Umstand ins Auge fas-
send, von der localen Behandlung das Meiste gesehen; er hat die Form
mit seiner Putrescenz des Uterus zusammengeworfen, und bemerkt, dass
einzelne umschriebene Stellen es sind, von welchen der lethale Ausgang
bedingt wird, und dass von ihnen die Venenentzündnng ausgeht. —
Es sind dagegen Injectionen von Decoctum Cicutae mit Chlor empfohlen worden; doch hat *Boër* behauptet, dass das öftere Waschen damit
nicht genüge, sondern die Einwirkung der Mittel eine fortdauernde
sein müsse, daher die Salbenform vorzuziehen sei. Nebst dieser örtlichen Behandlung die streng antiphlogistische: Venaesection, Blutegel
an die Stellen zu setzen, welche den Rändern des Uterus entsprechen;
innerlich Calomel, Digitalis u. s. w."

schmerzhaft. Die Zunge ist rein und feucht, Durst mässig; Stuhlentleerungen erfolgten seit gestern 2 mehr fäculente. — Bei der Untersuchung der Genitalien zeigte sich, dass durch die Zange und den voluminösen Kindeskopf bei der Geburt bedeutende Störungen veranlasst worden sind: in der Scheide finden sich Quetschungen und Sugillationen, zum Theil selbst Trennungen des Zusammenhanges. Diese Continuitätstrennun- gen spielen immer eine wichtige Rolle, da sie in Berührung mit dem scharfen Lochienflusse gern in bösartige und gangrä- nöse Geschwüre überzugehen pflegen. Dieser Umstand allein wird Ihnen schon empfehlen, sehr auf der Hut zu sein, und durch die seit gestern erfolgte auffallende Besserung sich nicht zu sanguinischen Hoffnungen hinreissen zu lassen. Wir wissen aus einem früheren Falle, dass, obgleich die Genitalienfunction sich wiederhergestellt, und im Uterinsystem keine krankhaften Symptome mehr zugegen waren, bei der Section doch noch eine bedeutende Menge von Eiter in den Venen der Uterus- substanz sich vorfand, während sich der Plexus pampiniformis normal verhielt. Ehe nicht vollkommene Reconvalescenz ein- getreten, dürfen Sie sich nicht zur Stellung einer günstigen Prognose hinreissen lassen. Die mechanischen Zerstörungen in der Vagina incitiren, bevor sie zur Heilung kommen, immer von Neuem, und von hier aus kann wieder der Zunder zur Inflammation der Venen geholt werden. — Bei Anordnung des Bettes befiel die Kranke ein leichter Schüttelfrost, der für uns von grösserer Bedeutung ist, als die ganze Reihe der günstigen Symptome. Das Fieber (100 Pulsschläge in der Mi- nute) währt noch fort; so lange dieses nicht verschwunden, dürfen wir kein Te Deum anstimmen. Die Erscheinungen der Peritonitis haben sich zwar ganz verloren, die der Phlebitis uterina sehr ermässigt, doch bestehen die Veränderungen an den Geschlechtstheilen fort; endlich ist auch die Milchsecretion noch nicht eingetreten, durch deren Erscheinen eine stärkere

Reizung in den primär befallenen Theilen erzeugt werden
wird. Wir haben also hinlängliche Motive, unsere Hoffnungen
zu temperiren; der Zustand der Kranken ist heute offenbar
besser als gestern, aber wir sind noch weit von dem erwünschten Ziele.

Verordnung: Fortgebrauch der gestern verordneten Mittel.
Auf die wunden Stellen in der Vagina Umschläge von Bleiwasser zu legen.

8. März. Ich bemerkte Ihnen vorgestern, dass wir uns
durch die in Folge des streng antiphlogistischen Heilverfah-
rens eingetretene Schmerzlosigkeit des Unterleibes nicht zu
der Meinung verleiten lassen dürften, dass der Krankheitsprocess abgelaufen sei, indem der Schmerz in Kurzem wieder
auftauchen und sich schnell weiter verbreiten könne. Gestern
Morgen klagte nun die Kranke wieder über einen intensiven Schmerz am linken Rande des Uterus, nicht bloss auf
äussere Berührung, sondern auch spontan. Nach einer allgemeinen und örtlichen Blutentziehung sehen wir nun die
Kranke heute wieder fast in demselben Zustande, in dem wir
sie vorgestern verliessen. Die Erscheinungen der Peritonitis
bleiben stetig verschwunden, der Schmerz am linken Rande
des Uterus hat sich wieder verloren. In den Genitalien beginnen die brandig gewordenen Stellen sich abzustossen, und
reine Geschwüre sich zu bilden, deren Eiter mit dem Lochialfluss abfliesst. So lange aber diese Geschwüre bestehen, ist,
wie ich Ihnen schon gesagt habe, eine Recrudescenz der Venenentzündung zu befürchten. Das Fieber ist mässig, Puls
kräftig, 96 Schläge in der Minute machend, Zunge feucht,
Durst nicht sehr stark, Haut fortwährend feucht, Harn stark
sedimentirend. Die Beschwerde, über welche die Kranke
beim Harnlassen klagt, rührt wohl von den Excoriationen an
der Harnröhre her. — Behandlung nicht verändert

9. März. Die Krankheit ist ziemlich auf dem Punkte der Er-

mässigung geblieben, obgleich wegen einer Steigerung der Erscheinungen am linken Uterusrande und der Reaction wieder eine
allgemeine und topische Blutentziehung instituirt werden musste.
Jetzt finden wir folgenden Zustand: Was die localen Symptome
betrifft, so zeigt sich noch ein Rest der Inflammation am linken Uterusrande, in Auftreibung und Empfindlichkeit desselben bestehend. Die Vorgänge auf der Genitalienschleimhaut
sind so günstig, wie man sie nur erwarten kann; es haben
sich einfache eiternde Wunden gebildet. Was das Fieber betrifft, so ist der Puls weich, 110 Schläge in der Minute
machend, eine Pulsfrequenz, die wohl mehr dem bedeutenden
Blutverluste (seit der Entbindung sind der Kranken 9 Aderlässe gemacht und 225 Blutegel applicirt worden) zugeschrieben werden möchte, die Haut feucht, der Harn sedimentirend.
Auf der Bauchhaut hat sich in Folge der Frictionen und Bähun-
gen ein Eczema mercuriale gebildet, das aber nicht viel zu
bedeuten hat. Seit gestern erfolgten drei dünne Stuhlentleerungen.

Verordnung: Einspritzungen von einem Kamilleninfusum
mit Zusatz von Acetum saturninum und Tinctura Opii in die
Vagina. Zum innern Gebrauch Emulsion mit Aq. Laurocerasi,
Extract. Opii aquos. (gr. β) und Syrup. Diacodii.

10. März. Die Sache geht relativ gut; die Zeichen der
Affection der Uterinvenen sind seit gestern nicht mehr aufgetaucht, die Genitalienwunden secerniren einen guten Eiter;
der Schlaf ist gut, die Haut ist feucht, der Puls ist etwas ruhiger geworden und weich, die Durchfälle haben sich gestillt.
Aber es ist seit gestern eine merkwürdige Veränderung des
Harnes eingetreten; einige Tage war er stark getrübt und isa-
bellgelbe Sedimente machend; seit gestern hat der Bodensatz
alle Charaktere des Eiters, die Farbe, Consistenz, die mikroskopische und chemische Untersuchung des Sedimentes sprechen dafür. Wir können über diese Erscheinung keinen Zwei-

fel haben, da dieser Harn mit dem Katheter entleert worden ist, und somit keine Verunreinigung durch den Vaginaleiter Statt gefunden haben konnte. Die Weiterführung des Eiters im Blute scheint hiermit constatirt zu sein. Die Eiterausscheidung mit dem Harne finden wir oft bei Ansammlung von pathischen Produkten in verschiedenen Körpertheilen mit dem Erfolge, dass der Eiter an dem primär ergriffenen Orte verschwindet; die Art und Weise, wie es geschieht, ist freilich noch nicht bekannt*). Viele glauben nicht daran, aber die Thatsache ist so oft beobachtet worden, dass jene Herren den Skepticismus wahrlich zu weit treiben. Ich glaube, dass in diesem Punkte allein der Schlüssel für die Therapeutik zu finden sein möchte; es ist die einzige Aufgabe für die Kunst, denselben Vorgang hervorzurufen, welchen die Natur so oft bewirkt.

15. März. Wir haben Erscheinungen in den Genitalien, Erscheinungen im Darmcanal, Erscheinungen des Fiebers, kritische Phänomene und die der Medicamente zu unterscheiden. Obgleich die pathischen Symptome in den Genitalien immer mehr rückschreiten, und ganz befriedigend sich verhalten, so haben uns doch in den letzten Tagen die des Darmcanales sehr beunruhigt. Es war heftige Diarrhöe, mit Tenesmus und Schmerz nach Verlauf des Colon descendens verbunden, eingetreten, mit welcher gelatinöse Schleimmassen entleert wurden. Diese Erscheinungen mussten uns Besorgniss erregen, wenn wir sie mit einem ähnlichen, hier kürzlich erlebten Falle verglichen, wo sich bei der Section Veränderungen auf der Colonschleimhaut zeigten, die grosse Aehnlichkeit mit denen bei der Dysenterie vorkommenden hatten. Wir hatten zuerst schleimiges Getränk, Einreibungen in den Unterleib von Linim. ammon. mit Opium-

---

*) Vergl. die Anmerkung S. 235.

tinctur, Salepdecoct mit Extr. Opii und Alaun, und da diese
Mittel erfolglos blieben, gestern Pulver von Plumbum acet.
(gr. ij) mit Opium (gr. ¼), gleichzeitig Klystire von Lapis infer-
nalis (gr. ij in Aq. destill. ℥iij gelöst, mit Zusatz von Tinct.
Opii ℈β, mit Amylon abgerieben) und Application eines Vesi-
cans auf die linke schmerzhafte Bauchseite verordnet. Seitdem ist nun die Diarrhöe sistirt. — Was das Fieber betrifft,
so ist die Haut weich, Puls noch kräftig und weich, 96 Schläge
in der Minute machend; im Harn zeigt sich statt der Eiterablagerung ein flockiges röthliches Sediment von Harnsalzen.
Endlich sind noch Erscheinungen der Salivation in Folge der
Mercurialeinreibungen eingetreten, die sich aber schon durch
den örtlichen Gebrauch von Borax mit Rosenhonig gemildert
haben.

Fortgebrauch der zuletzt verordneten Mittel.

16. März. Die einzige unangenehme Erscheinung ist hier
die noch nicht ganz getilgte Affection des Colon; es erfolgen
noch immer, wenn auch seltener einige flüssige Stühle, die
jedoch weniger gallertartige Massen enthalten, und fäculenter
zu werden beginnen; auch die colikähnlichen Schmerzen nach
dem Verlaufe des Colon und der Tenesmus haben sich noch
nicht ganz verloren. So lange diese Erscheinungen währen,
ist die Sache noch nicht abgethan. Wir werden mit dem
Gebrauch der Klystire und Pulver, doch in selteneren Gaben
fortfahren (nur ein Klystir und 2 Pulver für den Tag).

19. März. Wir sahen hier kürzlich bei einer ähnlichen
Kranken Durchfälle eintreten, welche allen angewandten Mitteln
widerstanden; es trat danach schnell Collapsus ein, und die
Katastrophe folgte. Bei der Section zeigte sich, obgleich bei
Lebzeiten keine Affection des Uterus mehr bemerkbar war,
noch Eiter in den Venen des Uterus, und auf der Schleimhaut
des Mastdarms und der Flexura sigmoidea waren die Veränderungen zu finden, wie man sie bei der Dysenterie sieht,

eine Schicht von moosähnlichem Exsudat auf der verdickten Schleimhaut, ein Vorgang, den *Rapp* bei der Dysenterie zuerst beschrieben hat. — Als auch in diesem Falle die Diarrhöe auftrat, meinten wir, dass auch hier derartige Veränderungen auf der Darmschleimhaut sich bilden könnten, und reichten dagegen geeignete Mittel, unter denen besonders die Klystire von einer Lösung des salpetersauren Silbers und die Pulver von essigsaurem Blei hervorzuheben sind, welche Veränderungen herbeigeführt haben, die eine glückliche Lösung erwarten lassen. Dass wir es nicht mit einer einfachen Diarrhöe zu thun gehabt haben, zeigte schon der Tenesmus, ferner die dem geronnenen Eiweiss ähnlichen entleerten Massen,˜ sowie der Schmerz nach dem Verlauf des absteigenden Colon. Heute finden wir nun in dem Stuhlgange der Kranken complett organisirte Membranen, wie man sie beim Croup der Kinder sieht; es scheinen diese Fragmente aus Fibrine gebildet, durch Blutroth dunkel gefärbt zu sein, wie man sie auch bei der Dysenterie zu beobachten Gelegenheit hat. Die colikähnlichen Schmerzen sind verschwunden, der Tenesmus nicht mehr so heftig; das Fieber hat sich sehr ermässigt; die Erscheinungen der Salivation nehmen ab. Jedenfalls ist die Succession der Affection der Colonschleimhaut nach Phlebitis uterina eine interessante neue Thatsache; in der Regel endet die Phlebitis uterina zu einer Zeit, wo es noch nicht zu dieser Periode gekommen ist.

Die Klinik wurde an diesem Tage geschlossen. — Die Diarrhöe war gegen Ende des Monats vollkommen beseitigt. Die Reconvalescenz war, wie nicht anders zu erwarten stand, eine sehr langsame. Im Anfange des Sommersemesters ward die Kranke kurz vor ihrer Entlassung noch einmal vorgestellt.

6. Mai. Sie erinnern sich wohl noch der Kranken, welche wir mit Phlebitis uterina und Peritonitis zur Behandlung bekamen. Nachdem diese in Folge der ungeheuren Blutent-

ziehungen und der Anwendung des Ungt. cinerei sich ermässigt hatten, traten 2 beobachtungswerthe Erscheinungen auf:
1) Ausscheidung von wahrem Eiter durch den Harn, eine
Thatsache, an die wir die Frage knüpften, ob er Product einer
Neubildung, oder ob er durch Resorption aus den Venen des
Uterus käme; 2) Affection des unteren Theils des Colon und
des Rectum; mit Tenesmus wurden gallertartiger Schleim und,
als es zur Besserung ging, polypöse Massen ausgeleert. Es
war hier Fortbildung des Krankheitsprocesses auf die Nieren
und Mastdarmschleimhaut, von welcher letzteren noch der Tod
erfolgen kann, wie Sie früher hier in einem andern Falle gesehen haben. Die Mastdarmerscheinungen haben sich gänzlich
verloren, dagegen dauert im uropoëtischen System eine leichte
Blennorrhöe noch fort. Sonst keine pathische Erscheinung.

Sechsundzwanzigster Fall.

Betäubung, Delirien. — Schwierigkeit der Diagnose. — Erscheinungen
des Typhus abdominalis und der Phlebitis der Armvene. — Tod,
Section, Epikrisis.

30. November 1840. Henriette Schulz, 19 Jahr alt,
Dienstmädchen. Die Kranke ist gestern ins Hospital gebracht
worden, und zwar in einem Zustande, dass sie uns wenig
Aufschluss über die anamnestischen Momente geben kann.
Nur soviel haben wir erfahren, dass sie seit drei Wochen
ungefähr krank ist, in Folge einer starken Erkältung. Wie
die Krankheit angefangen, wissen wir nicht genau: Abgeschla-
genheit der Glieder, Mangel an Appetit, Brechneigung waren
früher zugegen, welche Erscheinungen einen Arzt bewogen,
ein Emeticum zu verordnen, worauf Erbrechen eintrat, das
seit jener Zeit fortdauert. — Wir sind demnach angewiesen,
uns an den gegenwärtigen Zustand der Kranken zu halten,
und dieser ist so: Im Gesicht liegt der Ausdruck der Betäubung, die Kranke fortwährend stöhnend, ächzend beklagt
sich über Eingenommenheit und Schmerzen im Kopfe; sie ist
sehr unruhig, der Kopf heiss, und die Arteriae temporales
pulsiren stark, das Gesicht ist etwas icterisch gefärbt; auf den
Wangen zeigt sich eine umschriebene Röthe, die Augen wenig gegen das Licht empfindlich, die Pupillen etwas erweitert,
beständige Neigung zum Brechen und wirkliches Erbrechen
von hellgrüner Flüssigkeit; der Unterleib weich, in der Coecal-

gegend auf Druck etwas schmerzhaft, Verstopfung seit 48 Stunden, die Zunge trocken, starker Durst, die Haut heiss und trocken; der Puls sehr frequent (116 Schläge in der Minute), contrahirt, etwas gespannt.

Die Kopfaffection ist nicht zu verkennen, aber auch nicht die biliösen Symptome; es ist nur die Frage: waren die biliösen Erscheinungen die ersten, und sind die Kopferscheinungen die consecutiven? oder waren diese die ersten, und sind die gastrisch-biliösen nur die Folge derselben? oder mit anderen Worten: haben wir hier eine Febris bilioso-meningea (der ältern Aerzte)? oder eine reine Meningitis, von der das Erbrechen nur ein Symptom wäre? — Die Lösung dieser Frage hat, da wir uns nur an die Gegenwart halten können, grosse Schwierigkeiten. Wir wissen nur, dass die Kranke vor wenigen Tagen menstruirt gewesen, dass sie ein Brechmittel genommen und seitdem bricht; ob aber die Kopfaffection schon früher vorhanden gewesen, oder erst später hinzugekommen, wissen wir nicht. Die Kopferscheinungen zeigen sich allerdings als besonders intensiv, und möchte ich demnach die Brechneigung und das Erbrechen als consecutive Erscheinung ansehen, zumal da die Zunge zwar trocken, aber nicht gelblich belegt ist. — Dazu kommt noch ein anderer Uebelstand: man hat der Kranken ausser dem Spitale zur Ader gelassen, und an der Venenwunde und im umgebenden Unterhautzellgewebe hat sich eine Entzündung gebildet, die in Eiterung übergegangen; man hat aus der Wunde bereits 1 Unze eitriger Jauche entleert. Dadurch wird die Deutung der Erscheinungen noch schwieriger; Sie wissen ohne dies, wie ähnlich die Symptome der in Eiterung übergegangenen Phlebitis denen des typhösen Processes sind, so dass selbst Viele den Typhus als auf Venenentzündung beruhend angenommen haben. — Stellen wir die einzelnen Symptome in ihre Gruppen zusammen, so haben wir also 1) Kopferscheinungen

2) Baucherscheinungen 3) Erscheinungen der Phlebitis 4) Reactionserscheinungen, ein heftiges Fieber, das entschieden den Charakter des Torpors hat.

Die Behandlung wird besonders die Kopferscheinungen als die am meisten hervorstechenden berücksichtigen müssen, doch dürfen dabei die übrigen nicht vernachlässigt werden.

Verordnung: 12 Blutegel an die Schläfe, auf den abgeschorenen Kopf kalte Umschläge, auf den leidenden Arm warme Fomente von einem Kamilleninfusum mit Zusatz von Bleiwasser, ein Clysma, des Abends eine kalte Uebergiessung im warmen Bade, innerlich eine Kalisaturation mit Aq. Laurocerasi.

1. December. Ehe wir zu einer weiteren Discussion über die Natur des vorliegenden Falles schreiten, wird es dienlich sein, von dem Erfolge der verordneten Mittel zu sprechen: Die kalte Uebergiessung hat nur geringen Einfluss sowohl auf die Kopf- wie auf die Reactionserscheinungen gehabt; das Fieber war gestern Abend sehr stürmisch, ja heute Morgen wurde es so heftig (148 Pulsschläge in der Minute), während die Unruhe der Kranken sich steigerte, dass wir die kalte Uebergiessung wiederholen liessen, welche dieses Mal etwas mehr auf die Kranke eingewirkt zu haben scheint, was sich theils aus ihren Gesten, theils aus dem Umstand ergiebt, dass die Erinnerung an das Sturzbad in ihren Phantasmen zurückgeblieben ist; auch die Pulsfrequenz ist wieder geringer geworden. Der Zustand der Kranken ist jetzt folgender:

1) Kopferscheinungen: Gesicht mehr blass, eingefallener, Kopf nicht mehr so heiss, wie gestern, Pupille starr, Unruhe, Delirien gemässigt; 2) Baucherscheinungen: das Erbrechen hat sich verloren, der Unterleib ist weich, an der Coecalgegend schmerzhaft auf Druck, daselbst auch kollerndes Geräusch zu vernehmen, nur eine mehr feste Stuhlentleerung seit gestern; 3) Erscheinungen der Armvenenentzündung: die Geschwulst des rech-

ten Unterarmes hat sich zusammengezogen; streicht man von der Hand her gegen die Wunde, so fliesst ichoröser, blutiger Eiter aus derselben aus; 4) febrile Erscheinungen: Zunge auf der Höhe wie abgebrüht, Hauttemperatur erhöht, Puls klein, an 130 Schläge in der Minute machend.

So hat sich also der Zustand der Kranken seit gestern nicht gebessert, im Gegentheil nach dem Fieber zu urtheilen eher verschlimmert. Die Symptome des torpiden Fiebers sind klar, die Schwierigkeit ist aber, zu bestimmen, wovon diese Reaction der Reflex ist. Ist sie hervorgebracht durch die Affection der Bauchschleimhaut? oder schon früher vorhanden gewesen? in welchem Verhältniss steht dazu das Gehirnleiden? — Letzteres nahmen wir gestern als das primäre an, wenn wir aber den Zustand der Kranken heute betrachten, so möchte ich jetzt für das Hauptleiden das der Bauchschleimhaut und die Gehirnaffection als zu diesem hinzugekommen halten; dafür spricht: 1) die Dauer der Krankheit; 2) die Affection der Bauchschleimhaut muss früher, als die des Gehirnes vorhanden gewesen sein, nach der Anwendung des Emeticum zu schliessen, denn erst das Auftreten der nervösen Erscheinungen veruvsachte den Eintritt der Kranken ins Hospital; 3) die Kopferscheinungen blieben nach den angewandten Mitteln dieselben; 4) positive Erscheinungen: der Schmerz und das kollernde Geräusch in der Coecalgegend, obgleich nicht zu läugnen ist, dass die Symptome des Typhus durch das Auftreten der accidentellen Phlebitis noch gesteigert worden sind. — Was sich aus Alle dem für die Prognose ergiebt, ist nicht sehr tröstend.

Da das Erbrechen nachgelassen hat, so können wir nun zu eingreifenderen Mitteln schreiten. Die Kranke nehme ein Infusodecoct der China mit Aqua oxymuriatica; die kalten Ueberschläge auf den Kopf sind fortzubrauchen, und gegen Abend die kalte Uebergiessung zu wiederholen.

Doch das Fieber stieg wieder bis zu einer furchtbaren
Höhe, die Kranke wurde soporös, und starb am Abend desselben Tages.

Epikrisis. Da man das Mädchen in einem Zustande von
geistiger Störung ins Hospital brachte, so konnten wir von ihr
wenig über die Antecedentien erfahren, über die auch ihre
Umgebung nur geringe Auskunft lieferte, so dass wir ganz
auf den objectiven Befund beschränkt waren. Wir bemerkten, dass die Diagnose in diesem Falle sehr schwierig sei,
da zu den vorhandenen pathischen Symptomen noch eine
Reihe Medicamentalerscheinungen getreten war. Die Frage
schien uns die zu sein: sind die Erscheinungen der Gehirnaffection, oder die des Unterleibsleidens die primären? oder
sind die vorhandenen Erscheinungen auf die Entzündung der
Armvene, aus der man Blut gelassen, und die darauf in Eiterung übergegangen, zu beziehen? Wir erklärten uns dafür,
dass die Gehirnerscheinungen nur consensuelle, abgeleitete
seien, und suchten ihren Grund in der Affection der Bauchschleimhaut, in welche das früher vorhanden gewesene biliöse
Fieber übergegangen zu sein schien; doch schlossen wir daran die Bemerkung, dass auch die Phlebitis allein im Stande
sei, alle die vorhandenen Erscheinungen hervorzurufen. Wir
verordneten kalte Ueberschläge auf den Kopf, kalte Uebergiessungen, Chlor mit China, und örtlich gegen die Venenentzündung Entleerung des angesammelten Eiters und Ueberschläge von Ka-
millenaufguss mit Goulard'schem Wasser, mit welchem Erfolge, wissen Sie. — Die Section zeigte im Gehirn nicht die
leiseste Spur von Entzündung, auch war es nicht mit Blut
überfüllt; ebenso waren die Lungen und das Herz intact; auf
der Bauchschleimhaut nicht die typhösen Veränderungen, die
Solitardrüsen nur etwas vergrössert, die Peyerschen Drüsen
nicht angeschwollen, die Schleimhaut gesund. Dagegen lag in
der Vene des rechten Armes der Schlüssel der ganzen Krank-

heit; nach abwärts von der Aderlasswunde war sie erweitert, mit demselben Ichor angefüllt, den wir bei Lebzeiten ausgedrückt hatten, ihre Wandungen verdickt, undurchsichtig, ihre innere Haut sammetähnlich, in eine Eiter secernirende Membran umgewandelt, ebenso aufwärts von der Wunde bis zur Achselhöhle. Bis hier war die Vene mit Eiter angefüllt, aber an dieser Stelle befand sich äusserlich um die Vene ein Blutcoagulum und innerlich war sie durch ein Faserstoffgerinnsel geschlossen; über diese Stelle hinaus war die Vene ganz gesund.

Es war hier also wohl ursprünglich ein einfaches biliöses Fieber vorhanden, welches, als wir die Kranke zur Behandlung bekamen, die Phlebitis verdrängt hatte. — Dieses war ein herrlicher Fall für die Vertheidiger der essentiellen Nervenfieber: „Da habt Ihr es", würden sie rufen, „hier ist ein entschieden nervöses Fieber ohne Darmaffection", während wir sagen: es war gar kein Typhus abdominalis, wir haben uns geirrt! Ich gestehe ein, dass ich in der Deutung der Erscheinungen einen Irrthum begangen, die vorhandene Phlebitis haben wir nicht verkannt, doch nicht auf sie die Erscheinungen bezogen. — Eine zweite Thatsache ist in diesem Falle von Wichtigkeit, nämlich die Erscheinung, die wir an der Vene wahrgenommen, die Schranke, welche die Natur selbst dem Weiterschreiten der Entzündung gesetzt hat, und doch alle Erscheinungen des heftigsten typhösen Fiebers, welches man von der Mischung des Eiters mit dem Blute abgeleitet hat. Es war demnach höchst wichtig, das Blut der Kranken zu untersuchen. Herr Dr. Güterbock hat vorsichtig einige Unzen desselben aus dem Herzen genommen, und sowohl mikroskopisch wie chemisch untersucht; unter dem Mikroskope zeigte sich eine grössere Menge von den den Eiterkügelchen gleichen Kügelchen, als im normalen Zustande; doch da sie auch im gesunden Blute vorkommen, so konnten sie nicht die

Existenz des Eiters im Blute beweisen*): Es war demnach nöthig, nach dem dem Eiter eigenthümlichen Stoff, der Pyine, welche sich nicht im gesunden Blute findet, auf chemischem Wege zu suchen; doch ward sie nicht in diesem Blute gefunden. — Es wird dieser Fall beweisen, dass, wenn man auch im Stande sein sollte, eine Unterbrechung der Circulation bei der Venenentzündung zu bewirken, es doch höchst problematisch sein würde, ob die Compression der Vene zwischen der Entzündungsstelle und dem Herzen, wie man vorgeschlagen hat, von Erfolg wäre; doch ich sage absichtlich nur „problematisch", denn man könnte dagegen sagen, dass hier die Unterbrechung der Circulation erst später, nachdem das pathische Produkt schon fortgeleitet, eingetreten. Ganz absprechen will ich über diesen therapeutischen Vorschlag nicht, doch ist der vorliegende Fall sich gegen ihn erhebend. —

---

*) Vergl. die Anmerkung S. 235.

Siebenundzwanzigster Fall*).

Perienteritis. — Frostanfälle. — Inflammatio venae portarum. — Tod. — Section. — Ueber die Inflammatio venae portarum im Allgemeinen.

31. Juli 1840. Friedrich Elwers, Sattler, 26 Jahr alt. — Dieser Fall gehört zu den nicht häufig der Beobachtung sich darstellenden; doch ist er nicht so selten, wie gewöhnlich in den Lehrbüchern angegeben wird, wenigstens nach meiner Erfahrung.

Vor 2 Monaten kam ein junger kräftiger Mann in diese Krankenanstalt, welcher, ohne eine Ursache angeben zu können, wenige Tage zuvor erkrankt war; er klagte über heftigen Schmerz in der Regio epigastrica, in der Linea alba zwischen Nabel und Processus ensiformis sterni. Der Schmerz verstärkte sich bei der Berührung, war jedoch bei verschiedenen Lagen nicht an demselben Platz. Der Unterleib war sonst weich; starke Diarrhöe war eingetreten (der Kranke

---

*) Dieser merkwürdige Fall ist bereits mehrfach beschrieben worden. Wir verweisen auf die Inauguraldissertationen von *Kaether*, *Sander* und besonders auf die treffliche von *Messow*, in welcher letzteren zugleich alle bisher bekannten Fälle von Entzündung der Pfortader aufgeführt sind, und geben hier nur, mit Einschaltung einiger zur Kenntniss des Falles nöthigen Facta, die Epikrisis wieder, welche Schoenlein zu diesem Falle gehalten hat.

hatte ausserhalb des Hospitales schon Brechmittel und Bitter-
salz genommen), die Zunge gelblich belegt, Durst intensiv,
Appetit fehlte ganz. Dazu kam ein heftiges Fieber: brennende
Hitze der Haut (Causus der Alten), ein voller, gespannter Puls,
100 Schläge in der Minute machend, dunkel gefärbter, flam-
miger Harn. Wir gaben die Krankheit als Perienteritis an,
und richteten danach unsere Behandlung ein; wir verordneten allgemeine wie topische Blutentleerungen, Fomentationen
auf den Unterleib, Emulsion mit Aq. Laurocerasi. Bei dieser
Behandlung ermässigten sich die örtlichen Erscheinungen und
das Fieber (die Pulsfrequenz ging auf 84 herab); aber schon
am dritten Tage stellte sich heftiger, ¼ Stunde dauernder
Schüttelfrost ein, mit nachfolgender Hitze, jedoch ohne Krise
durch Haut oder Niere. Bei dem ersten Frostanfalle äusserte
ich, Einige würden erklären, dass sich hier eine Intermittens bilden wolle, und dass die vermeintliche Entzündung gar nicht vorhanden gewesen wäre, sondern nur der
Anfang einer Intermittens, der sich als eine Febris remittens
ausgesprochen hätte. Ich theilte diese Ansicht nicht, sondern
meinte, dass die Affection sich auf die Venen fortleiten, und
dass Entzündung des Pfortadersystems sich ausbilden möchte.
Die Frostanfälle wiederholten sich in unbestimmten Intervallen
und nicht zu bestimmten Zeiten; an manchen Tagen stellten
sich sogar mehrere ein (einmal 3 an einem Tage). Das Fieber dauerte ermässigt fort; als Hauptleiden gab der Kranke
gänzlichen Mangel an Esslust an, die Zunge war immer gelblich belegt; der Harn war der dunkelbraune Leberharn, das
Colorit des Kranken ward gelblich, die Stuhlentleerungen mehr
dunkelbraun, schwärzlich. Die kolikartigen Schmerzen hatten
sich wohl verloren, aber der drückende Schmerz zwischen
Nabel und Schwertfortsatz des Brustbeins bestand fort, —
Von der Idee des Vorhandenseins einer Pfortaderentzündung ausgehend, behielten wir die antiphlogistische Behand-

lung bei, liessen Quecksilbereinreibungen in den Unterleib, Fomentationen darüber machen, und gaben innerlich Calomel, das aber bald Salivation bewirkte, die uns viel zu schaffen machte. Wir verordneten ein Mundwasser aus einer Jodlösung, dann Tamarinden mit Cremor tartari, und wandten auch Salzbäder an (aus Chlornatrium $\mathfrak{U}$. ij und Calcaria muriatic. ʒj), welche ich Ihnen als besonders wirksam gegen Leiden der Pfortader gerühmt hatte, und die auch hier sehr gut zu thun schienen, indem alle Zufälle danach sich minderten, der Harn und die Stuhlentleerungen heller wurden, die anomale Pulsfrequenz sich verlor, und die Haut zu secerniren begann. Doch die Mercurialerscheinungen tauchten mit grösserer Heftigkeit auf, und nöthigten uns, für eine Zeit die Salzbäder bei Seite zu setzen*); sie schwanden allmählich wieder, und wir

---

*) S c h o e n l e i n suchte den Grund des stärkeren Hervortretens der Mercurialerscheinungen in der Anwendung der muriatischen Salze, welche, selbst in Form von Bädern angewandt, diese Wirkung hätten. „Wie es Mittel giebt", sagte er damals, „die gewisse Krankheitsprocesse antagonistisch bekämpfen, und somit Heilmittel werden, so giebt es auch andere, welche, in den Organismus gebracht, die Entwickelung schlummernder Krankheitsprocesse befördern, so namentlich befördern die muriatischen Salze die Lustseuche und die Quecksilberkrankheit; ich sah sie beim Gebrauch von Salzquellen, z. B. von Ischl, zum Ausbruch kommen. Darauf gründet sich auch die sonderbare Erscheinung, dass an manchen Orten, wo eine mit Chlor geschwängerte Luft vorhanden ist, die Anwendung des Quecksilbers in der Lustseuche höchst nachtheilig wird. Ich sah diese Erscheinung in Venedig, wo durch die Seeluft der Atmosphäre viel Chlor beigemischt ist; die Aerzte daselbst sind sehr unglücklich in der Behandlung der Syphilis mit Quecksilber, und wenn ein Venetianer sich von dieser Krankheit heilen lassen will, so muss er sich in die Hochlande der Lombardei begeben; daher sieht man auch nirgends so viel Leute ohne Nasen, wie in der Lagunenstadt. — Aus demselben Grunde verabscheuen auch die englischen Aerzte den Merkur bei Behandlung der Syphilis. — Hier in unserem Falle ist der heftigere Ausbruch des Mercurialismus in dem Gebrauch der Salzbäder zu suchen."

verordneten Chinium muriaticum. Bald aber trat bei dem
Kranken, während das Fieber, in das sich die Frostanfälle in
unbestimmten Intervallen, mitunter nach Pausen von mehreren
Tagen (ja selbst einmal von 18 Tagen) einschoben, fortdauerte,

---

Als die Erscheinungen des Mercurialismus eintraten, wurden alle
Arzneien bis auf das Mundwasser bei Seite gesetzt. Schoenlein
äusserte über das Pausiren in der Behandlung ungefähr Folgendes:
„Die älteren Aerzte haben für die Behandlung Dies medicinales und
Dies intercalares festgesetzt, doch mit Uebertreibung; wir finden davon
jetzt noch Spuren in den Bauerkalendern: an diesem Tage lässt man
zur Ader, an jenem laxirt man u. s. w. Aber dieser verkrüppelten
Carricatur liegt sicher eine Wahrheit zu Grunde: dass in den Krankheiten, den acuten wie chronischen, Ruhepunkte, Stasen vorkommen, wo
es das Heil des Kranken erfordert, dass man eine Pause, einen Feier-
tag in der Behandlung macht. Ich erinnere Sie an den Ausspruch eines
der grössten Berliner Aerzte, *Reil's*: „dass es guten Aerzten häufig,
schlechten aber niemals begegne, dass sie keine Anzeige zur Verordnung finden." In der That, alle guten Aerzte machen manchmal solche
Pausen, während die gewöhnlichen Praktiker nie in diese Verlegenheit
kommen, sondern immer bereit sind, dem Kranken aus ihrem Arznei-
vorrathe irgend ein Mittel zu reichen. Die Gründe für einen solchen
Dies intercalaris oder Ruhetag in der Behandlung sind theils subjectiv, theils objectiv: 1) subjectiv, indem der Arzt besonders bei complicirten Krankheiten auf einen Punkt stösst, wo er offen bekennen
muss, jetzt stehe ihm der Verstand still, und nun wisse er nicht, welche Richtung er zu nehmen habe, er wolle nicht noch durch Medica-
mentaleinwirkung eine Perturbation hervorrufen. Das ist ein Grund,
der bei vielen Aerzten sich in ihrem Innern kund giebt, aber nicht
nach aussen bekannt werden darf, weil sonst ihre Reputation dahin ist,
und das bewegt sie oft, ihr ℞ zu machen. — 2) objective Gründe sind
noch viel häufiger, indem die gereichten Medicamente nachtheilig ein-
wirkten, oder indem man, auf einen gewissen Punkt in der Behandlung vorgeschritten, nun besser ohne Arznei zum Ziele kommen kann."
Bei jenem, oben Anmerkung S. 250 erwähnten, an nervös ge-
wordener Pneumonie leidenden Kranken sprach sich Schoenlein ähnlich aus, als die Resolution im Fortschreiten war und sich Digitalis-Erscheinungen zu zeigen anfingen. „Hier mögen Sie jetzt, fügte Schoenlein hinzu, einen Syrupus oder Decoctum Althaeae oder ein Decillion-
tel des Aconits geben, und diesem dann den Erfolg zuschreiben."

und mehr den hectischen Character annahm, Schwinden der
Kräfte auf eine schnelle und auffallende Weise ein. Das Colorit wurde mehr schmutzig grünlich, der Harn nahm wieder
die dunkele hepatische Färbung an, trübte sich von Zeit zu
Zeit, und sedimentirte, ohne aber sich dabei zu klären. So
schleppte sich der Kranke 7 Wochen fort, bis in den letzten
Wochen neue Erscheinungen auftraten: Der Unterleib trieb
mehr auf, wurde bei der Berührung empfindlicher; es trat
Erbrechen ein, das nicht zu stillen war, und grüne, später
braune stinkende Massen herausförderte. Wir wandten die
verschiedensten Narcotica innerlich und in Fomentationen auf
den Unterleib an; als die Empfindlichkeit der Magengegend
heftiger geworden, applicirten wir einige Blutegel daselbst;
innerlich vertrug der Kranke keine Arznei, auch nicht das
von den Engländern empfohlene Kreosot, es trat darnach sogleich Erbrechen ein. Die Milz und der kleine Leberlappen
schwollen an, das Fieber nahm zu, in den letzten 48 Stunden
stellten sich Delirien ein, aus denen der Kranke nicht wieder
zu sich kam, und so starb er nach 2monatlichem Leiden.

Section. Der Körper war abgemagert, seine Haut von
schmutzig grünlichem Colorit. Nach Oeffnung der Bauchhöhle
fand sich am Colon transversum eine leichte Injection des
Peritonaealüberzuges; hinter demselben war eine Stelle des
Dünndarmes gerade in der Mittellinie zwischen Nabel und
Processus ensiformis sterni (wo während des Lebens der
Schmerz gewesen) an das Mesocolon angewachsen, und beim
Lostrennen desselben zeigte sich hier ein Abscess vom Umfange eines Viergroschenstückes, mit dickem Eiter gefüllt und
von harten, callösen Rändern umgeben. In der letzten Zeit
der Krankheit bemerkten wir in der Mitte zwischen Nabel
und Brustbein eine Stelle, die besonders empfindlich war,
und wo der zufühlende Finger eine Härte entdeckte, die einer
scirrhösen Verhärtung nicht unähnlich schien; bei stärkerem

Druck nahm man die durch die Härte propagirte Pulsation der Abdominalaorta wahr. Von dieser geschwürigen Stelle führte ein kurzer Gang hinter das Peritonaeum gegen die Vena portarum; der Stamm derselben war bedeutend ausgedehnt und mit Eiter gefüllt, welcher sich durch seine dunkelgelbe von Gallenpigment herrührende Farbe auszeichnete. Die Vene zeigte sich in allen ihren Ramificationen, in ihrem ganzen Lumen mit Eiter gefüllt, die innere Venenhaut verdickt und sammetähnlich; das Leberparenchym, die eigentliche Drüsensubstanz war unverändert. Die Milz war um das Doppelte vergrössert, von dissolutem Blute strotzend; in Herz und Lungen nichts Anomales.

Um nun auf die Deutung der Thatsachen zu kommen, so glaube ich, dass, wenn wir die Erscheinungen der Krankheit und den Sectionsbefund vergleichen, hier ursprünglich eine umschriebene Entzündung des Peritonaeum gewesen, und zwar gerade an der Stelle, wo der Abscess gefunden ward; hier war der ursprüngliche Sitz der Entzündung, und von hier aus entstand auch die Entzündung der Pfortader, ähnlich wie bei Ulcerationen am Unterschenkel die oberflächlichen Venen sich entzünden.

Was die hier vorgefundene Krankheitsform im Allgemeinen betrifft, so muss ich mit einem wichtigen Spruche des *Hippocrates* beginnen: Im 29. Aphorismus des 4. Buches sagt er: „Die an hitzigen Fiebern leiden, wenn sie am 6. Tage einen Frost bekommen, genesen schwer". Diese Beobachtung giebt uns die Phänomene an, ohne den Grund zu kennen. Es ist das Verdienst der neueren Zeit, das innere Moment von dem, was der alte Grieche als Thatsache, als Fait accompli hinstellte, nachgewiesen zu haben, nämlich: dass bei den hitzigen Fiebern, die auf Entzündung beruhen, ein darauf folgender Frost den Hinzutritt der Venenentzündung bezeichnet. Man darf den Ausspruch nicht als absolut geltende Wahrheit

annehmen, was er auch gar nicht sein sollte. Genug, es findet sich eine alte Beobachtung vor, auf welche ich Sie bei
Gelegenheit dieses Falles besonders aufmerksam machen muss,
zumal da sie die Neuern vielfältig übersehen haben, wie überhaupt der Herr Hippocrates sehr aus der Mode gekommen zu
sein scheint. — — Es zeichnet sich hauptsächlich eine französische Monographie über Venenentzündung von *Dance* aus;
ich habe aber weder in dieser noch in anderen in- und aus-
ländischen Schriften einen Fall auffinden können, wo die in
unserem Falle angetroffene Affection schon im Leben erkannt
worden wäre.

Was ich von der Pfortaderentzündung in diagnostischer
Beziehung weiss, gründet sich daher nur auf eigne Beobachtung: Ich habe 2 Formen derselben gesehen: die eine zeichnet sich durch Exsudation von plastischer Lymphe, die andere
durch Bildung von Eiter aus. Es sind dies dieselben 2 Varie-
täten, wie sie bei Entzündung der dem Auge sichtbaren Venen vorkommen, die eine die gutartige (mit Bildung plastischer
Lymphe), die andere die bösartige (mit Bildung von Eiter).
Wer bei Venenentzündung immer eine Reihe gewisser Erscheinungen, besonders des typhösen Fiebers zu finden wähnt,
ist im Irrthum. Es hängt der Eintritt desselben von der Bildung des pathischen Productes ab: wenn plastische Lymphe
exsudirt, so tritt niemals typhöses Fieber ein, sondern nur in
dem Falle, wo es zur Eiterbildung auf der Venenhaut kommt.
In den topischen Symptomen kommen beide Formen der Entzündung der Pfortader überein; aber in der Reaction sind sie
verschieden und in der Art des Todes. Erstere sind folgende:
vor Allem Schmerz; die Kranken haben immer in der Mitte
zwischen Nabel und Processus ensiformis sterni einen dumpfen
drückenden Schmerz sowohl spontan, als auch auf Druck, einen
Schmerz, der sich oft auch nach hinten gegen die Columna
vertebralis fortsetzt; mehr brennend, fressend ist er bei der

suppurativen, dumpf bei der plastischen Form. Der Unterleib
ist nicht aufgetrieben, nicht gespannt; man hört bei der Percussion einen hellen sonoren Ton; nur auf äussern Druck vermehrt sich der Schmerz. Ferner treten Erscheinungen ein, welche
das Leiden der Galle secernirenden Organe bezeichnen: bitterer Geschmack, gelber Zungenbeleg, gänzlicher Mangel an
Appetit, Brechneigung, wirkliches Erbrechen; Anfangs Stuhlverstopfung, welcher bald Diarrhöen folgen; ich sah auch, dass
reines Blut mit diesem entleert wurde, und glaube, dass viele
Formen von Melaena auf Entzündung der Pfortader beruhen
mögen. Von Gallenfieber und Leberentzündung unterscheidet
sich diese Krankheitsform hauptsächlich durch den eigenthümlichen Schmerz in der Mittellinie des Körpers zwischen Brustbein und Nabel. — Zu den angeführten Erscheinungen gesellt sich noch Fieber; in beiden Formen Anfangs eigenthümlich stechende, brennende Hitze, Causus, Brennfieber der Alten, welches schon *Aretaeus* und besonders *Stoll* als für alle
Gallenkrankheiten charakteristisch bezeichnet haben. Das Fieber dauert bei der plastischen Form mit inflammatorischem
Charakter bis zur Exsudation fort; wo aber der Ausgang in
Eiterbildung erfolgt, da nimmt das Fieber bald den torpiden
Charakter an. Charakteristisch ist für diese letzte Form, dass
in die Continua remittens Frostanfälle ohne Typus, höchstens
einer Intermittens erratica gleichend, eingeschoben werden;
es kommen an einem Tage mitunter mehrere, selbst 4 bis 5
Frostanfälle. Das Fieber währt bis zum Tode unverändert
fort; Erscheinungen von Leber- und Milzaffection treten stärker hervor; die Milz treibt auf, und das linke Hypochondrium
wird empfindlich; es tritt Uebelkeit und Erbrechen ein, mit
welchem gallige, braune Massen entleert werden; der Harn
wird durch Gallenpigment dunkel gefärbt. — Ist aber Exsudation eingetreten, so schwellen die Hautvenen des Unterleibes strangförmig an; es erfolgt schnell Auftreibung und An-

schwellung der Milz, weil das ihr zugeführte Blut durch die
Venen nicht zurückgeführt werden kann; sie ragt in wenigen
Tagen bis in die Mittellinie des Körpers und gegen das Darmbein herab; es erscheinen alle Symptome eines Milzleidens:
als Schwindel, Schwarzsehen, Blutung aus dem linken Nasenloche, saurer Geschmack, saures Aufstossen, saures Erbrechen;
nach 10—12 Tagen folgen starke Blutungen durch den Darmkanal; massenweis verliert der Kranke das Blut mit den Symptomen des grössten Collapsus. Das interessanteste Exemplar
dieser Krankheitsform sah ich in Würzburg: es betraf einen
jungen Bäcker; in wenigen Wochen trat die Catastrophe ein;
man fand alle Venen des Pfortadersystemes oblitterirt. Das
Präparat habe ich dem Museum in Zürich übergeben. Ein
junger Pole *Baczynski* hat kürzlich diesen Fall in einer Dissertation beschrieben (de venae portarum inflammatione Commen-
tatio pathologica Turici 1838) *).

*) *Nasse* hat dieselbe in Schmidt's Jahrbüchern (1840) recensirt,
jedoch über die Aufnahme dieser neuen Entzündungsform in das System der Nosologie noch Zweifel erhoben, welche jetzt aber durch
S c h o e n l e i n 's Untersuchungen als beseitigt zu betrachten sind.

Achtundzwanzigster Fall.

Leber- und Milzerscheinungen. — Frostanfälle. — **Pylephlebitis.** — Pneumonische Erscheinungen. — Verhältniss derselben zur Venenentzündung. — Collapsus. — Tod, Section, Epikrise.

1. Juli 1842. Caroline Schulz, Schifferfrau, 33 Jahr alt.

*   *   *

Krankenexamen °).

Frage: Wie lange sind Sie krank? — Antwort: 5 Wochen.

Fr. Waren Sie früher ganz gesund? — Antw. Ich bin zuvor niemals krank gewesen.

Fr. Womit haben Sie sich die Krankheit zugezogen? — Antw. durch einen heftigen Aerger.

Fr. Gleich darauf sind Sie unwohl geworden? — Antw. Ja.

Fr. Hatten Sie damals Ihre Regel? — Antw. Nein.

Fr. Was trat nun nach dem Zorne ein? — Antw. Ich bekam einen fürchterlichen, fressenden Schmerz zuerst in der rechten Seite.

Fr. Zog er bis in die Schulter hinauf? — Antw. Ja bis in die ganze Schulter.

Fr. Und was trat mit dem Schmerze weiter ein? — Antw. Ich wurde zugleich gelb über den ganzen Körper.

Fr. Wie sah der Urin aus? — Antw. Er war dick wie Dinte.

Fr. Haben Sie auch Uebelkeit und Erbrechen gehabt? — Antw. Fortwährend.

°) Den von mehreren Seiten ihm zugegangenen Aufforderungen, auch Schoenlein's Krankenexamen wiederzugeben, hat der Herausgeber bei mehreren Fällen zu entsprechen versucht.

Fr. Wie ist die Stuhlentleerung? — Antw. 'Jetzt ist sie gut; früher aber bin ich verstopft gewesen.

Fr. Nun, schwand die Gelbsucht? — Antw. Ja, ein Doctor hat sie curirt, aber da bekam ich Schmerz in der linken Seite. —

Es wird jetzt der Unterleib der Kranken untersucht. —

Fr. Ich höre, Sie haben auch stark aus der Nase geblutet? — Antw. Ja, sehr stark; erst, als ich hieher kam, hat das Nasenbluten aufgehört. —

Fr. Aus welchem Nasenloch floss das Blut? — Antw. Aus beiden.

Fr. Wie ist jetzt Ihr Geschmack? — Antw. Sehr schlammig.

Fr. Nicht sauer? — Antw. Nein, aber Uebelkeit und Erbrechen habe ich auf der ganzen Reise hieher gehabt.

Fr. Haben Sie keinen Frost gehabt? — Antw. In der letzten Zeit alle Tage, mitunter auch zwei Mal.

Fr. Kommt der Frost zu bestimmten Zeiten? — Antw. Manchmal des Nachts, manchmal in der Frühe; das ist unbestimmt.

Fr. Wie lange dauert er? — Antw. Wohl eine Stunde, auch heute Morgen hat er mich wieder befallen.

Fr. Jetzt laxiren Sie? — Antw. Man hat mir Thee von Sennesblätter zu trinken verordnet, weil ich früher so verstopft war. —

* * *

Hier haben Sie einen Krankheitsfall, dessen Deutung in einer Reihe von Symptomen nicht viel Kopfbrechens verursachen wird, aber in einer andern Reihe weniger leicht sein möchte; diesen Theil des Krankheitszustandes werden wir noch problematisch hinstellen, bis erst eine genaue 24stündige Beobachtung der gestern hier eingetroffenen Kranken erfolgt sein wird; es ist dies allerdings der interessantere Theil.

Die Kranke erzählt uns, dass sie früher nie gelitten habe, bis sie vor 5 Wochen, nach heftigem Zorne sogleich Schmerz in der Lebergegend, Uebelkeit und Erbrechen bekam, mit welchen Erscheinungen sich ein intensiver Icterus einstellte. Ein Arzt habe die Gelbsucht bald beseitigt, damit aber ihr Leiden nicht gehoben, sondern nachdem der Icterus ver-

schwunden, fand sich in der entgegengesetzten Seite in der
Milz ein stechender, fressender Schmerz ein, der sich auch
nach hinten bis in die Schulter der gleichen Seite erstreckte.
Bei der Untersuchung des Unterleibes fühlt man die Milz unter
den falschen Rippen hervorragend, beweglich und sehr empfindlich auf Druck. Der Schmerz beschränkt sich aber hier
nicht, sondern bloss dem Gefühle der Kranken nach hier intensiver, erstreckt er sich bei der Untersuchung gegen die
Linea alba und bis in das rechte Hypochondrium hinüber, wo
besonders ein Druck gegen den untern Theil der Leber, gegen die Fossa hepatis zu schmerzhaft ist. Dabei ist der Unterleib wohl etwas aufgetrieben, doch weich. Hieran reihen
sich nun noch folgende Erscheinungen: Haut noch immer
etwas schmutzig gelb gefärbt, Geschmack pappig, schmierig,
Zunge mit einer gelblich-braunen, trocken werdenden Schmiere
überzogen, Schwere des Kopfes, drückender Stirnschmerz,
Uebelkeit, jetzt aber nicht mehr Erbrechen; zugleich ist Diarrhöe zugegen, die aber nicht als Symptom der Krankheit,
sondern des Medicamentes anzusehen ist, indem die Kranke
längere Zeit der früheren Stuhlverstopfung wegen eine Abkochung der Sennesblätter gebraucht hat. Als ein hieher gehöriges Symptom ist ferner noch die Blutung aus der Nase zu
nennen, welches Sie auch bei jener Milzkranken gesehen
haben, bei der die characteristische Blutung aus dem linken
Nasenloche mit jeder Steigerung der Milzaffection wiederkehrte. — Zu diesen Localerscheinungen, welche sich alle
auf Affection der drüsigen Organe des chylopoëtischen Systemes und zunächst der Galle absondernden Organe beziehen,
gesellt sich noch eine Reihe von Reactionserscheinungen. In
dieser haben wir zu unterscheiden die permanenten Symptome und die paroxysmenweise auftretenden; die letzteren
sind es, die gerade die obscure Partie der Diagnose bilden.
Die permanenten Reactionserscheinungen sind folgende: Puls

weich, mässig voll, 100 Schläge in der Minute machend,
Abends wenig frequenter, Haut feucht, dabei aber brennend
heiss; den Harn sehen wir noch nicht; er ist mit den Excrementen gelassen worden; die Zunge braun, etwas trocken. —
Die intercurrirenden sind die seit mehreren Tagen aufgetretenen, keinen Typus haltenden, heftigen Frostanfälle, welche die
Kranke als heftig schüttelnd und stundenlang dauernd schildert. —
Ich habe Ihnen gesagt, wir haben einen deutlichen und
einen unklaren Theil in der Diagnose. Der klare ist der, dass
der ganze Apparat der Gallenabsonderung, vorzugsweise die
Milz und die Leber in ihrem unteren concaven Theile entzündet ist. Wir finden einige, beide vermittelnde Erscheinungen,
welche der Entzündung der Pfortader anzugehören scheinen;
dieser Theil ist noch unklar. Die Richtung des Schmerzes
von der Milz quer der Pfortader entlang, nach der Leber zu,
wo jene sich in diese einsenkt, die splenitischen und hepatischen Erscheinungen und endlich die Frostanfälle sind sehr
Verdacht erregend.

Verordnung: Inunction von grauer Quecksilbersalbe in die
obere Bauchgegend; zum inneren Gebrauch eine Saturation
mit Aqua Laurocerasi.

2. Juli. Wir haben bei der Kranken, welche wir gestern
zum ersten Male sahen, Phänomene gefunden, deren Deutung
grössten Theils nicht schwierig war, so dass ein Theil der Diagnose mit Leichtigkeit construirt werden zu können uns bedünkte,
während ein anderer Theil von Erscheinungen noch einer
weiteren Beobachtung bedurfte, um mit derselben Sicherheit
gedeutet zu werden; das war gerade der wichtigere Theil,
der über die Zukunft der Kranken entscheiden musste. Wir
fanden nämlich eine Reihe von Erscheinungen, die über das
Leiden der Leber und Milz keinen Zweifel liess: das ursäch-
liche Moment, die gleich darauf folgenden Phänomene, die
Gelbsucht, der intensive Schmerz in der Lebergegend, später

in der Milz, die Auftreibung derselben, die Störung in der
Function des Digestionsapparates sprachen dafür. Dagegen
war eine zweite Reihe von Erscheinungen vorhanden, deren
Aufklärung noch Mancherlei zu wünschen übrig liess: nämlich
die mitten in das Fieber eingeschobenen Frostanfälle, die keinen Typus hielten, doch fast jeden Tag wiederkehrten, aber
in unbestimmten Intervallen; ferner der Schmerz in der Mittellinie des Körpers zwischen Processus xiphoideus sterni und
Nabel, wo er heute am intensivesten; diese Erscheinungen
schienen uns auf Affection der Pfortader mit sich schon bildender Eiterung hinzudeuten.

Vor 2 Jahren haben wir hier in diesem Hospitale zum
ersten Male im Leben die Entzündung der Pfortader erkannt,
und später durch die Section unsere Diagnose vollkommen
bestätigt gefunden *), während früher wohl diese Krankheit
einige Male auf dem Sectionstische angetroffen, aber bisher
nie bei Lebzeiten erkannt worden ist. Es hat sich die Zahl
dieser Krankheitsfälle (wenn auch nur nach dem Tode erst
erkannter) in neuerer Zeit sehr vermehrt, so dass man daraus
ersieht, dass diese für so äusserst selten gehaltene Krankheit
doch viel häufiger vorkommt. Französische wie deutsche
Aerzte haben solche Fälle verzeichnet, und seitdem *Baczynski*
seine Dissertation herausgegeben, haben sie wohl um das
Dreifache zugenommen; doch kein Fall ist im Leben diagnosticirt worden. Ja, ich glaube, dass diese Krankheit noch häufiger vorkommt, und dass viele Fälle von der sogenannten
Intermittens erratica der Alten, welche so häufig lethal endet,
auf einer chronischen Inflammation der Pfortader beruhen.

Wir haben jetzt bei unserer Kranken einen der erwähnten Frostanfälle beobachtet: er trat zur Nachtzeit ein, ein sehr
heftiger Schüttelfrost von ungefähr einer Stunde Dauer, wobei

---

*) Vergl. den vorigen Fall.

die Extremitäten stark zitterten, und der Puls contrahirt war; allmählich verlor er sich, es folgte Hitze darauf, aber von Krisen keine Spur, ein Paroxysmus, wie man ihn bei der Phlebitis gewöhnlich findet. Diese Erscheinung, sowie der Schmerz an der bezeichneten Stelle, ferner das Leiden zweier Organe, von denen das eine den Anfang, das andere das Ende derselben Vene bildet, alle diese Umstände lassen heute schon mit grösserer Sicherheit die Diagnose feststellen. Doch man darf auch die Schwäche und das Lückenhafte in der Diagnose nicht verhehlen: es sind 2 Erscheinungen, die nicht ganz damit quadriren. Diese sind 1) die Beschaffenheit der Stühle, die sonst in dieser Krankheitsform schwarz, pechähnlich, dunkel, kohlig, manchmal mit Blut vermischt zu sein pflegen; wir sind aber nicht sicher, ob die Form der Diarrhöe hier nicht Folge des Medicamentes ist. — 2) Was noch dubiös machen könnte, ist der Harn, welcher keinesweges dunkel gefärbt, icterisch ist. Dagegen liesse sich einwenden, dass sich hier das Leiden vorzugsweise auf den Stamm und gegen die Wurzel der Pfortader hin, nach der Milz zu, erstrecke, und dass erst mit dem Fortgange der Affection, wenn auch die Endigungen der Pfortader ergriffen werden (was, wie auch *Mohr*'s Beobachtungen im Juliushospitale zeigen, 4 bis 6 Wochen dauern kann), der Urin jene Beschaffenheit annehme. — Die übrigen Erscheinungen sind fast dieselben, wie wir sie gestern fanden; der Puls macht jetzt nur 100 Schläge in der Minute, und ist weich. Die Kranke hüstelt etwas, doch ist der Percussionston überall normal, an einzelnen Stellen nur unbedeutendes Schleimrasseln zu hören. — Die Behandlung nicht verändert.

4. Juli. Seit gestern haben sich wenig Veränderungen in den Symptomen der Krankheit gezeigt, Veränderungen, die keinesweges den Rückschritt der Affection bezeichnen. Dass der Schmerz in der Milzgegend und in der Mittellinie des Körpers heute geringer, wird uns gerade nicht sehr zufrie-

denstellen, besonders da der Schmerz auf der concaven
Fläche der Leber wieder intensiver geworden, und sich charakteristisch bis in die rechte Schulter hinauf erstreckt. Die
functionelle Störung in den Verdauungsorganen (braun belegte
Zunge, übler Geschmack, Diarrhöe) dauert in gleichem Maasse
fort. Was die Reactionserscheinungen anbetrifft, so sehen Sie
jetzt selber neben der Febris continua einen von diesen Frostanfällen, die sich an keine bestimmte Zeit binden, keinen
Typus halten, und in der letzten Zeit offenbar immer rascher
auf einander folgen. Früher fanden wir noch ein fast 24stün-
diges Intervallum, jetzt aber fast gar keins; ist ein Frostanfall
vorüber, so tritt bald wieder ein neuer ein. Vorgestern
Abend hatte die Kranke einen freilich nicht sehr schütteln-
den Frostanfall, der die ganze Nacht durch bis zum andern
Morgen dauerte; gestern Nachmittag folgte ein neuer von wenigen Stunden; schon in der Nacht zeigte sich wieder ein
leichtes Frösteln; jetzt sehen wir nun kurz nach Beendigung
des letzten Anfalles einen neuen, von nicht geringer Intensität
und eigenthümlicher Beschaffenheit: nämlich während die
Kranke von innerem Frostgefühl verzehrt wird, vor Kälte mit
den Zähnen klappert, und ihre Hände zittern, zeigt sich
äusserlich die Kehrseite, intensive brennende Hauthitze. Solchen Paroxysmen folgt keine Krise, woraus schon der Verdacht, als sei hier eine Intermittens vorhanden, schwinden
muss. — Es kommt aber bei der Kranken noch eine andere
Erscheinung vor, die wir schon früher wohl bemerkt haben,
welche uns jetzt aber von tieferer Bedeutung zu sein scheint.
Wir hielten diese Hustenanfälle bisher nur auf einfacher bronchitischer Reizung beruhend; doch sind wir jetzt sehr geneigt,
sie in Causalzusammenhang mit der Venenentzündung zu bringen; denn wir wissen, dass in Folge derselben sehr leicht
Ablagerung von purulenter Materie in das Lungengewebe erfolgt, und rings um diese Stellen Entzündung sich bildet. Auch

die älteren Aerzte wussten, dass bei Venenentzündung der unteren Extremitäten leicht Abscesse in Lungen und Leber entstehen können. — Die Untersuchung der Brust hatte bisher nur ein leichtes schleimiges Rasseln an einzelnen Stellen nachgewiesen; wir müssen uns eine weitere Untersuchung, bis der heftige Frostanfall vorüber, aufsparen.

Verordnung: ℞ Infus. cort. Chinae (ʒij) ℥iv, Ol. oliv. ℥β, Gummi mim. ʒij, Syrup. papav. ℥j, M. S. stündlich 1 Esslöffel voll zu nehmen. Die Quecksilbereinreibungen werden fortgebraucht.

5. Juli. Der gestrige Frostparoxysmus, welchen wir gerade während der Visite zu beobachten Gelegenheit hatten, dauerte bis Nachmittag. Nach 8 bis 9 stündiger Pause, d. i. in der Nacht trat wieder ein neuer Frostanfall ein, der erst gegen Morgen nachgelassen hat. Wir finden die Kranke jetzt in der Zeit der Remission ausserordentlich hinfällig, matt und abgespannt. Es sind seit gestern wieder drei wässrige Stuhlentleerungen erfolgt. Wir hatten gestern in Bezug auf den Zustand der Respirationsorgane die Vermuthung aufgestellt, dass neben der bronchitischen Reizung eine umschriebene, begränzte, (wie sie die Alten nannten, metastatische) Lungenentzündung aus der hier bekannten Ursache Statt finden möchte, und gesagt, dass darüber nur eine genaue Untersuchung der Brust mittelst der Auscultation entscheiden könne. Doch möchte es schwer sein, im Beginne die Entzündung selbst mit diesem Hülfsmittel zu entdecken; denn wenn nur in einer kleinen Lungenpartie sich bloss ein Kern ablagert, um den sich die Inflammation bildet, so ist, besonders wenn diese Stelle von den peripherischen Theilen entfernt, mehr in dem Centraltheil der Lunge liegt, der Anfang zu klein, die Veränderungen treten zu wenig umfangreich, zu wenig lebendig hervor, als dass sie entschieden mittelst des Stethoskopes percipirt werden könnten. Die Untersuchung der Brust, welche wir gestern der Anwesenheit des Frostes wegen nicht so-

gleich vornehmen konnten, hat später ergeben, dass in dem untern Lappen der rechten Lunge trockenes, crepitirendes Geräusch ziemlich umgrenzt, doch sehr deutlich sich hören lässt. Dem zufolge wurde, als gestern Abend die Brustbeklemmung sich steigerte, eine kleine allgemeine Blutentleerung vorgenommen. Das entzogene Blut, welches Sie hier sehen, hat eine mehr gallertartige Crusta phlogistica gebildet, welche nicht sowohl aus Faserstoff als in einem Mittelzustand zwischen Faserstoff und Eiweiss zu bestehen scheint.

6. Juli. Erst heute Morgen um 4 Uhr ist wieder ein Frostanfall eingetreten, der nicht so intensiv als die früheren war. Dagegen treten jetzt die Erscheinungen der secundären Pneumonie stärker hervor, nicht bloss in grösserer Beklemmung, stärkerem Husten, welcher blutige Sputa herausfördert, sondern auch objectiv sich kundgebend, indem man im untern Theil der rechten Lunge umschrieben trockenes Knistern hört. Da diese Erscheinungen sich gestern Abend gesteigert hatten, so ward wieder ein Aderlass von 6 Unzen gemacht, und blutige Schröpfköpfe an den untern Theil der rechten Brust applicirt, ohne dass jedoch darauf ein bedeutender Nachlass erfolgt wäre. Im Gegentheil, das fortdauernde Fieber hat jetzt mehr einen torpiden Charakter angenommen: Puls klein, ungleich, 110 bis 128 Schläge in der Minute machend, die braune Zunge mehr trocken, klebrige Schweisse auf der heissen Haut, die Diarrhöe fortdauernd. Die Erscheinungen der Milzaffection sind ganz verschwunden; dagegen währt der Schmerz in der Mittellinie des Körpers zwischen Nabel und Brustbein, sich bis zur Porta hepatis erstreckend fort.

Verordnung: ℞ Infus. Cort. Chinae (ℨij) ℥iv, Mucilag. Gummi ℥j, Aq. chlorata ʒvj, Tinct. Opii gutt. viij, Syrup. Alth. ℥j M. S. stündlich einen Esslöffel voll zu nehmen.

7. Juli. In der Frühe ward die Kranke heute wieder von einem Schüttelfroste von geringerer Intensität befallen; dem

Froste folgte Hitze und Ausbruch eines klebrigen, gummösen Schweisses, welcher jetzt noch fortdauert. Die Localerscheinungen im Unterleibe haben sich um Vieles gemässigt, auch die Diarrhöe hat aufgehört; hingegen währen die pneumonischen Erscheinungen fort, obgleich die Sputa nicht mehr Blut enthalten. Das torpide Fieber ist dasselbe wie gestern. — Die gestern verordnete Arznei werde fortgebraucht.

9. Juli. Vorgestern Nacht trat wieder ein Frostanfall ein, welcher sich in der letzten wiederholte; beide waren nicht so heftig wie die früheren. Die Mattigkeit und Hinfälligkeit der Kranken hat zugenommen. Die Schmerzhaftigkeit zwischen Nabel und Brustbein geringer; die Brustaffection unverändert. Nach 36stündiger Stuhlverstopfung erfolgten wieder flüssige Darmentleerungen. Wir wollen in der verordneten Arznei das Chlorwasser mit Acidum phosphoricum ($\mathfrak{Z}i\beta$) vertauschen. Zum Getränk reiche man der Kranken Rothwein.

Die Prostratio virium nahm immer mehr zu, und nachdem in den letzten 48 Stunden kein Schüttelfrost mehr eingetreten war, erfolgte in der Nacht vom 11. zum 12. der Tod.

14. Juli. Epikrisis. Wir haben gestern die Section nach einem Krankheitsfalle vorgenommen, bei dem es sich wohl der Mühe lohnen möchte, nachträglich noch einige Worte über denselben zu sprechen. Zuerst erlaube ich mir in einer kurzen Skizze den Krankheitsverlauf zu wiederholen:

Die Kranke versicherte durch ihr ganzes Leben nie unwohl gewesen zu sein, bis sie ungefähr 5 Wochen vor ihrem Eintritt ins Hospital in Folge eines sehr heftigen Zornes, also einer Irritation des gallesecernirenden Systemes, erkrankte. Es stellte sich darauf Schmerz im rechten Hypochondrium, Verlust des Appetites, intensiver Durst und einige Tage darnach bei gleichzeitig vorhandener Stuhlverstopfung Gelbsucht ein. Sie kam in ärztliche Behandlung, durch die sie stark abführende Mittel erhielt, nach deren Gebrauch die Gelbsucht

wohl schwand, ihr Zustand aber von Tag zu Tag schlimmer
wurde, so dass sie, beiläufig 5 Wochen nach Beginn der
Krankheit, in dieser Heilanstalt Hülfe suchte. Bei der Untersuchung der Kranken fanden wir Folgendes: das Individuum
sah sehr abgemagert aus, die Hautfarbe eigenthümlich, schmutzig gelb, ähnlich der der Chlorotischen, doch keine icterische
Beimischung. Die Schmerzen, über welche die Kranke in der
obern Bauchgegend klagte, leiteten uns zunächst zur Untersuchung des Unterleibes; dieser war wenig aufgetrieben,
weich; im linken Hypochondrium war die Milz angeschwollen,
weich, doch gegen ihren Hilus zu schmerzhaft; der Schmerz
zog von hier gegen die Mittellinie des Körpers hin, und war
am intensivsten zwischen Nabel und Processus ensiformis
sterni auf hier angebrachten Druck. Von hier aus verbreitete sich der Schmerz nicht bloss dem Gefühle der Kranken
nach, sondern auf äussern Druck sich steigernd, bis gegen die
Leber und zwar nach ihrer untern Fläche bis gegen die Porta
hepatis zu; an der Leber selbst konnte man keine Aufreibung
oder Intumescenz wahrnehmen; einige Tage später zog der
Schmerz auch bis nach der rechten Schulter hinauf. Neben
diesen localen Erscheinungen fand sich gelbbrauner Zungenbeleg, kein bitterer sondern mehr pappiger Geschmack, Appetitlosigkeit, intensiver Durst, copiöse Stuhlentleerungen, die
wir aber mehr als Nachwehen der früheren Medicinaleinwir-
kung ansahen, und die von dunkelgelber Farbe, mit vielen
Schleimflocken vermischt waren. Der Urin ging gewöhnlich
mit dem Stuhl ab, wir sahen ihn nur einige Male; er war
dunkel bräunlich, zeigte jedoch keine Reaction auf Gallenpigment. Dazu hatte sich permanentes heftiges Fieber gesellt:
Puls weich und klein, 100 bis 110 Schläge in der Minute
machend, Haut brennend heiss, mitunter trocken, zu andern
Zeiten mit klebrigen Schweissen bedeckt. Mitten in diesen
permanenten Fiebererscheinungen traten intercurrirend heftige

Schüttelfröste auf, von denen Sie einigo selber gesehen haben, wobei die Kranke bei Zähneklappen und Gliederzittern
von innerem Frostgefühl verzehrt wurde, während die äusseren Hautdecken glühend heiss erschienen, Frostanfälle, die in
ihrer Eintrittszeit durchaus keinen Typus hielten, und ebenso
in ihrer Dauer höchst verschieden waren; einige währten
volle 12 Stunden, und nach einem Intervall von kaum 6 Stunden folgte dann schon wieder ein neuer. Diesen Paroxysmen
folgten durchaus keine kritischen Erscheinungen. — Wenige
Tage nach der Aufnahme der Kranken zeigte sich Anfangs
leise, später intensiver sich kund gebend, eine Reihe neuer
Symptome: nämlich in den Respirationsorganen, welche später,
besonders des Nachts, so heftig wurden, dass die Kranke sich
darüber am meisten beklagte; es war ein quälender Husten,
der schaumigen, mit Blut tingirten Schleim herausförderte.
Die Untersuchung der Brust konnten wir nicht mit der gehörigen Genauigkeit vornehmen, weil die Kranke zu hinfällig
war, und durch die Untersuchung zu sehr angegriffen wurde;
wir hörten an dem untern Lappen der rechten Lunge, vorzugsweise nach unten und hinten neben mucösem Rasseln
und mit diesem vermischt, trockenes Crepitiren an einzelnen,
sehr umschriebenen Stellen.

Aus den Symptomen, die wir hier kurz angegeben, schlossen wir gleich bei den ersten Besuchen, dass wir es mit
einer Venenentzündung im Bereiche des Pfortadersystems,
oder, wie man sie in neuerer Zeit genannt, mit einer Pylephlebitis *) zu thun hatten, welche schon in Bildung von Eiter
begriffen war, durch dessen Resorption Ablagerung und Entzündung in den Lungen erfolgte, deren Leiden wir demnach
als Folge des ursprünglichen Unterleibsleidens ansahen.

---

*) *Messow* a. a. O. hat der Inflammatio venae portarum zuerst
diesen Namen gegeben.

Die Behandlung, die wir freilich ohne alle Hoffnung auf Erfolg und ohne Aussicht auf Rettung der Kranken eingeschlagen haben, bestand in Mercurialeinreibungeñ in den Unterleib, 2maliger allgemeiner und 1maliger topischer Blutentziehung, in der Anwendung von China und Säuren. Unter dieser Behandlung waren gegen den 6. Tag hin die Schmerzen im Unterleib fast geschwunden, die Milz begann abzuschwellen; Sie werden sich entsinnen, dass die Kranke auf wiederholten Druck sich über keine grosse Empfindlichkeit beklagte; in demselben Verhältniss aber erreichten die Pulmonalerscheinungen eine grössere Intensität, womit sich zugleich eine Steigerung des Fiebers verband. In den letzten Tagen wurden die Frostanfälle immer gelinder, sie blieben in den letzten 48 Stunden gänzlich aus. So ging die Kranke, nachdem noch die Haut in den letzten 24 Stunden eine mehr gelbe Farbe angenommen, an Marasmus zu Grunde.

Was hat die Untersuchung der Leiche ergeben? — — Von den Unterleibsorganen zeigte sich die Milz vergrössert, fast um das Doppelte, doch ungewöhnlich schlaff und welk; die Milzvenen waren ungewöhnlich weit, wenig Blut enthaltend, doch ihre Wandungen unverändert, durchsichtig. Es scheint aus dieser Thatsache hervorzugehen, dass hier früher eine bedeutende Ausdehnung der Venen Statt gefunden, und in Folge dessen Anschwellung und Blutüberfüllung der Milz, die später wieder abgenommen hat, womit auch die bei Lebzeiten der Kranken gefundenen Erscheinungen übereinstimmen. — Im Laufe der ganzen Pfortader zeigte sich durchaus keine Veränderung, auch nicht im Stamme derselben, wo die Kranke bei ihrem Eintritt ins Hospital über den heftigsten Schmerz geklagt hatte; die Vene war mit flüssigem Blute gefüllt, ihre Wandungen durchsichtig. Auch im Verlaufe derselben durch die Leber fand sich nirgends ein anomaler Inhalt in ihren Ramificationen. Die Leber selbst war schlaff; an ihrem vor-

deren Theil und in dem linken Lappen zeigte sich beginnende
Cirrhose. Der Ductus hepaticus von seinem Austritt aus der
Leber bis zum Zusammentritt mit dem Ductus cysticus, und
etwas weniger der Ductus choledochus waren fast bis zum
Umfange des Darmes ausgedehnt, ihr Lumen mit einem stei-
nigen Concremente angefüllt, doch nicht so vollkommen, dass
nicht nebenbei noch Galle hätte durchfliessen können. Die
Gallenblase war zusammengeschrumpft, wenig Galle enthaltend und äusserlich mit dem Magen verwachsen. — Eine
weitere Untersuchung der Unterleibsvenen erwies die Vena
cava inferior ganz normal, dagegen eine Vena hepatica, und
zwar die vom stumpfen obern Theil des rechten Lappens
kommende in einer Strecke von ungefähr 4 Zoll missfarbig,
ihre innere Fläche mit Exsudat bedeckt, an einer Stelle einen
Blutpfropf enthaltend, welcher einen Eitertropfen einschloss.
Nicht weit davon befand sich in der Lebersubstanz selbst,
und zwar in der rechten stumpfen obern Spitze ein geschlos-
sener, Hühnerei grosser, mit Eiter gefüllter Abscess. — Neben
dieser Reihe primärer Erscheinungen ward eine zweite Reihe
von Thatsachen in den Lungen gefunden. Dieselben durch
einzelne Adhäsionen an die Pleura befestigt, in beiden Pleurasäcken einige Unzen röthlichen Wassers; die Lungen selbst
etwas ödematös, charakteristische kleine Eiteransammlungen
enthaltend, in grösster Anzahl im untern Lappen der rechten
Lunge (hier fast ein Dutzend); sie fehlten aber auch nicht in
der linken. Die Abscesse waren von Erbsen- bis Wallnuss-
grösse, ihr Inhalt zuweilen mit Blut vermischt; einige zeigten
in ihrer Umgebung einen leichten Grad von Entzündung, die
sogenannte rothe Entzündungsgeschwulst. — In den übrigen
Organen nichts Anomales.

Nach dieser kurzen Exposition des anatomischen Thatbestandes fragt es sich: in wie fern hat sich unsere Diagnose
als richtig bewährt? in wie fern sind Einwendungen dagegen

zu machen? — Dass ich hier gegen Sie offen und freimüthig bin, bedarf keiner Bevorwortung, am allerwenigsten in der Beurtheilung einer Krankheit, die bis zu dieser Stunde nur selten beobachtet worden, und soviel ich weiss, noch nirgends anders als hier in dieser Anstalt am Lebenden diagnosticirt worden ist. — Was ich über diese Krankheitsform in Büchern finden konnte, ist Folgendes: Die französischen Aerzte (wie *Andral*) haben einige Fälle, doch nur aus Leichenöffnungen angeführt. In *Cruveilhier*'s Werk findet sich auch eine aus einer Leiche entnommene Beobachtung; auch *Dance* erwähnt eines Falles; kurz die französischen Aerzte halten diese Krankheit für sehr selten. Alle diese mitgetheilten Fälle lassen nur eine geringe diagnostische Auskunft zu. Unter den englischen Aerzten erinnere ich mich nur bei *Stokes* hieher Gehöriges gefunden zu haben; derselbe hatte in einer Leiche Obliteration der Pfortader gefunden, und glaubt nun, dass dieser pathische Zustand viel häufiger vorkomme, und dass viele Fälle von unheilbarer Gelbsucht darauf beruhen mögen. — Die neueste pathologische Anatomie von *Rokitansky* spricht wohl von Entzündung der Pfortader und ihren Ausgängen in Obliteration und in Eiterung; da aber dieser sonst so genaue und tüchtige Untersucher nur flüchtig darüber weg geht, so muss man vermuthen, dass sie in dem grossen Krankenhause zu Wien sehr selten vorkomme. Doch darf ich nicht verschweigen, dass *Rokitansky* theilweise Obliteration einzelner Verästelungen der Vene innerhalb der Leber, wodurch eine Verödung des Lebergewebes bewirkt werde, öfter beobachtet hat. — Ich bin nicht der Ansicht, dass die Pfortaderentzündung eine so gar seltene Krankheit sei; ich habe sie mehrere Male gesehen, namentlich in den zwei Hauptformen, die eine in Würzburg und die andere hier in diesem Hospitale vor 2 Jahren. In neuerer Zeit ist auch wieder im Juliushospitale zu Würzburg ein Fall der Art vorgekommen, welchen

Mohr sehr gut beschrieben hat; er betraf ein 17jähriges Mädchen, dessen Krankheit man für Intermittens erratica gehalten hatte. Ich habe Ihnen schon gesagt, dass die meisten der tödtlich endenden Fälle von Intermittens erratica auf entzündlicher Affection der Pfortader beruhen möchten.

Es fragt sich jetzt: was hat der vorliegende Fall, insofern wir die bei Lebzeiten aufgefundenen Thatsachen mit denen in der Leiche vergleichen, ergeben? — Wir haben bei der Kranken im Verlaufe der Behandlung die Localsymptome, auf die wir die Diagnose stützten, allmählich zu Grunde gehen, dagegen aber die Erscheinungen der Eiterresorption und Bildung von Eiterdepots in den Lungen sich mehr entwickeln, und die secundären Zustände den Tod herbeiführen sehen. Man wird nun fragen: warum ist der ganze pathische Vorgang hier von der Pfortaderentzündung und nicht von der Lebervenenentzündung abhängig zu machen? — Dagegen könnte ich erwidern, dass die Lebervenen die Fortsetzung der Pfortader bilden, wie die Einspritzungen von *Bertin* und *Walter* gezeigt haben; aber ich will darauf keinen grossen Werth legen. Ich glaube, dass die Lebervenenentzündung eines späteren Ursprungs ist, und dass sie nicht den ganzen Symptomencomplex, wie er sich während des Lebens der Kranken gezeigt hat, zu erklären im Stande ist. Meine Gründe für diese Behauptung sind folgende: 1) ist die Ausbreitung der Entzündung der Lebervene viel zu klein, als dass dadurch die heftigen und so lange Zeit dauernden Erscheinungen eine Erklärung fänden; 2) waren die Producte, welche die Lebervene enthielt, neuen Datums, während doch die Krankheit volle 6 Wochen gedauert hat; es wäre ein Unsinn, das was erst neueren Ursprunges, für die Ursache der früheren Erscheinungen zu halten; 3) spricht die Beschaffenheit des Entzündungsproductes in der Lebervene selbst, gegen jene Einwendung: es war Lymphexsudat, welches das Venenrohr

ausfüllte, und nur an der Endigung gegen die Lebersubstanz
zu einen Tropfen Eiter enthielt, der aber vollkommen eingeschlossen war, und nicht weiter dringen konnte, während
wir in der Leiche Eiterablagerungen in so grosser Menge
gefunden haben. — Das sind die Gründe, welche mich
bestimmen, die Entzündung der Vena hepatica erst als
späteren Ursprungs, erst als Folge und nicht als Ursache des
ganzen Leidens anzusehen. Ja ich glaube, dass wenn wir
die Geschichte der Krankheit nachschlagen, wir wohl den Moment mit grosser Wahrscheinlichkeit nachweisen können, wo
sich die Eitermetastase in der Leber, und mit ihr gleichzeitig
die Entzündung des einen Astes der Vena hepatica bildete,
das ist jener Augenblick, wo der heftige Schmerz in der rechten Schulter eintrat, der schon in 24 Stunden wieder vorüber
war *): erst in jenem Momente geschah die Ablagerung in der
Leber, und von dieser aus ward erst die Vena hepatica ergriffen. Wir müssen also ausser den drei Abschnitten, in
welche wir früher den Krankheitsverlauf getheilt haben, noch
einen Zwischenact constatiren, in so fern er uns den Gang
zeigt, welchen die Ablagerung genommen hat. Wir unter-
schieden nämlich früher: 1) die Erscheinungen der Localent-
zündung, 2) die des Ueberganges der Entzündung in Eiterbildung, 3) die der Ablagerung des Eiters in die Lungen. Nach
dem anatomischen Thatbestand schiebt sich nach dem zweiten
Abschnitt noch ein Zwischenact ein, welcher die Erscheinungen in der Lebervene und dem rechten stumpfen Leberlappen
umfasst. Der in diesem gefundene Abscess hatte ganz den
Charakter einer metastatischen Ablagerung, indem rings um
ihn das Lebergewebe sich keinesweges im Zustande der Entzündung befand. Wäre es hier zur Entzündung gekommen,
so wäre diese, wie bei den metastatischen Lungenabscessen,

---

*) Vergl. S. 290.

nur Folge der Eiterablagerung gewesen. Solche Eiterablagerungen finden wir häufig auch nach anderen Formen von Phlebitis z. B. in Folge von Wunden der äusseren Hautvenen, nach Amputationen. Die primäre Venenentzündung kann nun wohl schwinden, aber die in Lungen, Leber und Gehirn erfolgten secundären Eiterablagerungen sind es, die den Kranken tödten. Die lange Dauer der Affection, die bei Lebzeiten schon wahrgenommene Rückentwickelung derselben, die Zusammenstellung der Symptomengruppen und die Vergleichung derselben mit den durch die Leichenöffnung aufgefundenen That sachen liefern uns den Beweis, dass hier ein ähnlicher Vorgang statt gefunden, dass hier die primäre Venenentzündung zu Grunde gegangen, und erst die secundären Eiterdepots die Kranke getödtet haben. Insofern liefert auch dieser Fall einen wichtigen Beitrag zur Naturgeschichte dieser noch so wenig gekannten Entzündungsform.

Neunundzwanzigster Fall.

Icterus mit entzündlicher Reizung des rechten Leberlappens. — Verlangsamung des Pulses. — Ueber die Wirkung der Digitalis im Icterus. — Genesung.

6. Juni 1842. Wilhelm Müller, Arbeitsmann, 26 Jahr alt. — Der Kranke ist gelb gefärbt, weniger im Gesicht als auf der Bauchhaut, zugleich sehen Sie schon den dunkelgefärbten Harn; wir schliessen daraus, dass das galleabsondernde Organe leidend sein muss.

*   *   *

Krankenexamen.

Frage. Wie lange sind Sie so gelb? — Antwort. Seit 8 Tagen.

Fr. Ist es das erste Mal, dass Sie an dieser Krankheit leiden? — Antw. Schon vor 4 Jahren habe ich dieselbe Krankheit gehabt.

Fr. Wie lange dauerte sie damals? — Antw. Nur 8 Tage.

Fr. Was gab damals die Veranlassung dazu? — Antw. Das weiss ich nicht.

Fr. Haben Sie sich seit dieser Zeit ganz wohl befunden, guten Appetit gehabt, regelmässige Stuhlentleerungen? — Antw. Ich bin bis vor wenigen Wochen ganz gesund gewesen.

Fr. Sie leiden also schon seit mehreren Wochen? — Was hat Ihnen denn gefehlt, bevor Sie gelb wurden? — Antw. Der linke Vorderarm war stark geschwollen.

Fr. War er auch roth? — Antw. Nein.

Fr. Was hat man dagegen angewendet? — Antw. Ich bekam ein Brechmittel, und musste den Arm in Hanf einwickeln.

Fr. Sind Sie dadurch wieder hergestellt worden? — Antw. Nein, ich verlor Blut aus dem Mastdarm, und der linke Fuss schwoll darauf an.

Fr. Dieser Blutabgang folgte, nachdem Sie das Brechmittel genommen? — Antw. Ja wohl.

Fr. Hat das Brechmittel auch stark auf den Stuhl gewirkt? — Antw. Nachdem ich dreimal gebrochen, bekam ich Durchfall und die fliessenden Haemorrhoiden.

Fr. Litten Sie schon früher an Haemorrhoiden? — Antw. Ich hatte öfters Jucken am Mastdarm und kleine Anschwellungen daselbst.

Fr. Wie sind jetzt die Ausleerungen? — Antw. Ganz regelmässig.

Fr. Auch der Appetit gut? — Antw. Ganz gut. (Die Zunge ist rein.)

Fr. Wenn Sie aber Etwas gegessen haben, wie ist es nachher? — Antw. Ich habe dann keine Beschwerde.

Es folgt jetzt die Untersuchung des Unterleibes, bei welcher sich der rechte Leberlappen etwas aufgetrieben und empfindlich zeigt. — Der Puls macht 52 Schläge in der Minute und ist mässig voll und weich.

* * *

Sie hören, dass der Kranke schon früher ein Mal an Gelbsucht gelitten, die nach 8 tägiger Dauer vorüberging, ohne dass eine Störung im Digestionsapparate zurückgeblieben. Vor mehreren Wochen ward er von einer Geschwulst des linken Vorderarmes mit Störung des chylopoetischen Systems ergriffen. Es scheint hier ein Erysipelas oedematodes vorhanden gewesen zu sein. Ein Arzt gab ihm ein Emeticum, und liess die Geschwulst trocken in Hanf einhüllen. Hierdurch verlor sich zwar diese Anschwellung, aber eine ähnliche erschien an der untern Extremität. Das Brechmittel bewirkte nur dreimaliges Erbrechen, dagegen heftige Diarrhöe, selbst mit Blutabgang; ob diese mit Schmerzhaftigkeit verbunden, und bloss Folge des Emeticum, oder da frühere Anschwellung der Mastdarmvenen vorhanden gewesen, dadurch eine

stärkere Turgescenz derselben mit blutiger Absonderung erfolgte, lässt sich jetzt nicht mit Sicherheit entscheiden; es wird
uns dies auch um so weniger wichtig sein, als schon seit
mehreren Tagen diese ganze Phänomenenreihe zu Grunde gegangen ist. — Wir sehen also vor mehreren Wochen das
Auftreten eines erysipelatösen Processes, dessen Nexus mit
dem galleabsondernden Organ bekannt ist; wir wissen ferner, dass auch das Emeticum auf dieses Organ wirkt, und
haben es jetzt mit dem Product, der Gelbsucht zu thun. Diese
ist klar: die gelbe Hautfärbung, die Beschaffenheit des Harnes, dieser verlangsamte Puls, welchen ich oft beim Icterus
selbst bis auf 30 Schläge in der Minute habe herunter gehen
sehen; wahrscheinlich werden auch die Faeces characteristisch
gefärbt sein (seit zwei Tagen ist der Kranke verstopft). Der Icterus ist aber hier kein einfacher, sondern wir finden, dass der
rechte stumpfe Leberlappen aufgetrieben, unter den falschen
Rippen etwas hervorragt, und auf Druck empfindlich ist, —
also eine zur Inflammation hinneigende Irritation des rechten
Leberlappens. Dass beim Icterus solche Irritation sich oft
auf einzelne Leberpartieen beschränkt zeigt, ist bekannt, aber
dass jede Gelbsucht auf Entzündung der Leber beruhe, wie
man vor ungefähr 20 Jahren zur Zeit der antiphlogistischen
Methode annahm, ist falsch.

Verordnung: topische Blutentziehung an der Lebergegend,
Friction von grauer Quecksilbersalbe in dieselbe, Klystiere zur
Einleitung der Stuhlentleerungen, und theils zur Unterhaltung
derselben, theils zur Beförderung der Urinsecretion ℞ Infus.
Herb. Digitalis (℈β) ʒiv, Tart. natronati, Mellag. Graminis āā ℥j,
Aq. Laurocerasi ʒj M. S. zweistündlich einen Esslöffel voll zu
nehmen. Serum Lactis tamarindinatum zum Getränk.

7. Juni. Wir haben den Gelbsüchtigen gestern zur Behandlung bekommen, und gefunden, dass hier nicht eine einfache Gelbsucht, sondern zugleich eine entzündliche Reizung

des rechten Leberlappens vorhanden war. In Folge der dagegen verordneten Mittel ist die entzündliche Reizung der Leber fast ganz verschwunden, und zwei breiige, characteristisch von Gallenpigment freie Stuhlentleerungen sind erfolgt. Die anomale Pigmentbildung hat sich aber von gestern auf heute, wie Haut- und Urinfärbung zeigen, entschieden vermehrt. Gleichzeitig mit dieser Zunahme der Pigmentbildung tritt auch eine stärkere Pulsverminderung ein: ich zähle jetzt nur 48 Schläge in der Minute. Es ist diese Erscheinung um so merkwürdiger (was auch *Frank* schon bemerkt) als bei acuter Leberentzündung und selbst bei sehr acuter die Pulsfrequenz sich gewöhnlich über die normale Zahl nicht erhebt, ja zuweilen unter dieselbe herabsinkt, während die übrigen Fiebererscheinungen (wie brennend heisse Haut, gespannter Puls, heftiger Durst) nicht fehlen. *Frank* hat deshalb schon als Warnung aufgestellt, dass man sich durch diese eigenthümliche Pulsbeschaffenheit nicht über die Natur der Krankheit täuschen lassen darf. Es ist mehr als wahrscheinlich, dass diese Verminderung der Herzthätigkeit durch die Beimengung des Gallenpigmentes im Blute bedingt wird, besonders wenn noch auf die serösen Häute, namentlich die des Herzens Pigmentablagerung erfolgt, wodurch die Herzthätigkeit selbst bis zur Lähmung herabgestimmt werden kann, ähnlich wie man bei Icterischen in Folge der Ablagerung des Gallenpigments auf die Gehirnhäute oft eine Depression der Hirnthätigkeit eintreten sieht [*]).

Wir werden die verordneten Mittel fortgebrauchen lassen.

9. Juni. Es geht mit dem Kranken viel besser, die Stühle sind mehr gelb gefärbt, die Localerscheinungen ganz geschwunden, der Harn wird heller, die Hautfärbung nicht mehr so intensiv gelb, die Pulsfrequenz bis auf 64 Schläge in der Minute vermehrt.

---

[*]) Vergl. den folgenden Fall.

Schoenl. klin. Vortr. v. Dr. G.   20

15. Juni. Die anomale Pigmentbildung nimmt immer mehr ab, der Harn scheint seiner Farbe nach noch Gallenpigment zu enthalten; indessen zeigt die chemische Untersuchung mittelst Salpetersäure kaum noch eine Spur desselben, sondern die dunkle Färbung rührt vom Harnpigment her, in Folge der jetzt stärker eingetretenen Hautsecretion und davon abhängender Verminderung des Wassergehaltes im Harne. Auch der früher so langsame Puls hebt sich immer mehr; ich zähle heute 68 Schläge in der Minute.

17. Juni. Die Erscheinungen im rechten Leberlappen sind ganz verschwunden, die Function des chylopoëtischen Systems ist in Ordnung, die anomale Pigmentbildung hat in der Nierensecretion ganz aufgehört, auf der Haut zeigen sich nur noch Reste derselben. — Auf diesen Punkt gekommen, ist es die Frage: soll der Fingerhut noch fortgebraucht werden oder nicht? Ich glaube darauf eine verneinende Antwort geben zu müssen und zwar aus zwei Gründen: 1) weil die intendirte Wirkung auf die Nieren jetzt eingetreten, und 2) weil wir jetzt nicht mehr wissen können, ob die Langsamkeit des Pulses, die freilich jetzt nur unbedeutend (60 Schläge in der Minute), beim weitern Fortgebrauch des Mittels ein Medicamentalsymptom oder ein Zeichen der Krankheit ist. Dieser Unsicherheit des Urtheils in Bezug auf den Puls aus dem Wege zu gehen, werden wir jetzt die Digitalis aussetzen, und nur gelinde Mittel anwenden lassen, welche alle Secretionen bethätigen.

Die Wirkung, welche die Digitalis bei Icterischen auf die Pulsfrequenz hat, ist eine ausgezeichnete. Das wäre Oberwasser für die Homöopathen! Denn während bei den Gesunden die Digitalis den Puls verlangsamt, beschleunigt sie hier den krankhaft verlangsamten Puls. Indessen so gefährlich ist die Sache nicht; die Waffe, die man aus dieser Thatsache schmieden könnte, ist nicht sehr verletzend. Wenn ich mich

nicht sehr irre, hängt die Sache auf eine andere Weise zusammen, als die Homöopathen denken. Wir wissen aus den
Versuchen von *Thomson* und Anderen, dass durch Einwirkung
gewisser Stoffe auf die bloss gelegte Arterie Retardation der
Blutbewegung bewirkt wird; man hat Versuche mit verschiedenen Stoffen gemacht, namentlich mit bittern, wie mit Quas-
sia, ferner mit Ammonium, Kochsalz, Digitalis und mehreren
andern. Darin, glaube ich, liegt der Schlüssel zu obigem Räthsel. Bei Icterischen enthält nämlich das Blut Gallentheile,
und diese wirken retardirend auf die Pulsfrequenz. In demselben Verhältniss, als nun der Fingerhut die Diurese antreibt,
und dadurch die Entfernung des Gallenpigmentes aus dem
Blute bewirkt, nimmt auch die Pulsfrequenz wieder zu. Es
ist also das Beschleunigtwerden des Pulses in diesem Falle
in Folge des Gebrauchs der Digitalis keine primäre, sondern
eine secundäre Wirkung. Es ist somit hieraus keine Consequenz auf die Similia-similibus-Lehre zu ziehen.

Verordnung: Decoctum rad. Graminis mit Extr. Taraxaci
und Liq. Kali acetici zum innern Gebrauch.

Der Kranke verliess gegen Ende des Monates geheilt die
Anstalt.

Dreissigster Fall.

Icterus nach Quecksilbergebrauch. — Hautjucken, Delirien. — Fettbildung. — Tod, Leichenbefund. — Epikrisis. — Cirrhosis hepatis.

8. Decbr. 1840. Caroline Buwert, 28 Jahr alt, Dienstmädchen. Wir sprachen neulich von einer der gefährlichsten
Formen der Gelbsucht, welche nach dem Gebrauche des Quecksilbers in der Syphilis entsteht. Ich habe sie einige Male im
Juliushospitale zu Würzburg bei syphilitischen Frauen gesehen,
selbst lange Zeit nach der Anwendung des Quecksilbers; hier
scheint ein solcher Fall zu sein. Wie ich höre, hat die Kranke
mehrmals an Syphilis gelitten, und sich noch vor $1\frac{1}{2}$ Jahren
auf der syphilitischen Abtheilung der Charité befunden. Wir
finden hier einen sehr intensiven Icterus, die Kranke sieht aus,
wie wenn sie mit Curcuma gefärbt wäre. Dabei klagt sie
über fortwährendes Aufstossen, Uebelkeit, und bricht das Ge-
nossene sogleich wieder aus; das Erbrochene besteht aus den
genossenen Speisen mit weisslichem Schleime vermischt, ohne
Gallenpigment. Der Urin ist dunkelroth, braun, nach der Untersuchung mit Salpetersäure Gallenpigment enthaltend, die
Zunge rein, der Durst bedeutend; das Fieber mässig, der Puls,
90 Schläge in der Minute machend, ist mässig voll, nicht hart,
die Haut trocken, mehr kühl, an der Brust und den Armen
zerkratzt in Folge eines unerträglichen Juckens, das durch die

Ablagerung des Gallenpigmentes auf die Hauptpapillen hervorgerufen worden ist. Die grosse Geschwätzigkeit der Kranken
steht im Zusammenhange mit der Ablagerung desselben Pigmentes, wie wir es auf der Haut und im Harne finden, auf
die Häute des Gehirns, und der dadurch erfolgten Reizung
desselben. Man sieht in solchen Fällen erst lebhafte Delirien
entstehen, die später, wenn Wasserergiessung erfolgt, in Sopor übergehen. — Der Unterleib ist nicht aufgetrieben und
an keinem Theile schmerzhaft, an keinem Organ eine Anschwellung zu finden.

Verordnung: Potio Riveri mit Aq. Laurocerasi zum innern
Gebrauch; Essigüberschläge auf den Kopf.

9. December. Wir hatten unsere Vermuthung über das Causalmoment der Krankheit ausgesprochen; um es aber zur Sicherheit darüber zu bringen, wäre nothwendig, zu erforschen, welche
Behandlung man gegen die Syphilis eingeschlagen hat, welches Quecksilberpräparat verordnet, und unter welchen Verhältnissen es gebraucht worden ist. Bis jetzt haben wir darüber noch Nichts erfahren können. Was für unsere Ansicht
spricht, ist, das die Kranke seit jener Zeit an Erscheinungen
von Leberaffection, besonders dyspeptischen Erscheinungen,
gelitten hat. Die Gelbsucht besteht aber erst seit 14 Tagen. —
Diese Form der Gelbsucht habe ich 'vorzüglich bei Frauen
gesehen, und meist mit auffallender Neigung zur Fettbildung,
die auch bei unserer Kranken nicht zu verkennen ist; eine
ähnliche Wirkung ist auch von andern Metallen bekannt; so
benutzt man bekanntlich das Antimon zum Fettmachen der
Schweine und Gänse (namentlich deren Leber); ähnlich soll
man in Indien den Arsenik gebrauchen.

Es sind gestern Abend heftige Delirien eingetreten, die,
wie ich schon bemerkte, von der Ablagerung des Gallenpigments auf die Hirnhäute herrühren (niemals fand ich in solchen
Fällen die Gehirnsubstanz selbst gelb gefärbt); sie haben gegen

Morgen wieder nachgelassen. Der Zustand der Kranken ist ziemlich derselbe, wie gestern, nur hat sich das Erbrechen verloren; der Stuhl ist träge, hart und pigmentlos.

Was die Therapeutik des vorliegenden Falles betrifft, so ist das Hauptmittel gegen Leberkrankheiten, der Merkur, hier nicht anwendbar, man müsste denn dem *Hahnemann*'schen Grundsatze „similia similibus" huldigen. Ich mache den Vorschlag hier das Jod zu versuchen, eben weil es in seiner Wirkung den Gegensatz vom Quecksilber bildet, einmal als Antidotum desselben, und dann als ein Abmagerung verursachendes Mittel. Indessen hat man sich keine grosse Hoffnung von der Behandlung bei einer so weit vorgeschrittenen Form, wo sich wahrscheinlich schon Cirrhose der Leber gebildet, zu versprechen, und die Restitution in integrum möchte hier nur ein frommer Wunsch bleiben. Die Hirnreizung erregt Besorgniss.

Verordnung: ℞ Tinct. Jodi ℈j, Aq. Meliss. ℥iv. M. S. 4 Mal täglich einen Esslöffel voll zu nehmen. Abends einen Löffel des Electuarium lenitivum zu nehmen. Fortgebrauch der Essigüberschläge auf den Kopf.

Die Jodlösung musste bald wieder ausgesetzt werden, da das Erbrechen danach wiederkehrte. Im Uebrigen blieb der Zustand derselbe, bis die Kranke in der Nacht vom 11. zum 12ten December wieder stärker zu brechen anfing, und nachdem kurz zuvor die Respiration stertorös geworden, plötzlich starb.

Leichenbefund. Die Leber in ihrer Masse vermindert, geschwunden, weich, ungewöhnlich blutreich, überfüllt mit einem leicht flüssigen, schwarzen Blute, und die anatomischen Veränderungen der Cirrhose nachweisend. Die Gallenblase zusammengeschrumpft, mit schleimiger, wenig gefärbter Galle angefüllt. Die Gallengänge waren frei, wegsam, somit kein mechanischer Icterus. Alle serösen Häute, Peritonaeum, Pleura,

Pericardium dunkel orange gefärbt, nicht so die Schleimhäute, selbst nicht die der Nieren. In den Lungen und dem Herzen keine Veränderungen, ausgenommen, dass auch die innere Gefässhaut gelblich gefärbt war. Endlich zeigten sich noch die Gehirnhäute, die äusseren wie die Auskleidung der Ventrikel, mit Gallenpigment getränkt, doch die weisse wie graue Hirnsubstanz hatte die normale Farbe; nur schienen die vordere und hintere Commissur, der Fornix und das Septum pellucidum etwas gelb infiltrirt und weich. Kein Wassererguss.

Epikrisis. Wir hatten vermuthet, dass die vorliegende Krankheit mit einer früheren Mercurialbehandlung in Causalnexus stehe, da sich die Kranke zwei Mal auf der syphilitischen Station der hiesigen Charité befunden. Das uns jetzt zugekommene Journal hat diesen Verdacht eben nicht gerechtfertigt, indem die Kranke das erste Mal nach der sogenannten englischen Methode behandelt worden, und das zweite Mal mit Jodkalium. Doch wäre es möglich, dass sich der damals sie behandelnde Arzt deshalb zu dieser Behandlung bewogen gefühlt hätte, weil sie schon ausserhalb des Krankenhauses Quecksilber genommen. — So ist also in dieser Beziehung der Fall nicht concludent.

Was die Symptome der Krankheit betrifft, so mache ich Sie hier noch auf zwei aufmerksam:

1) Die Unruhe, die Delirien, ein so unangenehmes Symptom bei Icterischen; es wird durch Ablagerung von Gallenpigment auf die Gehirnhäute, und vorzüglich die Pia mater und die Auskleidung der Ventrikel bewirkt. Es geschieht hier dieselbe Reizung, wie wir sie auch auf der äussern Haut fanden, wo sich, wie Sie sich erinnern, so heftiges Jucken zeigte, dass die Kranke sich wund kratzte. Wie im Gehirn diese Pigmentablagerung Reizung, Delirien und rasch folgende Lähmung zur Folge hat, so sieht man zuweilen denselben Vorgang auch in der Brust; die Pigmentablagerung auf die Pleura verursacht

Reiz, der sich zu den heftigsten Entzündungserscheinungen steigert, und schnell mit Wassererguss endet. Ich habe diese Erscheinungen oft bei Icterischen gesehen, und es liess sich kein anderer Grund dafür nachweisen, als diese Pigmentablagerung: es traten plötzlich heftige Schmerzen beim Athmen ein, wie auf einen Schlag alle Erscheinungen der Pleuritis, die schon in 24—36 Stunden mit Wassererguss, acutem Hydrothorax tödtlich endete.

2) Wir hatten schon während des Lebens eine Cirrhose der Leber vermuthet, die auch durch die Section bestätigt wurde. Bei der Cirrhose pflegt die Lebersubstanz gewöhnlich zu schwinden, oft bis zu dem Umfange einer Faust; auch bei dieser Kranken hat man das rechte Hypochondrium ganz leer gefunden, und selbst bei tiefem Drucke unter den falschen Rippen konnte man kaum der Leber nahe kommen. Wo Cirrhose, ist sie meist mit Atrophie verbunden, und wo Atrophie, kann man auch meist Cirrhose annehmen. Doch kann die Cirrhose der Leber auch von Hypertrophie begleitet sein, in welchem Falle dann die Diagnose nicht schwierig sein wird, da das Organ betastbar ist.

Ueber das Blut der Kranken haben wir noch zu berichten, dass das Blutserum hellgelb war, und die Untersuchung, welche Herr Dr. Simon unternommen, in ihm Gallenpigment nachgewiesen hat, doch nicht alle Bestandtheile der Galle, indem das Gallenharz ihm fehlte, während im Harn sich Gallenpigment und Gallenharz fanden *).

Der Tod trat bei der Kranken schnell ein, nachdem noch eine Stunde zuvor kein Zeichen desselben vorhanden gewesen: es entstand Röcheln, Bewusstlosigkeit, und so starb die Kranke

---

*) Vergl. F. Simon Handbuch der angew. med. Chemie Bd. II. S. 227 u. folgende und S. 466 u. folgende, woselbst die Analysen des Blutes und Harnes der Kranken zu finden sind.

also einen Tod durch Gehirnlähmung, welche die Ablagerung des Gallenpigments herbeigeführt zu haben scheint, da weder ein Blutextravasat, noch Wassererguss im Gehirn vorgefunden wurde; ja die Ventrikel waren ganz leer, und enthielten nicht einmal die Menge Wassers, welche man sonst bei chronischen Krankheiten in ihnen vorzufinden pflegt.

Einunddreissigster Fall.

Colica saturnina. — Der zwanzigste Anfall. — Ueber den Einfluss, welchen die Alimente auf die Entstehung der Bleicolik ausüben. — Paralytische Erscheinungen in den Extremitäten. — Genesung.

23. Mai 1842. Eduard Hellmann, Maler, 35 Jahr alt. Die Diagnose wird uns keine Schwierigkeit machen. Der Kranke sagt aus, dass er schon neunzehn Mal an derselben Krankheit gelitten, und das letzte Mal im vergangenen December in dieser Heilanstalt behandelt worden sei. Von dieser Zeit an will er, was die Verdauungsorgane anlangt, vollkommen gesund gewesen sein, bis er vor drei Tagen von derselben Krankheit befallen wurde, nachdem er in Folge seines Geschäfts, bei dem er mit Bleifarben zu thun hat, sich unter fortdauernd gleichen, schädlichen Einflüssen befunden, welche nur in kleinen Mengen eingewirkt zu haben brauchen, um einen neuen Anfall hervorzurufen. Ich muss hier bemerken, dass das Reiben trockner Bleifarben, und die Beschäftigung mit diesen nicht immer das einzige Moment zur Hervorrufung der Colica saturnina abgeben, sondern auch die Alimente und besonders das Getränk; denn in Ländern, wo dieselbe Beschäftigung vorkommt, aber mehr ein schleimiges Getränk, namentlich gutes Bier, getrunken wird, ist die Krankheit viel seltner. Ich habe sie im Juliushospitale zu Würzburg, wo die arbeitende Klasse weniger von dem schlechten Wein, und mehr gutes Bier trinkt, höchst selten gesehen, oft Jahre lang nicht

einen einzigen Fall, dagegen in Zürich, wo der schlechte saure
Seewein genossen wird, ausserordentlich häufig; wissen wir ja,
dass der Genuss des Cyders allein schon eine ähnliche Krankheit, die Colica von Poitou hervorzurufen im Stande ist. Wenn
die mit Bleipräparaten beschäftigten Arbeiter viel einhüllende
Speisen, namentlich viel Speck geniessen, wie man angerathen,
so soll sich auch die Bleicolik nur sehr selten entwickeln. Es
influenciren also nicht bloss die Beschäftigung, sondern auch
die Alimente, und besonders die Getränke, namentlich die sauren, wie schlechter Wein und schlechtes Bier (wie es hier gerade zu Hause) auf die Entwickelung dieser Krankheit.
　Die Erscheinungen der Colica saturnina sind hier sehr
deutlich: Charakteristischer Schmerz im Unterleib um den Nabel herum, der Unterleib nicht aufgetrieben, sondern abgeplattet und eingezogen (in einigen Fällen ist dies so stark, dass
man die Wirbelsäule fast sehen kann); ferner hartnäckige, schon
5 Tage dauernde Stuhlverstopfung, Brechneigung und wirkliches Erbrechen, eigenthümlicher metallischer Geschmack, charakteristische Beschaffenheit des Zahnfleischs, der Hals der
Zähne mit einem blauen Saum umgeben; endlich noch die
reflektirten Erscheinungen, die sich in den untern Extremitäten meist als Wadenkrämpfe zu äussern pflegen, in unserem
Falle aber, als krampfhafte Zusammenziehungen der Oberschen-
kelmuskeln, Erscheinungen, die ich für höchst unangenehm
halte, weil sie bei längerer Dauer und häufiger Wiederkehr
zur Paralysis metallica Veranlassung geben, welche der Behandlung so viel Schwierigkeit macht. Ein Pröbchen davon
haben wir schon an der rechten obern Extremität, freilich unter Verhältnissen, wo es schwierig zu entscheiden, ob die Lähmung nicht zum Theil auch der schon seit längerer Zeit bestehenden Luxation des Oberarms angehört; wir finden Parese
der rechten Oberextremität mit gleichzeitigem atrophischem
Zustande ihrer Muskeln und überwiegender Zusammenziehung

der Flexoren der Hand und Finger, welche die Hand zu strecken nicht gestattet. Wir haben hier in einem Falle von Bleivergiftung diese Contractur noch viel bedeutender gesehen. Auch Andeutungen von Tremor metallicus der Oberextremitäten zeigt sich, den man früher häufiger bei Vergoldern sah, ehe die glückliche wohlthätige Veränderung in diesem Geschäfte eingetreten war.

Wir haben hier für die Behandlung zwei Indicationen 1) eine Indicatio urgens, die heftige Affection des Bauchnervensystems zu heben; diese erfordert die Anwendung der Narcotica und der ausleerenden Mittel. Damit wird aber die Behandlung nicht zu Ende sein, sondern wir werden später, wenn wir erst dieser ersten Indication Genüge geleistet haben, 2) gegen das Causalmoment, gegen die Einwirkung des Metalles Mittel, unter denen der Schwefel oben an steht, reichen.

Verordnung: ℞ Emulsion. ricinos. (℥j) ℥vj, Aq. Laurocerasi ʒij, Sacch. alb. ℥β M. S. stündlich einen Esslöffel voll zu nehmen; Klystier mit Ricinusöl (℥β); Einreibung von Ol. Hyosc. coct. (℥ij) mit Tinct. thebaica (ʒij) in den Unterleib.

24. Mai. Der Anfall der Bleicolik ist schon im Rückschreiten: der Schmerz hat nicht bloss bedeutend nachgelassen, sondern der Unterleib ist jetzt weich und nicht mehr concav. Zwei Ausleerungen sind erfolgt, aber mehr abgezwängte, knollige, noch nicht die erwünschten breiigen. Erbrechen erfolgte wieder, aber, wie es scheint, nur als Wirkung des Ricinusöls. Es zeigt sich noch immer etwas Pulserregung; auch noch immer die reflectirten Erscheinungen in den Nerven der untern Extremitäten.

Die Einreibung in den Unterleib sowie die Ricinusölemulsion werde fortgebraucht, und ausserdem der Kranke in ein warmes Bad mit einer Abkochung von narkotischen Kräutern gesetzt.

26. Mai. Die Hauptreihe der Erscheinungen der Colica saturnina ist wieder in der Abnahme begriffen: der Unterleib weich, die starke Spannung der Bauchmuskeln verschwunden, nur zuweilen noch geringer Schmerz um den Nabel, kein Erbrechen, nicht mehr der metallische Geschmack, die Zunge reinigt sich; es erfolgen täglich einige Ausleerungen ohne Anwendung eines Klystieres, nicht mehr von abgebrochenen Massen, sondern von breiiger Beschaffenheit; die Gefässreizung hat sich ganz verloren. Hingegen dauern die reflectirten Erscheinungen in den Extremitäten nicht nur fort, sondern zeigen sich noch in einer unangenehmen Form, in der paralytischen: Taubsein, Abgestorbensein, Kriebeln in den untern Extremitäten.

Die Ricinusölemulsion werden wir in verminderter Gabe fortgebrauchen, und jetzt Schwefelbäder anwenden lassen.

30. Mai. Der Kranke hat jetzt Tag um Tag ein Schwefelbad genommen; und dieses so wie der Fortgebrauch des Ricinusöls hat sehr günstig gewirkt: die Erscheinungen im Unterleibe sind ganz zu Grunde gegangen (es erfolgen täglich reichliche Darmentleerungen), und eben so auch die unangenehmen Phänomene in den untern Extremitäten, welche eine Lähmung befürchten liessen. Die Parese der rechten Oberextremität ist alten Ursprungs und wird auch unverändert bleiben.

Der Kranke verliess den 2. Juni geheilt das Hospital.

Zweiunddreissigster Fall.

Ileus. — Peritonitis. — Veränderungen im Colon in Folge von Metallvergiftung. — Tod. — Epikrisis. — Ueber Dislocation des Colon.

6. November 1840. Wilhelm Trübenbach, Töpfer,
40 Jahr alt. Schon die Marmorkälte der Extremitäten, welche
mit kaltem, klebrigem Schweisse bedeckt sind, möchte uns
allein auf ein entzündliches Unterleibsleiden schliessen lassen;
man findet diese Erscheinung bei Enteritis, Perienteritis und
namentlich bei Enteritis herniosa. Lassen Sie uns also zuerst
auf den Unterleib unser Augenmerk richten.

Der Kranke, ein kräftiger Mann, ist Töpfer, als welcher er
viel mit Bleiglasur beschäftigt gewesen; und hat früher auch
schon zwei Mal an Baucherscheinungen gelitten, in denen die
Bleicolik nicht zu verkennen gewesen, als colikähnlichen
Schmerzen, nach einwärts gezogenen Bauchdecken, Waden-
krämpfen, Schwere, Pelzigsein der Extremitäten (die Vorboten
der eigenthümlichen Lähmung). Obgleich die Bleicolik beseitigt worden, so sind doch seit jener Zeit bedeutende Störungen in der Darmfunction zurückgeblieben: mehrtägige, mitunter selbst acht Tage dauernde Stuhlverstopfung: mit grosser
Mühe wurden knollige harte Massen entleert. Vor 14 Tagen
trat wieder Schmerz im Unterleibe ein, der aber verschieden
von dem frühern, um den Nabel befindlichen war; er sass in
der Magengegend, und verlief nach der Richtung des Colon

transversum; dazu gesellte sich Stuhlverstopfung und Uebelkeit. Ein Medicaster gab ihm unter diesen Umständen vor fünf Tagen ein Emeticum. Seit dieser Zeit nahm die Krankheit eine Wendung zum Schlimmeren: die Brechneigung und das Erbrechen wurden permanent, der Durst unauslöschbar, und sobald der Kranke ihn befriedigt, tritt Erbrechen ein. In dem Erbrochenen finden wir aber nicht eine Massa herbacea, wie sie bei der Peritonitis entleert wird, sondern reine Fäcalmassen, also die Erscheinungen des Ileus. Man hat hier sogleich allgemeine und topische Blutentleerungen, Fomentationen auf den Unterleib, die Anwendung eines warmen Bades versucht, doch ohne Erfolg. Das Gesicht des Kranken ist collabirt, aber noch keine Facies hippocratica. Der Unterleib ist aufgetrieben und gespannt, besonders zwischen Nabel und Magengrube, und an dieser Stelle zeigt sich nicht bloss ein subjectives Schmerzgefühl, sondern auch objectiv auf äusseren Druck, während der untere Theil des Unterleibes wenig Empfindlichkeit verräth. Bei dieser bedeutenden Spannung und Empfindlickeit kann eine genaue Untersuchung der befallenen Theile nicht vorgenommen werden, und lässt sich jetzt nicht eruiren, ob die wahrscheinlich hier stattfindende Darmverengerung auf einen kleinen oder grösseren Theil des Darmes sich erstreckt. Die hartnäckige Stuhlverstopfung nach Metallvergiftung (nicht bloss nach Blei- sondern zuweilen auch nach Kupfereinwirkung) beruht auf einem Vorgange in den Darmmuskeln, der ganz gleich dem ist, welchen wir in den Muskeln der Extremitäten nach Metallvergiftungen (auch durch Arsenik) finden. Es entsteht hier nicht bloss eine Veränderung der Muskelreizbarkeit, sondern auch eine anatomische (worauf man auch einen forensischen Satz für Arsenikvergiftungen gebaut hat). Auf gleiche Weise sieht man auch in der Bleicolik eine Veränderung der Längenfaser des Colon. Hier in unserem Falle findet sich wahrscheinlich nicht eine kurze ringförmige, sondern eine weit verbreitete Strictur. — Es hat sich hier noch ein heftiges Fieber hinzugesellt: Puls contrahirt, 132 Schläge in der Minute machend, marmorkalte Extremitäten mit klebrigem Schweisse bedeckt, Urin dunkel. —

Es ist hier Periculum in mora; wir werden rasch einschreiten müssen, nochmals eine reichliche Venaesection von 14 Unzen machen, auf den Unterleib 20 Blutegel appliciren, und ein Klystier von Ricinusöl geben lassen. Innerlich ist kaum Etwas anzuwenden; zur Minderung des Erbrechens versuche man dem Kranken einige Tropfen einer Solutio Morphii zu reichen.

Nach der verordneten Blutentleerung und der Application des Ricinusölklystieres fand sich der Kranke sehr erleichtert; auch trat noch eine Stuhlentleerung ein; bald darauf aber folgte ein schneller Collapsus, und schon gegen 5 Uhr der lethale Ausgang.

9. November. Epikrisis. Das Colon transversum hatten wir als den Ausgangspunkt der Krankheit angedeutet; unsere Gründe dafür waren: 1) der Sitz, die Richtung und der Verlauf des Schmerzes, sowie die Intumescenz der Gegend des Unterleibes, wo das Colon transversum gelegen ist, 2) die Beschaffenheit des Erbrochenen; es waren Materien, die nur aus dem Colon und nicht aus dem Dünndarm kommen konnten. Wir hatten eine organische neben einer mechanischen Veränderung dieses Darmtheiles angenommen, was die Section vollkommen bestätigt hat. Das Colon transversum nämlich, statt von rechts nach links quer hinüber zu gehen war knieförmig in einem spitzen Winkel gebogen, in der Art, dass die Spitze desselben bis an das Coecum hinabreichte, und daselbst angewachsen war, aber durch eine alte Adhäsion, die wohl Folge einer früheren Entzündung. Das aufsteigende Colon war aufgetrieben, und von Gasen und Fäcalmassen sehr ausgedehnt;

das absteigende dagegen hatte seinen normalen Durchmesser. Nach Metallintoxicationen, sagte ich Ihnen, ist die Stuhlverstopfung Folge der eigenthümlichen Muskelveränderung des Colon; auch hier fanden wir seine Längsfasern auffallend blass und atrophisch. Spuren frischer Entzündung zeigten sich auf dem Peritonaealüberzuge des Colon sowie in den Häuten des Magens.

Dieser Fall giebt Veranlassung, ihn mit ähnlichen erst kürzlich von *Buchanan* in Glasgow beobachten *) zu vergleichen. Die Fälle, welche *Buchanan* bekannt gemacht hat, unterscheiden sich von dem unsrigen besonders dadurch, dass in ihnen keine Entzündung, oder gar der Ausgang in Exsudation plastischer Lymphe bemerkt worden war. Solche Dislocationen des Colon sind immer Folge von Verlängerung dieses Darmstückes, und ausser von englischen Aerzten, schon früher von italienischen (*Morgagni*) beobachtet worden. Nebst dieser knieförmigen Biegung giebt *Buchanan* noch Umdrehung des Darmstückes um seine Achse an. Diese Fälle sollen sich besonders durch die starke Ausdehnung und tympanitische Beschaffenheit des Unterleibes charakterisiren, der zuweilen einen Umfang erreicht, wie man ihn nur beim Ascites finden kann; dadurch würde grosse Unbehaglichkeit und Beklemmung, aber kein intensiver Schmerz erregt; ferner ist hartnäckige Stuhlverstopfung zugegen, während die Untersuchung des Rectum kein Hinderniss in demselben nachweist; ferner Uebelkeit, und wenn es zum Erbrechen kommt, Entleerung von Fäcalmaterien. Das Diaphragma wird stark nach oben gedrängt, in Folge dessen tritt Beängstigung, Erschöpfung und zuletzt Lähmung ein.

An diese Fälle erinnert der vorliegende. Es ist klar, dass

---

*) London, medic. Gaz. Vol. XXIV., wo auch einige Abbildungen der hierher gehörigen Krankheitsform zu finden sind.

die Fälle, welche mit Entzündung verbunden, eine ganz andere Behandlung verlangen, als jene von *Buchanan* beschriebenen. Auch in unserem Falle würde die Krankheit wahrscheinlich ohne Inflammation verlaufen sein, wenn nicht ein Emeticum höchst umpassend gereicht worden wäre. Dadurch hat sich auch eine Magenentzündung zu dem ursprünglichen Leiden hinzugesellt; man fand nämlich zwischen der Tunica mucosa und muscularis ventriculi eitrige Infiltration. — Ist also die Inflammation in diesen Fällen nur etwas Accidentelles, so müssen sie noch eine Behandlung verlangen, welche von der antiphlogistischen verschieden ist. Es ist ein Vorschlag gemacht worden, der aber noch kein günstiges Resultat geliefert hat: in das Rectum mittelst einer der Schlundsonde ähnlichen, elastischen hohlen Röhre, an deren Ende sich ein Schwamm befindet, einzugehen, bis man auf das Hinderniss stösst; dann den Schwamm mittelst eines Fadens zurückzuziehen, warmes Wasser einzuspritzen, und die Fäcalmaterien zu entfernen. Ein anderer rationeller Vorschlag ist durch die Aehnlichkeit der Krankheit mit der bei Thieren, besonders Wiederkäuern, nach vielem Kleegenuss vorkommenden tympanitischen Anschwellung hervorgerufen: nämlich die Entfernung des Gases durch die Paracentese des Darmes, am passendsten des Colon ascendens, da dieser Darmtheil besonders stark ausgedehnt ist.

Dreiunddreissigster Fall.

Haematemesis, von einer Leberaffection abhängig. — Schwärzliche, zersetztes Blut enthaltende Darmausleerungen. — Schulterschmerz bei Leberaffection. — Pulsus frequens ex inanitione. — Genesung.

24. November 1840. Johanna Streitmüller, 25 Jahr alt, Dienstmädchen. Wir finden in dem früheren Zustand der Kranken Nichts, was mit ihrem gegenwärtigen Leiden in Beziehung stände. Vor 3 Jahren hat die Kranke ein Nervenfieber durchgemacht. Nur das ist aus der Anamnese von Wichtigkeit, dass ihre Menstruation immer sehr spärlich gewesen; diese hat sich zwar regelmässig alle 14 Tage eingestellt, doch floss nur sehr wenig Blut. Vor 3 Wochen befiel die Kranke nach Einwirkung eines heftigen Zornes ein drückendes Gefühl in der rechten Brust bis gegen die unteren Rippen hin, ohne dass sich Veränderungen in der Funktion der Lungen oder der Chylopoëse einfanden. Dagegen kam bald Schwindel dazu, der sich vor 2 Tagen bis zur Ohnmacht steigerte, worauf nach einer Uebelkeit und unter dem Gefühl, wie wenn etwas Warmes in die Kehle aufstiege, eine ziemlich grosse Menge geronnenen, ganz schwarzen Blutes, nicht mit einem sauern, sondern mit einem mehr süssen, reinen Blutgeschmack ausgebrochen wurde. Gestern wiederholte sich die Brechneigung; doch wurden mehr bittere grünliche Massen entleert; gleichzeitig hatte die Kranke einige Stühle von dunkler,

21*

schwarzer Beschaffenheit, welche man früher mit dem Namen „schwarz gallig" bezeichnet hat. — Heute finden wir nun. Erscheinungen von Blutleere, als blasse Hautfarbe, blasse Lippen, die Zunge weisslich belegt, doch an den Rändern blass, den Puls klein und beschleunigt; die Hauttemperatur ist erhöht. Der Unterleib ist weich und schmerzlos, nirgends eine Auftreibung zeigend, die Percussion giebt überall den normalen Ton. Der Schwindel dauert fort, und richtet die Kranke den Kopf in die Höhe, so entsteht von neuem Uebelkeit. Die Krankheit mit ihrem nosologischen Namen zu nennen, hält nicht schwer; wir haben hier einen Fall von Haematemesis mit Uebergang in Melaena. Damit ist die Sache aber nicht abgethan; es ist dies nur ein Name für eine Erscheinung; was ist aber der innere Grund dieser Erscheinung? welche Organe sind hier leïdend? — Dass diese Erscheinung von Organen unterhalb des Diaphragmas ausgeht, leuchtet ein: nur der Druck, welchen die Kranke vor der Blutentleerung in der rechten Brusthälfte empfunden, könnte an eine Pneumorrhagie denken lassen; doch der Mangel des Hustens, die Beschaffenheit des Blutes, die Art und Weise der Entleerung, die Stühle, der Schwindel, das Schwarzsehen, über welches die Kranke klagt, sprechen dagegen.

In der Anamnese, so weit wir in der körperlichen Lebensgeschichte der Kranken haben zurückgehen können, finden wir kein prägnantes Moment, das uns Aufschluss über die Ursache der Haematemesis geben könnte, namentlich keine Krankheit, die mit einer Leber- oder Milzaffection verbunden sein könnte, als eine Intermittens. Das Einzige, was mit der jetzigen Krankheit in Verbindung stehen könnte, wäre die spärliche Menstruation; gegen diesen Zusammenhang spricht aber der Umstand, dass die Menstruatio parca schon so lange währt, und dass sie sogar beim Eintritt der Kranken ins Hospital stattgefunden. Aus allen Erscheinungen geht hervor, dass wir den Sitz der Krankheit rechts im Unterleibe, in der Leber zu suchen haben, und nicht in der Milz, von welchem Organe die Haematemesis so gewöhnlich ihren Ursprung nimmt, dass viele Aerzte sie für ein Symptom der acuten oder chronischen Splenitis ansehen *(Marcus)*. Für die Annahme einer Leberaffection haben wir folgende Gründe: 1) die Einwirkung eines heftigen Gemüthsaffectes auf die Kranke, eines heftigen Aergers, 2) den Druck auf der rechten Brusthälfte nach dem Sitz der Leber zu, 3) dass nicht Säurebildung vorhanden ist, wie bei Milzaffection, sondern mehr bitterer Geschmack, mit welchem auch die letzten grünlichen Massen entleert worden sind. 4) Die mehr brennende Hitze der Haut, der wahre Calor mordax, welchen schon die Alten als Symptom einer Leberaffection bezeichnet haben*). Im Harne zeigt sich nichts Charakteristisches.

Verordnung: Kalisaturation, Acidum Halleri mit Zuckerwasser zum Getränk.

25. November. Wir hatten bei der Kranken eine Reizung und Blutcongestion in der Leber angenommen, welche sich durch die eingetretene Blutung gemässigt hatte; doch war damit der Krankheitsprocess keinesweges getilgt, und lässt einerseits die Blutleere, andererseits die Fortdauer der gastrischbiliösen Symptome eine Fortpflanzung des Krankheitsprocesses nach zwei Richtungen befürchten: in ein sogenanntes biliöses Fieber mit torpidem Charakter, oder in eine Entzündung der Blutgefässe des Pfortadersystems**).

Gestern Abend war die Exacerbation bedeutend, der Kopfschmerz, der Druck in der Stirngegend heftiger, die Pulsfrequenz gesteigert (120 Schläge), die Haut brennend heiss;

---

*) Siehe S. 282.
**) Vergl. den 28. Fall.

in der darauf folgenden Nacht kein Schlaf. Heute Morgen finden
wir eine deutliche Remission: das Aussehen der Kranken zeigt
nicht den Charakter der reinen Blutleere, die Hautfarbe ist mehr
gelblich; die Zunge weiss belegt, blass, noch übler Geschmack;
keine Brechneigung mehr; die Darmausleerungen sind nicht
mehr blutig, sondern schon fäculent; die Haut feucht, secernirend, der Puls klein, leer, schwach, mässig frequent. Die
Darmausleerungen, welche wir gestern sahen, zeigten eine
mehr schwärzliche Farbe, und konnten einen Zweifel erregen,
ob sie wirklich Blut enthielten. Wir liessen sie deshalb genauer untersuchen: mit dem Mikroskop liessen sich zwar in
ihnen keine Blutkügelchen entdecken; dagegen hat die chemische Untersuchung Haematin, Blutroth, in ihnen gefunden; sie
enthielten also zersetztes Blut. — Da die Kranke einen Widerwillen gegen das Acidum Halleri zeigt, so wollen wir es
mit der Phosphorsäure vertauschen.

26. November. Wir haben bei der Kranken 3 Reihen von
Erscheinungen zu unterscheiden: Erscheinungen der Leberreizung, der Blutleere und der allgemeinen Reaction.

1) Was die hepatischen Erscheinungen betrifft, so ist das
Gefühl von Druck in der rechten Seite verschwunden, dagegen klagt die Kranke über einen Schmerz in der rechten
Schulter. Immer ist der Schmerz im rechten Schulterblatte
höchst beachtenswerth, besonders wenn noch andere Erscheinungen von Leberaffection vorhanden sind; er ist in der chronischen Entzündungsform, und wenn eine Partie der Leber
ergriffen, die nicht betastbar, oft der einzige Anhaltspunkt für
die Diagnose. — Der Kopfschmerz in der Stirngegend währt
fort, Durst noch vermehrt, der Geschmack ist nicht mehr bitter, die Zunge wie gestern; 3 mehr fäculente Stuhlentleerungen erfolgten seit gestern, in welchen sich noch einzelne
kleine erbsengrosse, schwarze Klümpchen zeigen, die den
Gallensteinen nicht unähnlich, doch leicht zerdrückbar, aus

dissolutem Blute bestehend sich erweisen, und wahrscheinlich im Coecum zurückgehalten worden waren.

2) Die Reactionserscheinungen: das Fieber hat den Typus der Remittens, des Morgens die Remission, des Abends die Exacerbation; die gestrige war nicht so bedeutend, wie die vorgestrige. Jetzt ist die Haut mässig warm, feucht, leicht secernirend.

3) Die Erscheinungen der Blutleere, als die Blässe des Gesichtes, das Schwarzsehen und der kleine, leere Puls, sind ziemlich dieselben wie früher.

Verordnung: Einreiben von Ungt. Hydrarg. ciner. in die Lebergegend, Fortgebrauch der Saturation und Phosphorsäure.

27. November. Der Stand der Dinge hat sich von gestern auf heute offenbar gebessert: die gestrige Exacerbation war geringer als die früheren; die Haut nicht mehr so heiss und etwas feucht. Die Nacht darauf verlief ruhiger als die früheren, es erfolgte auf einige Stunden Schlaf. Heute Morgen verhalten sich nun die Erscheinungen folgendermaassen:

1) Hepatische Erscheinungen: der Druck in der Lebergegend ist verschwunden, in der rechten Schulter jedoch noch immer Schmerzempfindung; der heftige Kopfschmerz hat sich verloren, die Zunge reinigt sich, der Appetit kehrt zurück; 2 mehr gallige Stühle, denen noch einzelne melänische Fragmente beigemischt waren, erfolgten in den letzten 24 Stunden.

2) Reactionssymptome: feuchte Haut, die nicht mehr so brennend heiss wie früher, Harn getrübt; Puls noch anomal frequent (96 Schläge in der Minute); doch ist dies keine Fieberfrequenz, sondern nur ein Pulsus frequens ex debilitate.

Wenn in einem Individuum, das viel Blut verloren hat, Fiebererscheinungen auftreten, so ist es immer schwierig zu entscheiden, wie viel vom Pulse dem Fieber, und wie viel der Inanition angehört; einen Anhaltspunkt geben die übrigen febrilen Erscheinungen: die Temperatur, Secretion der

Haut, der Harn, der Durst u. s. w. Die Pulsfrequenz allein constituirt nicht das Fieber, sie ist nur ein Symptom*). Da wir nun hier die Hauttemperatur gemässigt, den Harn sich schon trübend, den Durst sehr gering finden, so müssen wir annehmen, dass die abnorme Pulsfrequenz dem grossen Blutverluste zuzuschreiben ist. Diese eben gemachte Bemerkung scheint mir von der grössten praktischen Bedeutung. Bei Entzündungen kann man nämlich künstlich durch die Behandlung eine vermehrte Pulsfrequenz hervorbringen, und nicht selten findet man die Pulzfrequenz, anstatt nach dem Aderlass sich zu verringern, vielmehr bedeutend zunehmen, was zu dem gefährlichen Irrthume führen kann, als hätte mit der Pulsfrequenz sich auch das Fieber vermehrt. In der Zeit, wo die antiphlogistische Heilmethode im Schwunge war, und man die ganze praktische Medicin in einer Nussschale forttragen konnte, hielt man den frequenten Puls für ein Fiebersymptom; wo Fieber, war Entzündung, und wo Entzündung, liess man zur Ader! In jeder Krankheit musste ein Aderlass gemacht werden, und starb der Kranke, so wurde gefragt, hast Du zur Ader gelassen? und wie oft? und wenn die Antwort „zehn Mal" kam, hiess es, warum hast Du nicht zum eilften Male die Vene geöffnet? So sah ich selbst, wie man chlorotischen Mädchen, wie man bei einer Peliosis der abnormen Pulsfrequenz halber die Vene öffnete. Solche unglückliche Individuen gingen durch Inanition zu Grunde. Erinnerlich ist mir noch der Streit, welcher sich bei dem Tode eines Obermedicinalrathes entspann, der nach diesen antiphlogistischen Grundsätzen behandelt worden, und in dessen Leiche man statt der Spuren der Entzündung die der Blutleere fand.

28. November. Der günstige Zustand, in dem wir die

---

*) Vergl. die Anmerkung S. 250.

Kranke gestern fanden, hat wieder entschiedene Fortschritte
gemacht: die gestrige Exacerbation war kaum nennenswerth,
ihr folgte eine ruhige Nacht und erquickender Schlaf, aus welchem die Kranke ganz frei von Kopfschmerzen erwacht ist; nur
beim Aufsitzen noch etwas Schwindel, jedoch nicht derselbe,
welcher der Haematemese vorausging, sondern mehr Folge
der Erschöpfung, die Zunge reinigt sich, der Geschmack nicht
alienirt, Esslust beginnt, die Lebergegend frei, kein Schmerz
mehr in der rechten Schulter, der Stuhl seit 36 Stunden an-
gehalten. Die noch vorhandene Gefässerregung nicht Fieber-
reaction, sondern Folge des Blutverlustes, der Puls klein,
weich und leer, die Haut feucht, der Harn einen starken röthlichen Bodensatz machend; die Krisen sind also eingetreten.
Wir können jetzt alle Arznei entbehren, und wollen statt
ihrer aus der Küche Fleichbrühe, gekochtes Obst, einen guten herben Wein verschreiben.

1. December. Die Kranke ist als Reconvalescentin zu betrachten, die Leberaffection ist verschwunden, alle Functionen
sind in Ordnung, nur noch Reste der Blutleere vorhanden, die
sich auch bald ausgleichen werden.

Die Kranke erlangte in kurzer Zeit bei nährender, leichter Kost ihre Kräfte wieder, und konnte Mitte December das
Hospital verlassen.

Vierunddreissigster Fall.

Haematemesis. — Vermuthung eines Aneurysma aortae abdominalis. —
Ueber Pulsatio abdominalis. — Das Blasen und Singen der Arte-
rien. — Methode ex juvantibus et nocentibus. — Abnahme der
Abdominalpulsation und des sie begleitenden Aftergeräusches. —
Kaempf's Visceralklystiere. — Genesung.

19. Juli 1842. Carl Mittag, Schuhmachergeselle, 21 Jahr
alt. Wir haben den Kranken gestern zum ersten Mal gesehen *), wo das, was ihn hierher geführt hatte, nämlich das
Blutbrechen, im Grunde schon vorüber war. Nach seiner Erzählung würde der Name für die Krankheit schnell gefunden
sein: er litt an einer Gastroenterorrhagie. Solche flüchtige,
oberflächliche, nur gleichsam die Schale der Affection berüh-
rende Diagnose konnte uns aber nicht genügen; wir wussten
von vorne herein, dass die Blutung nur eine vorübergehende
Erscheinung eines permanenten, zurückbleibenden Leidens sei,
und dies zu eruiren, das war unsere diagnostische Aufgabe,
deren Schwierigkeit bei dem ersten Schritte uns nicht ent-
gehen konnte, und bei der fortgesetzten Untersuchung noch
keinesweges ausgeglichen ist. Wir haben jetzt wohl eine

---

*) Das Referat über die erste Visite haben wir, da es bei der
zweiten ausführlich wiederhohlt wurde, nicht noch besonders wieder-
gegeben.

Reihe von Thatsachen aufgefunden, welche eine annähernde, aber noch keinesweges eine abgeschlossene, unbestrittene Diagnose liefern. —

Der Kranke, ein junger Mann von blühendem Aussehen, das mit der vorausgegangenen bedeutenden Blutung in auffallendem Widerspruche steht, und eine nicht unbeachtenswerthe Erscheinung ist, hatte schon ein Mal, vor ungefähr einem Jahre, derselben Krankheit wegen in diesem Hospitale gelegen. Vor sechs Tagen ward er wieder von einem heftigen Blutbrechen ergriffen, welches sich zwei Tage darauf wiederholte, seitdem aber nicht wiedergekehrt ist. Die Blutung, welche in den letzten Tagen eingetreten, bildet bloss den Höhepunkt des schon lange währenden Leidens; denn schon lange vorher und besonders in dem Intervalle zwischen beiden Blutungen war eine Reihe permanenter, stetiger Krankheitserscheinungen zugegen, die kurz vor der letzten Blutung eine Steigerung erfahren hatten. Der Kranke hat nämlich an einer gleichen fixen Stelle fast in der Mitte zwischen Nabel und Processus ensiformis sterni und mehr nach links von der Linea alba an der Stelle, wo die Aorta abdominalis herabläuft, einen permanenten Schmerz, ein Gefühl von Druck, wie er sagt, als läge ihm hier ein Stein, ein Gefühl, das zu Zeiten sich auch als Pulsation äussert, und mitunter selbst als heftige, einen Schmerz, der sich vermehrt, wenn der Kranke sich aufrichtet, und gerade steht, also die Bauchdecken mehr gespannt, das Diaphragma mehr herabgedrückt und somit das Cavum abdominis verengert wird. Zu diesen Erscheinungen (um vorerst nur bei dem, was der Kranke selbst angiebt, stehen zu bleiben) gesellt sich nach dem Genusse von Speisen ein Gefühl von Druck, Auftreibung der Magengegend, saures Aufstossen, ferner träger, fester, harter Stuhl; als consensuelle Erscheinungen Eingenommenheit des Kopfes, Schwarzsehen, Flimmern vor den Augen, wie wenn ein Flor oder Sieb

vor denselben wäre, zuweilen Nasenbluten; endlich folgte die
Episode der Blutergiessung: es ging das Gefühl vorher, als
wenn eine warme Flüssigkeit sich im Magen befände, dann
Aufsteigen eines warmen Dunstes den Oesophagus entlang,
Uebelkeit, Brechneigung und endlich heftiges Erbrechen, mit
welchem Stücke geronnenen, schwarzen Blutes entleert wurden (die Menge desselben soll einen halben Waschnapf voll
betragen haben), von dem eigenthümlichen süssen Blutgeschmack begleitet; nach einiger Zeit erfolgten auch Darmentleerungen von schwarzen dunkeln Massen, halb verdautes
Blut in Verbindung mit Faecalmassen enthaltend. Bei der
Untersuchung des Unterleibes fanden wir Folgendes: das An-
sehn desselben zeigt nichts Anomales; durch die schlaffen,
weichen nicht aufgetriebenen Bauchdecken (der Unterleib ist
sogar abgeplattet) konnte keine Veränderung an der Milz,
welche man nach den angeführten Erscheinungen als das
kranke Organ vermuthen sollte, keine am Magen, nicht an der
Leber, am ganzen Tractus intestinalis nichts Anomales aufgefunden werden; aber an der Stelle, wo der Kranke über
Schmerz klagt, zwischen Nabel und Processus ensiformis
sterni, in einer Strecke von ungefähr $1\frac{1}{2}$ Zoll, lässt die Manualuntersuchung eine deutliche, dem Finger Widerstand leistende
Resistenz und Pulsation wahrnehmen. Nimmt man das Stethoskop zur Hand, so bemerkt man nicht bloss einen stärkeren
Anschlag (Choc), wie man ihn nur bei Hypertrophie des Herzens immer finden kann, sondern hört auch mit dem Puls-
schlag synchronisch ein Aftergeräusch. Gestern waren wir
nicht ganz sicher, ob dieses Geräusch der Arterie angehöre,
oder ob es durch die Flüssigkeiten im Magen, durch das Hin-
und Hertreten der Gase hervorgebracht wird; eine wiederholte Untersuchung lässt jetzt keinen Zweifel, dass es das
eigenthümliche Blasegeräusch ist, genau mit dem Aortenpulse
zusammenfallend, und zwar wird dies um so klarer, als neben

ihm das eigenthümliche schwappende, kollernde Geräusch des Magens vernommen wird, welches nicht permanent, wie das erstere, sondern vorübergehend und wesentlich von jenem verschieden ist. Das sind die Thatsachen, wie sie eine zweimalige Untersuchung ergeben hat. Auf diese hin wird jetzt schon die Diagnose etwas weiter vorschreiten können; doch ich wiederhole es, sie ist noch keinesweges abgeschlossen, und noch nicht so fest, dass sie nicht eine Rectification mehr zuliesse; dazu ist noch eine öftere Untersuchung und eine genauere Eruirung der anamnestischen Thatsachen nöthig. Ich glaube, die Krankheit ist nach dem bisherigen Befunde als eine Affection einer Unterleibsarterie, und zwar der Oertlichkeit nach, der Aorta zu erklären; ob bloss Dilatation mit Verdickung der Wände, oder ob hier ein aneurysmatischer Sack, das will ich in Suspenso lassen. Die Magenblutung würde sich zu diesem Aneurysma der Aorta abdominalis gerade so verhalten, wie die Pneumorrhagie zum Aneurysma der Aorta thoracica. — Wenn ich mich jetzt schon für ein Aortenleiden mit ziemlicher Bestimmtheit ausspreche, so glauben Sie nicht, dass ich leichtfertig in der Aburtheilung der Thatsachen gewesen bin; denn ich weiss sehr gut, dass die Affection der Abdominalaorta eine nicht häufige ist; ich weiss ferner, was auch *Burns* schon bemerkt hat, dass unter zehn Fällen von Pulsatio abdominalis wenigstens neun von Zuständen ausserhalb der Aorta abhängen; ich weiss zu gut, dass die Pulsatio abdominalis sehr häufig bei Hypochondristen und Hysterischen vorkommt, dass eine anomale Innervation der die Aorta umgebenden Ganglienplexus gerade so diese Abdominalpulsation hervorrufen könne, wie bei hysterischen Frauen und chlorotischen Mädchen die Pulsation des Herzens, und dass diese sich durch Valeriana, Castoreum, Klystiere von Asa foetida und dergl. beseitigen lasse; dieser Zustand ist aber leicht von dem andern zu unterscheiden. Ich weiss sehr wohl, und habe Sie

wiederholt darauf aufmerksam gemacht, dass durch Ablagerung von Geschwülsten in der Nähe der Aorta, von scirrhösen
Degenerationen des Magens, des Pancreas, der meseraischen
Drüsen und dergl. Abdominalpulsation und oft in sehr heftigem Grade hervorgebracht werden kann *). Das Alles weiss
ich sehr wohl, und sein Sie überzeugt, dass ich mich in meinem Urtheile über den vorliegenden Thatbestand nur mit grosser Zurückhaltung aussprechen werde. Von allen den angeführten Affectionen findet sich hier keine; ferner zeigt die Pulsation in Hinsicht auf die Dauer, Qualität und im Zusammenhang
mit den übrigen Erscheinungen eine so entschiedene Physiognomie, einen so bestimmten Symptomencomplex, dass wir uns
nicht bloss aus negativen, sondern auch aus positiven Gründen zu dem Schlusse berechtigt halten dürfen, dass hier ein
Leiden der Abdominalaorta vorhanden ist.

Um auch ex juvantibus et nocentibus einen Schluss ziehen
zu können, wollen wir dem Kranken zum innern Gebrauche
Extr. Digitalis (gr. iv) in Kirschlorbeerwasser (ʒij) gelöst, und
ein antispasmodisches Klystier von einem Valerianainfusum
(ℨiv) mit Zusatz von Castoreumtinctur (gtt. x.) verordnen.

20. Juli. Wir haben das Krankenjournal von dem letzten
Aufenthalte des Kranken hierselbst zu Händen bekommen,
und darin Thatsachen und Momente gefunden, die nur das
bestätigen, was ich Ihnen schon gestern bei der Exposition
dieses Krankheitsfalles angegeben habe, nämlich dass die Erscheinungen, welche ihn damals hieher führten, ganz gleich
denen waren, welche ihn dieses Mal befallen haben; es war
eine plötzliche Blutergiessung, Bluterbrechen, aber nur einma-
liges, und ähnlich wie das letzte Mal erfolgte einige Zeit darauf Abgang von schwarzen, pechähnlichen Blutmassen. Was
uns aber besonders wichtig aus dem Krankenjournale zu er-

---

*) Vergl. den 36. Fall.

sehen, ist die Bestätigung, dass der Kranke schon damals über einen permanenten Druck an der gleichen Stelle nach dem Verlaufe der Abdominalaorta geklagt hat, und dass also jene Erscheinungen schon damals vorhanden gewesen; das beweist nur, dass wir eine Reihe von stetigen Erscheinungen haben, die sich alle auf ein Aortenleiden beziehen, und ferner eine Reihe intercurrirender, episodisch auftretender, das Blutbrechen, als Folge der ersten.

Wir haben gestern dem Kranken Mittel gegeben, mehr, möchte ich sagen, zum Behufe der Exploration, als in der Meinung, dem Kranken wesentlichen Nutzen zu leisten (ungefähr so, wie der Chemiker seine Reagentien gebraucht), um aus dem Verhalten gegen diese Mittel einen neuen Anhaltspunkt für die Diagnose zu gewinnen; es waren dies zwei: 1) Extr. Digitalis in Kirschlorbeerwasser gelöst, und 2) ein Valerianaaufguss mit Castoreumtinctur, in Form eines Klystieres angewendet, Mittel, die bei jenen Formen einer Abdominalpulsation, welche auf krankhafter Innervation beruhen, und bei Hysterischen und Hypochondristen so häufig vorkommen, die darüber dem Arzte die Ohren voll klagen, sich noch am besten bewiesen haben. Das Klystier bestand nur aus einer kleinen Menge (ʒiv), und wurde mittelst einer elastischen Röhre dem Kranken ziemlich hoch beigebracht, so dass er es bei sich behalten konnte. Man kann zu diesem Zwecke bei reizbaren Individuen noch einige Tropfen Opiumtinctur hinzusetzen. Das Klystier ist dem Kranken erst nach $3\frac{1}{2}$ Stunden abgegangen; bisher ist der Einfluss dieses Mittels kein sehr deutlicher gewesen. Wir haben zwar für die Grösse der Pulsation kein bestimmtes Maass, sondern nur eine annähernde Taxation; aber selbst auch zugegeben, dass wirklich eine Ermässigung der Pulsation erfolgt wäre, so könnte doch noch die Einwendung geltend gemacht werden, dass sie durch die absolute Ruhe und Diät hervorgebracht sei. Bis jetzt also haben wir

für unser pharmaceutisches Reagens noch kein entschiedenes
Resultat; doch glaube ich, wird es auch nur ein negatives
sein; denn wenn 3 bis 4 Stunden nach Application des Klystieres kein Nachlass der Abdominalpulsation eintritt, so ist
nicht zu erwarten, dass er später erfolgen wird, und somit,
dass die Erscheinung von einer pathischen Innervation ab-
hänge.

Wir haben bei dem Kranken noch Folgendes zu bemerken: die heftige Pulsation und das anomale Geräusch der
Aorta beschränkt sich auf eine kleine Stelle, und ist weder
oberhalb noch unterhalb derselben wahrzunehmen; an dieser
Stelle ist heute das Blasebalggeräusch sehr deutlich zu hören,
und nebenbei das von ihm ganz verschiedene Klucksen des
Magens. Die Heftigkeit der umschriebenen Pulsation, welche
wir, da durch die erschlafften Bauchdecken an keinem um-
liegenden Organe irgend eine Auftreibung oder Anschwellung
zu entdecken ist, nicht als eine mitgetheilte betrachten können, steht ferner in einem grellen Widerspruche zu dem
Herzchoc und dem Pulse der übrigen Arterien. Der Herzschlag ist in Bezug auf seine Ausdehnung und Stärke ganz
normal und von keinem Aftergeräusche begleitet. Wir können also auch nicht annehmen, dass die heftige Pulsation der
Aorta von der Stärke des Herzschlages abhängig ist, wogegen auch schon der Umstand spricht, dass die Pulsation auf
einen kleinen Raum beschränkt ist.

Verordnung: Fortgebrauch der verordneten Arznei und
Wiederholung des Baldrianklystieres, aber mit Zusatz von
Asa foetida und einigen Tropfen Opiumtinctur.

21. Juli. Wir haben bei dem Kranken diagnostische Reagentien angewendet, um die bisher noch immer zweifelhafte
Diagnose mehr aufzuklären; wir gaben Mittel, von denen wir
wissen, dass sie einer Seits die Gefässthätigkeit beschränken,
anderer Seits, wenn die Erscheinungen der Abdominalaorta

von krankhafter Innervation herrühren sollten, diese wenigstens momentan zu beseitigen im Stande sind. In erster Beziehung verordneten wir den Fingerhut mit Kirschlorbeerwasser, in letzter ein Klystier von einem Baldrianaufguss, vorgestern mit Zusatz von Castoreum, gestern von Asa foetida, und um die Beibehaltung des Clysma zu erleichtern, liessen wir gestern noch einige Tropfen Opiumtinctur zusetzen. Trotz dieser Vorsicht, trotz dem wir nur eine kleine Menge und durch ein elastisches Rohr ziemlich hoch einspritzen liessen, hat der Kranke das Klystier doch nicht länger, als eine Stunde bei sich behalten können. Wir hatten gestern keine wesentliche Aenderung in den Symptomen bemerken können, wenigstens nicht eine solche, die auf Rechnung der Mittel zu schreiben war; auch heute können wir diesen Ausspruch nicht ändern. Das Resultat unseres Versuches ist also ein negatives: der Kranke hat wie früher das Gefühl von Druck in der Regio epigastrica, welches sich beim Aufrichten und Anspannen der Bauchdecken vermehrt; an der bezeichneten Stelle nimmt man noch den vermehrten Impuls der Abdominalaorta wahr, und hört mit diesem gleichzeitig das anomale Blasen, daneben sehr deutlich das schwappende Geräusch der anliegenden Darmtheile. — Was das Blasegeräusch betrifft, so weiss ich sehr wohl, dass es öfters an den Arterien, besonders an den mehr äusserlich gelegenen, wie an der Carotis und Cruralis zu hören ist, und zwar oft so stark, dass es einem wahren Singen gleicht; die Franzosen haben es deshalb auch das Nonnengeräusch genannt. Es ist bekannt, dass dieses bei krankhaften Zuständen, welche auf einer Blutveränderung beruhen, mit der sich zugleich eine anomale Innervation verbunden hat, vorkommt, daher es so häufig auch bei chlorotischen Mädchen, die zugleich an Hysterie leiden, wahrgenommen wird, dass man es hier sogar in neuerer Zeit für ein Signum pathognomicum gehalten hat. Ich weiss ferner, dass das Blasen der

Arterien bei Herzaffectionen bemerkt wird, wo sich ein anomales Herzgeräusch findet, namentlich bei Klappenfehlern der linken Herzhälfte, man hört in diesem Falle besonders in den grossen Arterienstämmen, wie in der Aorta, der Carotis und Subclavia, weniger in den äussern das Blasegeräusch sehr deutlich *). Bei unserm Kranken aber lässt sich an dem Herzen nichts Anomales wahrnehmen, ebenso wenig ist das Blasen der Aorta hier dasselbe, wie man es bei Veränderung der Blutmischung, z. B. bei chlorotischen Mädchen, und bei starken Blutverlusten findet; denn unser Kranker leidet weder an Chlorosis, noch bietet er irgend ein Zeichen der Anämie dar. Diese Gründe, sowie das Gebundensein des Blasegeräusches an eine bestimmte Stelle, während nicht eine Spur von ihm an andern Arterien, wie z. B. an der Carotis, wahrgenommen wird, endlich auch der Umstand, dass das Blasegeräusch mit einem vermehrten Choc der Arterie verbunden ist, machen es, glaube ich, immer wahrscheinlicher, dass das anomale Geräusch auf eine krankhafte Affection der Aorta selbst zu beziehen ist.

23. Juli. Die Erscheinungen an der Abdominalaorta haben sich entschieden ermässigt; der Kranke hat wohl noch immer das Gefühl eines lästigen Druckes an der bezeichneten Stelle, aber die früher hier so deutlich gefühlte Pulsation, welche schon das Auge, wenn der Kranke auf dem Rücken lag, noch deutlicher die zufühlende Hand, und noch intensiver das Stethoskop wahrnehmen konnte, hat sich offenbar ermässigt. Der Impuls ist schwächer geworden, das Aftergeräusch ist wohl noch zu hören, aber weniger heftig. Indessen treten jetzt die Symptome der Milzaffection wieder deutlicher hervor: der Kranke klagt wieder über Eingenommenheit des Kopfes, doch nicht über Flimmern vor den Augen, ferner über Uebelkeit

---

*) Vergl. den 18ten Fall.

und Brechneigung; heute Morgen ist selbst wirkliches Erbrechen eingetreten, doch nicht von Blut, sondern von einer hellen flockigen Flüssigkeit, welche, obgleich sie entschieden alkalisch reagirt, bei dem Kranken die Sensation der Säure hervorgerufen hat. — Wir haben gestern in der Behandlung eine
Pause eintreten lassen, um sicherer noch die Wirkung der
Mittel bestimmen zu können, die wir in der Absicht gegeben
hatten, um zu sehen, ob die Aortenpulsation mehr Folge einer
anomalen Innervation ist, wie man sie so oft bei Hysterischen
und Hypochondristen findet, oder nicht. Die ersten zwei Tage
zeigten die verabreichten Mittel keinen wesentlichen Einfluss,
jetzt aber scheint ihre Wirkung entschieden hervortreten zu
wollen, denn wir finden heute offenbar eine Minderung der
Abdominalpulsation und des sie begleitenden Aftergeräusches.

25. Juli. Dieser Fall mag Ihnen beweisen, wie vorsichtig
und zurückhaltend man in der Diagnose von Erscheinungen
sein muss, die sich auf die Abdominalaorta beziehen. Wir
haben gleich zu Anfang genau die Phänomene erwogen, die
sich an der Aorta wahrnehmen liessen, und haben gezeigt,
dass die Pulsation nicht durch eine Geschwulst um die Aorta
mitgetheilt sein könne, da die Untersuchung keine solche Geschwulst weder am Magen noch an der Milz, noch am Pancreas, noch an irgend einem Theile der Unterleibshöhle nachgewiesen hat. Wir haben ferner gesagt, dass die Erfahrung
nachweise, dass durch anomale Innervation diese Pulsation
der Abdominalaorta bewirkt werden könne, wie man sie auch
an andern Arterien in der Hysterie, Hypochondrie (und selbst
bei einfacher Cardialgie) finde. Gegen diese Annahme schien
zu sprechen 1) die Stetigkeit der Erscheinungen, 2) die Coin-
cidenz der heftigen Pulsation mit einem Blasegeräusch, 3) das
Beschränktsein derselben auf eine kleine Stelle mit gleichzeitigem Gefühl von anomalem Drucke daselbst. — Vor Hysterie
hat den Kranken sein Geschlecht bewahrt, für Hypochondrie

22*

möchte aber wohl sein Geschäft ein Moment abgeben. Wir haben uns, um sicherer zu gehen, eines Experimentes bedient, und bei dem Kranken eine Methode angewendet, welche die Alten, wie ich glaube, nicht ganz passend ex juvantibus et nocentibus genannt haben, wir haben ihm pharmaceutische Reagentien gegeben. In den ersten 24 Stunden erfolgte danach kein merklicher Einfluss auf die Aortaerscheinungen; erst 48 Stunden nach dem zweiten Experiment trat Wirkung ein, und diese dauert nicht allein fort, sondern die günstige Wirkung hat sich noch gesteigert. Zwar klagt der Kranke noch immer über ein Gefühl von Druck an derselben Stelle, aber man sieht jetzt nicht mehr, wenn der Kranke auf dem Rücken liegt, die Pulsation, die Hand fühlt sie nicht mehr, das Stethoskop erkennt sie wohl noch, aber keinesweges mehr den intensiven Choc und keine Spur mehr eines Aftergeräusches. Es hat sich demnach als Resultat unseres Experimentes ergeben, dass die Pulsation der Abdominalaorta zunächst auf anomaler Innervation beruht; denn wäre hier ein organisches Leiden der Aorta, wofür so viele Erscheinungen sprachen, so wären die pathischen Phänomene nicht auf die angewandten Mittel geschwunden. Ich rufe Ihnen hier wieder den alten Satz zurück, dass unter 10 Fällen von Abdominalpulsation wenigstens 9 nicht durch ein organisches Leiden einer Unterleibsarterie bedingt werden. —

Aber es bleibt uns jetzt noch immer übrig, den Grund jener Episode aufzufinden, welche uns grade Anfangs mit zu dem Glauben führte, dass hier ein organisches Leiden der Aorta vorhanden sei, ich meine die heftige Blutung. Der Kranke hat jetzt schon zum zweiten Male eine Haemorrhagia gastrica gehabt, welche auch allein ihn bestimmte, bei uns Hülfe zu suchen. Nach dem Eintritt derselben sahen wir die krankhaften Erscheinungen, welche ihr vorausgingen, keinesweges verschwinden, im Gegentheil sich vermehren. Bei jungen voll-

saftigen Leuten sieht man oft sehr heftige Pulsation der Carotis, selbst mit Blasen derselben, von vehementem Kopfschmerz und starken Congestionserscheinungen begleitet, welchen Nasenbluten folgt, worauf aber alle Erscheinungen wieder schwinden, und Genesung eintritt. Hier haben wir ein
anderes Verhältniss und die Blutung bleibt, nachdem wir über
die Natur der Erscheinungen an der Abdominalaorta jetzt im
Klaren sind, noch der dunkle Punkt.

Verordnung: zur Beförderung der trägen Darmentleerung
℞ Aq. foenicul. ℥v, Mellag. Tarax., Tart. tartaris., Tinct. Rhei
aquos. āā ℥β M. S. zweistündlich einen Esslöffel voll zu nehmen.

29. Juli. Wir haben durch die weitere Beobachtung, und
namentlich durch den Erfolg des angewandten Mittels erfahren,
dass wir es hier nicht mit einem organischen Leiden der Aorta,
sondern mit anomaler Innervation, zusammenhängend mit der
durch sein Geschäft herbeigeführten trägen Stuhlentleerung,
zu thun haben, und dagegen die geeigneten Mittel gereicht.
Es fragt sich nun, haben die verordneten Medicamente die gewünschten breiigen Stuhlentleerungen bewirkt? — Sie wurden erst durch Beihülfe von Klystieren erzwungen. Es wäre zu
wünschen, dass wir von allen Medicamenten die ersten positiven Wirkungen kennen, was bis jetzt aber leider noch nicht
der Fall ist; wo wir sie aber kennen, da muss immer die
erste Frage sein, ob die positiven primären Wirkungen eingetreten. Wo diese nicht erfolgten, da kann auch die secundäre Wirkung nicht erwartet werden. — Wir werden die
gereichten Medicamente dadurch verstärken, dass wir dem
Kranken jeden Abend noch ein *Kaempf*sches Visceralklystier
geben lassen.

Die Klagen, die ich kürzlich über den Wechsel der Me-
thoden in Bezug auf Arzneimittel bei einer andern Gelegenheit geführt habe, muss ich auch hier wiederholen. Seiner
Zeit hat die Methode von *Kaempf*, (welcher in der letzten Hälfte

des vorigen Jahrhunderts ein Buch geschrieben, das freilich viele Unrichtigkeiten, aber dabei sehr viel Gutes enthält) ein ungewöhnliches Aufsehen gemacht, ein nicht geringeres, als das Senfessen und die kalte Wasserkur, so dass fast in jedem Hause ein *Kaempf*scher Klystierbock, mittelst dessen Jeder sich selbst Lavements zu setzen im Stande ist, zu finden war. So gross aber auch das Ansehen war, in dem diese Methode damals stand, so sehr ist es später wieder gesunken, und in der letzten Zeit fast ganz verschollen, doch, wie ich glaube, mit Unrecht. In vielen Fällen von Abdominalaffectionen (s. g. Unterleibsstockungen, Hypochondrie u. s. w.) und selbst bei solchen Brustaffectionen, die aus Unterleibsleiden entspringen, ist diese Methode nicht genug zu preisen. Viele, die deshalb nach Bädern geschickt werden, können bequemer und mit grösserer Hoffnung auf Erfolg die *Kaempf*sche Kur zu Hause durchmachen.

Die pathischen Erscheinungen schwanden beim Fortgebrauch der zuletzt verordneten Mittel immer mehr. Zu Anfang des nächsten Monates verliess der Kranke, sich ohne jegliche Beschwerde fühlend, die Heilanstalt.

Fünfunddreissigster Fall.

Tumores in abdomine. — Annahme, dass sie verschiedener Natur, in
Milz, Leber und Mesenterialdrüsen haften. — Keine functionellen
Störungen. — Febricula vespertina. — Die Arzneikunst hat ihre
Grenzen. — Convulsionen, Coma, Tod. — Epikrisis, Section.

30. Juli 1841. Gottfried Müller, Kutscher, 32 Jahr alt.
Wir wollen uns zuerst an das halten, was die Gegenwart bietet, die Entwickelung der Krankheit zu erforschen, werden
wir längere Zeit nöthig haben; auch scheinen uns die vorliegenden Thatsachen genug zu beschäftigen.

Seit einem halben Jahre zeigt sich bei dem Kranken nach
seiner Aussage eine Auftreibung des Unterleibes. Wir finden
ihn ungleich geschwollen, in der Magengrube besonders hoch
aufgetrieben, welche Stelle sich gespannt gleich einer elastischen, straffen Blase anfühlt, daselbst der Percussionston dumpf;
diese Geschwulst hat auch den Processus ensiformis des Brustbeins nach auswärts umgestülpt. Auf der linken Seite zeigt
sich eine neue Geschwulst, die bis hinunter an die Spina anterior superior des Darmbeins und hinauf bis unter die falschen Rippen, diese hervortreibend, sich erstreckt. Wir haben
also zwei Dinge aufgefunden: eine runde Geschwulst in der
Magengrube, die Bauchdecken herausthürmend, elastisch und
sich wie ein gespannter Sack anfühlend, bis in die Nähe des
Nabels herabreichend, und eine zweite Geschwulst mit der
ersten nicht zusammenhängend, die ganze linke Seite einneh-
mend, von den falschen Rippen bis in die Nähe des Darmbeins

sich erstreckend, eine Geschwulst, die, soweit man durch die
gespannte Bauchdecke hindurchfühlen kann, Aehnlichkeit mit
einer Geschwulst der Milz hat. Während die linke Geschwulst
nach Oertlichkeit, Lage, Form höchst wahrscheinlich eine Ver-
grösserung eines normalen Gebildes ist (wahrscheinlich Hypertrophie der Milz), scheint die rechte Geschwulst in der Mittellinie
des Körpers nach Form, Gestalt und Elasticität ein Aftergebilde,
ein Pseudoplasma zu sein, also zwei ganz verschiedene Zustände. Wahrscheinlich hat das Aftergebilde in dem linken
Leberlappen seinen Ausgangspunkt, doch ist dies nicht gewiss.
Die Folge dieser Geschwülste ist, dass die anliegenden festen
Gebilde, wie der Proc. ensiformis sterni, nach aussen gedrängt
sind, während die weniger Widerstand leistenden leichter
nachgaben; so finden wir denn den Darm nach unten und rechts
gedrängt, wahrscheinlich ist auch der Magen aus seiner Lage
gekommen, und hat eine mehr perpendiculäre Stellung angenommen; nur rechts und unten ist allein der tympanitische
Darmton zu hören. — So haben wir schon einen grossen Theil
des objectiven Thatbestandes. Es fragt sich nun, welchen Einfluss haben diese materiellen Veränderungen auf die Functionen, welche Rückwirkung zunächst auf das chylopoëtische
System? Nach des Kranken Aussage scheint in diesem keine
Störung Statt gefunden zu haben; auch sieht er keinesweges
abgemagert aus, nur seine Hautfarbe etwas schmutzig gelb.
Sie können hieraus entnehmen, wie sehr die Aerzte auf fal-
schem Wege sind, die abwarten wollen, bis Functionsstörun-
gen eintreten; mit der Behandlung werden sie dann oft zu
spät kommen. Sie sehen ferner hieraus, wie die organischen
Veränderungen von grösserem Werthe, und die functionellen
Störungen mehr untergeordnet, auf welchem Punkte der ganze
Streit der neueren Medicin beruht: während die ältern Aerzte
die functionelle Störung für die Hauptsache halten, fassen die
neuern die materielle besonders in's Auge. Diese ist schon

aus dem Grunde um so wichtiger, als sie das Substrat für die dynamische Störung liefert, der immer die materielle vorausgehen muss. — Genug, nach der Aussage des Kranken sind die Functionen des Darmes nicht alienirt, auch die reine Zunge spricht dafür; nach dem Essen hat er keine Belästigung, täglich hat er seinen regelmässigen Stuhlgang; der Urin fliesst ziemlich reichlich und ist von normaler Beschaffenheit. Nur leichtes ödematöses Schwellen der Füsse ist zugegen, was bei dieser organischen Verletzung zu verwundern; es beweist dies, dass die Geschwülste fast gar keine Compression auf die Bauchvenen ausüben; denn selbst unbedeutenden Tumoren, die auf die Bauchvenen, namentlich auf die Hohlvene drücken, folgt oft schnell hydropisches Schwellen. — Wahrscheinlich ist des Abends eine Febricula vespertina vorhanden; wenigstens zeigt sich auch des Morgens der Puls etwas beschleunigt.

Weiter ist nun die Aetiologie des Falles zu untersuchen. Die Frage nach Intermittens muss sich leicht aufdrängen, da wir angenommen, dass im linken Hypochondrium die Milz hypertrophisch. Der Kranke erzählt, dass er 3 Monate im Jahre 1824 an einer Intermittens tertiana gelitten, ob es eine legitime oder fragmentarische, vermag er nicht anzugeben; nicht minder wichtig ist es zu wissen, wie er behandelt worden. Es scheint nach seiner Beschreibung, dass man ihm Anfangs eine Mixtura resolvens, dann Chinin und später Tinctura Fowleri gegeben. Diese Momente würden aber nur die eine Geschwulst in ihrer Entstehung nachweisen; was die Genese der zweiten in der Magengrube betrifft, die noch wichtiger, so würde sie dadurch nicht gelöst werden.

Der Kranke giebt noch an, dass er im Jahre 1838 vom Pferde gestürzt, und auf den Leib gefallen sei.

Man hat hier bereits ein Decoctum Levistici mit Meliago Graminis und Taraxaci verordnet; der Kranke möge die Arznei fortgebrauchen.

31. Juli. Wir haben gestern wohl einige aetiologische Momente aufgefunden, die aber nicht genügend waren, uns eine Einsicht in die Genese des Krankheitsfalles zu verschaffen. Die weitere Forschung hat keine neuen Momente dafür ergeben, so dass für die Entstehung, die Wurzelanfänge der Affection noch manches Unsichere übrig bleibt, und wir wohl der Wahrheit näher gekommen, aber keineswegs sie erreicht haben.

Zwei Organe fanden wir gestern leidend: 1) die Milz; die längliche Geschwulst im linken Hypochondrium, welche nach aussen convex, nach innen concav, kann der Lage und Gestalt nach nichts Anderes sein, als die vergrösserte Milz, deren Substanz noch gleichzeitig indurirt zu sein scheint, also Hypertrophie der Milz mit Induration. — 2) Eine Intumescenz, schon dem Auge sichtbar, befindet sich in der Magengrube, vom Umfang zweier starken Fäuste, einem Kugelsegmente gleich, elastisch sich anfühlend, in der man, wenn gleich undeutlich, Fluctuation fühlt, so dass ich nicht Anstand nehme, sie für eine seröse Cyste zu halten, welche dicke, dem Faserknorpel ähnliche Wandungen besitzt. Es fragt sich, an welchem Theile möchte dieser seröse Sack sich gebildet haben. Dass er nicht von der Milz ausgehe, das zeigt schon seine Lage und noch deutlicher die manuelle Untersuchung, indem sie einen Zwischenraum zwischen beiden Geschwülsten nachweist, der von einer elastischen Masse angefüllt wird, welche einen dem Darm- oder Magenton ähnlichen Klang giebt, während die Cyste bei der Percussion ganz matt tönt; dass er auch nicht am Magen sitzt, dafür spricht die gänzliche Abwesenheit functioneller Störungen dieses Organes, welche bei so bedeutenden Verletzungen wohl vorhanden sein müssten. Nun wissen wir aber, dass solche serösen Bälge vorzugsweise an der Leber haften, oft vom Umfang eines Kopfes und häufig mit Hydatiden gefüllt. Es wäre demnach anzunehmen, dass diese Cyste

von der vordern Fläche des kleinen, den Magen bedeckenden
Leberlappens ausgehe. — Zu den genannten materiellen Störungen sind die functionellen Symptome so wenig verändert,
dass der Kranke, wenn er mit einem Bett zugedeckt, und nach
der alten guten Sitte examinirt würde, nicht für sehr krank
gehalten werden würde. Aber es zeigt sich bei ihm schon
Theilnahme des Gesammtorganismus, Fieber, wenigstens gegen
Abend Vermehrung der Hautwärme und Steigerung der Pulsfrequenz (96 Schläge in der Minute), die auch in den Morgenstunden etwas vermehrt ist, doch kein Schweiss. Wodurch
soll die Febricula hectica bedingt werden? Die Hypertrophie der Milz oder die seröse Cyste der Leber können den
Grund dafür nicht abgeben; es muss noch ein anderer vorhanden sein. Diesen Schluss aus den Thatsachen haben Sie
recht deutlich an einem andern Kranken*) gerechtfertigt gesehn, der mit Hydropsie, namentlich sehr gespanntem Leib,
und hectischem Fieber hereingebracht wurde, welches uns
gleich aufmerksam machte, und sagte, dass ein inneres Organ
in Eiterung sein müsste; es dauerte nicht lange, so erkannten
wir das Organ, nämlich die Niere. — Bei einfacher Milzver-
grösserung so wie bei Cystenbildung der Leber findet sich
niemals eine Febris hectica; da diese aber vorhanden, so müssen wir den Schluss ziehen, dass noch ein anderes Leiden sich
vorfindet, dessen Reflex die Febris hectica ist, und dieses scheint
in den Organen unter der Cyste, den Meseraischen Drüsen zu
liegen. Drückt man nämlich den Darm zusammen, so findet
man feste knollige Massen dahinter, auch verursacht dies dem
Kranken etwas Schmerz. Diese Drüsen sind wahrscheinlich
schon in Eiterung und Zerfliessung begriffen.

So möchte also die Diagnose so ziemlich vollständig und
complet sein: Milzaffection, Cystenbildung in der Leber, Affe-

---

*) Siehe den 38sten Fall.

ction der Mesenterialdrüsen, die schon in Eiterung begriffen, deren Reflex die Febris hectica. Aber die Wurzel der Affection, die Einsicht in die Genese scheint ziemlich unklar, und hier gehen wir von der Gewissheit in das Gebiet der Wahrscheinlichkeit. Der Kranke war auf den Auftritt seines Leidens wenig aufmerksam; so giebt er das Bestehn der Cyste erst auf ½ Jahr an. Das Einzige, was wir erfahren haben, ist, dass der Kranke vor 17 Jahren an einer hartnäckigen Intermittens tertiana gelitten, über deren muthmaassliche Behandlung ich schon gesprochen. Ob schon von dort an ein Milzfieberkuchen zurückgeblieben, das wissen wir freilich nicht; wie aber eine solche Intermittens (besonders bei der muthmaaslichen Behandlung), wenn auch nicht immer materielle Veränderungen in der Milz zurücklässt, doch eine besondere pathische Anlage hervorruft, darauf habe ich Sie schon in mehreren Fällen aufmerksam gemacht, namentlich, welchen grossen Einfluss sie auf den Gang der neu auftretenden Affection habe; es bleibt eine eigenthümliche pathische Disposition zurück, welche die Milz unter andern Veranlassungen zu schnellen Veränderungen bestimmt. Eine solche Veranlassung scheint hier im Sturz vom Pferde zu liegen, wenigstens hat der Kranke von dort an über einen stechenden Schmerz in der Milzgegend geklagt, den er aber Anfangs wenig beachtete. Es scheint diese mechanische Veranlassung eine chronische Entzündung bewirkt zu haben, deren Ausgänge wir jetzt vorfinden. Ich muss hier einer Aeusserung des alten *Hildenbrandt* gedenken, eines der letzten Strahlen der untergehenden Wiener Sonne, die seit *van Swieten* geleuchtet: „Dass Milzentzündung immer nur Folge eines mechanischen Einflusses sei, einer Quetschung oder Erschütterung dieses Organes." — Diese Behauptung ist nicht ganz Stich haltend;

---

*) Siehe den 8ten und 9ten Fall.

denn es kommen nach Intermittenten nicht bloss chronische,
sondern auch acute Milzentzündungen vor. Es geht nur soviel
aus dieser Behauptung hervor, dass Milzentzündungen durch
mechanische Veranlassungen leicht hervorgerufen werden, wo
schon eine Prädisposition vorhanden.

Diese Momente sind wohl genügend, die Genese der Milzaffection in ein klares Licht zu bringen, aber nicht die andern
noch wichtigeren Affectionen; denn wenn man sagen wollte,
dass die Leberaffection nur aus Consens entstanden, oder durch
dasselbe mechanische Moment, so sind dies nur Vermuthungen, für die kein strenger physiologischer Beweis geführt werden kann; immer aber würde noch ein dritter Punkt unerklärt
bleiben, die Quelle der deutlich fühlbaren Degeneration der
Mesenterialdrüsen. Dafür bietet das Krankenexamen keine
Thatsache dar. Der gegenwärtige Zustand des Kranken ist
nicht schwer zu erkennen, aber die Wurzel der Evolution
desselben, diese ist für zwei Affectionen noch in dubio, und
doch ist gerade, wenn auch nicht für diesen Fall, für den Sie
sich aus den Thatsachen das Prognosticum abziehn können,
für alle chronischen Affectionen, besonders Pseudoplasmen, die
Erkenntniss ihrer Genese eine der wesentlichsten Bedingungen
für eine nur einige Hoffnung gewährende Therapeutik. Leider
ist das genetische Moment der chronischen Affectionen von
Kranken wie Aerzten bisher immer sehr dunkel gelassen, und
darin mag auch der Grund liegen, warum für ihre Therapeutik weniger als für die der acuten Krankheiten gethan ist. —
Die Zukunft des Kranken ist uns ebenso klar, als die ersten
Anfänge seines Leidens uns dunkel geblieben.

Was nun die Therapeutik des Falles betrifft, so wird die
Abhandlung darüber sehr kurz sein. Dass hier mit den auf-
lösenden, resorbirenden Mitteln nicht viel zu machen sein wird,
sehen Sie wohl selbst: Taraxacum, Cicuta, Antimonialia, Mer-
curialia, Carlsbad, Jod, Brom, Adelheidsquelle, Kreuznacher

Mutterlauge u. s. w. werden die Milz nicht schmelzen, nicht die Cyste zum Platzen bringen, nicht die degenerirten Mesenterialdrüsen kleiner machen. Ich weiss wohl, dass der Glaube an diese Mittel bei den Aerzten noch sehr kräftig ist, und wünschte sagen zu können: Gehet hin, Euer Glaube hat geholfen! — Wie in der Religion, so ist auch in der Medicin die Toleranz eine sehr zu lobende Tugend. Wenn man den Glauben an jene Mittel hat, so habe ich nichts dagegen; aber ich habe etwas gegen die Anwendung dieser Mittel, weil dadurch geschadet werden kann, und das ist ein Punkt, der bei chronischen Krankheiten von der höchsten Wichtigkeit. Die Aerzte aber wollen die Grenze ihrer Kunst nicht sehen! Es sind besonders junge Aerzte, die mit ihrer Compendienweisheit nach Hause gekommen, in solchen Fällen anfangen, zu verschreiben, zu schmieren, zu baden, zu klystieren, bis die Heilung für immer eine radicale geworden. Wenn diese Arzneien keinen Schaden brächten, so würde ich mich nicht dagegen erklären. Aber unter solchen Verhältnissen, wo der Arzt die Ueberzeugung hat, dass das Uebel grösser als seine Kunst, ist es seine Aufgabe, was noch gesund ist, gesund zu erhalten. Das liegt auf flacher Hand — ja in der Theorie; aber in der Praxis wird dagegen nur zu oft gefehlt, nicht bloss von Anfängern, sondern auch von ergrauten Praktikern. Ich sah solche Fälle, wo man grosse Gaben von Jod und Brom gegeben, wodurch nicht allein die Geschwülste nicht fortgebracht, sondern noch Toxicationszufälle entstanden waren. Glauben Sie also nicht, dass diese Meinung nur eine einfache Chimäre sei; die Erfahrung zeigt, wie die Aerzte oft gegen diesen ersten Grundsatz fehlen, und vergessen, dass die Arzneikunst eine Grenze hat, die sich nicht ungestraft überschreiten lässt! — Dass dieser Fall unter die Kategorie der unheilbaren gehört, weist die Ausdehnung, Dauer und Mannigfaltigkeit des Uebels zur Genüge aus, und halte ich demnach den Versuch einer radicalen Heilung hier für ein unpassendes und schädliches Unternehmen. Es wird hier nur eine palliative, conservative Hülfe zulässig sein, und auch hier werden wir auf Schwierigkeiten stossen. Wir haben zuerst die Frage zu lösen: welches von den drei Leiden ist es, das den Kranken vorzugsweise bedroht? Die Antwort wird nicht schwierig sein: es ist die scirrhöse oder tuberculöse Degeneration der Mesenterialdrüsen, von der das hectische Fieber abhängt, während die Cyste in der Magengrube dem Kranken wohl unangenehme Sensation und Spannung verursachen kann, aber keinesweges sein Leben gefährdet, und sollte die Spannung unerträglich werden, so möchte die Punction als palliatives Mittel zulässig sein; die Milzaffection wird ausser unserer Therapeutik stehen, da sie, abgesehen davon, dass auch nichts gegen sie zu thun ist, keine dringende Indication abgiebt. — Wir haben vorerst nur zu sehen, dass eine Störung in der Darmsecretion nicht geduldet werde, die bisher auch nicht eingetreten ist, da man durch Mellago Graminis und Taraxaci Verstopfung verhütet hat.

6. August. Es sind bei dem Kranken heute Morgen um sechs Uhr plötzlich Convulsionen eingetreten, welche die grösste Aehnlichkeit mit denen eines epileptischen Anfalls hatten; in Folge dieser finden wir jetzt einen Zustand von Coma mit schon beginnender Fortleitung auf die Brustorgane, denen Lähmung droht. Es entsteht daraus sogleich die Vermuthung, welche freilich durch die früheren Thatsachen, soweit sie der Kranke angab, nicht unterstützt wird, dass eine ähnliche Veränderung, wie wir sie im Unterleibe finden, auch in dem Gehirn oder seinen Häuten Statt finden möchte; denn diese Anfälle, wie der Kranke sie gehabt, sind gerade so, wie man sie oft bei der Tuberculose des Gehirnes sieht. Ich glaubte Anfangs, wie ich den Kranken in diesem Zustande sah, dass eine Zerreissung im Unterleibe Statt gefunden haben möchte; doch scheint diese

Vermuthung nach genauerer Untersuchung desselben nicht begründet.

Wenige Stunden nach der Visite starb der Kranke.

9. August. Epikrisis. Wir haben die Frage zu erörtern,
in wiefern die Section uns Aufschluss über die Diagnose gegeben, und eine Rechtfertigung für unsere Behandlung, d. h. für
unser Nichtsthun geliefert hat.

Wir fanden bei der Untersuchung verschiedene Veränderungen im Abdomen: zuerst dem Auge schon sichtbar im Scro-
biculo cordis eine kugelige Erhabenheit, die nicht nur die
Bauchdecken herausgethürmt, sondern auch den Processus
ensiformis nach aussen getrieben hatte, elastisch, dem Finger-
drucke etwas nachgebend, und in der man deutlich Flüssigkeit wahrnehmen konnte; 2) eine Geschwulst im linken Hypochondrium von den falschen Rippen bis zum Darmbein herabreichend, welche eine mehr glatte Oberfläche hatte, und sich
teigig anfühlte; 3) in der Mitte des Leibes eine mehr feste,
harte Geschwulst. Der ganze Darmkanal war mehr nach rechts
und unten gedrängt; dabei war aber durchaus keine Störung
in der Function der Chylopoëse. Endlich war noch allgemeine
Reaction d. h. Fieber vorhanden, sich aussprechend schon des
Morgens in einem frequenten Puls, noch deutlicher des Abends,
obgleich der Kranke gut aussah, gar nicht abgemagert war;
nur sein Colorit war etwas erdfahl. — Diese Thatsachen haben
wir so gedeutet: wir glaubten, dass die vorgefundenen Geschwülste nicht einem und demselben Gebilde angehörten,
und hielten die elastische Geschwulst in der Magengrube für
einen sackförmigen fibrösen Balg, der an der vorderen Fläche
des kleinen Leberlappens hafte, während wir die im linken
Hypochondrium für die tumescirte Milz und die in der Mitte
des Abdomen für eine scirrhöse oder tuberculöse Entartung
der Mesenterialdrüsen ansahen, die schon in Eiterung begriffen, wodurch das hectische Fieber bedingt sei. — Plötzlich und

unerwartet nach einem 7tägigen Aufenthalte im Hospitale, wo wir
dem Kranken geradezu nichts gegeben (nur gute leichte Nahrung
und Mellago Graminis und Taraxaci), indem wir die Degeneration
von einem solchen Umfange und solcher Grösse erachteten, dass
von einer Behandlung keine Rede sein konnte, und jeder Versuch einer radicalen Heilung als eine Thorheit angesehn werden müsse, ist nach einer guten Nacht eine Reihe neuer Erscheinungen eingetreten: heftige Convulsionen, den epileptischen gleich (involuntäre Bewegungen der Extremitäten, die
Finger geballt, Schaum vor dem Munde), denen Coma und
bald der lethale Ausgang folgte. — In Betreff der Aetiologie des Falles konnten wir wenig Aufschluss in dem Leben
des Kranken finden. Zwei Punkte waren es in der Anamnese,
die gewiss dastanden: 1) eine längere Zeit bestandene Intermittens, die durch Chinapräparate und später durch Arse-
niktropfen behandelt worden zu sein scheint, 2) der vor mehren Jahren stattgehabte Sturz vom Pferde, der aber so wenig
Eindruck auf den Kranken gemacht zu haben scheint, dass er
versicherte, erst seit einem halben Jahre zu leiden.*) Diese

---

*) Bei der S. 286 erwähnten Milzkranken waren die Zeichen
der chronischen Splenitis sehr klar (als Druck im linken Hypochondrium, nach dem Genuss von Speisen sich vermehrend, saures Aufstossen, häufige Blutungen aus dem linken Nasenloche, Flimmern vor den
Augen, Schwarzsehen, dann Blutbrechen, pechähnliche, dunkelschwarze
Stühle, die Milz unter den falschen Rippen hervorragend, dem zufüh-
lenden Finger Widerstand leistend, auf Berührung empfindlich), aber
so deutlich die Erscheinungen, so dunkel die Genese. — „Drei Momente
sind es," äusserte Schönlein bei dieser Kranken „welche zur Entwik-
kelung der chronischen Milzentzündung Veranlassung geben: 1) vor-
angegangene Intermittens; 2) Unterdrückung der Menstrualcongestion,
wodurch die Congestion sich auf die Milz wirft, und sich hier zur Entzündung steigert; 3) ein Moment, das *Hildenbrandt* als einzige Veranlassung der chronischen Splenitis angegeben, Stoss oder Schlag auf die
Milzgegend. — Nach der Aussage der Kranken hat keines dieser veranlassenden Momente bei ihr Statt gefunden. Doch ist es nicht so sel-

beiden Umstände machten wir für die Entstehung der Milzge-
schwulst geltend; für die beiden andern Geschwülste konnten
wir keine Ursache finden.

Die Section (48 Stunden nach dem Tode unternommen)
zeigte Folgendes: bei der Oeffnung des Unterleibes sogleich
die Dislocation des Darmes, das Colon transversum ganz nach
unten, den Dünndarm nach rechts und unten, den Magen nach
oben gedrängt und zwischen Colon transversum und Magen
die sackförmige Geschwulst, vom Peritonaeum überzogen; beim
Einschneiden derselben floss eine röthliche, eitrige Materie
aus. Dieser Sack war aber nur der obere Theil einer enormen Geschwulst, die bis in das Becken hinabreichte, nach aussen glatt und mehr weich, in der Mitte hart und höckerig
war. Diese ganze Geschwulst, welche die linke Hälfte des
Abdomen füllte, war ein enormer Markschwamm, in den verschiedenen Graden seiner Bildung begriffen, in der Mitte
noch hart, nach aussen sich erweichend, nach oben schon
zerflossen. Sie hatte die Milz nach aussen gedrängt und
platt gedrückt, und die linke Niere aus ihrer Lage verrückt; diese war mit dem Fungus verwachsen, und lag im
grossen Becken, sie selbst war aber im Bau unverändert, nur
etwas welk. Dagegen war in die mit dem Tumor nicht zu-
sammenhängende Leber durch ihre ganze Substanz Markschwamm von der Grösse einer Erbse bis zu der einer kleinen Wallnuss eingestreut, und in gleicher Weise in beide Lungenhälften; aber in den übrigen Organen, namentlich im Gehirn und Rückenmark, zeigte sich keine Veränderung. Doch
fanden wir noch im Unterleibe eine Veränderung, von der

---

ten, dass solche Kranken keine Veranlassung über die Entstehung des
Uebels angeben können. Ich erinnere mich noch eines Falles, der im
Züricher Hospital vorkam, wo die Milz bis zum linken Hüftbein herabreichend die linke Hälfte des Abdomen einnahm, und doch wollte
der Kranke erst seit einem Monate daran leiden."

wir im Leben nichts ahnten, nämlich Hydatidenbildung, von
der Diploë des linken Darmbeines ausgehend, die beiden La-
mellen dieses Knochens auseinander drängend und theilweise
zerstörend, eine gallertartige Masse enthaltend.

Aus diesem Sectionsbefunde ergiebt sich also, dass wir
geirrt haben, indem wir die Thatsachen, die sich bei der Untersuchung vorfanden, verschieden und getrennt betrachteten;
denn es gehörten alle die durch die Bauchdecken gefühlten
Geschwülste einem und demselben Gebilde an, das sich in
verschiedenen Graden seiner Entwickelung befand. Wenn
wir die Lage der Geschwulst erwägen, die in der Peritonaeal-
Duplicatur des Milzbandes ihren Anfang genommen zu haben
und in ihrer Entwickelung nach innen und unten fortgeschrit-
ten zu sein scheint, so möchten wir die Milz als den Anfangs-
punkt des Aftergebildes und als das veranlassende Moment
den Sturz vom Pferde bezeichnen. — Es bleibt merkwürdig,
dass sich die Bildung des Markschwammes nur in zwei Organen gezeigt, in Leber und Lunge, während er die Niere,
die Milz, das Gehirn und Rückenmark intact gelassen. Diese
Bildung kann nicht durch unmittelbaren Contact hervorgerufen sein; für die Leber hat vielleicht die Pfortader die Fortleitung gegeben. Nach den letzten im Leben beobachteten
Erscheinungen hätten wir eine ähnliche Ablagerung wie im
Abdomen auch im Gehirn oder Rückenmark erwarten sollen;
doch hat der Sectionsbefund keine materiellen Veränderungen
in diesen Theilen nachgewiesen, am wenigsten Markschwamm-
bildung, obgleich wir gestehen müssen, dass bei der schon
sehr vorgeschrittenen Fäulniss die Section der letztgenannten
Theile noch Manches zu wünschen übrig liess.

23*

Sechsunddreissigster Fall.

Carcinoma ventriculi. — Psoriasis syphilitica. — Chronische Peritonaealentzündung. — Ueber das Erbrechen beim Magenkrebs. — Der
Harn des Kranken. — Aufhören des Erbrechens und Schwinden
der Geschwulst in der Regio epigastrica. — Tod. — Epikrisis.

10. December 1841. August Singer, Klempner, 41 Jahr
alt. Wir finden hier 2 verschiedene mit einander wohl kaum
in Causalnexus stehende Krankheitszustände: der eine ist dem
Kranken auf die Stirn geschrieben, ist es aber nicht, der ihn
in dieses Hospital brachte, nur bestätigend, was der Kranke
nicht ableugnet, dass er früher an Ulceribus syphiliticis gelitten; Sitz, Farbe, Gestalt und Structur des Ausschlages lassen über seine syphilitische Natur keinen Zweifel, es ist eine
Psoriasis syphilitica (die Corona Veneris der älteren Aerzte) und
Mentagra. Dieses schon seit längerer Zeit bestehende Leiden,
gegen welches bereits verschiedene Kuren angewendet worden sind, führt uns aber den Kranken nicht zu, sondern eine
andere Affection, die mit der syphilitischen nicht in Connex
zu stehen scheint. Sie giebt sich folgendermaassen zu erkennen: seit mehreren Monaten hatte der Kranke in den Morgenstunden Aufstossen, Uebelkeit, Wasserspeien, Auswerfen eines
zähen, klebrigen Schleimes und trägen Stuhl verspürt; das
beachtete er aber wenig, sondern erst seitdem er bei guter
Esslust Alles, was er genossen, ausgebrochen (seit 14 Tagen),
die Stuhlverstopfung 8 Tage gedauert, sich heftige Schmerzen

in der Magengrube hinzugesellt, und erst als er nach Application von sechs Blutegeln neben der hier durch die fettlosen
Bauchdecken hindurchzufühlenden schmerzhaften Geschwulst
keine Erleichterung gefunden, suchte er in diesem Krankenhause Hülfe. —

Der Kranke ist zum Skelet abgemagert, der Process der
Nutrition liegt darnieder, was uns bei einem solchen Ange-
griffensein des Magens nicht Wunder nehmen kann. Vom Nabel herauf bis zum Processus ensiformis des Brustbeins sieht
man den Unterleib aufgetrieben, was um so auffallender, als
die untere Bauchpartie zusammengefallen ist. Dieser untere
Theil des Bauches ist weich, doch nach oben etwas empfindlich bei der Berührung; in der Regio epigastrica fühlt
man eine längliche Geschwulst, die ungleich, sehr hart, verschiebbar und ausserordentlich empfindlich ist; stärkerer
Druck daselbst bewirkt sogleich Erbrechen, welches auch
durch lautes anhaltendes Sprechen, durch den Genuss von
Getränken und Speisen und durch Bewegung hervorgerufen wird. Es wird aber nicht einfacher Schleim durch das
Erbrechen entleert, sondern eine flockige, mit Blut tingirte
Masse, Beweis, in welchem Grade die Desorganisation sich
schon befindet. In Folge dessen ist die ungeheure Abmagerung,
diese grosse Schwäche und Mattigkeit, dieser kleine, schwache,
mässig accelerirte Puls, kurz die Erscheinungen der Tabes eingetreten. Die Haut ist trocken, ihre Temperatur nicht erhöht,
die Zunge feucht und wenig belegt. —

Ueber die Natur des Uebels, so wie über den Sitz desselben waltet kein Zweifel ob; es ist hier eine carcinomatöse
Degeneration des Magens und zwar der Oertlichkeit nach in
seiner untern Curvatur, im Umfang derselben eine schleichende,
chronische Peritonaealentzündung. — Unsere Therapeutik wird
in enge Grenzen eingeschlossen sein, nur palliative Indicationen werden wir zu erfüllen haben. Die Schmerzhaftigkeit

des Unterleibs, das Erbrechen, die Unterdrückung der Stuhlentleerungen (erst in vergangener Nacht erfolgte seit acht Tagen die erste) werden die Indicationen für die Behandlung
abgeben. Demnach wollen wir Fomentationen von einem Bel-
ladonna-Aufgusse über den Unterleib machen, den Kranken eine
Emulsion von Ricinusöl und Kirschlorbeerwasser, ein Bad von
Malzabkochung nehmen, und ihm ein ausleerendes Klystier geben lassen.

11. December. Seit gestern ist heute Morgen zum ersten
Mal wieder Erbrechen eingetreten, obgleich die Uebelkeit noch
fortdauerte, also Ermässigung und Linderung eines unangenehmen Symptomes, welche in sofern willkommen ist, als das
fortwährende Würgen und Erbrechen ausser der Entkräftung
häufig noch Veranlassung zur Gastrobrose giebt. Was den
Erfolg unserer Behandlung betrifft, so wissen Sie, dass wir
für diese rein symptomatische Indicationen gestellt hatten:
die Weiterverbreitung auf das Peritonaeum zu bekämpfen,
das fortwährende Erbrechen zu ermässigen, den Stuhl zu bewegen, das waren die Indicationen; an eine Resolution des
pathischen Gebildes wird hier wohl Niemand denken, daher
die Mittel, welche die carcinomatöse Geschwulst zurückbilden
sollen, wie animalische Kohle, Cicuta, Jod u. s. w. wohl keiner von ihnen hier angewandt wissen will. Mit dem Erfolge
der eingeschlagenen Behandlung können wir zufrieden sein,
da das Erbrechen so ziemlich nachgelassen, die Schmerzhaftigkeit des Unterleibes sich vermindert hat, und wieder eine
Stuhlentleerung erfolgt ist. Die auf die Geschwulst gelegte
Hand fühlt heute deutlich auch die eigenthümliche Erscheinung der durch das harte Medium propagirten Pulsation der
Aorta. — Die mikroskopische Untersuchung der erbrochenen
Massen bestätigt unsere Diagnose, indem sie darin neben den
genossenen Speisen die eigenthümlichen Charactere des Car-
cinoms deutlich nachweist, nämlich die carcinomatösen Zellen

.und sehr viel Fetttropfen, ausserdem noch Pflasterepithelium
und einige Blutkörperchen. — Fortgebrauch der verordneten
Mittel.

13. December.. Was wir in den Verhältnissen des Kranken zu hoffen berechtigt waren, das ist schon in den ersten
24 Stunden unserer Behandlung eingetreten; in den letzten
Tagen hat sich der Erfolg derselben noch gesteigert. Die Erscheinungen der Fortpflanzung der Reizung auf das Peritonaeum haben sich ganz verloren, der Unterleib ist nicht mehr
empfindlich, nur noch ein wenig unmittelbar am locus affectus. Uebelkeit und Brechneigung tritt zwar noch von Zeit
zu Zeit ein, doch verträgt der Kranke jetzt schon blande Speisen. Die Darmentleerungen werden theils durch täglich angewandte Klystiere, theils durch den innern Gebrauch der
Emulsio ricinosa wenigstens nothdürftig unterhalten. Zur Her-
vorbringung eines bessern Schlafes möge dem Kranken noch
Abends eine kleine Dosis von Morphium aceticum (gr. ¼) gereicht werden. .

14. December. Die Milderung der Symptome des Leidens,
.dessen gänzliche Entfernung wir ausser dem Bereiche der ärztlichen Kunst liegend glaubten, dauert nicht allein fort, sondern hat
noch Fortschritte gemacht, in der Art, dass die Symptome der
hinzugekommenen Peritonaealentzündung jetzt ganz verschwunden, der Unterleib weich und auf Druck ganz und gar nicht
mehr schmerzhaft ist, und die Phänomene, welche sich auf die
carcinomatöse Degeneration des Magens beziehen, sich gleichfalls sehr ermässigt haben. Seit 48 Stunden ist kein Erbrechen
mehr eingetreten, selbst Uebelkeit erfolgt nur selten; der Kranke
behält kleine Mengen von flüssigen Alimenten bei sich. Doch
darf man sich dadurch nicht täuschen lassen. Ich habe wiederholt gesehen, dass in den Fällen, wo die Affection soweit
vorgeschritten war, dass kaum eine Federspule durch den untern Magenmund zu führen, das Erbrechen oft volle acht Tage

cessirte, dann aber von Neuem mit grosser Heftigkeit eintrat.
Es geschieht nämlich oft, dass der Blindsack des Magens sich
ungewöhnlich ausdehnt, und hier die Speisen verweilen, ohne
durch den Pylorus weiter zu gehen; hat nun diese Ausdehnung
den höchsten Grad erreicht, so beginnt das Erbrechen von
Neuem, und entleert ungeheure Massen. Ist die Affection fern
vom Pylorus, so sind die Erscheinungen überhaupt viel mil-
der, und das Erbrechen findet oft gar nicht Statt; ich habe
lethale Fälle der Art gesehen, wo in den letzten Monaten nicht
ein einziges Mal Erbrechen erfolgte. Dasselbe geschieht auch,
wenn die Affection im Pförtner haftet, dieser aber durch Exulceration schon bedeutend erweitert worden; dann erfolgt
kein Erbrechen mehr, die Stuhlverstopfung hört auf, und statt
ihrer tritt der entgegengesetzte Zustand ein.*) Sie sehen hieraus nur, wie die Phänomenologie dieser Krankheit mannigfaltige Abänderungen erleiden kann, je nach dem Sitz und dem
Stadium derselben, und dass es kein eigentliches pathognomonisches Zeichen für diese Krankheit giebt. Ja ich habe Fälle
von Magendegeneration gesehen, wo, obgleich das Aftergebilde
schon in Exulceration übergegangen, in den letzten Monaten
alle Symptome, die sich auf ein Magenleiden beziehen, vollständig wichen, dergestalt, dass die Kranken mit dem besten Appetite assen, ohne darnach irgend eine Beschwerde zu fühlen,
so dass, wenn man nur den functionellen Symptomen trauen
wollte, man sehr fehlschiessen würde. Es ist mir dies besonders bei solchen Kranken vorgekommen, wo sich später
noch Lungenphthise entwickelte; je mehr diese sich ausbil-
dete, um so mehr traten die Symptome der Magendegeneration in den Hintergrund, welche man aber trotz der Abwesenheit der functionellen Störung mit der Hand durchfühlen
konnte. —

---

*) Vergl. den folgenden Fall.

Unsere Aufgabe war in diesem Falle, nur die functionellen Symptome zu heben; denn das carcinomatöse Substrat zu entfernen, wird, wie gesagt, Niemand uns auferlegen. Wir werden deshalb mit derselben Behandlung, welche bisher so guten Erfolg gehabt hat, fortfahren. Zur Beförderung der trägen Stuhlentleerung wollen wir aber den Klystieren noch Ricinusöl beimischen lassen.

15. December. Der Harn des Kranken ist nicht übereinstimmend mit dem vorliegenden Krankheitszustande; er ist dunkelbraun, und macht einen starken Bodensatz. Chronische Affectionen des chylopoëtischen Systemes haben oft Einfluss auf die Zusammensetzung des Harnes; so häufig aber auch diese Veränderung des Harnes bei Affectionen der drüsigen Gebilde des chylopoëtischen Systemes, so selten findet man sie bei Affectionen seines häutigen Theiles. Hier, wo wir es mit einem Magenleiden zu thun haben, ist die Qualität des Harnes jedenfalls etwas Ueberraschendes, und ist es deshalb nöthig, auf die Beschaffenheit des uropoëtischen Systemes ein wachsames Auge zu haben; denn wir wissen, dass derartige Degenerationen, wie wir sie hier im Magen finden, verschiedene Organe oft gleichzeitig zu ergreifen pflegen. Bei dieser Beschaffenheit des Harnes, welche nichts mit dem Zustande des Magens zu thun hat, muss, wenngleich die Nierengegend nicht schmerzhaft und keine Beschwerde beim Urinlassen vorhanden ist, wenigstens die Möglichkeit angenommen werden, dass auch die Nieren nicht intact sind. Die chemische und mikroskopische Untersuchung des Harnes wird uns vielleicht noch nähere Aufschlüsse geben.*) — Der Kranke hat zwar die Nacht geschlafen, doch sehr unruhig, und im Schlafe viel delirirt, die Pupillen sind nicht erweitert; da indessen der

---

*) Der Harn reagirte sehr sauer, enthielt weder Eiweiss noch Gallenpigment, das Sediment bestand aus harnsaurem Ammoniak.

Kranke auch über Brennen und Trockenheit im Halse klagt, was freilich auch von dem scharfen Erbrechen herrühren kann, so werden wir, da alle diese Erscheinungen möglicher Weise auch durch den längere Zeit fortgesetzten äussern Gebrauch der Belladonna hervorgebracht sein können, die Belladonna-Fomentationen aussetzen, und auch die Gabe des Kirschlorbeerwassers vermindern, zumal da die Erscheinungen, welche ihre Anwendung erforderten, wenigstens für jetzt verschwunden sind.

18. December. Sie sehen, wie es um den Kranken steht; dieser Collapsus, die Bewusstlosigkeit, der kaum fühl- und zählbare Puls, die Kälte der Extremitäten verkünden das nahe Ende. Es ist merkwürdig, dass wir heute von der Geschwulst, welche schon gestern undeutlicher zu fühlen war, gar nichts mehr wahrnehmen, was wohl von einer Verschiebung derselben unter die Leber herzurühren scheint. — Geben Sie dem Kranken noch ein Analepticum von Essigäther und Fenchelwasser.

Wenige Stunden nach der Visite starb der Kranke.

Epikrisis. Die Section giebt uns Gelegenheit, noch Einiges nachträglich in der Diagnose zu berichtigen. Als wir den Kranken zum ersten Male sahen, gab die Untersuchung des Unterleibes klar zu erkennen, dass sich zwischen Nabel und Processus ensiformis des Brustbeins eine harte, ungleiche, höckerige, etwas verschiebbare und sehr empfindliche Geschwulst befand, eine Geschwulst, welche durch diese Charactere, so wie durch die functionellen Symptome ihre bösartige Natur nicht verkennen liess, was auch die mikroskopische Untersuchung des Erbrochenen bestätigte. Ueber die Gegenwart eines Carcinoma ventriculi konnte kein Zweifel sein; wir hatten die Meinung ausgesprochen, dass das Carcinom an der untern Curvatur des Magens hafte, und uns durch das Topische zu dieser Diagnose bestimmen lassen, da sich die Geschwulst gerade

in der Mittellinie zwischen Nabel und Schwertfortsatz des Brustbeins befand. Diese Annahme hat sich bei der Section als
irrig herausgestellt, indem sich der Pylorus als Sitz des Car-
cinoms zeigte. Ich muss hier eine Bemerkung über die Quelle
der Irrthümer bei der Diagnose von Geschwülsten im Unterleibe anreihen, eine Quelle, auf die schon einer der besten älteren Aerzte, *de Haen,* aufmerksam gemacht hat. In der Regel geht man nämlich bei der Bestimmung der leidenden Organe von der Voraussetzung aus, dass sie sich in ihrer normalen Lage befinden; nun ist es bekannt, dass, wenngleich
selten, angeborne Lageveränderungen vorkommen können (z. B.
Sitz der Leber im linken Hypochondrium u. s. w.), desto häufiger aber die Fälle sind, wo in Folge der Desorganisation die
Organe aus ihrer normalen Lage verrückt werden, indem solche Organe, in die sich ein Aftergebilde abgelagert hat, dem
Gesetze der Schwere folgen, oder indem sie durch eine Desorganisation in ihrer Nähe aus ihrer normalen Lage gedrängt
werden. Etwas Aehnliches fand auch hier in diesem Falle
Statt. In der letzten Lebenszeit des Kranken war von der früher so deutlichen Geschwulst keine Spur mehr zu erkennen;
dieser Umstand, und dass das frühere Erbrechen aufgehört,
und der Stuhlgang regelmässig geworden, hätte Denjenigen,
welcher den Kranken nicht früher gesehen, leicht zu Irrthümern führen können; denn die Hauptstütze der Diagnose
fehlte. Dieses Räthsel hat nun die Section aufgeklärt. Als
wir nämlich den Kranken zuerst sahen, war eine Schiefstellung des Magens vorhanden, der degenerirte Pylorus hatte
sich gesenkt; nachdem das Erbrechen aber aufgehört, kam er
wieder in seine normale Lage hinter die Leber.

Es sind die Fälle von Carcinoma ventriculi nicht selten,
wo, indem die kranke Partie vorzüglich durch Adhäsionen hinter der Leber festgehalten wird, bei Lebzeiten keine Geschwulst
durch die Bauchdecken gefühlt werden kann. Diese Fälle ge-

ben so häufig Veranlassung zu Irrthümern, indem man ein
dynamisches Leiden des Magens vermuthet. Hier ist ein Anhaltspunkt die genaue Untersuchung der ausgebrochenen Massen, aber nicht ein blosses Anschauen, und Diagnosticiren aus
der kaffesatzähnlichen Farbe des Erbrochenen (denn diese
ist nicht pathognomonisch), sondern eine genaue Untersuchung
mittelst des Mikroskopes. Es liegt darin nicht bloss eine Befriedigung scientivischer Neugier, sondern die Stütze einer genauen Diagnose, ohne welche eine Behandlung nicht denk-
bar ist.

Siebenunddreissigster Fall.

Aftergebilde im linken Leberlappen und Atrophie der Milz. — Diarrhöe, Abgang der unverdauten Speisen. — Beschaffenheit des Blutes. — Oedema pedum. — Bronchitische Reizung. — Ergriffensein des Pylorus und Erweiterung desselben, durch ein Experiment eruirt. — Tod durch Erschöpfung. — Epikrisis.

6. Mai. 1842. Carl Neundorf, Bote, 53 Jahr alt. Der Kranke hat ein auffallend blutleeres kachektisches Aussehn, wie man es bei Individuen findet, die viel Blut verloren haben. Wir werden bei der Untersuchung zuerst die genetische Methode anwenden, d. h. untersuchen, wie sich die Krankheit entwickelt hat.

* * *

Krankenexamen.

Frage: Wie lange leiden Sie? — Antwort: Ein Jahr und vier Monate.

Fr. Wissen Sie das so genau? — Antw. Ja, ganz genau.

Fr. Wie hat die Krankheit angefangen? — Antw. In der Nacht bekam ich heftige Schmerzen in der linken Seite unterhalb der Rippen, so dass ich zum Arzte schicken musste, welcher mir sogleich und später noch ein Mal zur Ader liess.

Fr. Haben Sie gleichzeitig mit dem Schmerze Uebelkeit, Erbrechen oder Durchfall bekommen? — Antw. Nein; ich hatte nur hier in der linken Seite einen starken Schmerz.

Fr. Hat sich der Schmerz nach den angewandten Mitteln gelegt? — Antw. Ja, für einige Zeit; aber nach einigen Monaten kehrte der

Schmerz an derselben Stelle wieder, ohne dass Uebelkeit oder Erbrechen damit erfolgte.

Fr. Dauerte der Schmerz immer fort, und an derselben Stelle? oder trat er bloss bei der Bewegung ein? — Antw. Mehr beim Aufsitzen und Gehen; von der linken Seite zog er allmählich nach der Mitte hinüber, und dauert auch jetzt hier noch fort.

Fr. ˙Haben Sie jetzt keine Uebelkeit oder Erbrechen gehabt? — Antw. Nein.

Fr. Wie ist der Appetit? — Antw. Er war immer gut, nur seit einigen Tagen hat er sich verloren.

Fr. Wie ist das Gefühl, wenn Sie Etwas genossen haben? — Antw. Dann spüre ich etwas Druck in der linken Seite.

Fr. Wie der Stuhlgang? — Antw. Früher war er regelmässig, jetzt aber habe ich häufiges Drängen, und entleere dabei nur wenig.

Fr. Ist der Geschmack gut? — Antw. Ganz gut.

Fr. Ist der Kopf ganz frei? — Antw. Nein, mir ist jetzt fortwährend schwindlich.

Fr. Haben Sie nicht aus der Nase geblutet? — Antw. Nein.

Nach diesem Examen ward der Unterleib des Kranken untersucht.

*   *   *

Das auffallend blasse Aussehn des Kranken leitet wohl zunächst auf eine Untersuchung der Organe, welche dem Process der Haematose vorstehen, somit der Organe des chylopoëtischen Systems, und das um so mehr, als der Kranke angiebt, dass er zuerst Schmerz im linken Hypochondrium verspürt habe, gegen den mit starken Blutentziehungen zu Felde gezogen worden, worauf er wohl für das kurze Intervall von einigen Monaten geschwunden, alsdann aber wiedergekehrt sei, ohne dass, was höchst auffallend, eine Störung in der Function der Chylopoëse eingetreten; denn der Kranke will weder Erbrechen noch Uebelkeit u. s. w. empfunden haben, und klagte nur über die heftige Sensation in dem linken Hypochondrium. Wir wollen uns vorläufig nur an die sehr prägnanten Thatsachen halten, die eine weitere Untersuchung noch ergänzen muss. In der Rückenlage sieht man schon in

dem rechten Hypochondrium bis zur Mitte des Unterleibes hin
eine mässige Auftreibung; die Untersuchung mit der Hand
zeigt hier einen sehr bedeutenden anomalen Zustand; wir fühlen hier durch die relaxirten Bauchwandungen eine Auftreibung
und Härte, welche sich nach der Lage und Gestalt als der Leber angehörend zu erkennen giebt. Dieses Organ hat an Umfang bedeutend zugenommen, so dass es zwei bis drei Finger
breit unter den falschen Rippen hervorragt, und fühlt sich dabei auch ziemlich fest, der Hand Widerstand leistend, an; der
grösste Theil erscheint der fühlenden Hand bei dieser Festig-
keit ziemlich gleichmässig, nur die Stelle gegen die Linea alba
zu macht hiervon eine Ausnahme, sie ist höckerig und auf
Druck empfindlich. Somit lässt die Untersuchung auf Massenzunahme der Leber und Ablagerung eines Aftergebildes in
ihrem linken Lappen schliessen. In dem linken Hypochondrium
dagegen, wo der Kranke besonders über Schmerz klagt, lässt
sich Nichts finden, im Gegentheil die Seite ist eingesunken,
weich, und selbst bei tiefem Druck Nichts durchzufühlen, so
dass ich hier auf den entgegengesetzten Zustand von dem,
welchen wir im rechten Hypochondrium gefunden, auf Volu-
menverminderung, auf Atrophie der Milz schliessen möchte. —
Das sind die Thatsachen, welche uns die Untersuchung des
Unterleibes liefert, für die einen, auf die Leber bezüglichen,
positive Zeichen, für die andern, auf die Milz bezüglichen, negative. — An diese materiellen Veränderungen müssen sich die
functionellen anschliessen. Diese finden wir im Verhältniss zu
jenen sehr gering: keinen übeln Geschmack, die Esslust er-
träglich, nach dem Genuss der Speisen keine unangenehme
Sensation in der Magengegend, weder Uebelkeit noch Erbrechen, die Zunge ziemlich rein, nur von ganz blasser anämi-
scher Farbe, wie macerirtes Fleisch aussehend; die Ausleerungen sind jetzt vermehrt, nur in kleinen Mengen abgehend,
wir werden sie noch genauer chemisch und mikroskopisch

untersuchen müssen; der Harn ganz klar; man sollte nach der
Grösse der Leber-Affection einen hepatischen, dem Braunbier
ähnlichen erwarten, doch ist seine Farbe ganz normal. — In
den Brustorganen zeigt sich nichts Anomales. Dagegen finden
wir eine auffallende Störung in den ersten Elementen der
Blutbereitung: diese blutleere Farbe, diese blasse Haut mit
den durchscheinenden Venen, die blassen Lippen und Zunge,
dieser kleine schwache, wegdrückbare Puls. Dieser anämische
Zustand kann nicht von den vorangegangenen Blutentziehungen abgeleitet werden; denn diese sind vor Jahresfrist vorgenommen worden, und waren nicht so reichlich, als dass das
Blut nicht wieder hätte ersetzt werden können, wenn die
Chylus bereitenden Organe gesund gewesen wären.

Es sind hier dem Kranken bereits 12 Blutegel an das
linke, schmerzhafte Hypochondrium applicirt worden. Wir
werden ihn, bis unser Krankheitsbild vollständig, vorerst nur
schleimiges Getränk nehmen lassen.

7. Mai. Wir waren bei unserer gestrigen Untersuchung
des Kranken zu dem diagnostischen Thatbestande gekommen,
dass hier eine organische Krankheit der Leber vorhanden ist,
nämlich Hypertrophie und Verdickung mit mehr scirrhöser
Affection des linken Leberlappens und im Gegensatze dazu
Zusammenschrumpfung der Milz. Die Folge dieser Entartung
zeigt sich in der Blutmischung. Wir fügten die Bemerkung
hinzu, dass sich auffallender Weise bei diesem Zustande eine
sehr geringe functionelle Störung in der Chylopoëse vorfinde;
die einzige Anomalie in derselben war vermehrter Stuhlab-
gang in kleinen Mengen. Nach der genauern Untersuchung
des Entleerten zeigt sich aber, dass, obgleich die functionelle Störung sehr gering zu sein scheint, sie doch sehr
bedeutend ist. Was der Kranke geniesst, geht ihm unverdaut wieder ab; so haben sich namentlich Fischtheile und
Kartoffeln, welche er zu sich genommen, in den Excremen-

ten unverändert vorgefunden; ferner enthalten diese sehr
wenig Gallenbestandtheile, was Sie bei der Grösse der Le-
berverletzung nicht Wunder nehmen wird. Doch bleibt eine
auffallende und physiologisch räthselhafte Thatsache die gleichzeitige Abwesenheit des Gallenpigments in Haut und Harn,
dessen Vorhandensein sonst als Characteristicum für Leberkrankheiten von einigen Aerzten angegeben wird. — Die weitere Untersuchung und Nachforschung hat in Bezug auf die
Aetiologie noch Folgendes ergeben: der Kranke ist nicht Mit-
glied des Mässigkeits-Vereines; ferner litt er früher am Hämorrhoidalfluss, der Anfangs in ziemlich regelmässigen Intervallen sich wiederholte, in der letzten Zeit aber aufgehört hat.
Wir kennen die Beziehung dieser beiden Momente und ihre
Einwirkungen auf das Drüsensystem der Chylopoëse und namentlich die Leber. —

Eine Reconstruction der Leberaffection und des Milzleidens wird wohl so ziemlich ausser den Grenzen der ärztlichen Kunst liegen, also werden wir uns eine Radialkur aus
dem Sinne schlagen müssen. Wir haben zwei Anhaltspunkte,
welche uns Indicationen für die Behandlung abgeben: 1) den
Mangel der Gallenbereitung; 2) die Folge des Milz- und Le-
berleidens, die Blutentmischung; hieran schliesst sich noch ein
Drittes, das weniger in der Gegenwart als in der Zukunft liegt,
dass es zur Hydropsie komme, zumal da sich, wie wir
nachträglich erfahren haben, schon mitunter Anschwellung der
untern Extremitäten gezeigt hat.

Die erste Anzeige erfordert als Indicat nicht bittere und
dergleichen Mittel, sondern die Galle und zwar in flüssiger
Form (R Fellis tauri rec. $\mathfrak{Z}\beta$, Aq. Menth. pip. $\mathfrak{Z}$iij M. S. täglich
zu verbrauchen); die zweite Anzeige das Eisen und zwar in
der Form des Ferrum jodatum; die beste Art seiner Anwen-
dung ist, da es sich so leicht zersetzt, die Pillenform: R Jodi
puri gr. xij, Limat. Martis gr. xx, Aq. destill. $\mathfrak{z}$iv, Pulv. Gummi

mim. q. s., ut f. massa, e qua formentur pilulae No. LXXX. M. S.
Abends und Morgens 4 Stück zu nehmen.

9. März. Herr Dr. Simon hat eine kleine Menge Blut des
Kranken chemisch und mikroskopisch untersucht; durch diese
Untersuchung hat sich das herausgestellt, was ich schon bei
der Exposition dieses Falles, mich stützend auf die Hautfarbe,
die Beschaffenheit des Pulses und die Function der Leber und
Chylopoëse, geschlossen habe.

Das Blut unseres Kranken enthält		gesundes Blut enthält
888,0	Wasser	791,9
112,0	feste Bestandtheile	208,1
3,0	Fibrine	2,0
55,1	Albumin	75,6
45,8	Haematoglobulin	112,3
8,9	extractive Materie und Salze	14,2

In dem Blute unseres Kranken ist also das Wasser sehr
vermehrt, das Albumin und die Blutkörperchen bedeutend vermindert. Chyluskörperchen wurden in ihm unter dem Mikroskope in grosser Menge gesehen. Bei der Gerinnung des Blutes sanken die Blutkörperchen schnell zu Boden, also ist auch
die mechanische Cohäsion des Blutes vermindert (ein Umstand,
der so wichtig für die Lehre von der Bildung der Crusta phlogistica). Keine Spur von Gallenbestandtheilen ward in diesem
Blute entdeckt. — Jetzt finden wir in den Excrementen (es
sind seit gestern vier flüssige Stuhlentleerungen erfolgt) Gallenpigment, aber künstliches, indem der Kranke täglich ℨβ Ochsengalle genommen hat. — Wir haben heute für die Behandlung keine andere Heilanzeige, als vorgestern, und werden somit dieselben Mittel fortgebrauchen lassen, zumal da nach
48stündigem Gebrauche derselben noch keine Veränderung zu
erwarten steht.

10. Mai. Zu dem, was wir schon von dem Symptomen-

complex der Krankheit wissen, sind noch einige neue Momente hinzugekommen, von welchen das eine uns nicht überrascht, indem wir es schon als Eventualität der Krankheit bezeichnet haben, nämlich das hydropische Schwellen der Füsse. Es wird bei der angegebenen Beschaffenheit des Blutes und dieser Degeneration der Leber nicht Wunder nehmen. Das ist der Punkt, über den sich der Kranke heute vorzugsweise beklagt; doch ist die Anschwellung der Füsse nur mässig. Wir werden deshalb keine hydragogen Mittel anwenden; diese Infiltration ist offenbar Folge der Blutentmischung. Der zweite Punkt, den wir näher untersuchen müssen, ist der Zustand der Respirationsorgane, nicht bloss deshalb, weil der Kranke über einen quälenden Husten klagt, welcher ihm den Schlaf gestört hat, sondern auch deshalb, weil wir wissen, dass, wo die Hämatose so tief in ihren Wurzelanfängen leidet, diese Störung auch Einfluss auf den höhern Act der Blutbereitung, auf die Lungen hat. Die Percussion giebt an beiden Thoraxhälften einen hellen sonoren Ton, und die Auscultation weist im oberen Lappen der linken Lunge an einer beschränkten Stelle bei der Exspiration nur etwas trockenes unbedeutendes Pfeifen nach; in der rechten Lunge hingegen in weiterer Ausdehnung sowohl bei der Inspiration (und hier stärker) als auch bei der Exspiration etwas trocknen Rhonchus, also Affection der Bronchialschleimhaut vorzugsweise der rechten Lunge. —

Wesentliche Veränderungen werden in der Behandlung nicht nöthig sein; der Kranke nehme die Galle und das Jodeisen in gleicher Gabe fort; doch möchte ich der ersteren 12 gtt. Tinct. Opii benzoica zusetzen, um theils die Stuhlentleerungen, theils die Schmerzen zu mässigen. Des starken Hustenreizes wegen gebrauche der Kranke einen Linctus emulsivus mit Liq. Amon. anisat.

20. Mai. Die Raschheit, mit der bei dem Kranken gleich nach dem Genusse von Speisen (oft kaum eine halbe Stunde

lästiges Drängen im Unterleibe und Stuhlentleerungen erfolgen, mit welchen die unverdauten Speisen abgehen (die also nicht den Act der Magenverdauung durchgemacht haben), in denen das Gallenpigment fehlt, und sich jetzt noch flockige Massen zeigen, welche wahrscheinlich aus Epitheliumzellen bestehen, lässt die Ansicht auftauchen, dass die scirrhöse Affection des kleinen Leberlappens gegen den Magenmund vorgeschritten ist, und hier statt Verschliessung und Verengerung bereits durch Exulceration eine Erweiterung verursacht hat, so dass die Speisen ohne Aufenthalt, wie durch einen Schlauch wandern, und unverändert entleert werden. Aehnlich sieht man bei Individuen, welche früher an Verengerung des Pylorus, Erbrechen und Stuhlverstopfung gelitten haben, sobald der Pförtner durch Exulceration erweitert worden, das Erbrechen aufhören, und statt der frühern Verstopfung unaufhaltsame Diarrhöe erfolgen. — Wir hatten aus Gründen Ochsengalle und Eisen verordnet, letzteres Anfangs als Jodeisen und später als milchsaures, welches eines der leicht verdaulichsten Eisenpräparate ist*), ohne aber dass der Erfolg ein günstiger gewesen; auch die Infiltration der untern Extremitäten hat Fortschritte gemacht; die Reizung der Bronchialhaut hat sich jedoch wieder verloren. Ich wäre daher der Meinung, die Galle fortgebrauchen zu lassen, das Eisen aber bei Seite zu setzen, und statt dessen der ersteren zur Beschränkung der so häufigen und den Kranken besonders quälenden Stuhlentleerungen Extr. Cascarillae (ʒij) hinzuzusetzen.

21. Mai. Wir finden bei dem Kranken die Zahl der Darmentleerungen in den letzten 24 Stunden geringer geworden; aber es ist sehr die Frage, ob dies die Wirkung der angewandten Mittel, oder von den weniger genossenen Alimenten

---

*) Seit dem 18. Mai nimmt der Kranke 3mal täglich ein Pulver von ℞ Ferri lactici gr. ij, Sacch. lact. gr. x. M.

abhängt, da wir wissen, dass hier die Menge und Häufigkeit
der Stühle mit der Menge der genossenen Speisen in Relation
stehen. *Hahnemann* behauptet zwar, dass das, was nach der
Einnahme von Medicamenten eintritt, die nothwendige Folge
dieser sei; — als wenn nicht noch eine Menge anderer Einflüsse Statt finden könnte, welche die Wirkung der Mittel modificiren. Wenn es z. B. 4 Wochen nach dem Gebrauche von
einem Gran Belladonna in der Nase oder am After juckt u. s. w.,
so sagen die Herren dieser Schule, welche die positiven Wirkungen der Arzneimittel geprüft haben wollen, dass dies die
Wirkung der genommenen Arznei sei! — Genug es ist zweifelhaft, ob die Beschränkung der Stuhlentleerungen die Wirkung der Cascarille ist.

Wir sagten, bei dem Kranken müsse im Magen der mechanische Organismus, welcher die Ingesta festzuhalten bestimmt ist, nothwendig gestört sein. Wir müssen aber die
gestern aufgeworfene Frage erweitern: ist nämlich diese Störung im Magenmechanismus dadurch bedingt, dass die normale
Oeffnung (der Pylorus) die Schliessung nicht vornehmen kann,
wie es öfters durch Exulceration, namentlich in Folge von
Scirrhus geschieht? oder wird die Störung des Mechanismus
dadurch verursacht, dass zwischen Magen und Colon transversum eine anomale Verbindung besteht, welche nicht bloss
Folge einfacher Ulceration, sondern auch die einer scirrhösen Degeneration sein kann, in welchem Falle dann die Contenta des Magens unmittelbar in das Colon transversum gelan-
gen würden (was die ältern Aerzte Lienteria spuria genannt
haben)? — Die Lösung dieser Frage kann 1) in Bezug auf
die Oertlichkeit der scirrhösen Geschwulst geschehen, eine
Bestimmung, die aber, wie ich Ihnen schon mehrfach*) auseinandergesetzt habe, immer eine unzuverlässige ist; — oder

---

*) Vergl. S. 363 und 383.

2) dadurch dass wir mit dem Kranken ein Experiment machen, welches ich in mehreren Fällen für die Diagnose hülfreich gefunden habe, nämlich alle Arzneien aussetzen, und dem Kranken die Speisen mit unschädlichen Farbestoffen (wie Indigo, Carmin und dergl.) vermischen, um zu sehen, ob gleich nach dem Genusse derselben die Excremente sich von demselben Farbestoff gefärbt zeigen. Dieses Experiment wollen wir auch bei unserem Kranken anwenden lassen.

24. Mai. Wir haben ein Experiment mit dem Kranken gemacht, indem wir ihm eine gefärbte Substanz reichen liessen, um zu sehen, ob diese gleich in der ersten Stuhlentleerung sich wieder zeigen würde. Nachdem das Resultat des ersten Versuches, welchen wir mit Indigo gemacht, ungenügend geblieben war, liessen wir ihm gestern seine Suppe mit gr. vj Cochenille färben. Seitdem sind nun 7 Stuhlentleerungen erfolgt; doch erst in der letzten (fast 12 Stunden nach dem Gebrauche der Cochenille) erschien der Farbestoff wieder, so dass sich daraus ergeben möchte, dass eine unmittelbare Verbindung zwischen dem Magen und dem untern Theile des Darmes (mit Ueberspringung des ganzen Dünndarmes und des Colon adscendens) nicht existire, und dass die Störung sich lediglich am Pylorus befinde, auf welchen sich der Krankheitsprocess fortgesetzt, und wo er bereits in Exulceration übergegangen ist.

Die Kräfte des Kranken nahmen immer mehr ab, während die Stuhlentleerungen in gleicher Häufigkeit fortdauerten. Es wurde Rothwein zum Getränk, als Analepticum Essigäther in einem schleimigen Vehikel und später wegen des häufigen Hustenreizes: R Liq. Ammon. anisat. ℈ij, Aq. Cerasorum ℥j, Syrup. Althaeae ℥ij. M. S. Theelöffelweise zu nehmen, verordnet. Am 30. Mai trat völliger Collapsus ein, welchem der Kranke am Nachmittage des nächsten Tages unterlag.

Epikrisis. Wir konnten während des Lebens sehr gut

durch die Bauchdecken eine harte Geschwulst hindurchfühlen, von der wir angenommen hatten, dass sie theils in der Leber, theils in dem Magen sitze, und zwar am Magen in der Art, dass der Pylorus zerstört worden, wodurch es gekommen, dass die Speisen, ohne hier verweilen, und den Act der Digestion durchmachen zu können, unverdaut wieder entleert wurden. Wir waren eine Zeit lang nur unsicher, ob diese Störung im mechanischen Elemente des Magens von einer Zerstörung des Pylorus oder von einer anomalen Communication der untern Magencurvatur mit dem Colon transversum ausginge, und hatten zur Aufklärung des Zweifels ein Experiment gemacht, indem wir den Kranken gefärbte Speisen nehmen liessen, um zu sehen, in welcher Zeit sie wieder entleert würden. Dabei hat sich nun gezeigt, dass eine unmittelbare Verbindung zwischen Magen und Colon nicht Statt finde, sondern die Störung nur im Pylorus zu suchen sein müsse. Wir behaupteten ferner, dass die Leber untauglich für die Gallensecretion geworden, weil die Darmausleerungen keine Galle enthielten; endlich nahmen wir noch einen atrophischen Zustand der Milz an.

In wie fern hat nun die Section unsere Diagnose bestätigt? — — Es fand sich an der Stelle, wo wir bei Lebzeiten die harte Geschwulst fühlten, eine dem Markschwamm angehörende scirrhöse Degeneration, welche den Pylorustheil des Magens mit dem kleinen Leberlappen innig verband, und von der ich nicht zweifle, dass sie von dem Magen ausgegangen, (zumal da sich in der Magenschleimhaut noch einzelne linsengrosse Markschwammknötchen vorfanden), und später erst die Leber in Mitleidenschaft gezogen hatte. Im Innern war die Masse schon im Stadium der Zerfliessung; dadurch zeigte sich der Pylorus so stark erweitert, dass ein Finger leicht durch ihn zu dringen vermochte. Die am Pylorustheile des Magens Statt findende Zerstörung setzte sich tief in den linken Leberlappen fort, und nur ein Theil des rechten erschien noch gesund. Die Milz war sehr klein, zusammengeschrumpft und mehr lederartig. — Es ist merkwürdig, und muss hier noch besonders hervorgehoben werden, dass bei dieser gewaltigen Zerstörung früher kein Erbrechen dagewesen.*) — Die Lungen waren ödematös infiltrirt, an einzelnen Stellen die Bronchialschleimhaut geröthet. In den übrigen Organen keine Anomalie.

---

*) Vergl. den vorigen Fall.

Achtunddreissigster Fall.

Ascites. — Hypertrophia lienis. — Lungentuberkeln. — Eiter im Harn.
— Phthisis renis scrophulosa. — Punctio abdominis. — Harn-
stoff in hydropischen Flüssigkeiten. — Wiederholung der Punction.
— Tod. — Section, Epikrisis.

17. November 1840. Ernst Gräpner, 20 Jahr alt, Schneider, war bisher, Anschwellung der Nasenknorpel und Halsdrü-
sen ausgenommen, vollkommen gesund gewesen. Im Frühjahr
dieses Jahres will er zuerst eine Auftreibung im linken Hypochondrium verspürt, und daselbst ganz deutlich einen fremden
Körper gefühlt haben, der sich bald bis zum Darmbein herab
ausgedehnt habe. Wahrscheinlich war diese Geschwulst die
intumescirte Milz; deshalb haben wir auch gefragt, ob der
Kranke vielleicht früher an Intermittens gelitten habe, was er
jedoch verneinte. Zu dieser Anschwellung gesellte sich nach
einigen Monaten Hydrops, der sich zuerst an den Fussknöcheln
und später auch im Abdomen manifestirte. Der Ascites hatte
in dem letzten Monat solche Fortschritte gemacht, dass man
in einem Zeitraum von 14 Tagen zwei Mal die Punctio abdominis vorzunehmen genöthigt war (das letzte Mal in vergangener Woche). Jetzt finden wir den Kranken in folgendem
Zustand: Er ist bis zum Skelet abgemagert, sein Gesicht den
scorphulösen Habitus zeigend, blass, erdfahl, damit der bedeutend aufgetriebene Unterleib contrastirend, die Bauchdecken

stark angespannt; an den Seiten des Bauches ist der Percussionston matter, daselbst auch deutlich Fluctuation zu fühlen,
während auf der Höhe desselben der tympanitische Darmton
gehört wird, durch welches Zeichen sich der Hydrops diffu-
sus leicht von dem saccatus unterscheiden lässt. Das Diaphragma ist in Folge der Wasseransammlung im Abdomen
stark nach oben gedrängt, besonders rechts, woselbst man
beim Anklopfen den Leberton höher hinauf hört. Die rechte
Lunge gesund; auf dem linken Theil der Brust ist der Percussionston unter der Clavicula matter und daselbst keine Respiration mehr zu hören, sondern nur die Herztöne, hier also
das Lungengewebe verdichtet, und zwar nach dem Sitz der
Affection und der scrophulösen Diathese des Kranken, wahrscheinlich durch Tuberkeln. Dabei sind alle Secretionen beschränkt, die Haut trocken und rauh, Harn sparsam und einen
eitrigen Bodensatz machend, welcher an eine Degeneration
der Nieren denken lässt. Deshalb dürfen wir auch nicht, bevor wir eine klarere Einsicht in diesen Krankheitsfall erlangt
haben, die Nieren zu sehr reizen. Im Darmcanal scheint keine
Störung vorhanden zu sein, der Appetit ist gut, die Verdauung
nicht gestört, die Zunge rein, nur der Stuhl etwas retardirt.
Doch sind Symptome eines tabescirenden Fiebers zugegen,
wie namentlich der kleine, schwache, leere, frequente Puls
und die grosse Hinfälligkeit und Kraftlosigkeit zeigen; wahrscheinlich stellt sich Abends eine Exacerbation ein.

Um hier eine bestimmte Diagnose stellen zu können, haben wir den Kranken zu kurze Zeit beobachtet, auch bisher
noch zu wenige anamnestische Momente erhalten. —

Der Kräftezustand des Kranken verlangt vor Allem berücksichtigt zu werden, deshalb verordnen wir ihm eine China-
Emulsion mit Spiritus nitrico-aethereus. Ausserdem möge in
die Nierengegend Terpenthin und Oleum juniperi eingerieben
werden.

18. November. Wir haben gestern bei der ersten Untersuchung des Kranken eine Reihe deutlicher Thatsachen und
eine Reihe von Erscheinungen gefunden, die in ihrer Deutung
noch zweifelhaft waren. Deutlich war uns gestern der Ascites, deutlich die Affection der linken Lunge, deutlich die frühere Anwesenheit der Scrophulosis; dagegen war uns eine
Hauptsache nicht ganz klar, ob die vorhandene Anschwellung
des Bauches von der Milz oder von der ausserhalb des Peritonaeum liegenden Niere ausgehe. Erwägen wir die einzelnen
Phänomene genauer, so müssen wir uns jetzt für eine Affection der Niere erklären. Wir haben dafür negative und positive Zeichen. Erstens die negativen: das einzige Moment,
das man für eine Milzaffection anführen könnte, wäre eine Intermittens. Wie wir hören, sind im Frühjahr Erscheinungen
von Fieber zugegen gewesen, an denen jedoch nichts Typi-
sches zu erkennen war; sein Auftreten gegen Abend, das
leichte Frösteln, die nachfolgenden erschöpfenden Schweisse
und das damals schon vorhandene Leiden der Uropoëse lassen eine Hectica nicht verkennen. Ich erinnere Sie bei dieser Gelegenheit wieder an jenen wichtigen, von *Peter Frank*
aufgestellten Satz: dass jedes Fieber, das einen Quotidiantypus
hat, und wenn es der Intermittens noch so ähnlich sieht, sobald es gegen Abend auftritt, den Verdacht einer Febris hectica mit Zerstörung eines innern Organes erregt, was sich
besonders deutlich in der Lungenphthise zeigt. — Ferner sind
hier aber durchaus keine Erscheinungen, wie man sie bei
Milzaffection findet, als Milzschwindel, Epistaxis, Störung in
der Chylopoëse, saures Aufstossen etc. — Zweitens positive
Zeichen: Wie der Kranke jetzt bei genauerem Befragen angiebt, leidet er schon seit mehreren Jahren an Schmerz in der
linken Nierengegend; auch zeigten sich schon seit längerer
Zeit Veränderungen im Harne, Anfangs nur Anwesenheit von
zähem, fadenziehendem Schleim, später von wirklichem Eiter;

dazu gesellten sich Schmerz und Anschwellung des linken Hodens, die sich jedoch wieder verloren. Endlich ist aber noch die jetzige Beschaffenheit des Harnes zu bedenken, es ist nicht der Harn, wie man ihn bei Leber- und Milzaffectionen findet, keinen rosenrothen Bodensatz machend, sondern wirklichen Eiter enthaltend, was nicht bloss die mikroskopische Untersuchung, nach welcher der dicke Bodensatz nur aus Eiterkügelchen besteht, sondern auch die chemische Analyse, welche ausser Harnstoff und Harnsäure noch eine grosse Menge von Eiweiss, Fett und Pyin nachgewiesen hat, beweisen*). Dazu kommt noch die Fortdauer der Hectica, ein kleiner beschleunigter Puls, dessen Frequenz gegen Abend noch zunimmt, hoher Grad von Abmagerung und Schwäche. Entschieden kann aber der Fall nur werden, wenn man eine genauere Untersuchung des Abdomen vornehmen kann, d. h. wenn das angesammelte Wasser aus demselben entleert worden ist. Wahrscheinlich ist hier eine Phthisis scrophulosa der linken Niere zugegen. Ist aber die linke Niere der Art ergriffen, dass sie nicht mehr secerniren kann, so möchten jetzt alle Diuretica nicht allein umsonst, sondern auch schädlich sein. Einstweilen bis wir uns nach vollzogener Paracen-

---

*) Nach der Untersuchung des Dr. *F. Simon* ist dieser Harn folgendermaassen zusammengesetzt:

Wasser		949,4
Harnstoff		16,4
Harnsäure		0,8
Extr. Materien		14,1
Phosphorsaurer Kalk	⎱	
Schwefelsaure Alkalien	⎰	4,5
Milchsaures Natron	⎱	
Chlor-Natrium	⎰	5,5
Phosphorsaures Natron	⎰	
Albumin, Eiterkörperchen und Pyin		9,2

spec. Gewicht 1,026

tese Gewissheit über die Natur des Uebels verschafft haben,
ist die Indication für die Behandlung klar, nämlich die Kräfte
des Kranken zu heben; deshalb haben wir ihm auch eine
Emulsio chinata und gute Kost verordnet; die schon verordneten diuretischen Einreibungen werden von keinem Belang sein.
Dass man hier aber nicht solche Diuretica geben darf, welche
die Verdauung stören, als Scilla etc., und den noch vorhandenen Appetit des Kranken vernichten, versteht sich von selbst.

19. November. Da sich gestern nach der Mahlzeit eine
bedeutende Ansammlung von Gas in den Gedärmen gebildet,
dadurch den an sich schon gespannten Bauch noch mehr ausgedehnt und in Folge dessen bedeutende Athmungs-Beschwer-
den verursacht hatte, so hat man carminative Einreibungen
von Kümmelöl in den Unterleib gemacht, worauf viele Blähun-
gen abgingen und schnell Erleichterung erfolgte.

20. November. Gestern ist die Paracentese des Bauches
vorgenommen, und 1½ Eimer eines grünlich schillernden Wassers entleert worden, in welchem, wie Sie sehen, mittelst Salpetersäure schon ein bedeutender Eiweissgehalt erkannt werden kann. *Marchand* hat in mehreren hydropischen Flüssigkeiten Harnstoff aufgefunden, und wahrscheinlich wird er auch
in diesem Wasser nicht fehlen. Dass in der Hydropsie, die
durch Leber- oder Milzleiden bedingt wird, im Harne oft starke
Sedimente von Harnsäure und selbst von rosiger Säure vorkommen, ist bekannt. Wo aber Affection der Nieren selbst
die Ursache der Hydropsie abgiebt, da ist es wahrscheinlich,
dass eine grössere oder geringere Menge der normalen Bestandtheile des Harnes (Harnstoff und Harnsäure) nicht mehr
mit dem Harne entleert, sondern in das hydropische Wasser
ausgeschieden wird. Ich habe in einem interessanten Präparate zu Wien (aus der Leiche des berühmten *Beethoven*) alle Nie-
renwärzchen von einer Kapsel harnsaurer Salze umgeben, und
dadurch unwegsam gemacht gesehen, in welchem Falle auf

rein mechanischem Wege Wassersucht entstand. Ein Gleiches
wird auch geschehen müssen, wo die Nierensubstanz durch
Scrophulosis, Markschwamm u. s. w. zur Secretion untauglich
wird, gerade so, wie man es bereits von der Leber kennt,
wenn ihre Excretion durch Steine u. s. w. unmöglich gemacht
worden ist; die Galle wird dann nicht mehr nach dem Darme
entleert, sondern durch das Blut in Haut und Harn abgeschie-
den werden. — Hier möchte ein ähnlicher Vorgang Statt finden, und demnach die chemische Analyse der hydropischen
Flüssigkeit nicht bloss in wissenschaftlicher, sondern auch in
diagnostischer Beziehung von besonderem Interesse und Wichtigkeit sein.*)

Wir haben die Paracentese vornehmen lassen, nicht bloss
weil das in der Bauchhöhle angesammelte Wasser auf eine
andere Weise nicht entleert werden konnte, sondern weil
auch auf einem andern Wege die Diagnose unmöglich schien. —
Untersuchen wir jetzt den zusammengefallenen Unterleib: die
Milz ist entschieden angeschwollen, und lässt sich im linken
Hypochondrium bis unter den Rand der falschen Rippen 1″
weit herabreichend, in ihrer eigenthümlichen Form fühlen; sie

---

*) Nach der von Dr. *F. Simon* vorgenommenen chemischen Analyse des abgezapften Wassers enthielt dieses

	von 1000 Theilen
Wasser	979,000
Cholestearinhaltiges Fett	1,000
Albumin	10,408
Kohlensaures Natron ⎱ Phosphorsauren Kalk ⎰	1,239
Spiritusextract	1,680
Alkoholextract	0,273
Kochsalz ⎱ Milchsaures Natron ⎰	6,847
Harnstoff (salpeters.)	0,184
Sein specifisches Gewicht betrug	1,012

ist härter als im normalen Zustand, auf äussern Druck etwas empfindlich; auch scheint ihre Oberfläche gegen den Hilus zu etwas höckerig zu sein, was auch Ablagerung von Tuberkel-
massen in diesem Organe vermuthen lassen möchte. Neben dieser Geschwulst entdeckt man aber von ihr getrennt mehr nach
unten und gegen die Columna vertebralis hin eine andere Geschwulst, welche fest, höckerig, etwas beweglich, und beim
tiefen Druck empfindlich ist, und die nach ihrer Lage und andererseits in Verbindung mit den Erscheinungen im Harne
kaum einen Zweifel über ihre Natur und ihren Ursprung
übrig lässt, so dass sich also eine Art diagnostisches Juste
milieu ergeben hat. Doch haben wir noch eine Bemerkung
hinzuzufügen: Selbst wo die Untersuchung der Bauchorgane
so leicht erscheint, wo man sie mit der Hand zu greifen glaubt,
ist es oft sehr schwer zu bestimmen, welches Organ der Bauchhöhle das afficirte ist, ein Paradoxon, welches der berühmte
Professor zu Wien *de Haen* zuerst aufgestellt hat; *Peter Frank*
hat dasselbe offene Bekenntniss abgelegt. Der Grund dieser
Täuschung liegt wohl in zwei Momenten: 1) darin, dass die
Oertlichkeit, besonders der mehr beweglichen Organe durch
die Affection derselben mehr verändert wird, 2) dass man
neben der Bestimmung der Oertlichkeit als zweites Element
für die Diagnose die Form und Gestalt des Organes annimmt;
indessen auch diese erleiden durch Pseudoplasmen (wie Tuberkeln, Markschwamm u. s. w.) eine wesentliche Veränderung. Dazu kommt noch, dass dadurch auch die Lage der
benachbarten Organe verändert wird (was bei Herzkrankheiten eine bekannte Thatsache ist), wodurch die Schwierigkeit
der Diagnose noch erhöht wird. Zur Rectification der Irrthümer, die aus den beiden angegebenen Momenten fliessen, müssen wir die aus der Localität und Form gewonnenen Thatsachen noch einer Correctur unterwerfen, indem wir die Phänomene, welche in den Functionen der Organe eingetreten

sind, hinzuziehen. So haben wir im vorliegendem Falle die Veränderungen im Harne besonders berücksichtigt, und deshalb die in der Bauchhöhle, resp. in der Nierengegend, gefühlte Geschwulst als der Niere angehörend angesehen. Daher dürfen Sie nicht glauben, dass die Untersuchung und die Deutung derselben eine so leichte Sache sei, wie man vom Studirtisch her lehrt. Wir können eine Thatsache ganz richtig aufgefasst haben, doch kann die Deutung, welche wir ihr geben, falsch sein, eben so gut, wie man in einem Additionsexempel alle Posten richtig notirt haben, beim Zusammenrechnen derselben aber einen Fehler machen kann. Wir haben hier 2 Geschwülste in der Unterleibshöhle gefunden, was Jeder, der zwei Hände und Gefühl in ihnen hat, bestätigen muss. Damit ist aber noch keine Diagnose gestellt, es fehlt noch die Taxation des Befundes. Wenn bloss die Auffassung der Thatsachen den Diagnostiker machte, so würden die alten Krankenwärter die besten Diagnostiker sein. Doch die Abschätzung, die Deutung geben den aufgefundenen Thatsachen erst den Werth, und darin liegt die Schwierigkeit der Diagnose.

24. November. Bei dieser aus rein materiellen Ursachen beschränkten Harnsecretion darf es uns nicht wundern, dass das Wasser sich in der Bauchhöhle auffallend rasch wieder ansammelt, so dass wir schon seit einigen Tagen die Geschwülste im Unterleibe nicht mehr fühlen können. Am Abend des 21sten war noch ein entscheidendes Symptom mehr aufgetreten, eine Febris hectica, ein heftiger Frostanfall, dem Hitze, aber kein Schweiss folgte; er hat sich vorgestern und gestern nicht wiederholt. Der Harn ist unverändert; in 24 Stunden wurden nur 6—8 Unzen desselben entleert. Da der Kranke gestern beim Harnlassen über Schringen und Schmerzen im Perinaeum klagte, so wurde die Prostata untersucht, welche sich aber als im Zustand der Integrität befindlich ergeben hat; jene

Erscheinung ist somit mehr als eine consensuelle des Nieren-
leidens zu betrachten.

Was die Behandlung dieses Krankheitsfalles betrifft, so sagten wir: vor Allem sei hier der Kräftezustand des Kranken zu
berücksichtigen, und dem Collapsus, der durch das in Folge der
Eiterung entstandene hektische Fieber hervorgebracht wird, entgegen zu wirken. Deshalb haben wir auch China verordnet.
Schon bei dem gewöhnlichen Hydrops sind die Diuretica mit
Vorsicht zu gebrauchen, wie in neuerer Zeit besonders *Os-*
born hervorgehoben hat, indem durch diese leicht eine Inflammation der Nieren, und Abscesse in ihnen entstehen können, was zu dem Irrthum Veranlassung geben kann, als sei
diese Veränderung in den Nieren die Ursache der Wassersucht. Den Hydrops zu bekämpfen, fängt man gewöhnlich mit
den gelindern Diureticis an, und will das Wasser nicht fliessen,
so steigt man bis zu den stärksten Acribus; der Kranke stirbt
und man findet Inflammation der Nieren, welche man als Ursache des Hydrops wähnte, während sie doch der Doctor gemacht hat. Hier, wo schon die Nieren zur Secretion unfähig
sind, kann von dem Gebrauche der Diuretica nicht die Rede
sein, oder es hiesse nach *Peter Frank,* einem Pferde, dessen
Füsse gebunden, zum Gallopiren die Sporn geben.

Die Mischung der China mit Oel und Schleim wirkt nicht
sehr vortheilhaft auf die Digestion des Kranken, indem die Extension des Darmes durch Gase gegen Abend auf eine Weise
zunimmt, dass das grässlichste Gefühl von Spannung und Angst
entsteht, welches erst nach Anwendung von Klystiren und car-
minativen Einreibungen weicht. Wir wollen demnach die Emulsio chinata mit einem einfachen Chinainfusum vertauschen.

2. December. Wir fanden kaum 8 Tage nach der letzten
Punction die Wasseransammlung in der Bauchhöhle wieder so
zugenommen, dass die peinlichsten Beschwerden für den Kranken daraus erwuchsen, und er selber dringend nach dem pal-

liativen Mittel verlangte. Die Paracentese wurde am 29. November vorgenommen und verschaffte augenblicklich Erleichterung, doch nur auf kurze Zeit; die Wasserbildung beginnt bereits wieder. Durch diese Entleerung, welche eine grosse Menge organischer Substanz, die nicht so leicht wieder ersetzt werden kann, fortnimmt, wird aber der Kräftezustand offenbar vermindert, und die Wasseransammlung muss um so schneller wieder geschehen.

Das Einzige, was wir durch die China bezweckt haben, ist die Ermässigung der Febris hectica; des Morgens ist der Kranke fieberfrei und des Abends wird er nur selten noch von einem Frost befallen. Dagegen zeigt sich jetzt die Quantität des Harnes sehr beschränkt. Sonst sieht man beim Ascites nach gemachtem Bauchstiche in der Regel die Urinsecretion sich mehre Tage hindurch vermehren, und die vor demselben ganz unwirksamen Diuretica nun ihre Wirkung nicht versagen. Hier aber hat die Entleerung des im Bauch angesammelten Wassers auf die Urinsecretion gar keinen Einfluss gehabt. Da im Harne sich noch die normalen Harnbestandtheile vorgefunden haben, so wollen wir noch einen Versuch mit einem Diureticum machen, doch nicht vom Magen her, um nicht den Rest der Digestionskraft zu zerstören, sondern auf endermatischem Wege. Da ferner die Untersuchung uns zu dem Glauben geführt hat, dass die linke Niere die leidende ist, so wollen wir auf die rechte, gesunde zu wirken versuchen, und zwar durch Einreibung von Oleum terebinthinae und Oleum juniperi in die rechte Nierengegend.

Bereits am 8. December musste die Punction wieder vorgenommen werden, durch welche 1½ Eimer Flüssigkeit von der frühern Beschaffenheit entleert wurde; auf kurze Zeit floss darauf der Harn etwas reichlicher, aber stets Eiter enthaltend. — Doch schnell hatte sich das Wasser von Neuem erzeugt, und belästigte, in Verbindung mit jedesmaliger Ansammlung von Gasen nach dem Genuss von Speisen, den Kranken auf das Fürchterlichste, so dass schon am 13ten die Punction wiederholt werden musste. Das hektische Fieber trat nun wieder deutlicher auf, es gesellte sich noch Oedema pedum hinzu, und am 16. December gab der Kranke seinen Geist auf.

Epikrisis. Wir haben zu erörtern, in wie fern der Sectionsbefund mit dem übereinstimmt, was wir bei Lebzeiten des Kranken gefunden und erkannt haben. Die Hydropsie war klar; aber wichtiger war für uns die Frage, durch welches Leiden und welcher Organe, durch welche qualitative Veränderungen die Hydropsie bedingt wurde. Die örtliche Untersuchung stellte wohl heraus, dass die Milz vergrössert war, doch eine grössere Bedeutung hatte die Verletzung der linken Niere, auf deren Vorhandensein wir theils aus der Anamnese, theils aus den vorhandenen Erscheinungen schlossen: Nicht bloss war die Absonderung des Harnes beschränkt, sondern dieser enthielt auch Eiter, was theils die mikroskopische, theils die chemische Analyse ergeben hat; daran schloss sich noch eine andere Erscheinung an, welche die chemische Untersuchung auffand, nämlich die Gegenwart von Harnstoff in der hydropischen Flüssigkeit, welche durch den Bauchstich entleert worden war. Ich hatte damals bemerkt, dass man erst in neuerer Zeit hierauf aufmerksam gemacht hat, und die Gegenwart des Harnstoffes in hydropischen Flüssigkeiten bisher nur in wenigen Fällen, wo die Nieren leidend gewesen, gefunden. Das Vorhandensein des Harnstoffes in der hydropischen Flüssigkeit ist wichtig für die Diagnose von Nierenkrankheiten: wo die Nieren im Zustande der Integrität sind, ändert sich während der Wassersucht wohl die Quantität des Urines, welcher Harnstoff und Harnsäure unverändert enthält; man wird aber, wie ich glaube, keinen Harnstoff in der hydropischen Flüssigkeit finden. Die chemische Analyse hat in unserm Falle eine grosse Quantität Harnstoff im abgezapften

Wasser gefunden, und dadurch ward die Diagnose sehr geför-
dert *). — Aber auch die Anamnese gab uns einen Anhaltspunkt: Der Kranke hatte früher über Schmerz in der linken
Nierengegend geklagt, der sich nach dem Verlaufe des Ure-
thers verbreitete; dazu gesellte sich Harnzwang und Anschwellung des linken Hodens. Alles dieses schien keinen Zweifel
übrig zu lassen, dass eine Nierenaffection zugegen wäre, die
den Hydrops veranlasste. Dass ein Eiterungsprocess in der
Niere stattfand, auch das war klar; schon der eitrige Bodensatz im Harn, aber auch das Auftreten des hektischen Fiebers, welches indessen durch den hydropischen Process ge-
dämpft worden war, deuteten darauf hin. Wir begnügten uns
jedoch nicht mit dieser Bestimmung, sondern suchten noch die
Eiterung zu qualificiren, ob es eine einfache Eiterung in Folge
einer Entzündung, oder eine durch Dyscrasie hervorgerufene;
und bei näherem Nachforschen ergab es sich, dass wir es mit
einer scrophulösen Ablagerung in der linken Niere zu thun
hatten, die sich bereits im Zustande der Erweichung befand.

Die Section zeigte Folgendes: Da erst einige Tage zuvor
die Punctio abdominis gemacht worden, so war die Menge
des angesammelten Wassers in der Bauchhöhle nicht bedeutend, doch schwammen in ihm Flocken plastischer Lymphe,
wohl das Product der letzten Tage, da auch das Peritonaeum
sich geröthet erwies, wahrscheinlich als Folge der zuletzt
vorgenommenen Paracentese. Die Darmschlingen theils unter
sich, theils an die Bauchwandungen durch faserige Filamente
festgewachsen, das Colon transversum mit Leber und Magen
verklebt. Die Darmwandungen waren infiltrirt, und dadurch

---

*) Siehe die Anmerkung S. 382. — F. Simon hat auch bei einem
Manne, der an der *Bright*'schen Nierendegeneration gestorben war, in
der Flüssigkeit, die sich in dem Cavo thoracis vorfand, Harnstoff gefunden.

sehr dick und fest. Nächstdem fand sich eine Veränderung
an dem Colon transversum, die einen Irrthum von unserer
Seite begründete, den wir bei Lebzeiten des Kranken begangen haben. Wir benutzten nämlich gleich die erste Punction,
um die Bauchorgane genauer zu untersuchen, und glaubten
dicht unter den Rippen linkerseits die angeschwollene Milz,
daneben, tiefer und mehr nach hinten, eine andere Geschwulst
zu fühlen, die, verschiebbar und zugleich höckerig, wir geneigt waren, theils nach ihrer Form, theils nach ihrer Lage,
für einen Theil der linken Niere zu betrachten, und in diesem
Punkte haben wir uns getäuscht. Denn die Section wies
nach, dass die linke Niere ganz fest nach hinten mit den Lum-
balmuskeln verwachsen und unbeweglich war, und das, was
wir für die Niere genommen, ein Stück des absteigenden Colon's mit Fäcalmaterien gefüllt gewesen. Die Täuschung kam
daher, dass gleich am ersten Drittheil des Colon descendens
durch eine Pseudomembran eine Einschnürung sich befand,
durch welche der obere Theil desselben gegen den Magen hin
bedeutend erweitert und mit Fäcalmaterien angefüllt gefunden
wurde *). Dieser Irrthum beweist wieder die Richtigkeit des

---

*) Es möge hier eine Bemerkung Schönlein's ihren Platz finden,
betreffend die Retention von Darmkoth, durch welche der Arzt leicht
irre geleitet werden kann:

„Bei einem Manne, den ich kannte, berichtete mir ein ausgezeich-
neter Arzt und Kliniker, habe sich ein Scirrhus im Unterleibe gebildet;
man fühle zur Seite des Nabels eine harte Geschwulst von der Grösse
einer Faust; zugleich sei, merkwürdiger Weise, ausser Uebelkeit und
Kothbrechen noch Durchfall vorhanden. Ich vermuthete, dass an einer
verengten Stelle des Darms Fäcalmaterien sich angehäuft hatten, und
wirklich verlor sich auch auf Einspritzungen von warmem Wasser und
dem innern Gebrauch des Ricinusöls der vermeintliche Scirrhus. Der
Kranke ist später an einer andern Krankheit gestorben, und bei der
Section zeigte sich am absteigenden Colon eine Verengerung, aber eine
einfache, und oberhalb derselben sackförmige Erweiterung des Darmes
und Anhäufung von Kothmassen. Ich sah einen zweiten Fall, wo man

de Haen'schen Satzes, nämlich: wie schwierig die Bestimmung der Organe sei, welche man durch die Bauchdecken hindurch angeschwollen fühle, und wie vorsichtig man in der Deutung solcher Anschwellung sein müsse, da eine Täuschung gar zu

---

im Unterleibe eine harte Geschwulst von Kindeskopfgrösse wahrnahm, welche schwand, als die harte Masse wie eine Kanonenkugel entleert wurde. — Fälle der Art sind schon von alten Aerzten beobachtet worden. Man hat wiederholt gesehen, dass über der Coecalklappe der Darmkoth pfundweise sich anhäufen, und dennoch täglich Entleerungen Statt finden können, ja zuweilen selbst Diarrhöe, indem sich durch die schon Monate lang im Darm angehäufte Kothmasse eine Röhre oder an ihrer Seite eine Rinne bildet, durch welche die dünne Fäcalmaterie hindurchgeht, während die festere zurückbleibt, und die alte noch vermehrt, so dass der Kranke, der scheinbar Diarrhöe hat, eigentlich an Verstopfung leidet.

Etwas Aehnliches haben Sie auch bei jenem Mädchen gesehen, das an einer Perienteritis des Dünndarms neben Entzündung der Colonschleimhaut litt. Nachdem die erstere glücklich bekämpft worden war, fanden wir in den Darmausleerungen zwei ganz verschiedene Stoffe, harte, knollige Fäcalmasse und dünnflüssigen Darmschleim, während zugleich der Dünndarm tympanitisch aufgetrieben war. Hätten wir uns auf die Aussage der Kranken verlassen, so litte sie an Diarrhöe, während doch eigentlich Verstopfung vorhanden war.

Dieser scheinbare Widerspruch kommt sehr häufig vor; bei der Dysenterie war er schon den Alten bekannt. Während von der kranken Colonschleimhaut so grosse Mengen des eigenthümlichen Schleimes entleert werden, ist jenseits derselben Anhäufung von Darmkoth, in deren Folge der Dünndarm sehr bedeutend auftreiben, und sich noch entzünden kann, welche Entzündung aber nicht eine Fortsetzung der Entzündung des Colon's, sondern nur die Folge der Anhäufung des Darmkothes ist. — Ich erinnere Sie ferner an die Erscheinung bei der Proctitis, wo ich es nicht Ein Mal, nein, ein Dutzend Mal gesehen habe, wie Aerzte, weil Diarrhöe vorhanden, stopfende Mittel gegeben haben, während die Untersuchung uns den Mastdarm entzündet und seine Schleimhaut verdickt ergab, und höher hinauf metzenweis die dicken, festen, zurückgehaltenen Fäcalmaterien.

Sie mögen hieraus nur entnehmen, worauf ich Sie so häufig schon aufmerksam gemacht habe, wie nothwendig es immer ist, die Ausleerungen genau anzusehen, und sich niemals auf die Aussage des Kranken zu verlassen."

leicht durch die örtliche Veränderung der Organe und durch die verschiedene Gestalt, welche sie in Krankheiten annehmen, bedingt werde. Wir haben indessen diese manuelle Untersuchung nur als Unterstützungspunkt für die Diagnose benutzt; hätten wir darauf allein unsere Diagnose gegründet, so wären wir nebenbei gegangen. — Die linke Niere war fest verwachsen mit den hinter ihr liegenden Muskeln, sogar nach oben mit dem Diaphragma, ihr Volumen um das dreifache vergrössert. Der Durchschnitt derselben zeigte nur noch Reste der Corticalsubstanz, während die Medullarsubstanz ganz zerstört war durch Ablagerung von Tuberkelmasse, die aber schon zerflossen war, daher die Niere in ein Fächerwerk umgewandelt erschien. An den Wandungen der Cysten fand man noch die Reste der halbzerflossenen Tuberkeln als bröcklige, käseähnliche Substanz, während das Nierenbecken mit flüssigem Eiter angefüllt war, der bei der Oeffnung desselben herausstürzte; der linke Urether, so wie alle Ausführungsgänge waren mit dieser Materie verstopft. Es sind dies ganz solche Excavationen, wie man sie auch in phthisischen Lungen findet. Die rechte Niere war im Zustande der Integrität; ebenso die Blase und Prostata. — Die Milz um das Doppelte vergrössert, ihre Einhüllung ebenfalls fast knorplig und ihre Substanz in eine sarcomatöse, fleischähnliche Masse umgewandelt. Die Leber gesund; Herz und Lungen mehr nach dem obern Theil des Brustkastens gedrängt, übrigens gesund nur im obern Lappen der linken Lunge Miliartuberkeln.

Die hier vorliegende Krankheit der Niere gehört zu den seltneren; ich erinnere mich nicht, sie ein halb Dutzend Mal gesehen zu haben, wenigstens in ihrem tödtlichen Ende. Obgleich ich glaube, dass im Anfange Heilung möglich, so ist sie doch, auf diesen Punkt der Höhe gekommen, wie im vorliegenden Falle, unheilbar. Es wird daher für den practischen Arzt um so nöthiger sein, die werdende Krankheit zu er-

kennen. Die Erscheinungen haben zu Anfang grosse Aehnlichkeit mit den Erscheinungen der beginnenden Tuberculose
in den Lungen. Es sind junge Individuen, die von dieser
Krankheit befallen werden, Kinder von 7—8 Jahren, bis in
die Blüthenjahre hinein, Individuen, die entweder bloss scrophulösen Habitus haben, oder wo die Scrophulosis sich schon früher in äussern Theilen manifestirt hatte; solche Individuen zeigen dann gewöhnlich nach Erkältung und Durchnässung ein
Leiden der Harnorgane, Anfangs undeutlich: Gefühl von Druck
in der einen oder beiden Nierengegenden, Kreuzschmerz, selten Stechen; bei genauer Untersuchung findet man, dass der
Schmerz nicht in der Mitte, sondern zur Seite der Columna
vertebralis sitzt; häufigen Drang zum Harnlassen, besonders
bei Aufenthalt in einer dumpfen Luft von niedriger Temperatur. Ich habe gesehen, dass dieser Drang sich meist zur
nächtlichen Weile einstellt (wie der Husten bei Lungentuberkeln); Kinder lassen den Harn ins Bett; man sei daher, wenn
scrophulöse Kinder dieses Zeichen zeigen, auf seiner Hut. Der
Harn ist Anfangs blass, hell oder schon durch Schleim getrübt,
ganz ähnlich wie die an Lungentuberkeln Leidenden zu Anfang
nur Trachealschleim aushusten. Nur wenn heftiger Schmerz eintritt, findet sich auch Blut im Harne, selbst periodisch wiederkeh-
rende Haematurie (ähnlich wie die Haemoptoë bei beginnender
Lungenphthise). Bei Individuen um die Pubertät, zuweilen schon
früher, gesellen sich dazu noch Erscheinungen in den Genitalien: Erection, krampfhaftes Heraufziehen der Hoden, wie bei
Steinkranken. Das sind die Symptome der erst beginnenden
Nierentuberkulose, welche noch Heilung zulässt. Diese muss
darin bestehen: örtlich Blut zu entleeren, Jodkali, Jodqueck-
silber in die Nierengegend einzureiben, Salzbäder nehmen zu
lassen, Jod innerlich zu reichen, oder in Form der Mineral-
wässer (Wildegg, Adelheidsquelle). Entsprechend sei Diät und
Getränk, letzteres immer mit Schleim vermischt Eselsmilch,

Ziegenmilch u. s. w. Ist aber die Krankheit einmal auf den Punkt gekommen, wie wir sie hier finden, so kann nur palliativ verfahren werden. Ob hier der vielgerühmte Leberthran noch Hülfe leistet, weiss ich nicht, glaube es auch nicht, eben so wenig wie bei Lungenphthisikern, obgleich er wohl zu Anfang der Krankheit ein kräftiges Unterstützungsmittel der Kur sein mag.

Neununddreissigster Fall.

Lungentuberkeln. — Diabetes mellitus. — Affinität beider Krankheitszustände. — Opium zur Verminderung der gesteigerten Harnsecretion. — Eigenthümliche Wirkung des Opium. — Dysenterische
Erscheinungen. — Ursache der Harnzuckerbildung. — Verschiedenheit des Harns zu verschiedenen Tageszeiten. — Besserung.

5. Januar 1844. Carl Wagner, Raschmachergeselle,
21 Jahr alt. Das, was wir theils durch Fragen, theils durch
die objective Untersuchung des Kranken gewonnen haben,
wird sich in folgenden Thatsachen zusammenfassen lassen.

Der Kranke will 21 Jahr alt sein, doch ist seine körper-
liche Entwickelung weit hinter den Jahren zurückgeblieben;
sein Körper zeigt eine höchst mangelhafte Ernährung, und
gleicht dem eines Knaben von 14 Jahren; die Genitalien noch
unbehaart, die Hoden klein. Sein ganzer Habitus (wie die
blonden, röthlichen Haare, die aufgeworfene Oberlippe, die
dicke Nase und weisse Hautfarbe zeigen) ist der scrophulöse;
doch haben sich die Scropheln bei ihm nicht als Drüsenscro-
pheln geäussert, sondern als scrophulöse Ausschläge, namentlich als ein feuchter Kopfgrind, der jeden Frühling wiederkehrte, bis er in spätern Jahren, ohne dass Repulsivmittel angewandt worden, von selbst schwand. Vor Jahresfrist ward
er von einer Intermittens tertiana befallen, die aber trotz ihrer mehrwöchentlichen Gegenwart keine weitere Störung in

den Unterleibsorganen zurückgelassen hat, namentlich lässt sich von der Milz selbst bei tieferem Drucke nichts fühlen. Seit 2 Monaten begann er wiederum zu leiden: Abends bekam er Frösteln, das bis zum Zubettelegen dauerte, worauf Hitze folgte. Dazu gesellte sich seit 14 Tagen noch ein Hüsteln, dessen Eintrittszeit sehr characteristisch, nämlich des Morgens beim Erwachen, und mit welchem ein dünner fadenartiger Schleim entleert wird. Bei der Untersuchung der Brust ergiebt sich eine nicht sehr lobenswerthe Architectonik des Brustkastens: er ist platt, gegen oben konisch verengt; das Athmen ist mehr oberflächlich, doch nicht beschleunigt. Bei der Percussion giebt der obere Theil des Thorax einen mehr hellen, fast tympanitischen Ton, während der untere einen normalen. An diesem Theile hört man ganz normales Respirationsgeräusch, während an jenem bronchophones Athmen. Morgens ist der Kranke fieberlos, Abends dagegen zeigt sich eine nicht unbedeutende Pulsfrequenz (108 Schläge in der Minute), gleichzeitig eine trockne heisse Haut, und gegen Morgen erfolgt darauf eine leichte Transspiration, also nicht eine Febricula, sondern eine Febris vespertina. Der Harn unterscheidet sich, was auffallend, in seinen äussern Erscheinungen nicht vom normalen.

Nach den angeführten Thatsachen möchte kaum zu zweifeln sein, dass in den obern Lappen beider Lungen sich Tuberkeln gebildet haben, die aber noch im Zustande der Crudität. Ich kann deshalb auch nicht zugeben, dass das begleitende Fieber eine Hectica genannt werde, wie der Herr Practicant behauptet, sondern glaube, dass es als Reizfieber zu betrachten ist.

Verordnung: Infusum Digitalis mit Liquor Kali acetic. Strenge Diät.

6. Januar. Wir haben den Harn des Kranken noch genauer untersuchen lassen, wiewohl die Menge, Durchsichtig-

keit und Farbe desselben gar nichts Anomales erwiesen; aber
gerade der Mangel von sichtbaren anomalen Erscheinungen im
Harne bei dem Vorhandensein der Febris vespertina hat uns
zu dieser Untersuchung bestimmt. Da hat sich denn ergeben,
dass das blosse Beschauen des Harnes zur Beurtheilung desselben nicht ausreicht; denn es scheint ein Harn wie von einem
Gesunden zu sein. Aber schon das bedeutende specifische Gewicht desselben (1048, während das des normalen Harnes 1020)
liess auf eine veränderte chemische Zusammensetzung schliessen. Der Harn unseres Kranken enthält eine sehr bedeutende Menge von Zucker, während Harnstoff und Harnsäure
in ihm nur in sehr geringer Menge enthalten sind. Vorläufig
haben wir nur eine qualitative Untersuchung des Harnes vornehmen lassen. Dadurch haben wir schon ein neues Moment
gefunden, durch welches sich das anomale Nutritionsverhält-
niss des Kranken erklären lassen möchte; wir müssten freilich
noch wissen, wie lange schon diese Mischungsveränderung des
Harnes dauert.

Es fragt sich nun, welche Beziehung ist zwischen der
Anomalie im Harne und dem ganzen Krankheitsprocess, den
wir hier gefunden, und der nach Angabe des Kranken erst
seit 2 Monaten bestehen soll? Dass eine Correlation zwischen
Diabetes und Tuberculose vorhanden, das ist schon lange bekannt; ja ich habe sogar eine Zeitlang die Ansicht aufgestellt,
und zwar auf Grund einiger Sectionen, dass der Diabetes auf
Tuberculose der Nieren beruhe; später habe ich jedoch dieses Zusammentreffen von Diabetes und Nierentuberculose nicht
als constant gefunden, wohl aber, dass nach Diabetes, selbst
dem insipidus, sich später Tuberculose in den Lungen ausbilde.
Es besteht also eine Affinität zwischen diesen beiden Krankheitszuständen; aber dieser Affinität wegen beide Krankheiten
als eine einzige zu betrachten, das will ich nicht behaupten.
Die Beobachtungen der Affinität von Krankheiten haben sich

erst aus neueren Forschungen ergeben, doch ist man dabei
mitunter zu weit gegangen. So hat man behauptet, dass der
tuberculöse und typhöse Krankheitsprocess sich ausschliessen.
Das ist unrichtig; ich habe Ihnen darüber schon öfters meine
Ansicht ausgesprochen, und glaube sogar, dass fernere Untersuchungen herausstellen werden, dass die sogenannten acuten
Tuberkeln und der Typhus ein und derselbe Krankheitsprocess
ist. — Kurz, bei unserem Kranken haben wir Zuckerbildung
im Harn und Tuberculose in den obern Lungenlappen gefunden, 2 Krankheitszustände, die aber nicht zufällig in demselben Individuum vorhanden, sondern nach unserer Ansicht in
einem genauen Verhältniss zu einander stehen.

So wichtig diese Entdeckung für die Diagnose des Falles,
so wenig erfreulich ist sie aber weder für die Prognose noch
Behandlung desselben. Denn, wenn schon die Bekämpfung
der einfachen Lungentuberculose uns viel zu schaffen machen
möchte, so muss die Schwierigkeit der Behandlung noch um
vieles dadurch vermehrt werden, dass sie hier noch mit einer
Krankheitsform zusammentrifft, die bis auf den heutigen Tag
dem Arzt eine Crux ist. — Wir werden die gestern verordnete Arznei wieder aussetzen lassen, und wollen dem Kranken
den Leberthran geben, und zwar zuerst den Versuch mit kleinen Dosen desselben machen (Vormittags 2 Kinderlöffel voll),
um zu sehen, ob dadurch die abendliche Gefässreaction vermehrt wird, was mir nicht wahrscheinlich. Auch äusserlich in den ganzen Thorax mögen Frictionen von Thran gemacht werden; Abends gebrauche der Kranke eine einfache
Emulsion.

13. Januar. Herr Dr. Heintz hat eine genauere quantitative Untersuchung des Harnes unseres Kranken vorgenommen,
deren Resultat folgendes ist:

1000 Theile Harn enthielten:

866,9 Wasser,

133,1 feste Bestandtheile,

1,16 Harnstoff (also bedeutend vermindert),

0,085 Harnsäure,

71,98 Harnzucker (also mehr als die Hälfte der festen

Bestandtheile),

2,25 feuerbeständige Salze,

57,625 extractive Materie und Ammoniakverbindungen.

Nach dieser Analyse gehört dieser Harn, was schon sein grosses specifisches Gewicht (1048) vermuthen liess, zu den zuckerreichsten.

Wir haben dem Kranken Thran verordnet, Anfangs in kleiner Gabe, um zu sehen, ob danach eine Steigerung des Gefässorgasmus eintreten würde. Wie ich es bezweifelt habe, so hat es sich auch durch die Beobachtung herausgestellt. Der Thran hat keine Vermehrung der Gefässirritation bewirkt. Das abendliche Fieber hat sich sogar auf ein Minimum vermindert; auch der Husten ist weniger quälend. Der Kranke möge daher den Thran fortgebrauchen, und nebenbei noch vom Jodeisen Morgens und Abends gr. β nehmen.

Aber die Harnmenge, welche der Kranke in 24 Stunden lässt, hat in der letzten Zeit bedeutend zugenommen, und steht jetzt in gar keinem Verhältniss zu der Flüssigkeit, die er zu sich nimmt; sie beträgt an 9 Quart. Dieser Zustand der Nierenreizung, den der Fingerhut, welchen wir zu Anfang gegeben, indem wir die Krankheit für eine reine Tuberculose hielten, hervorgebracht zu haben scheint, verlangt, dass wir dagegen einschreiten, nicht allein durch Weglassung des Fingerhutes, was schon seit längerer Zeit geschehen, sondern durch Darreichung von Opium (einem Mittel, das wohl einen vorzüglichen Einfluss auf die quantitative, aber nicht auf die qualitative Beschaffenheit des Harnes hat), sowohl innerlich in Form der Tinctura thebaica (Morgens und Abends 10 Tropfen), als auch äusserlich in Form einer Inunction (von ʒj Opium mit ʒj Fett) in die Nierengegend. Endlich muss jetzt die Diät des Kranken eine mehr animalische und, seinen gesteigerten Appetit zu stillen, eine reichlichere sein *).

22. Januar. Herr Dr. Heintz hat wiederum den Harn des Kranken einer genauen Untersuchung unterworfen; das Ergebniss ist folgendes:

1000 Theile Harn enthielten:

907,93 Wasser,

92,07 feste Bestandtheile,

1,01 Harnstoff,

0,048 Harnsäure,

70,64 Harnzucker,

3,07 feuerbeständige Salze,

17,302 extract. Materie und Ammoniumverbindungen.

Hiernach ist der Zuckergehalt des Harnes dem früher gefundenen ziemlich gleich (7 p. C.). Da diese Analyse den Harn betraf, welchen der Kranke am 15ten zu ungefähr 9 Quart in 24 Stunden liess, so würde er (das Quart zu 3 medicinischen Pfunden berechnet) täglich fast 2 Pfund Zucker in 24 Stunden entleert haben.

Die übermässige Harnsecretion zu mindern, hatten wir dem Kranken Opium gegeben, theils innerlich, theils äusserlich in Form einer Inunction in die Nierengegend; die durch diese Einreibung aufgenommene Menge des Mittels nicht gerechnet, nimmt er täglich ungefähr 2 Gran. Die intendirte Wirkung desselben ist sehr erwünscht; denn der Kranke lässt

_____

*) In Folge dieser Anordnung erhielt der Kranke täglich ¼ ℔ Kalbsbraten, 1½ ℔ gekochtes Rindfleisch, 1½ Quart Bouillon, 2 Eier, 1 ℔ Kleberbrod (welches sich aber bei genauer Untersuchung als sehr viel Amylon enthaltend erwies) und das Infusum von 1 Loth Kaffee.

seit einigen Tagen kaum die Hälfte der früher entleerten Quantität Harn's; gleichzeitig damit hat sich auch der Durst des
Kranken wieder vermindert, doch nicht sein Hunger. Andrerseits zeigt sich aber in diesem Falle wieder constant, worauf
ich Sie schon bei ähnlichen Fällen aufmerksam gemacht habe,
dass das Opium weder Zufälle der Narkose, noch Stuhlverstopfung bewirkt; der Kranke hat sogar täglich 2—3 breiige
Stuhlentleerungen. Diese Wirkung des Opiums habe ich nicht
selten bei Diabetikern beobachtet, eine Erscheinung, die im
schreiendsten Gegensatze mit den Angaben der Pharmakody-
namik steht. Sie sahen hier früher einen Diabetiker, welcher
täglich fast 1 Drachme der Tinct. thebaica, und längere Zeit
hinter einander gebrauchte, und doch trat bei ihm keine Stuhlverstopfung ein, vielmehr Neigung zu Diarrhöe, eben so wenig
zeigte sich bei ihm eine Spur von Narkose. Sie ersehen hieraus, wie unrichtig es ist, aus der allgemeinen Wirkung der
Arzneimittel einen bindenden Rückschluss auf ihre Wirkung
in Krankheiten zu ziehen. Ich spreche hier gar nicht von der
Modification der Reaction auf Arzneistoffe, insofern sie indi-
viduell; denn die Bestimmung dieser liegt ganz ausser dem
Bereiche der wissenschaftlichen Deduction. Aber das liegt
innerhalb ihrer Grenzen, inwiefern die Arzneistoffe in gewissen Krankheitsprocessen anders als in andern wirken. Der
vorliegende Fall ist nicht ein individueller, sondern, wie ich
Ihnen schon sagte, ich habe in vielen anderen Fällen von Diabetes eine gleiche Wirkung des Opiums beobachtet.

25. Januar. Unser Opiumesser hat seit gestern 5 Darmentleerungen und mehr flüssiger Art gehabt, was offenbar die
Wirkung des Opiums ist. Wir werden deshalb den innern
Gebrauch desselben aussetzen, zumal die Harnsecretion sich
noch mehr beschränkt hat. Der Zuckergehalt ist, wie eine
Untersuchung mittelst des Polarisations - Apparates erwiesen
hat, ziemlich derselbe ($7\frac{1}{2}$ p. C.). — In den übrigen Krank-

heitssymptomen ist keine Veränderung eingetreten· — Bisher
hat der Kranke nebenbei noch Leberthran und Jodeisen genommen, wir wollen die Gabe des letztern von gr. β auf gr. j
erhöhen.

5. Februar. Die Menge des Harnes nimmt noch immer mehr
ab; in 24 Stunden werden jetzt nur 2½ Quart entleert; dabei
bleibt der Harn klar, und trübt sich nicht mehr so schnell wie
früher, eine Trübung, welche durch die Gährung bewirkt wird.
Hieraus möchte sich wohl schon schliessen lassen, dass der
Gehalt an gährungsfähigen Stoffen im Harn abgenommen hat;
doch wird darüber eine genaue Untersuchung entscheiden müssen. — Was die Lungentuberkulose betrifft, so haben wir zur
Messung derselben zwar kein so bestimmtes Maass, wie für den
Zuckergehalt des Harnes, indessen sind die Erscheinungen derselben offenbar viel unbedeutender geworden. Es ist aber
bei dem Kranken eine neue Erscheinung aufgetreten: heftige
Diarrhöe mit Tenesmus und Röthung am Orificium ani. Was
diese betrifft, so wären zwei Möglichkeiten für ihre Erklärung
vorhanden. Erstens könnte sie Folge des Medicamentes, des
Opiums, sein; denn Sie wissen, dass auf den Gebrauch desselben Diarrhöe erfolgte. Hiernach würde diese Erscheinung
eine Nachwirkung sein; das ist mir nicht wahrscheinlich, da
schon seit 10 Tagen das Mittel ausgesetzt worden. Zweitens
wissen wir, dass bei Individuen, die an Lungentuberkeln leiden, sich häufig eine Mastdarmaffection ausbildet, und zwar
zum Heile solcher Kranken: es entsteht Entzündung des den
Mastdarm umgebenden Zellgewebes, sie geht in Eiterung über,
und eine Mastdarmfistel bleibt zurück. So lange diese vorhanden, steht die Brustaffection still; nun kommt aber ein ope-
rationslustiger Chirurg, operirt, und heilt die Fistel; man freut
sich, gratulirt; aber drei bis vier Wochen darauf tritt die Brustaffection von Neuem auf, die Lungenphthise entwickelt sich
mit grosser Raschheit, und der Kranke unterliegt. Das ist eine

Erfahrung am Krankenbette, wofür sich ein physiologischer Nachweis schwer führen lassen möchte. Wollten wir sie aber darum ignoriren, so wären wir gewissenlose Leute, oder wenigstens sehr schlechte Aerzte. — Kurz wir müssen auf diese neue Erscheinung aufmerksam bleiben. Der Mastdarm zeigt sich bei der Untersuchung geröthet, schmerzhaft und etwas aufgewulstet. Auch das Colon descendens ist auf Druck von den Bauchdecken her etwas empfindlich. Die Darmentleerungen sind mit Blut vermischt. Zu dieser Mastdarmaffection hat sich auch eine geringe Gefässreizung gesellt.

Verordnung: Strenge Diät; zum innern Gebrauch eine Solutio gummosa mit Aqua lauro-cerasi; Fomentationen von einem Aufguss der Hb. Belladonnae auf den Unterleib und die Mastdarmmündung, in letztere auch Einreibung von der Belladonnasalbe.

7. Februar. Das alte Leiden, der Diabetes, geht rasch zur Besserung: gestern hat der Kranke nur noch 1¾ Quart Harn gelassen, welcher, mittelst des Polarisations-Apparates untersucht, 7½ p. C. Zucker enthielt; hiernach würde er in 24 Stunden nur noch ungefähr 5 Unzen Zucker entleeren, während früher fast 2 Pfund. — Die neu aufgetretene Affection des Mastdarmes hat sich wieder etwas ermässigt; die Frequenz der Entleerungen ist nicht mehr so zahllos; sie sind jedoch immer noch etwas mit Blut tingirt, der Tenesmus etwas geringer, das Fieber sehr unbedeutend.

12. Februar. Ehe die dysenterischen Erscheinungen *) nicht

---

*) Wie bei diesem Kranken, so zeigte sich durch den ganzen Krankensaal die Dysenterie, man könnte sagen, endemisch verbreitet, sich zu den verschiedenartigsten Krankheiten gesellend (zu Morbillen, Morbus Brightii, Status gastricus, Typhus) und zwar auf gleiche Art, indem nur der untere Theil des Dickdarmes, das Colon descendens und besonders der Mastdarm ergriffen waren, und selbst bei einem Kranken, der schon Monate zuvor an einem chronisch-catarrhalischen Zustande

ganz verschwunden, werden wir nicht wieder zu der früheren Behandlung gegen den Diabetes schreiten können. Der Stand desselben ist, was zu bemerken, ein höchst günstiger, obgleich die durch das accidentelle Leiden erforderte Diät und Arzneimittel nicht gerade passend für die Harnzuckerbildung zu nennen ist. Wie die Menge des Harnes, variirt auch der Gehalt des Zuckers: Am 7ten liess der Kranke 3 Quart Harn, welcher 10 p. C. Zucker enthielt, am 8ten 3 Quart mit 6 p. C. Zuckergehalt, am 9ten wieder $1\frac{1}{4}$ Quart und 8 p. C. Zucker. — Die Stuhlentleerungen werden jetzt schon mehr fäculent; die Mastdarmschleimhaut ist nur noch wenig geröthet und empfindlich, und secernirt etwas Schleim.

13. Februar. Gestern hat der Kranke nur 1 Quart Harn gelassen, der $7\frac{1}{2}$ p. C. Zucker enthielt. — Die Abnahme der

der Schleimhaut des obern Theiles des Darmcanales gelitten hatte, sich der dysenterische Process nicht über die genannte Darmparthie hinauserstreckte. Bloss bei einem einzigen Kranken (einem Reconvalescenten von Morbillen) überschritt er diese Grenze, und ergriff auch das Colon transversum. — Die Behandlung beschränkte sich nur auf strenge Diät, schleimiges Getränk, narkotische Fomente auf den Unterleib, und Einreibung der Belladonnasalbe in den Mastdarm; einige Fälle verlangten noch topische Blutentleerungen, theils dem Colon descendens entsprechend, theils um den Mastdarm. — Nur ein Kranker, der durch den vorausgegangenen Typhus äusserst entkräftet war, erlag dieser Episode.

Indem Schönlein über die Ursache der Verbreitung der Dysenterie in dieser Krankenabtheilung sprach, und die Vermuthung aufstellte, dass wahrscheinlich eine Infection durch das Stechbecken stattgefunden, erzählte derselbe:

„Ich habe im Juliushospital zu Würzburg einmal etwas Aehnliches gesehen: in der Pfründnerabtheilung erkrankten wohl 20 Individuen in 24 Stunden an einer heftigen Dysenterie, während in den übrigen Abtheilungen des Hospitales sich nicht ein einziger derartiger Fall zeigte. Bei genauerer Nachforschung ergab sich aber, dass die Dysenterie Folge einer Kupferintoxication, indem man Schmelzbutter aus einem Kupfergefäss genommen, dessen Zinnbeleg abgegangen war. Auch hat sich bei der Untersuchung die Anwesenheit des Kupfers in den Stuhlentleerungen herausgestellt."

diabetischen Phänomene ist um so auffallender, als wir uns
seit dem Auftreten der Dysenterie nicht mehr an die strenge
animalische Diät halten konnten, so dass wir wohl die Hoffnung haben, dass, wenn wir die Dysenterie erst ganz im
Rücken haben werden, wir es zur Heilung des Diabetes bringen.

Ich bin weit entfernt, die Behandlungsweise, die sich in
diesem Falle als günstig erprobt hat, Ihnen als eine in allen
Fällen sicher wirkende anzuempfehlen. Wenn nicht schon
warnende Beispiele uns gegenüber träten, so wäre es noch
eine andere Rücksicht, die mich davon abhielte. Ich glaube
nämlich, dass es sich mit der Zuckerbildung. im Harne ganz
so verhält wie mit der Eiweissbildung, dass die chemische
Veränderung des Harnes Folge von sehr verschiedenen Zuständen sein kann, wie es jetzt schon von der Albuminurie
nachgewiesen ist. Wir haben Eiweiss im Harne bei sehr
verschiedenen Krankheitszuständen gefunden: beim acuten
Rheumatismus, bei Intermittens, in einigen Fällen von Typhus, beim Scharlach, kurz in sehr verschiedenen Krankheitsprocessen kann, unter freilich noch näher zu ermittelnden
Bedingungen, sich Eiweiss im Harne bilden. Eben so, glaube
ich, verhält es sich mit der Zuckerbildung, und dass, ohne,
wie es bisher geschehen, nach Specificis zu jagen, die the-
rapeutische Forschung nach einer ganz andern Richtung sich
wenden muss, nach Auffindung und Bekämpfung der Ursache
der Zuckerbildung. Hier in diesem Falle haben wir als Ursache die Scrophulosis erkannt, deshalb den Leberthran, das
Jodeisen und eine passende Diät verordnet. Aber es kommt
Diabetes auch bei Individuen vor, wo keine Spur von Scro-
phelsucht vorhanden, und hier würden jene Mittel, die sich
in diesem Falle als hülfreich erwiesen haben, unzureichend
sein. Das Heil für den Diabetes wird demnach nicht in den
Specificis, dem Cuprum ammoniacale, dem Kreosot, dem Cof-
feïn, und wie die Mittel alle heissen mögen, die man dagegen

empfohlen hat, sondern in der Auffindung der Ursache desselben zu suchen sein. Meiner Meinung nach ist die Zuckerbildung nur als ein concomitirendes Symptom von verschiedenen Krankheitsprocessen anzusehen, eben so wie die Eiweissbildung. In dieser Richtung müssen weitere Forschungen angestellt werden.

14. Februar. Gestern hat der Kranke nur 1 Quart Harn gelassen, in welchem $5\frac{1}{2}$ p. C. Zucker enthalten waren; heute erreicht die Quantität des Urines nicht einmal mehr das normale Maass.

Die Stuhlentleerungen sind an Zahl und Beschaffenheit normal (gestern zwei, heute eine), aber höchst copiöse. Wir werden auf diesen Punkt aufmerksam sein müssen, ob sich hier vielleicht die Bildung von ungeheuren Kothmengen, auf die man erst neuerdings aufmerksam geworden, und die in gar keinem Verhältnisse zu den genossenen Speisen stehen, herausstellen sollte, ein Zustand, den ich jetzt mehrmals zu sehen Gelegenheit gehabt, und von dem ich schon zu Ihnen gesprochen, dass er Aehnlichkeit mit dem Diabetes habe. Wir müssen darauf um so mehr achten, wenn trotz der Abnahme der Quantität des Harnes und trotz des Verschwindens des Zukkers in demselben, bei besserer Kost sich nicht eine Massenzunahme des Körpers ergeben sollte.

Wir können jetzt wieder zu der früheren Behandlung, die wir hier als zweckmässig gefunden, und welche gegen die scrophulöse Natur des Uebels gerichtet war, übergehen.

Der Kranke liess:

am 14ten $\frac{1}{4}$ Quart Harn mit 8 p. C. Zuckergehalt,
- 15ten $\frac{1}{4}$ - - - 4 - - -
- 19ten $1\frac{1}{4}$ - - - $5\frac{1}{2}$ - - -
- 20sten 1 - - - 4 - - -
- 21sten $1\frac{1}{2}$ - - - 4 - - -

23. Februar. Die Frequenz des Harnlassens ist jetzt bei dem Kranken sehr gering (nur 4—5 Mal in 24 Stunden); das

ist ein sehr erwünschtes Zeichen; denn das häufige Harnlassen zur Nachtzeit beim Diabetes verhält sich ähnlich wie die nächtlichen Diarrhöen in der Darmphthise. Unser Kranker schläft die ganze Nacht durch, und wird jetzt kaum ein Mal durch das Bedürfniss, den Harn zu lassen, geweckt. Wie dieses Bedürfniss hat auch die Menge des Harnes sich sehr verringert, und relativ auch die absolute Menge der Zuckerbildung.

Ich habe Sie schon wiederholt darauf aufmerksam gemacht, dass in gewissen Krankheiten der zu verschiedenen Tageszeiten gelassene Harn sich verschieden verhalte, was nicht sowohl von dem Sonnenstande, als von der Digestion abhängt. So habe ich bei Milzkranken nach dem Essen fingerhohe Sedimente von harnsauren Salzen mit einer eigenthümlichen purpurblauen Farbe gesehen, während sich in der übrigen Tageszeit nicht eine Spur davon zeigte; dabei magern aber solche Kranke bei gutem Appetite ab. Eine ähnliche Differenz der Harnbeschaffenheit habe ich bei der Albuminurie, bei der Niereneiterung und auch beim Diabetes gefunden *). Unser Kranker giebt Ihnen einen Beleg dafür. In seinem Harne fand sich an Zucker:

	Nach d. Digestion,	Abends u. Nachts,	Morgens,
v. 20. auf den 21.	$7\frac{1}{4}$ p. C.	$6\frac{1}{2}$ p. C.	6 p. C.
- 21. - - 22.	$6\frac{1}{2}$ - -	6 - -	$5\frac{1}{2}$ - -
- 22. - - 23.	5 - -	4 - -	3 - -

Der Kranke, sich ohne alle Beschwerde fühlend, wollte nicht länger in der Heilanstalt verweilen, und ward sofort am 1. März entlassen.

---

*) Vgl. S. 59.

Vierzigster Fall.

Scarlatina. — Heftige Angina. — Eiweiss im Harne. — Innere Exantheme. — Scharlachfriesel. — Dies fatales. — Einfluss der Men·
struation auf die acuten Exantheme. — Aeussere und innere Ab·
schuppung. — Fortgesetzte Untersuchung des Harnes. — Genesung.·

12. Juli 1841. Gustav Franke, Schneiderlehrling, 21 Jahr
alt. Hier sehen Sie einen exquisiten Fall von Scharlach! Der
Kranke ward am 9. Juli von einem heftigen Schüttelfroste befallen, dem Hitze, Eingenommenheit des Kopfes und Schlingbeschwerde folgten. Man gab ihm ein Brechmittel; er kann
von Glück sagen, dass es die Sache beim Alten gelassen. Erst
gestern, also nach 48 Stunden, zeigte sich die Eruption; das
ist etwas träge, meist pflegt sie schon nach 24 Stunden einzutreten. Gestern ward der Kranke hieher gebracht; man fand
das Exanthem in seiner Blüthe, über den ganzen Körper verbreitet, und zwar den confluirenden Scharlach. Dieses zusam-
menfliessende Exanthem ist freilich das häufigste, hat aber nicht
die schlimme Bedeutung wie bei den Pocken. Die Schleimhautsymptome waren sehr intensiv, heftige Schlingbeschwerde, Intumescenz der Schlingorgane, dieselben dunkel violett geröthet,
stark secernirend, endlich charakteristisch die Schnelligkeit des
Pulses, dessen Frequenz gestern Abend bis auf 160 Schläge in
der Minute gestiegen war. Wohl bei keinem Fieber als bei
dem des Scharlachs kommt diese ungeheure Pulsfrequenz vor,

so dass sich schon aus diesem Symptom in Verbindung mit der eigenthümlichen Beschaffenheit der Zunge auf den wahrscheinlichen Ausbruch des Scharlachs schliessen lässt. — Es sind dem Kranken bereits 20 Blutegel an den Hals gesetzt, und Chlorwasser zum Gurgeln verordnet worden. Das Exanthem werden wir nicht durch das *Hahnemann*'sche Mittel fortblasen können; Sie werden mir wohl auf mein Wort glauben, dass die Behauptung *Hahnemann*'s eine Lüge, und mir das Experiment erlassen. — Die Haut ist jetzt nicht mehr so heiss, die Schlingbeschwerde geringer, die Fauces aber noch immer stark geröthet, die Tonsillen geschwollen, und die Sprache näselnd; die Zunge in der Mitte belegt und trocken, an den Rändern geröthet, körnig, wie gefranzt, die Pulsfrequenz bis auf 120 Schläge in der Minute herunter, der Harn dunkel gefärbt. Das Exanthem steht jetzt in seiner Blüthe, und wird so bis zum sechsten Tage bleiben.

Verordnung: Wiederholung der topischen Blutentziehung; Fortgebrauch des Gargarisma von Chlorwasser.

13. Juli. Es erscheint schon Etwas im Harne, was wir nicht unbeachtet lassen dürfen, nämlich Spuren von Eiweiss, einem Bestandtheil, der im Scharlach, besonders in dem spätern Zeitraum desselben vorzüglich in allen den Fällen, wo es zum Hydrops kommt, selten mangelt, jedoch nicht stätig ist, wie englische Aerzte behauptet haben. Ich mache Sie auf die Untersuchungen von *Philipp* aufmerksam, der selbst bei Individuen, wo Hydrops nach dem Scharlach eingetreten war, keinen Eiweissgehalt im Urin fand. Dadurch ist aber der Wichtigkeit und Nothwendigkeit der Untersuchung des Harnes auf der Höhe der Krankheit ihr Werth nicht genommen; wenn das Vorkommen des Eiweisses nicht constant, und seine Abwesenheit im Urin nicht die Gewissheit gewährt, dass es in der Desquamationsperiode zum Hydrops komme, so ist doch aus der Anwesenheit des Eiweisses im Harne während der

Krankheit mit fast positiver Gewissheit zu schliessen, dass später Hydrops eintreten werde. Nun erscheint hier eine Spur von Eiweiss im Harne; wir müssen deshalb auf der Hut sein, und die Möglichkeit einer solchen Nachkrankheit in Aussicht stellen. Dazu kommt noch, dass gestern Abend Harnbeschwerden und wirkliche Retentio urinae eingetreten, welche erst nach einem Aderlass schwand. — Jetzt nimmt aber die Sorge für die Gegenwart unsere Aufmerksamkeit genug in Anspruch: Mehrere Symptome sind uns nicht sehr angenehm; dahin gehört die Beschaffenheit der ganzen Rachenschleimhaut, die wie mit Purpurfarbe überstrichen erscheint, und reichlich purulenten Schleim secernirt. Sie lässt besorgen, dass die Affection von hier aus weiter schreiten möchte, was, dem Continuitätsgesetze gemäss, nach verschiedenen Richtungen geschehen kann. So kann sie sich auf die Nasenschleimhaut ausdehnen, und hier Coryza oder gar Ozaena hervorrufen, wodurch sich eine Form von Nachkrankheit des Scharlachs bildet, die man in neuerer Zeit zuerst in den Ostseeländern beobachtet hat, und die im südlichen Deutschland ganz fremd zu sein scheint. Die Affection der Nasenschleimhaut setzt sich in alle benachbarte Höhlen fort, in die Highmor's-, Sphoenoidal- und Frontalhöhlen, und bildet besonders bei scrophulöser Anlage Geschwüre, Knochenfrass selbst mit tödtlichem Ausgange. Ferner findet sich nicht selten beim Scharlach eine Fortsetzung der Schleimhautaffection vom Pharynx auf das innere Ohr, in gelinden Fällen mit Aufwulstung der Schleimhaut der *Eustachi*'schen Trompete, Verengerung derselben und Schwerhörigkeit endend, in den schlimmeren aber selbst Eiterung der Felsenbeinknochen, und noch lange nach beendeter Krankheit den Tod herbeiführend. Ueberhaupt greift Scharlach häufiger das Ohr an, während Masern das Auge. Ich habe Sie darauf schon bei einem andern Scharlachkranken aufmerksam gemacht, der über einen brennenden Schmerz vom Pharynx aus nach beiden Ohren zu klagte, welche Erscheinung glücklich noch beseitigt wurde. Wie sich die Affection dem Continuitätsgesetze gemäss nach dem innern Ohr verbreiten kann, so habe ich sie noch eine andere Richtung nehmen sehen, zum Glück aber nur in seltenen Fällen: nach dem Larynx hin, Ulceration oder, was noch schlimmer, Oedema glottidis *) veranlassend, oder selbst noch tiefer in die Trachea und die Bronchien sich verbreitend. Ich erinnere mich noch lebhaft eines jungen Dr. B e c k e r aus Aschaffenburg, der zum Besuch nach Würzburg gekommen war, und hier von Scharlach befallen wurde; bei diesem ward noch plötzlich am eilften Tage der Larynx, die Trachea bis tief in die Bronchien ergriffen, schon in 24 Stunden tödtlich endend. Bei der Section fand sich die Schleimhaut der genannten Theile scharlachroth gefärbt bis in die letzten Bronchialverzweigungen (eine Färbung, die aber von der kirschbraunen Farbe, wie man sie bei typhöser Bronchialaffection findet, sehr verschieden ist). — Die Ausdehnung der Schleimhautaffection ist höchst unangenehm, noch mehr aber die Fortdauer der Reaction (132 Schläge eines kleinen Pulses in der Minute); auch zeigt das äussere wie innere Exanthem nicht mehr die helle flammige Röthe, sondern mehr eine dunkle violette Färbung; auch das taugt nichts. Das einzige Gute ist, dass der Kopf frei, und dass sich keine Veränderungen in den Sinnesorganen zeigen, namentlich nicht im Auge; *Autenrieth* hat hier das Schielen als lethal betrachtet; ich habe es nicht von so schlimmer Bedeutung gefunden; dagegen habe ich das Buntsehen, Flammensehen, Verkehrt-, Halbsehen oder gar Amaurose, besonders wenn die Pupille roth gefärbt ist, stets als lethale Zeichen gefunden. — Lassen Sie die Haut mit verdünnter Aqua oxymuriatica waschen, und zum Gargarisma noch Nitrum hinzufügen.

15. Juli. Wir haben heute den sechsten Tag der Krank-

---

*) Vergl. S. 45.

heit. Lassen Sie uns die einzelnen Symptomengruppen nach einander durchgehn; wir haben 1) Schleimhautaffection oder inneres Exanthem, 2) das äussere Exanthem auf der Haut, 3) die Reaction, 4) die Erscheinung, die wir schon am dritten Tage fanden, und als verkündend ansahen, dass es in der Periode der Desquamation zum Hydrops kommen möchte.

1) Das innere Exanthem ist vorüber, der Kranke hat keine Schlingbeschwerde mehr, die exanthematische Röthe des Gaumens und Pharynx ist fort, und es zeigt sich hier jetzt eine ziemlich reichliche Secretion, aber nicht mehr von purulentem sondern viscösem Schleim; auch das Zungenepithelium hat sich abgestossen, und darunter erscheinen die rothen Wärzchen. — Es ist unbegreiflich, wie unter den Aerzten noch ein Streit, und mit solcher Leidenschaftlichkeit geführt werden kann, ob es innere Exantheme d. h. auf den Schleimhäuten gäbe. Blattern kommen so häufig in Mund- und Rachenhöhle vor, wovon Sie sich hier in einem Falle selber überzeugt haben; ich habe sie ferner im Larynx, in der Luftröhre, auf der Bronchialschleimhaut, auf der Darmschleimhaut vorzüglich im Dickdarm, auf der Genitalienschleimhaut gesehen. Aehnliche Eruptionen machen auch Scharlach und Masern. Beim Scharlach beruhen darauf die anginösen Erscheinungen; ich habe Ihnen schon von der Scharlachbildung auf Nasen-, Kehlkopf- und Luftröhrenschleimhaut gesprochen. Zuweilen setzt sich das innere Exanthem auch auf die Bauchschleimhaut fort, sich durch Diarrhoeen kund gebend; bei der Section findet man dann die Darmschleimhaut geröthet und die Darmdrüsen angeschwollen, ähnlich wie bei der Cholera.

2) Das äussere Exanthem ist am Gesicht, Hals und Brust erblasst, am Bauche aber noch ziemlich stark, doch schon braun, und daselbst finden sich kleine Bläschen mit milchiger Flüssigkeit gefüllt, also Scharlachfriesel, Scarlatina miliaris, die man fälschlich zum Unterschiede von dem glatten Scharlach

(Scarlatina laevigata) als besondere Krankheitsform aufgestellt hat. Bekanntlich hat *Hahnemann* auch für beide Formen eine besondre Behandlung erfunden, indem nach seiner Lehre der glatte Scharlach mit Belladonna und der Scharlachfriesel mit Aconit bekämpft werden solle. Diese Modification des Ausschlages bedingt jedoch keine wesentliche Differenz, indem oft in demselben Individuum oder in derselben Epidemie eine Form in die andre übergeht. Am wenigsten ist der Scharlachfriesel als eine schlimmere Form anzusehen; ich habe sogar gefunden, dass die Form mit Erhebung der Epidermis einen günstigern, leichtern Verlauf macht, indem das Exanthem fixirter ist, und nicht so leicht zurücksinkt. Von diesem Scharlachfriesel ist aber der Scharlach mit Friesel zu unterscheiden; was man immer Nachtheiliges vom Scharlachfriesel gesagt hat *), das scheint nur von einer andern Entartung der Haut neben dem Scharlach zu gelten.

3) Was die allgemeine Reaction betrifft, so ist die Pulsfrequenz auf 108 Schläge in der Minute herunter, weich, die Haut sammetartig, leicht ausscheidend, der Harn in ziemlicher Menge gelassen, sauer reagirend und sedimentirend.

4) Was die Möglichkeit des sich entwickelnden Hydrops anlangt, so hat die Menge des Eiweisses im Harn offenbar zugenommen, die Reaction auf Salpetersäure ist viel stärker; auch Harnstrenge ist wieder eingetreten, die selbst bis zur gänzlichen Harnverhaltung stieg, nach Einreibung von Camphersalbe und Anwendung eines Katheters aber wieder schwand.

So sind wir also bis auf den Punkt der Desquamation gekommen, doch müssen wir jetzt gerade auf unserer Hut sein!

Der retardirten Darmentleerung wegen erhalte der Kranke ein Klysma.

16. Juli. Heute ist der siebente Tag der Krankheit, und

---

*) *Kreisig*, Beschreibung der Scharlachepidemie zu Wittenberg.

die Erscheinungen sind im Ganzen günstig: das Schleimhautexanthem ist ganz zu Grunde gegangen, auch am obern Kör-
pertheil das äussere Exanthem verschwunden und am Hals und
im Gesicht die Desquamation beginnend; am Bauch und der
innern Seite der Schenkel ist noch etwas Röthung vorhanden,
aber schmutzig und die Haut rauh. Was das Fieber betrifft,
so ist der Puls weich, 94 Schläge in der Minute machend, die
Haut aufgeschlossen, der Urin in Menge gelassen, aber seinen
physikalischen Eigenschaften nach anomal (der von der Nacht
reagirt alkalisch, der heutige schwach sauer), auch noch immer den anomalen Bestandtheil (Eiweiss) enthaltend; dagegen
ist die Dysurie verschwunden. Der Zustand des Kranken ist
also heute befriedigend. Der Scharlach ist aber die tückisch-
ste Krankheit, die ich nur kenne, und hat man sich daher
in dieser Krankheit besonders in Bezug auf die Prognose zu
hüten; vorzüglich ist der siebente und dann der eilfte Tag
Wendepunkte für diese Krankheit, zwei Tage, die man sich
immer Glück wünschen muss, hinter sich zu haben, selbst bei
dem gutartigsten Scharlach.

So befriedigend und schön auch der bisherige Gang der
Krankheit gewesen sein mag, so treten doch oft an einem
dieser Tage Veränderungen ein, ohne dass dafür ein hinläng-
licher Grund in den äussern Verhältnissen nachzuweisen wäre.
Zwei Organe sind es besonders, die an diesen Tagen leicht befallen werden: 1) das Gehirn, das ohne dies eine bedeutende
Rolle im Scharlach spielt, besonders in den bösartigen Formen
desselben: die Kranken, früher ganz wohl, klagen plötzlich mit
einem Schrei über Kopfschmerz, in kurzer Zeit stellt sich so-
poröser Zustand ein, convulsivische Bewegungen, kurz alle
Zeichen, die eine Transsudation im Gehirn verkünden; — 2) das
Herz und vielleicht auch die ganze Blutmischung; besonders
ist die plötzlich eintretende lethale Catastrophe bei Frauen zu
fürchten, wo die Menstruation vor der Thür, wie überhaupt

den acuten Exanthemen die eintretende Menstruation oft eine schnelle Wendung giebt. Dass dies bei Variolis der Fall, haben schon ältere Aerzte gewusst: in dem Augenblicke, wo die Menstruation eintritt, füllt sich die Blatter mit Blut, auch schwitzt zuweilen in die Halonen um die Blattern schwarzes Blut aus, so dass grosse Ecchymosen entstehn. *Heim* hat sogar behauptet, dass das Blutigwerden einer einzigen Blatterpustel ein gewisses Zeichen des lethalen Ausganges wäre. Aber auch bei andern acuten Exanthemen findet sich das Gleiche *), der Eintritt der Menstruation ist in ihnen immer

---

*) Ueber den Einfluss, welchen die Menstruation auf die exanthematischen Krankheiten ausübt, äusserte Schoenlein bei einem von Masern befallenen Mädchen:

„Sie sehen, dass wir bei dieser Kranken ohne alle Arznei verfahren, was bei Masern in ganzen Epidemieen vorkommt, so dass eine angemessene Diät und Ruhe ausreichen, um ein glückliches Ende herbeizuführen. Wenn dies aber auch in der Mehrzahl der Fälle von Masern wenigstens hier zu Lande, wo seit geraumer Zeit keine maligne Epidemie dieser exanthematischen Krankheit vorgekommen, so ist es doch nicht so in allen Orten und allen Epidemieen, und die Masern können oft nicht bloss in einzelnen Fällen, sondern auch in ganzen Gegenden den malignen Charakter annehmen. Ich rathe Ihnen deshalb, sich nicht durch das, was Sie Jahre lang gesehen, einschläfern zu lassen. Insbesondere sind bei Frauen die Masern ein Exanthem, welches die grösste Beachtung verdient. Die Menstruation influencirt überhaupt auf alle acuten Exantheme verderblich, was um so mehr zu beherzigen ist, weil man ganz sicher zu sein glaubt, dass wenn nach kurz zuvor überstandener Menstruation die Masern auftreten, dieselben jetzt keine Störung mehr durch die Menses erleiden können; indessen beginnen diese, die kaum vorüber, nach 6 — 7 Tagen von Neuem. Der Eintritt der Menstruation ist aber bei Masern, wie bei allen acuten Exanthemen, eine höchst unangenehme Erscheinung. Es kommen wohl Fälle vor — ich habe neulich wieder solche gesehen — wo die Menstruation eine Art kritische Bedeutung hat, indem mit ihrem Eintritt das früher starke Fieber, so wie die heftigsten nervösen Symptome verschwinden; indessen sind doch die entgegengesetzten Fälle viel häufiger. Jeder genau beobachtende Arzt, der eine grosse Menge von Masernkranken gesehen, wird bestätigen können, dass die Menstruation, die im Eruptionsstadium eintritt,

fatal, besonders wenn sie mit dem siebenten oder eilften Tage
der Krankheit zusammenfällt: die Kranken, die früher ganz
wohl und ohne Fieber gewesen, werden plötzlich von unge-
heurer Angst befallen, in der sie mit Bestimmtheit ihr nahes
Ende voraussagen (wahre Clairvoyance); bald folgen auch die
objectiven Erscheinungen: das Gesicht collabirt, der Puls wird
beschleunigter, unzählbar, am Rumpf calor mordax, während
die Extremitäten kalt, und in wenigen Stunden geht die Kranke
zu Grunde. Man findet bei der Section eine Verflüssigung des
Blutes und in Folge dessen die innere Arterienhaut durch Imbibition dunkel geröthet, wie bei Leuten, die vom Blitz getrof-
fen, was man fälschlich für Arterienentzündung ausgegeben.
— Schenken Sie also den scheinbar guten Erscheinungen im
Scharlach kein volles Vertrauen, bis Sie nicht über die dies
fatales hinaus sind, und dann bleibt noch immer die Desquamationsperiode zu fürchten. — Es sind hier noch immer Gründe
genug vorhanden, der Zukunft mit einiger Besorgniss und mit
Verdacht entgegen zu gehen.

19. Juli. Die Krankheit geht jetzt ihren regelmässigen
Gang; das Schleimhautexanthem ist schon seit mehreren Tagen

---

oft in wenigen Stunden unter den Symptomen von Angst und Beklemmung den lethalen Ausgang herbeiführen kann. Wenn diese Fälle glücklicher Weise nicht so häufig sind, so zeigt sich doch mit dem Eintritt
der Regeln oft eine Veränderung des Exanthems; es wird livid, und
zwischen einzelnen Masernflecken erscheinen noch Petechien, die sich
dadurch von dem Exanthem unterscheiden, dass sie unter dem Finger-
drucke nicht verschwinden, während die Zunge trocken, braun, der Geruch aus dem Munde fötide wird (ein Symptom von der schlimmsten
Bedeutung, das oft in dem Augenblick, wo die Menstruation sich zeigt,
auftritt). Kommt nun noch gar Unterdrückung der Menstruation vor,
so ist die grösste Gefahr für die Kranke vorhanden. — Genug bei
Frauen um die Blüthenjahre ist die Menstruation während des Auftrit-
tes der acuten Exantheme, ein Intermezzo, das in prognostischer wie
therapeutischer Beziehung für den practischen Arzt von der grössten
Bedeutung."

zu Grunde gegangen, die Desquamation der Zunge vollendet, auch die verlängerten Zungenwürzchen sind verschwunden, sie ist glatt; das Exanthem auf der äussern Haut ist erblasst, und die Haut fühlt sich rauh und lederartig an, die Epidermis bekommt schon Risse, aber eine eigentliche Hautablösnng zeigt sich noch nicht, und gerade dieser Umstand (da schon der zehnte Tag der Krankheit) sagt uns, dass die Möglichkeit einer Störung und somit die der Entwickelung des Hydrops fortbesteht. Selbst dass jetzt der Harn ziemlich reichlich gelassen, von blasser Farbe und keine Reaction auf Eiweiss zeigt, wie es auf der Höhe der Krankheit gewesen, kann uns nicht be ruhigen, da diese Erscheinung eben so rasch wieder auftreten kann. Es ist zwar gut, dasse jene Mischung des Harnes nicht mehr vorhanden (selbst durch Kochen, das beste Reagens auf Eiweiss, ist man nicht mehr im Stande Eiweiss in dem Urin zu entdecken), aber keinesweges gewährt uns dies eine Bürgschaft für die Zukunft. — Das Fieber ist gänzlich zu Grunde gegangen, der Puls macht nur 78 Schläge in der Minute. Unsere Aufgabe wird also sein, zu achten, dass der Verlauf der Krankheit nicht gestört werde, für den Aufenthalt in einer gleichmässigen Temperatur, Regulirung aller Secretionen, und mässig nährende Diät zu sorgen.

20. Juli. Was gestern als bald eintretend angedeutet war, zeigt sich heute sehr entwickelt, nämlich die Desquamation: sie ist an der Bauch-, Brust- und Halshaut in vollem Zuge, es ist also ein weiterer Schritt geschehn, eine Abtrocknung des Exanthems, Mortification der Epidermis, welche nun beginnt, sich loszustossen. Wie auf der äussern Haut, so findet sie sich auch im Rachen, wo man eine reichliche Schleimabsonderung sieht, mit der das Epithelium abgestossen wird, wie uns die mikroskopische Untersuchung des Secretes nachweist *).

---

*) In Bezug auf die Abschuppung der Schleimhäute muss hier noch

Von Fieber nicht die geringste Spur. So ruhig der weitere Gang ist, so erfreulich der erste stürmische Theil der Krank-

erwähnt werden, dass nach Scharlach sehr häufig eine Abschuppung der uropoëtischen Schleimhaut vorkommt, welche im Harne mittelst des Mikroskops durch die Gegenwart von unzählig vielen Epitheliumblätt·chen erkannt wird, die sich dem unbewaffneten Auge als ein schleimiges Sediment oder opalisirende Trübung darstellt. In den meisten Fällen von Scharlach, die später als der vorliegende in der Klinik vorkamen, hat Schoenlein regelmässig auf diese Schleimhautabschuppung aufmerksam gemacht, und allen Anwesenden unter dem Mikroskope nachgewiesen. Der Herausgeber dieser Vorträge erinnert sich kaum eines Falles von Scharlach, bei dem nicht, sobald nachgeforscht wurde, diese Ab·schuppung der uropoëtischen Schleimhaut gefunden wurde. (Vergl. *F. Simon's* Beiträge zur physiol. und pathol. Chemie und Mikroskopie. B. I. p. 110.) Schoenlein äusserte bei einem Scharlachkranken in Betreff dieser Abschuppung Folgendes:

„Von innern Abschuppungen, d. h. Lostrennung des Schleimhautepithelium, haben wir am häufigsten die der uropoëtischen Schleimhaut gesehen. Es scheint mir dieser Punkt von besonderem Interesse, indem ich der Ansicht bin, dass das Vorkommen der Abschuppung der uropoëtischen Schleimhaut im Connex mit dem so häufig nach Scharlach erscheinenden Hydrops steht, und eine Disposition zu demselben giebt, zu einem Hydrops, der sich noch vorzugsweise dadurch auszeichnet, dass der Harn gleichzeitig viel Eiweiss und selbst Blutroth zu enthalten pflegt, auf einem Zustand der Harnorgane beruhend, der meiner Meinung nach weiter nichts als eine gesteigerte Reizung ist, wie man sie bei der Desquamation dieser Theile findet. Wenn sich diese Thatsache durch fernere Beobachtungen bestätigen sollte, so würde sie für die Praxis von hoher Wichtigkeit sein. Denn Sie wissen, wie spät oft noch nach Scharlach selbst bei der strengsten Anordnung und Schonung der Hy·drops nicht abzuwenden ist. Ja *Plenk* hat den Hydrops als ein noth·wendiges, wesentliches Stadium des Scharlachs beschrieben, weil zu seiner Zeit in Wien der Hydrops als Nachkrankheit so gewöhnlich war, wie das Exanthem selbst. — Aber auch für die Therapeutik würde die weitere Bestätigung der angeführten Thatsache dankbar anzuerkennen sein. Denn so lange diese innere Abschuppung dauert, müsste man den Kranken, wenn auch die äussere bereits vollendet, weder Fieber noch irgend eine Beschwerde vorhanden, wohl hüten, und dürfte ihn aus der Behandlung nicht entlassen. Erst mit dem Aufhören der Desquamation in den Harnwerkzeugen, d. h. mit dem Verschwinden des Epithelium im Harn, würde der Kranke der Gefahr, hydropisch zu werden, überhoben sein."

heit sich abgewickelt, so müssen uns doch die in dem ersten
Theile des Dramas angedeuteten Erscheinungen in dem Harne
und der Blase, welche die besten Beobachter als sichere Anzeigen der drohenden Hydropsie betrachten, noch immer in
Athem erhalten, und vorzugsweise auf den Harn achten lassen.
Der Harn, welchen der Kranke in den Morgenstunden gelassen,
ist ganz normal, wie bei einem Gesunden, der reichlich Wasser
genossen; es zeigt sich darin auch mittelst der Reaction auf
Siedhitze keine Spur von Eiweiss. Der Harn aber, welchen
der Kranke des Abends gelassen, unterscheidet sich wesentlich von jenem durch seine physikalischen Eigenschaften, und
erinnert an das, was ich Ihnen bei einem andern Kranken *)
über die Nothwendigkeit, den Harn der verschiedenen Tageszeiten gesondert aufzubewahren und zu untersuchen, gesagt
habe; dieser Urin hat einen grünlichen Schiller, ist opalisirend,
eine Färbung, die man immer als verdächtig für die Anwesenheit des Eiweisses angesehn hat (man darf aber diesen Satz
nicht umkehren, dass jeder Eiweiss enthaltende Harn opalisirend aussehn müsse; denn es kommen sogar Fälle von Scharlach vor, wo der Eiweiss haltige Harn ganz dunkel gefärbt,
blutroth erscheint, und selbst zuweilen Blutkörperchen enthält).
So wie dieser nächtliche Harn schon durch sein Aussehn sich
auszeichnet, so auch durch seine chemischen Eigenschaften, er
enthält etwas Eiweiss.

21. Juli. Die Desquamation ist in vollem Zuge, die ganze
Haut stösst sich in grossen Fetzen los, nicht bloss am Rumpfe,
auch an den Händen. Auf der Schleimhaut des Rachens, da,
wo früher das Enanthem, zeigt sich noch etwas purulenter
Schleim. Der Harn ziemlich reichlich und ohne eine Spur
von Eiweiss zu enthalten. — Bis hieher ist somit der Gang
der Krankheit ganz erwünscht, und die auf der Höhe der

---

*) Vergl. S. 59 und 406.

Krankheit bemerkten Zeichen haben bisher nicht bestätigt, dass der gefürchtete Sturm eintritt. Wir sind aber noch nicht am Ende; keinesweges dass ich wünsche, dass sich der von den Aerzten aufgestellte Satz hier bestätigen möchte; man kann hier dann noch immer das alte Sprichwort anwenden: eine Schwalbe macht noch keinen Sommer, oder wie die alten Scholastiker sagten: exceptio confirmat regulam!

23. Juli. Der letzte Act der Scarlatinose fing bisher regelmässig an, die Desquamation ist in vollem Gange und damit übereinstimmend die vermehrten Secretionen; besonders ist der uns so interessirende Harn in Ordnung, und somit die Möglichkeit, dass es hier zu Hydrops kommen möchte, verringert. Aber die Desquamation ist noch nicht vollendet, und wenn sie vollendet, so ist bei der grossen Verletzbarkeit des neuen Hautorganes die Möglichkeit des Hydrops noch nicht ganz beseitigt, um so mehr, wenn, was seltner der Fall, der ersten Desquamation noch eine zweite folgen sollte. — Vorläufig haben wir den Kranken nur in diätetischer Hinsicht genau zu überwachen.

27. Juli. Wir dürfen die Untersuchung des Harnes auf Eiweissgehalt nicht unterlassen; obgleich keine Störung der Desquamation eingetreten, so wäre es doch thörig darauf zu warten, bis der Hydrops ausgebrochen; der Harn giebt uns das beste Vorzeichen desselben. — Der Kranke lässt in Masse Harn, doch sieht seine Farbe immer verdächtig aus, opalisirend, indessen findet sich in ihm, wie schon in den letzten Tagen, kein Eiweiss mehr. Wenngleich die Desquamation noch nicht vollendet, so ist doch die in Aussicht gestellte Hydropsbildung sehr unwahrscheinlich, und es ist somit der Beweis der nicht absoluten Nothwendigkeit des spätern Eintritts der Hydropsie bei dem Vorkommen des Eiweisses im Harne und der Harnbeschwerden auf der Höhe der Krankheit geführt; dadurch ist aber die Regel noch nicht aufgehoben!

Die Abschuppung dauerte noch bis in den Anfang des nächsten Monats, ohne dass irgend eine Störung, am wenigsten eine Erscheinung der Hydropsentwickelung eingetreten wäre, ohne Unterbrechung fort, worauf der Kranke in das Reconvalescentenzimmer verlegt wurde, und bald darauf das Hospital verliess.

Einundvierzigster Fall.

Erysipelas faciei, complicirt mit Delirium tremens. — Erysipelas serpens. — Die kalte Uebergiessung bei der Gesichtsrose. — Ueber die Nach-krankheiten der Rose. — Genesung.

20. Juni 1842. Carl Fitzke, Arbeitsmann, 44 Jahr alt. Der Kranke zeigt schon im Gesicht die Diagnose; doch muss ich Sie darauf aufmerksam machen, dass nicht Alles, was Sie im Gesichte sehen, der jetzigen Krankheit angehört, sondern ein Theil auf die nicht sehr lobenswerthe Gewohnheit des Kranken, der ein potator strenuus, zu beziehen ist; es ist der Ausbruch der Intemperies in spirituosis. Dieser Umstand wird bei dem gleichzeitigen Vorhandensein der Gesichtsrose die grösste Aufmerksamkeit verdienen; denn wie die Gewohnheit des Brantweintrinkens modificirend auf die verschiedenen Krankheitsprozesse einwirkt, das haben Sie hier im Hospitale, wo so häufig Species dieser Menschen hergebracht werden, zu beobachten überreiche Gelegenheit. Dieser Einfluss muss sich um so bedeutender auf eine Krankheit äussern, welche in der Nähe des Gehirnes ihren Sitz hat, eine Krankheit, von der wir wissen, welche innige Beziehung zwischen ihr und dem Gehirne besteht. Wenn das Erysipelas faciei an sich schon eine sehr bedeutende Krankheit ist, so ist sie noch ge-fährlicher bei Säufern, indem hier leicht nicht bloss eine ein-

fache Reizung, sondern auch materielle Veränderungen in den Gehirnhäuten Statt finden können. — Sie sehen, die Tumescenz der Gesichtshaut ist im Verhältniss zu der Veränderung ihres Colorits nicht bedeutend: die Haut ist dunkelroth gefärbt, die Röthe unter dem Fingerdruck momentan verschwindend, an einzelnen Stellen zeigt sich schon Abschuppung; aber unter dieser ist das neue Epidermidalgebilde von Neuem ergriffen. Dabei ist das Fieber verhältnissmässig nur unbedeutend, der Puls macht 84 Schläge in der Minute, ist mehr supprimirt, wie man ihn oft bei Gehirnaffection findet, der Harn ist dunkelroth, aber nicht flammig, die Stuhlentleerung nicht retardirt, die weisslich belegte Zunge beginnt trocken zu werden. Der Kopf ist heiss und eingenommen, der Kranke sehr unruhig, delirirt, ist jedoch leicht aus seinen Phantasmen herauszureissen; die ausgestreckten Hände verrathen ein leichtes Zittern. —

Wir haben es also mit einer Gesichtsrose zu thun, aber in einer eigenthümlichen Individualität, wo durch den übermässigen Gebrauch der Spirituosa diese Gehirnreizung, die ersten Zeichen des Delirium tremens, hervorgerufen ist. Dabei muss uns die Beschaffenheit der Rose selbst (die geringe Tumescenz der Haut, die dunkle, livide Farbe des Exanthems, der Umstand, dass an den Stellen, wo das primäre sich abschuppt, ein neues sich bildet, ferner dass es schon weiter gegen den Hals zu kriecht, was ich bei alten Individuen und besonders bei Säufern häufig gesehen habe) höchst unwillkommen sein.

Das Gehirn ist hier besonders bedroht, und es zu schützen, muss unsere erste Aufgabe sein; doch passt hier nicht das gegen die durch den Spirituosengebrauch hervorgerufene Hirnreizung sonst so vortrefflich wirkende Opium, sondern wir haben hier nach der Haut stärker abzuleiten, um zugleich das torpide Exanthem in ein mehr lebhaftes zu verwandeln, und die Nieren- und Darmsecretion anzuregen. Nach diesen Principien halte ich folgende Behandlung für die zweckmässigste:

Nach Application von 20 Blutegeln hinter die Ohren den Kranken in eine flache Wanne zu setzen, und mit kaltem Wasser zu übergiessen. Das Verfahren ist ein heftiges und nicht ohne Gefahr, aber es scheint mir das einzige, von dem hier noch ein Erfolg zu erwarten steht. — Innerlich gebrauche der Kranke: ℞ Infus. Hb. Digit. (ʒβ) ℥iv, Nitri ʒij, Tart. stib. gr. j, Mucil. Gummi Mim., Syrup. simpl. āā ℥j. M. S. Stündlich 1 Esslöffel voll zu nehmen.

21. Juni. Wir haben den Kranken gestern in einem Zustande gefunden, dass wir die Prognose bedenklich zu stellen genöthigt waren. Es traten uns viele Erscheinungen höchst unangenehm entgegen; zuerst die blaue Färbung des Exanthems, noch unangenehmer, dass die Gesichtsrose sich als Erysipelas serpens zeigte, von dem man nicht bestimmen kann, wie weit es sich erstrecken wird. Ich habe es oft allmählig bis zu den Extremitäten hinziehen sehen, wodurch der Verlauf auf Monate ausgedehnt, und in diesem langen Gange die Kräfte des Kranken aufgerieben wurden. Die Aerzte haben daher von jeher an Mittel gedacht, das Weiterkriechen des Exanthems zu verhindern; ich selbst habe mich früher bemüht, an der Grenze des Erysipels das Hautorgan in einen Zustand zu versetzen, in welchem es die Leitungsfähigkeit für jenes verlieren möchte, und zwar vermittelst Höllensteinlösung, doch ist mir der Versuch nicht gelungen; zwar stand darauf das Exanthem wohl 48 Stunden, mit einem Male aber hatte es die Grenzlinie durchbrochen, und kroch nun unaufhaltsam weiter. Da nun die Aerzte in ihren Versuchen nicht glücklich waren, so versuchten die Afterärzte andere Mittel, unter denen das Besprechen der Rose obenan steht. Ich weiss nicht, ob es hier im Lande der Intelligenz im Gebrauch ist; aber das weiss ich, dass es in Süddeutschland zu Hause ist, wo man durch Bekreuzen, Besprechen u. dergl. die Rose zu bannen wähnt! — — Was uns ferner an diesem Falle widerwärtig erschien, war der neue

Ausbruch der Rose unter der schon beginnenden Abtrocknung, und endlich das Allerunangenehmste, die Gehirnaffection ex nimio potu, die Erscheinungen des beginnenden Delirium tremens. Schon die englischen Aerzte haben darauf aufmerksam gemacht, dass das Delirium tremens an sich weniger verderblich, als durch die Verbindung mit andern Krankheiten, und nur dadurch die bedeutende Lethalität desselben hervorgerufen werde. — In dieser schwierigen Lage der Dinge, wo wir wohl sahen, was das mögliche Ende, mussten wir zu einer Behandlung schreiten, die, so heroisch und eingreifend sie auch ist, uns doch als die einzige, Hoffnung versprechende erschien. Die kalte Uebergiessung wurde gestern zwei Mal angewandt; das erste Mal um 2 Uhr, das zweite Mal um 7 Uhr Abends. Die Erscheinungen haben sich darauf sehr ermässigt: der Kranke hat die Nacht gut geschlafen, der Kopf ist wenig eingenommen, das Bewusstsein beginnt zurückzukehren, zuweilen nur noch Andeutungen von Tremor artuum. Was 2) das Exanthem betrifft, so finden wir auch hier eine günstige Veränderung: die Hautfärbung ist nicht mehr die livide, die Abschuppung in vollem Zuge, und darunter sich kein neues Exanthem bildend, die Rose steht still, und kriecht nicht weiter. Endlich 3) sind die Reactionserscheinungen sehr mässig: Puls weich, 80 Schläge in der Minute machend, Haut weich und aufgeschlossen, ihre Temperatur nicht erhöht; der Harn noch roth und ohne Sediment.

Der Zustand des Kranken ist also heute entschieden besser als gestern; doch glaube ich nicht, dass wir jetzt schon so festen Boden gefasst haben, dass wir ganz aus dem Wasser bleiben können. Wir dürfen uns nicht wieder entreissen lassen, was wir gewonnen haben. Nur für den Fall, dass die Erscheinungen, wie wir sie jetzt sehen, so auch am Abend bleiben, werden wir der kalten Uebergiessung entbehren können, und mit der einfachen trockenen Bedeckung des Gesichtes mit Watte und mit den zum innern Gebrauche verordneten Mitteln auskommen. Sollte aber, was sehr möglich, die Scene sich wieder ändern, stärkere Delirien auftreten, die Gesichtsfarbe wieder dunkeler werden, die Abschuppung stille stehen, unter ihr die Röthung von Neuem beginnen, so muss die kalte Uebergiessung sogleich wiederholt werden.

22. Juni. Wir haben dem Kranken gestern Abend noch ein Mal eine Uebergiessung machen müssen, und zwar weil, was wir schon am Morgen als solche Eventualität bezeichnet hatten, der Kopf wieder mehr eingenommen, seine Temperatur erhöht, und das Gesicht dunkler geröthet erschien. Der Erfolg war wieder ein günstiger: die bedrohlichen Erscheinungen schwanden, der Kranke hat die Nacht ruhig geschlafen, und jetzt finden wir den Zustand noch mehr zum Bessern vorgeschritten als gestern. Schon das Gesicht zeigt nicht mehr den Stupor; die Desquamation ist in vollem Zuge, auch in der untern Gesichtshälfte, die Röthe schwindet; die febrilen Erscheinungen sind höchst unbedeutend; nur die Haut lässt noch zu wünschen übrig, dass sie mehr secernire; sie ist trocken. Wir wollen deshalb dem Kranken einen Aufguss von Lindenblüthen mit Essigammonium und dem Zusatz von einer kleinen Menge Tart. stibiatus verabreichen lassen.

23. Juni. Es sind gestern Abend bei dem Kranken wieder sehr stürmische Erscheinungen aufgetreten: Gesicht gerötheter, erhöhte Temperatur der Kopfhaut, stärkere Eingenommenheit des Kopfes, Sopor, Pulsfrequenz von 96 Schlägen in der Minute. Unter diesen Verhältnissen ward dem Kranken wieder eine kalte Uebergiessung gemacht, worauf diese drohenden Congestionserscheinungen wieder schwanden, und nun eine Erscheinung auftrat, die früher vermisst worden war, reichliche Secretion der Haut. Mit dieser Umänderung der Hautthätigkeit zeigt sich zugleich eine Trübung des Harnes und eine Verminderung der Pulsfrequenz auf die normale Zahl. Das Erysipel

beschränkt sich auf seiner frühern Grenze, und die Desquamation ist in vollem Gange.

27. Juni. Wir haben bei dem Kranken zwei pathische Zustände : 1) die Erscheinungen des Erysipelas faciei und 2) die Phänomene des beginnenden Delirium tremens. Was die ersten betrifft, so ist jetzt die Abschuppung eine ganz complette, wenn auch keinesweges schon vollendet; von Farbenveränderung, Geschwulst, Temperaturerhöhung der Haut keine Spur. Es steht die Frage, ob die Röthung, welche wir auf dem Rücken des Kranken finden, eine Weiterverbreitung des Erysipels oder von andern Umständen, wie von der beständigen Rückenlage, herrühre. Die Frage scheint mir jetzt noch nicht sicher zu entscheiden, doch mehr in letzter Erklärung ihre Lösung zu finden; denn die Röthe ist nur auf einer Seite, und steht nicht im Zusammenhang mit der Gesichtsrose; dabei ist gar keine Gefässreizung, auch nicht des Abends, vorhanden. Das Einzige, was hier noch mit dem Erysipelas in Beziehung steht, ist der starke Zungenbeleg, der träge Stuhl und der rothbraune Harn. — Was die Symptome des beginnenden Delirium tremens betrifft, so sind diese ganz verschwunden, keine Delirien, nichts mehr von den involuntären Bewegungen der Extremitäten, von dem Tremor artuum.

Wir haben bei dem Kranken, den wir unter sehr bedrohlichen Symptomen zur Behandlung bekommen haben, bedrohlichen nicht bloss durch die Phänomene der Hauteruption, sondern auch durch die Hirnreizung, als das einzige, Hoffnung versprechende Mittel die kalte Uebergiessung angewandt, die vier Mal wiederholt werden musste, und jedes Mal mit dem günstigsten Erfolge. In Bezug auf dieses Mittel erlaube ich mir folgende Bemerkung: Ich bin weit entfernt, mir das Verdienst zuschreiben zu wollen, die kalte Uebergiessung bei der Rose, und namentlich der Gesichtsrose, zuerst angewandt zu haben. Schon früher hat sie ein englischer Arzt, *Currie*, und

später ein ungarscher, *Kolbani*, empfohlen, als ein zwar etwas
kühn scheinendes Unternehmen, da man sonst die Rose nicht
warm und nicht trocken genug halten zu müssen glaubte.
Wenn später *Reuss* die kalte Uebergiessung bei jeder Rose,
auch bei den leichteren Fällen, angewandt wissen wollte, so
scheint er mir mit diesem heroischen Mittel einen Missbrauch
getrieben zu haben, indem es hier sogar schädlich wirken,
und man mit gelinderen Mitteln zum Ziele kommen kann. Für
dieses heroische Mittel müssen bestimmte Grenzen festgestellt
werden. Was ich selber darüber erfahren habe, ist Folgendes:
Bei der Gesichtsrose, wo das Exanthem eine blaue, livide Farbe
hat, die Haut wenig turgescirt, wo die Haut dabei trocken,
eine brennende, stechende Hitze zeigt, wo noch eine ungleiche
Temperaturvertheilung, die Extremitäten mehr kühl, der Kopf
und Rumpf stechend heiss, wo zugleich ein torpides, mehr
nervöses Fieber mit trockener Zunge, kleinem, schwachem,
beschleunigtem Pulse, Delirien, wenn auch nur diesen leisen,
mussitirenden, hier wird die kalte Uebergiessung das einzige,
Hülfe bringende Mittel sein; man sieht nach ihrer Anwendung
sogleich eine stärkere Turgescenz der Haut eintreten, die livide
Farbe sich in eine lebhaft rothe verwandeln, die Delirien verschwinden, die Zunge feucht werden, Veränderungen, die,
wenn sie dauernd bleiben, die Wiederholung der kalten Uebergiessung nicht mehr nöthig haben; wenn sie sich aber wieder
verlieren, und jene alten Erscheinungen wieder auftauchen, so
tritt der Moment für die Wiederholung der kalten Uebergiessung
ein. — Ich habe eine zweite Form von Rose gesehen, wo die
kalte Uebergiessung ebenfalls eine wunderbare Wirkung thut;
sie kam 1836 im Züricher Hospital epidemisch vor. Die Rose
zeigte sich in der Art, dass man nur Spuren von Abschuppung
sah, dabei einzelne blassrothe Flecke, welche kamen, und schnell
wieder vergingen, zugleich beständige Störung des Sensorium;
wenige lagen im Sopor, bei den Meisten zeigte sich eine Geistes-

verwirrung, dass sie nicht wussten, wo sie waren, sie verliessen das Bett, und wollten an ihr Geschäft gehen; Einige
setzten sich mitten in den Saal, ihre Nothdurft zu verrichten,
indem sie sich auf dem Appartement zu befinden glaubten.
Dabei war der Puls nur des Abends wenig gereizter, keine
Veränderung im Harne; ja bei Einigen war die Pulsfrequenz,
wie bei Hirnaffectionen, unter die Normalzahl vermindert. Nach
der kalten Uebergiessung kam das Exanthem mehr hervor, das
Gesicht wurde erysipelatös geröthet, und jetzt zeigte sich auch
Gefässreaction. Bei den Meisten war die Wirkung des Sturz-
bades nur von kurzer Dauer, in wenigen Stunden musste es
wiederholt werden, bis die Rose auf der Haut fixirt war, und
den vollständigen Prozess durchmachte. — Noch ein dritter
Fall von Rose kommt vor, wo von der kalten Uebergiessung
Gebrauch zu machen ist. Wie wir hier bei unserem Kranken
die Rose stille stehen, und unter der Abschuppung eine neue
Röthe sich bilden sahen, so findet sich eine ähnliche Erscheinung besonders bei alten Leuten, die an habitueller Rose leiden, wo sich auf der Nasenspitze oder auf dem Arcus zygo-
maticus die rothen Stellen mit einem rothen Ring umgeben,
und glänzend werden. So bleibt aber die Rose stehen, während die heftigsten Erscheinungen sich einstellen: Eingenommenheit des Kopfes, Delirien, sehr frequenter, schneller Puls,
trockene, brennend heisse Haut, trockene, belegte Zunge, Erbrechen. Die ältern Aerzte haben hier ein Emeticum und dann
Kampher und ähnliche Mittel gegeben. Ich will nicht schlecht-
weg ein Verdammungsurtheil auf diese Behandlung aussprechen; aber bekennen muss ich, dass ich in diesen Fällen weit
mehr Vertrauen zu der kalten als zu dieser warmen Behandlung der Alten habe. —

Der noch übrigen Störung der chylopoëtischen Schleimhaut
wegen wollen wir den Kranken jetzt ein Infusum Sennae mit

Tart. natronatus nehmen lassen, dass er täglich einige breiige Ausleerungen bekomme.

30. Juni. Das Erysipel ist jezt zu Ende, auf dem Rücken ist die Röthe verschwunden, und hat sich daselbst keine Abschuppung gezeigt. Im Gesicht zeigen sich noch Spuren der Desquamation. So lange diese noch dauert, darf der Kranke nicht als genesen betrachtet werden; denn der Act der Desquamation ist ein integrirender Bestandtheil des erysipelatösen Krankheitsprocesses. Wenn auch nach der Rose Störungen der Desquamation nicht so häufig Nachkrankheiten hervorrufen, wie beim Scharlach, so sind sie doch keinesweges so selten, und mitunter eben so gefährlich wie nach Scharlach. Ich habe häufig nicht bloss nach Gesichtsrose, sondern auch nach Rose anderer Theile Hydrops, partiellen wie allgemeinen entstehen sehen. Störungen in den Sinnesorganen, namentlich im innern Ohr Abscessbildung und Eiterung, die selbst nach Jahren noch den lethalen Ausgang herbeiführen kann, kommen nach der Rose gerade so wie nach Scharlach vor. Ich erinnere Sie hier endlich noch an das Auftreten von Gehirnerscheinungen ohne die leiseste Spur von Fieber, an die Manie als Nachkrankheit der Rose, von der ich in Zürich mehrere Beispiele gesehen habe. — Jetzt beginnt auch die früher mit dem weissen, anklebenden, filzigen Belag bedeckte Zunge, wie man sie bei Säufern so häufig zu finden pflegt, sich zu reinigen. Die Darmfunction ist in Ordnung, der Kopf frei. In den letzten Tagen hat der Kranke kleine Gaben von Salmiak (gr. iij) und Tart. stibiatus (gr. ¼) mit Pulv. gummorus (gr. x) genommen, welcher er jetzt auch nicht mehr bedarf. Wir haben nur noch nöthig, ihn in diätetischer Hinsicht zu überwachen.

Im nächsten Monate ward der Kranke als geheilt entlassen.

Zweiundvierzigster Fall.

Apoplectischer Anfall. — Paralyse der rechten Körperseite. — Reissender, zuckender Schmerz im rechten Fuss. — Ueber den Gebrauch der Nux vomica und ihrer Präparate gegen Lähmungen nach Apoplexieen. — Wann ist die Resorption des Extravasates geschehen? — Wiederauftauchen der Kopfcongestion. — Ueber den durch das Schütteln des Kopfes hervorgerufenen Schmerz bei Affection der innern Schädeltheile. — Intermittirende Steigerung der Affection. — Etablirung eines Fontanells auf dem Kopf. — Ueber das weisse Sediment im Harne Gehirnkranker. — Anwendung des Electromagnetismus auf die gelähmten Theile. — Anfänglicher günstiger Erfolg derselben. — Stillstand in der Wirkung dieses Mittels. — Kalte Brause. — Neue Congestionserscheinungen. — Besserung.

24. Mai 1841. Carl Nusch, Arbeitsmann, 27 Jahr alt, ein junger, kräftiger, robuster Mann, wie es scheint mehr von sanguinischer Constitution, hat vor 3 Monaten ungefähr zuerst einen Kopfschmerz wahrgenommen, vorzugsweise im Innern des linken Vorderkopfes in der Gegend der linken Protuberantia frontalis. Diesen Schmerz beschreibt er als pulsirend, zuweilen auch stechend, und von diesem Concentrationspunkt auf den übrigen Kopf, mitunter selbst bis zum Halse ausstrahlend. Der Schmerz war Anfangs nicht permanent, oft Tage lang fehlend, Anstrengung und Beschäftigung steigerten ihn, Ruhe dagegen verminderte ihn. So ging es ¼ Jahr, bis am 14. Mai nach anhaltender Tagesbeschäftigung der Schmerz von

ungewöhnlicher Intensität an der benannten Stirnstelle auftrat.
Der Kranke legte sich zu Bette, schlief die Nacht über, aber
beim Erwachen fand er die ganze rechte Seite gelähmt. Die
Lähmung war nach dem physiologischen Gesetze der Kreuzung
auf der entgegengesetzten Seite von der, wo im Kopfe der
Schmerz verspürt wurde; sie betraf Fuss, Hand, Zunge und
Gesichtsmuskeln. Der Schmerz im Kopfe war am Morgen darauf mässiger geworden, doch noch fortdauernd. Ein herbeigerufener Arzt liess zur Ader, und wirkte ableitend auf den
Unterleib. Unter dieser Behandlung verloren sich einige consecutive, paralytische Erscheinungen in der Art, dass das rechte
Bein wieder beweglich wurde, und die Sprache zurück-
kehrte, aber die übrigen Erscheinungen dauerten fort, und so
trat er in's Hospital ein, wo man ihm gestern Abend nochmals 8 Unzen Blut aus der linken Armvene entzogen hat. —
Jetzt finden wir in der Ruhe keine Veränderung in den Gesichtsmuskeln, doch beim Sprechen erkennt man sie noch
deutlich; die Zunge vermag der Kranke gerade herauszustrek-
ken, auch die Sprache ist gut, die Sinnesorgane sind nicht
gestört; den rechten Fuss kann der Kranke wohl bewegen,
doch schleppt er ihn beim Gehen nach, sein Gang ist unsicher; der rechte Arm, welcher seine normale Empfindlichkeit besitzt, hat seine Mobilität ganz verloren. In der linken
Kopfhälfte ist der Schmerz fast gänzlich verschwunden, auch
des Abends keine Hitze darin; im Pulse aber zeigt sich (wie
besonders gestern Abend wahrgenommen wurde) eine Depression. In den übrigen Organen findet keine Störung Statt, namentlich keine paralytischen Erscheinungen in den Beckenor-
ganen.

Was geht nun aus diesen Thatsachen hervor? — Nach
dem Entwickelungsgang der Krankheit kann kein Zweifel obwalten, dass hier in dem vorderen Lappen der linken Hemisphäre des grossen Gehirns früher ein Stadium congestivum

vorhanden gewesen (der umschriebene Schmerz an dieser Stelle, das Pulsiren, die Steigerung desselben nach jeder Irritation sprechen dafür); in Folge dieses kam es an dem gedachten Tage zur Haemorrhagie, das Stadium congestivum ging in das Stadium haemorrhagicum über, dessen Folge die Paralyse der rechten Seite.

Unsere erste Aufgabe ist, die Wiederkehr der Congestion zu verhüten, und die zweite, das geschehene Exsudat fortzuschaffen; dieses letztere wird durch die Naturhülfe vollbracht, die wir nur unterstützen können. Diesen Heilanzeigen entsprechend haben wir direct und indirect abzuleiten. Wir verordnen deshalb eine mehr sitzende Stellung, kalte Fomentationen mit Salzlösung auf den Kopf, eine antiphlogistische Diät, und zur Beförderung der Secretionen des Darmes und der Nieren: Selterswasser und Electuarium lenitivum mit Cremor Tartari.

25. Mai. Eine günstige Aenderung können wir hier in 24 Stunden nicht erwarten; wohl aber könnten Veränderungen eingetreten sein, die ein Wiederauftauchen der Congestion bekunden. Wir haben hier nach dem Bestand der Thatsachen die Aufgabe, die Wiederkehr der Congestion, wovon noch geringe Spuren, zu verhüten, und die Resorption des Ergusses zu befördern. Der erste Theil der Aufgabe wird jetzt der wichtigere sein, und zwar weil bei der längeren Dauer der Congestion eine Stetigkeit dieses Zustandes zu befürchten ist, und weil um den Erguss sich stets ein Congestionszustand bildet. Es muss hier noch erwähnt werden, dass der Kranke an dem ersten Tage seiner Aufnahme über Zuckungen in der früher gelähmten untern Extremität geklagt hat; dieses Symptom empfehle ich ich Ihrer ganzen Aufmerksamkeit. Sie haben dieselbe Erscheinung schon bei einem Kranken, der an Meningitis litt, hier gesehn. Der Kranke beschreibt den Schmerz als reissend, einem rheumatischen gleich; er ist aber nicht ein solcher, sondern nur ein reflectirtes Symptom des Gehirnleidens;

daher ist die Andeutung davon, die unser Kranker bei seiner
Aufnahme zeigte, und die sich erst nach einer hier vorgenommenen allgemeinen Blutentleerung verloren hat, auf die
Congestion zu beziehen. Wir wissen endlich, dass zum Behufe
des Resorptionsprocesses eine Reizung sich erhebt (welche
sich leicht zur Inflammation steigern kann), indem ein Neugebilde, eine seröse Membran um das Exsudat geschaffen werden muss. Darum ist es um so nothwendiger, mit der eingeschlagenen Behandlung, welche den Blutandrang nach dem
Kopfe zu verhüten den Zweck hat, fortzufahren.

27. Mai. Wir sind noch zu wenig von der Katastrophe
entfernt, als dass wir schon zu den mehr reizenden Resorptions-
mitteln übergehn könnten. Lassen Sie uns daher noch einige
Tage mit unserer Behandlung fortfahren.

28. Mai. Es ist durchaus kein Phänomen in dem Heerde der
Affection vorhanden, durchaus kein Kopfschmerz, ebenso durchaus nichts mehr von zuckenden Schmerzen in den Extremitäten,
also stetiges Wegbleiben der Congestionserscheinungen; aber
auch anderer Seits zeigen sich Symptome, welche das Fortschreiten der Resorption des Ergusses nachweisen: die Beweglichkeit
des rechten Fusses ist jetzt so ziemlich hergestellt, der Kranke
tritt mit mehr Sicherheit auf; auch in der rechten Oberextremität zeigen sich Andeutungen von Beweglichkeit; heute vermag der Kranke zum ersten Male den Oberarm etwas zu heben. —

Sie werden mich vielleicht fragen, warum ich jetzt nicht
ein Mittel gebe, das man in der neueren Zeit gegen Lähmungen, die nach Apoplexieen zurückbleiben, so sehr gerühmt hat,
die Nux vomica oder ihre Präparate. Meine Antwort darauf
ist die: die Wirkung dieser Mittel erkenne ich vollkommen an,
mich nicht bloss auf fremde Erfahrungen, sondern auch auf
eigene stützend; aber so wirksam diese Mittel bei Lähmungen
nach Apoplexieen, so hat doch ihre Anwendung eine gewisse

Zeit und in Betreff dieser Zeit, in der die Anwendung jener Mittel zulässig, bin ich einer anderen Meinung als Viele. Diese Mittel wirken nur dann mit Sicherheit und gewiss, wenn die Resorption des Ergusses vollendet, und die Paralyse noch zurückbleibt. Nun sieht man aber, dass, wenn das Exsudat gering, oft auch mit der Resorption die Paralyse zu Grunde geht, so auch hier. Wo aber das Extravasat bedeutend, da wird auch die Paralyse nach der Resorption unterhalten werden, und dann tritt der Moment für die Anwendung der Nux vomica ein; früher aber, wenn man über die Resorption des Extravasates noch nicht klar ist, da halte ich die Nux vomica einmal für nutzlos; denn die Lähmung ist nur Folge des Extravasates, und so lange dieses nicht erst entfernt worden, wird auch die Lähmung fortbestehen, gerade so (um mich wieder des *Frank*schen Gleichnisses zu bedienen), wie wenn man ein Pferd, dem die Füsse gebunden, zum Galoppiren anspornen wollte; 2) für schädlich wegen der erregenden, reizenden Wirkung jenes Mittels. Das ist meine Antwort auf die Frage, die ich auch in diesem Falle zu rechtfertigen hoffe; wir werden hier wahrscheinlich ein so gewaltsames Mittel wie das Strychnin nicht nöthig haben. Ich weiss wohl, dass die Ungeduld der Aerzte wie der Kranken schon sehr frühzeitig zu der Anwendung dieses Präparates treibt. — „Das ist nun sehr gut in der Theorie, werden Sie sagen, aber welches sind die Phänomene, die die Beendigung der Resorption ankündigen?" Die Antwort darauf will ich Ihnen nicht schuldig bleiben. Aber ein anderes Mal.

2. Juni. Die Erscheinungen, die dem Extravasate angehören, namentlich die paralytischen, nehmen ziemlich rasch ab; die Beweglichkeit des rechten Armes kehrt immer mehr zurück. Von den Erscheinungen im Centralpunkte des Leidens haben sich vor einigen Tagen wieder leichte Andeutungen gezeigt, aber nur auf kurze Zeit, nämlich der von der linken

Stirngegend ausstrahlende, reissende Kopfschmerz, ohne weitere bedrohliche Erscheinungen.

Ich habe noch eine Frage, die ich neulich in Ihrem Namen
an mich selbst gerichtet, zu beantworten: nämlich, wann sollen
Mittel gegen die nach Apoplexieen zurückbleibende Lähmung
angewendet werden? oder mit andern Worten: wann ist die
Resorption des Extravasates geschehn? Die Antwort darauf
hat Schwierigkeiten, und es werden immer einige Dubia fortbestehen, doch glaube ich jetzt schon einige leitende Momente
für die Lösung dieser Frage geben zu können; es sind folgende: 1) die Grösse des Blutextravasates, welche aus der
Grösse und Intensität der Lähmung gemessen werden kann.
2) Nach den Resultaten, die uns die pathologische Anatomie
geliefert, bedarf die Resorption eine gewisse Zeit, welche von
der Grösse des Extravasates und dem Alter des Individuums
abhängt. Je grösser das Extravasat und je älter das Individuum, um so länger dauert die Resorption, und umgekehrt.
Kleine Extravasate in kräftigen, jungen Individuen werden in
4—5 Wochen resorbirt, grosse in alten Subjecten erst in mehreren Monaten. 3) Mit der Resorption wird auch der Druck
aufgehoben, welchen das Extravasat ausgeübt, und damit wird
auch die Paralyse abnehmen. Man kann annehmen, dass, so lange
ein Rückschreiten der paralytischen Erscheinungen Statt findet,
noch immer die Gegenwart des resorbirt werdenden Extravasates fortdauert, dass aber ein Punkt kommt, wo die Abnahme der Paralyse stille steht (dieses Stillestehen der Erscheinungen scheint mir das Hauptmoment zu sein!); jetzt muss
man annehmen, dass das Extravasat resorbirt ist, und dass,
was noch von der Paralyse übrig ist, nicht mehr dem Druck
desselben angehört, und jetzt kann man den Gebrauch der
Nux vomica und ähnlicher Arzneien eintreten lassen. — In
unserem Falle sind wir bis auf diesen Punkt noch nicht ge-

kommen, und werden' deshalb mit der eingeleiteten Behandlung fortfahren.

4. Juni. Es sind Veränderungen eingetreten, Erscheinungen
haben sich entwickelt, die von der grössten Bedeutung, Erscheinungen in den peripherischen Theilen, die jedoch nur reflectirte
sind, während kaum ein einziges Symptom sich in den Centraltheilen des Nervensystems gezeigt hat, obgleich von dort
die Affection ihren Ursprung genommen; keine Spur von den
strahlenden Schmerzen in der linken Kopfhälfte, kein Schwindel, nur scheint die Temperatur an dem linken Stirnhöcker
etwas erhöhter als an den übrigen Kopftheilen, jedenfalls ist
aber der Kopf heisser als der übrige Körper. Trotz dieser
geringen Kopferscheinungen sehen wir doch diese reflectirten
Symptome; der Kranke klagt nämlich wieder über ein Gefühl
von Taub-, Pelzigsein in der rechten Körperhälfte, besonders
von den Fusszehen bis zum Knie, ohne dass aber das moto-
rische Vermögen beeinträchtigt wäre. Dieses Gefühl hat sich
zum Theil schon wieder verloren, doch dauern diese schon
erwähnten zuckenden Schmerzen im rechten Oberarme fort.
Die erhöhte Temperatur der linken Kopfseite, die reflectirten
Erscheinungen in den Extremitäten der gelähmten Seite, und
endlich noch der unterdrückte Puls, welcher nur 48 Schläge in
der Minute macht (gestern früh zählten wir noch 64, doch am
Abend schon 58), lassen keinen Zweifel über die Natur der Sache.
Wir müssen danach annehmen, dass wieder eine entzündliche
Reizung in dem vordern Lappen der linken Hälfte des grossen Gehirns aufgetreten, von der zu befürchten steht, dass
sie entweder wieder in einen Bluterguss übergeht, oder dass
es hier zur Erweichung kommt. Wir werden desshalb hier
streng antiphlogistisch verfahren, dem Kranken 20 Blutegel
an die linke Stirnhälfte und hinter das linke Ohr setzen, kalte
Ueberschläge auf den Kopf machen, und zur Ableitung auf den
Darm ein Infusum fol. Sennae mit Magnesia sulph. reichen lassen.

5. Juni. Das Ergebniss unserer gestern eingeleiteten Behandlung ist folgendes: ein Theil der reflectirten Symptome ist verschwunden, nämlich in dem rechten Arme, doch besteht noch das Kältegefühl in der rechten untern Extremität und die Seltenheit des Pulses fort (48 Schläge in der Minute); der Kopf ist weniger warm wie gestern, der Kranke hat ruhig geschlafen, er klagt über keinen Schmerz, auch nicht beim Aufsitzen und Bewegen des Kopfes. Wenn ich nicht irre, war es *M. Hall*, der zuerst behauptet hat, dass der Schmerz bei Affection der innern Schädeltheile sich bei raschem Hin- und Herbewegen und Schütteln des Kopfes einstelle, und dass dies ein charakteristisches, ja pathognomonisches Zeichen sei. So sehr ich auch die Untersuchungen dieses verdienten Mannes in der Nervenpathologie achte und schätze, so kann ich ihm doch in dieser Behauptung nicht Beifall erzeigen. Es verhält sich mit der Stetigkeit dieses Schmerzes wie es sich mit der Schmerzhaftigkeit bei der von *Copland* empfohlenen Anwendung des heissen Schwammes bei Rückenmarkskrankheiten verhält, indem seine Abwesenheit nichts Beruhigendes, sowie auch seine Gegenwart bei Abwesenheit aller übrigen Symptome nichts Beweisendes enthält; es darf somit aus der Gegenwart oder Abwesenheit dieses Symptomes nichts für die Gegenwart oder Abwesenheit der Krankheit geschlossen werden, sondern, wie überall, nur aus der Vereinigung der ganzen Symptomengruppe.

9. Juni. Es sind gestern wieder Centralerscheinungen eingetreten; doch waren es keine strahlenden Schmerzen, sondern stechende, quer durch den Kopf gehend, die Stelle war aber dieselbe wie früher. Diese öftere Wiederkehr der Schmerzen, als deren Sitz wir den vordern Lappen der linken Hemisphäre des grossen Gehirnes deuteten, lässt vermuthen, dass das Moment, welches die Reizung daselbst hervorbringt, hier fortbestehe, eine Ansicht, die durch den Umstand unterstützt

wird, dass die Congestion nach diesem Theile schon so lange
vor dem Ausbruch der Apoplexie gedauert hatte. Genug, die
Irritation derselben Gehirnpartie ist auch gestern wieder hervorgetreten, und war auch wieder von reflectirten Erscheinungen begleitet. Sie erinnern sich, dass trotz der Abwesenheit
der centralen und reflectirten Erscheinungen das Fortbestehen
der eigenthümlichen Beschaffenheit des Pulses uns aufforderte,
auf unserer Hut zu sein, wesshalb wir auch die Antiphlogose
in mässigem Grade fortsetzen liessen. Die gestrige Steigerung
der Centralerscheinungen hat uns genöthigt, dieselbe wieder
bis zur allgemeinen und topischen Blutentleerung zu steigern,
worauf wir jetzt die centralen wie peripherischen Erscheinungen, selbst die Reste, die noch von dem früheren Anfall zurückgeblieben, verschwunden sehen, sogar hat sich nun auch
eine geringe Beweglickheit in den Fingern der rechten Hand
eingestellt. Das Gefühl von Pelzigsein in der rechten untern
Extremität hat sich verloren, auch der Puls hat sich wieder
bis auf 64 Schläge in der Minute gehoben. Diese Besserung
kann uns aber aus dem Grunde, dass hier Etwas vorhanden ist,
was von Zeit zu Zeit eine Steigerung der Irritation hervorruft,
nicht abhalten, in unserer bisherigen Behandlung fortzufahren.

10. Juni. Was sich von gestern auf heute zugetragen, bestätigt nur unsere ausgesprochene Ansicht. Es sind nämlich
wiederum in der linken Kopfhälfte, doch nicht mehr an der
früheren Stelle, sondern gegen die Occipitalgegend zu stärkere
Schmerzen eingetreten, die aber nicht ausstrahlend nach der
Peripherie waren, sondern durchstrahlend, wie nach der Richtung der Hirnfasern; sie waren von keinen peripherischen Erscheinungen begleitet, jedoch war die Pulsfrequenz gestern
Abend wieder bis auf 52 Schläge gesunken. Wir werden zu
einer stärkern Derivation unsere Zuflucht nehmen müssen, und
zu diesem Zweck ein grosses Vesicator in den Nacken appliciren lassen.

11. Juni. Die Kopftemperatur ist noch immer etwas erhöht, dagegen hat sich der Schmerz wieder verloren; auch zeigt sich nichts mehr von den reflectirten Erscheinungen, doch ist die Beschaffenheit des Pulses (52 Schläge in der Minute) noch immer unbefriedigend. Die primäre Wirkung der Medicamente ist zufriedenstellend. Die Reste der topischen Affection (denn die erhöhte Kopftemperatur, sowie der verlangsamte Puls, zeugen noch immer davon) lassen die dringende Aufforderung an uns ergehen, mit der Behandlung fortzufahren.

12. Juni. Wir hatten gestern nur noch Reste der Centralaffection; so beruhigend diese auch zu sein schienen, so konnten wir doch mit Rückblick auf den Gang der Krankheit, der uns das Resultat lieferte, dass die Gehirnreizung einen tiefern Ursprung habe, uns damit nicht zufrieden stellen, indem wir eine Wiederkehr der Erscheinungen fürchteten. — Was wir besorgten, ist nun wieder eingetreten: gestern Nachmittag klagte der Kranke wieder über ziehende Schmerzen, von der linken Protuberantia frontalis ausgehend; zugleich zeigten sich auch reflectirte Erscheinungen, diese zuckenden Schmerzen, ähnlich wie sie nach der Anwendung des Strychnins vorkommen, am heftigsten in der rechten gelähmten Seite, doch auch, wenn gleich viel geringer, in der linken. Es wurden wieder eine allgemeine und topische Blutentleerung und kalte Ueberschläge auf den Kopf gemacht.

15. Juni. Nachdem vorgestern schon sich vorübergehend einige Andeutungen gezeigt hatten, sind gestern Abend wieder im Centrum der Affection, nämlich in der linken Hirnhemisphäre, Schmerzen aufgetreten, doch mehr auf der Höhe des Parietalknochens, ohne dass aber die Kopftemperatur bedeutend erhöht war, und ohne dass sich reflectirte Erscheinungen dazu gesellt hatten, also wieder ein Beweis, dass wir es nicht mit einer vorübergehenden Irritation zu thun haben, die sich kurz vor dem Eintritt des Kranken durch Blut-

erguss entschied, welcher wohl eine momentane aber keine stetige Krise war. Darauf haben wir auch unsere Behandlung gegründet; ob wir damit ein günstiges Resultat erlangen werden, steht in Frage. Sollte nicht bald der künstliche Reiz im Nacken einen Erfolg zeigen, so werden wir ihn näher der afficirten Stelle rücken.

16. Juni. Gestern Abend trat wieder eine Steigerung der Affection ein. Sie sehen also, dass die Hirnreizung fortdauert, wenn auch intermittirend. Diese intermittirende Erscheinung bei Leiden der Centraltheile der sensitiven Sphäre, des Gehirns wie des Rückenmarks, ist eine wohl zu beachtende Thatsache, die leicht zu Irrthümern führen kann. Beim Hydrocephalus der Kinder findet sich zu Anfang das Intermittiren der Erscheinungen sehr gewöhnlich. Ich habe sehr häufig beim wahren Hydrocephalus, nicht bei der Intermittens maligna cerebralis der Kinder, welche so häufig für Hydrocephalus gehalten wird, nein, beim reinen, wahren Hydrocephalus diese intermittirende Natur beobachtet. Die Kinder haben in den Nachmittagsstunden die Symptome der Gehirnreizung; nach Mitternacht verlieren sie sich, und in den Morgenstunden scheinen die Kinder ganz gesund, so dass selbst der Arzt sich oft dadurch täuschen lässt. In den Nachmittagsstunden tauchen von Neuem die Kopferscheinungen auf, so geht es fort, bis sie permanent werden, und jetzt kommt die ärztliche Hülfe meist zu spät. Auch bei Affection des Rückenmarkes wird oft der intermittirende Charakter beobachtet, wie namentlich bei der Meningitis spinalis. — Auch unser Kranker ist bei Tage frei von den Centralerscheinungen gewesen, erst in den Nachmittagsstunden traten sie auf; ja Tage lang pausirten sie; jetzt aber wiederholen sie sich häufiger, fast täglich. Dieses Intermittiren der Erscheinungen darf aber keine Illusion über die Natur der vorliegenden Krankheit gestatten. am wenigsten auf unsere Behandlung influenziren.

17. Juni. Wir haben gestern das Mittel anwenden lassen, auf welches wir schon vor mehreren Tagen hingedeutet hatten, als dasjenige, von dem wir noch Erfolg zu erwarten haben, nämlich der Stelle entsprechend, wo wir im Gehirn den Concentrationspunkt der Affection angenommen haben, auf der linken Kopfseite ein Cauterium (das Unguentum acre) applicirt, und wollen hier, sobald der Schorf abgefallen, ein Fontanell errichten, ähnlich wie man es bei chronischen Entzündungen anderer Theile, z. B. der Gelenke, thut. Warum aber die Application des Cauterii potentialis und nicht einer Moxe? werden Sie fragen. Ich will mich, als Antwort darauf, nur auf die Autorität *Larrey*'s berufen, welcher bekanntlich eine grosse Vorliebe für die Moxen hat, bei dieser Vorliebe aber anräth, die Moxen nicht auf den mit Muskeln bedeckten Schädel zu setzen.

19. Juni. Es hat sich gestern wieder, auf demselben Punkt wie früher, heftiger Schmerz, der sich über einen grossen Theil der linken Kopfhälfte erstreckte, eingestellt. Das Ohr hat nicht Theil genommen, wie es früher einmal der Fall gewesen sein soll, wohl aber das linke Auge; es trat Funkensehen ein, auch war die Pupille wie bei den frühern Anfällen erweitert. Erst heute Morgen klagt der Kranke über einzelne peripherische Symptome, nämlich reissenden Schmerz im gelähmten Schenkel und Beschränkung seiner Beweglichkeit. Der Puls ist nicht mehr verlangsamt. Darm- wie Harnsecretion normal; der Harn zwar etwas schleimig getrübt, aber nicht das für Gehirnkrankheiten charakteristische Sediment enthaltend, das *Goelis* zuerst im Hydrocephalus acutus beobachtet hat, auf das er aber mit Unrecht, wie ich glaube, einen so grossen Werth gelegt hat, da es theils oft fehlt, theils auch in andern Gehirn- und in Rückenmarkskrankheiten gesehen wird. Es ist dies nämlich das erdige, kreideweisse Sediment, wie wenn man gepulverte Kreide in den Urin ge-

streut hätte; es besteht hauptsächlich aus Erdphosphaten;
gleichzeitig pflegt der Harn, selbst der frisch gelassene, alkalisch zu reagiren, einen foetiden Geruch zu haben und mitunter kohlensaures Ammoniak zu entwickeln. Wenn aber auch
dieses Auxiliarsymptom die Diagnose unterstützt, so lege ich
auf die Abwesenheit desselben keinen grossen Werth, wohl
aber auf seine Anwesenheit. — Jedenfalls ist hier an den
möglichen Eintritt desselben zu denken.

21. Juni. Seit 48 Stunden haben sich die Centralerscheinungen schweigend verhalten, was uns aber nicht sicher machen kann, dass sie nicht von Neuem wieder auftreten; Sie
haben es ja wiederholt hier gesehen. Selbst wenn nur die
reflectirten Symptome wieder eintreten, so ist zu erwarten,
dass die Centralerscheinungen bald nachfolgen werden. —
Die paralytischen Erscheinungen haben keinen Fortschritt zur
Besserung gemacht. Heute Morgen hat der Kranke wieder
gelinde Zuckungen in der gelähmten obern Extremität empfunden. An der Stelle, die durch das scharfe Unguent
zerstört worden, beginnt schon die Losstossung der Borke,
und werden wir, sobald diese geschehen, hier das Fontanell
einrichten. — Die Etablirung eines Fontanells auf der Schädelhaut habe ich in chronischen Krankheiten des Gehirns, selbst
organischen, als höchst nützlich erprobt, ich will nicht sagen
immer als curatives, doch meist als sehr linderndes Mittel.
Ich erinnere mich noch einer Frau, bei der von der pars pe-
trosa des Felsenbeins die Zerstörung gegen das Gehirn fortschritt; sie hatte die furchtbarsten, fortwährenden Schmerzen, die durch Narcotica nicht im Geringsten gemindert wurden; es stellte sich in Folge derselben sogar Abmagerung und
schon febris hectica ein. Ein Cauterium potentiale auf die pars
squamosa des Felsenbeins applicirt, verminderte die Schmerzen sehr bedeutend, und schob die Catastrophe noch eine Zeit

hinaus. Bei Frauen, besonders bejahrteren, die früher an Hysteria cephalica gelitten, kommt häufig eine chronische Irritation der Meningen vor *), wo die Kranken über heftigen Schmerz auf der Höhe des Scheitels nach dem Verlauf der Sutura sagittalis oder zu einer Seite derselben (häufig auf der rechten) klagen, und wo man denn nach dem Tode die Arachnoidea verdickt, mit dura und pia Meninx verwachsen, und die s. g. Pachionischen Drüsen bis zu Bohnendicke geschwollen, und den Knochen darüber fast bis zum gänzlichen Verschwinden resorbirt findet. Die Narcotica, Nervina, Opium, Asa foetida, Castoreum u. s. w. helfen hier gar nichts, schaden vielmehr, wogegen wiederholte Blutentleerungen und die Etablirung eines Fontanells auf dem Scheitel die souveränen und einzig wohlthuenden Mittel sind. — So wollen wir uns denn der Hoffnung hingeben, dass dieses Mittel auch hier, so weit es möglich, den gewünschten Zweck erreichen wird.

6. Juli. Nach längere Zeit fortgesetzter antiphlogistischer Behandlung, wiederholten Blutentleerungen, der Anwendung kalter Ueberschläge und Abführmittel entstand zwar öfters ein Stillstehen in den Centralerscheinungen, aber kein gänzliches Verschwinden derselben. Wir entschlossen uns deshalb zur Anwendung des Cauterium auf die Schädelhaut. Bis jetzt ist der Erfolg dieses Mittels sehr befriedigend; denn nur in den zwei ersten Tagen nach seiner Anwendung sind Centralerscheinungen aufgetreten, von denen es jedoch nicht klar war, ob sie nicht bloss Folge der Hautreizung, da sie nicht von reflectirten Erscheinungen begleitet waren. Die paralytischen Phänomene sind bis auf einen gewissen Punkt gebessert worden: der Kranke geht noch immer etwas schwankend und unsicher; den rechten Arm kann er wohl bewegen, aber nicht die Finger. Wir haben schon Strychnin in die Fontanellwunde einstreuen

---

*) Vom alten *Autenrieth* zuerst beschrieben.

lassen (Morgens und Abends ⅛ gr. des salpetersauren), doch ohne merklichen Erfolg. Sind wir ganz sicher, dass die Centralerscheinungen zu Grunde gegangen bleiben, so werden wir zu einem andern Mittel übergehen, nämlich zur Anwendung des Electromagnetismus. Unter allen Mitteln für die Wiederbelebung der Muskelkraft ist dieses das vorzüglichste. Ich bin im Anfang bloss auf die prahlerischen Anpreisungen desselben in den öffentlichen Blättern, Anpreisungen, die zunächst von den Entdeckern und Erfindern der verschiedenen electromagnetischen Apparate ausgingen, etwas mehr als misstrauisch geworden; wenigstens ging ich an seine Anwendung nur mit einiger Scheu, und in der Voraussetzung, getäuscht zu werden. Der erste Fall, bei dem ich den Electromagnetismus anwandte, betraf einen russischen Seecapitain, der auf eine so scheussliche Weise gelähmt war, dass er von zwei Personen unterstützt zu mir gebracht werden musste, mit heraushängender Zunge und ohne Sprache, so dass ich ihn, nur um einen Versuch zu machen, zu einem Mann schickte, welcher einen electromagnetischen Apparat besass. Wie erstaunt war ich, als derselbe Officier nach 6 Wochen ohne Stütze in mein Zimmer hineintrat, um sich für meinen guten Rath zu bedanken. — Auch bei Lähmungen der Genitalien, besonders der Impotenz, scheint dieses Mittel von sehr guter Wirkung zu sein.

9. Juli. Einmal ist der Electromagnetismus mittelst der s. g. Keil'schen Maschine angewendet worden. Grosser Erfolg ist von der einmaligen Anwendung nicht zu erwarten, zumal da man den Apparat nur ¼ Stunde und in mässigem Grade hatte wirken lassen; doch selbst diese einmalige Anwendung hat sich schon erspriesslich für den Kranken erwiesen: es trat darnach sogleich eine grössere Beweglichkeit der gelähmten Theile ein, wenngleich nur kurze Zeit dauernd.

19. Juli. Die Wirkung des Electromagnetismus auf die

paralysirten Theile ist eine sehr erwünschte; schon die erste
Application desselben erwies sich sehr günstig, obgleich nicht
nachhaltig ; mit der Wiederholung derselben zeigte sich der
Erfolg noch günstiger und bleibender, so dass Sie jetzt nach
sechsmaliger Anwendung der electromagnetischen Kraft eine
deutliche günstige Veränderung wahrnehmen. Der Kranke hebt
den rechten Arm stetig, nicht in Absätzen, ohne ihn zu schleu-
dern, bis zum Kopf; auch die Bewegung der Finger ist besser,
er kann mit ihnen schon greifen, und den ergriffenen Gegenstand fester halten, wenngleich noch nicht mit Sicherheit; so
macht ihm namentlich (wie er klagt) das Führen des Löffels
nach dem Munde noch viel Schwierigkeit. Die rechte Unter-
extremität hat jetzt ihre volle Kraft wieder erhalten.

25. Juli. Die Fontanelle ist in voller Eiterung und ihre
Wirkung auf das Gehirnleiden sehr günstig zu nennen, mit
dessen Folgen wir es hier noch zu thun haben. Es blieb aber
in diesem Falle nicht bloss bei einer Functionsstörung, sondern
es gesellte sich zu dieser auch noch eine materielle Veränderung, nämlich eine auffallend rasch eingetretene Abmagerung
der gelähmten Theile, die jetzt noch, wenn schon nicht mehr
in dem Grade wie früher, sichtbar ist. Was das Schwinden
der gelähmten Glieder betrifft, so muss man zwei Arten desselben unterscheiden: 1) das Schwinden der Muskeln aus Mangel an Action. Es ist bekannt, dass, wie Steigerung der Mus-
kelthätigkeit das Volumen der Muskeln mehrt, so umgekehrt die
Aufhebung desselben das Volumen mindert, ohne dass immer,
wenn auch die Muskelaction wieder eintritt, die organische Masse
wieder zunimmt. — 2) Schwinden, beruhend auf organischer
Veränderung der Gewebe, indem der Muskel eine sehnige oder
fettwachsähnliche Beschaffenheit angenommen; hier ist keine
Möglichkeit der Volumenzunahme. Ueber das Vorhandensein
der einen oder andern Art der Abmagerung kann nur ein

Reagens entscheiden, das specifisch auf die Muskelfaser einwirkt, nämlich das galvanische Agens. —

Die Anwendung des Electromagnetismus hat hier offenbar
sehr günstig gewirkt; so rasch aber auch zu Anfang darnach
eine Besserung in der gelähmten rechten Oberextremität erfolgte, so fruchtlos zeigten sich die letzten Applicationen. Es
scheint jetzt, wie man es auch bei dem Gebrauche der Douche, des Strychnins und andrer Mittel sieht, eine Pause, ein
Stillstand in der Wirkung dieses Mittels eingetreten zu sein *).

---

*) Ueber diesen wichtigen Punkt in der Lehre von der Arzneiwir-
kung äusserte S c h o e n l e i n bei einem Hydropischen, bei welchem die
verordneten Diuretica ihre Wirkung versagten:
„Man findet sehr häufig, dass ein Arzneimittel einen Saturationspunkt
in seiner Wirkung auf ein Organ erreicht, so dass selbst die Erhöhung
seiner Dosis nicht mehr reagirt. Es wäre wichtig, zu erfahren, ob
diese Wirkung der Arzneimittel mit andern positiven Erscheinungen
derselben zusammenfällt, wie z. B. der Digitalis mit der narkotischen
Wirkung derselben. Wäre dies der Fall, so hätte man einen Anhaltspunkt für die Aussetzung des Mittels. Die ältern Aerzte kannten
diese Erscheinung sehr wohl: So lange das Mittel, sagten sie, dem
Krankheitsprocess entspreche, treten die anderweitigen nachtheiligen
Wirkungen desselben nicht hervor; so kann man Nitrum in ungeheuren Dosen gegen Entzündungen reichen, ohne dass es Störung in der
Digestion hervorruft; die ganze Wirkung des Mittels geht gegen den
Krankheitsprocess; ist aber diese erreicht, so zeigen sich die nachtheiligen positiven Wirkungen des Nitrum. Beim Gebrauch des Quecksilbers sieht man dieselbe Erscheinung. — In dieser Ausdehnung, wie
die alten Aerzte die Sache betrachteten, will ich ihr keinen Glauben
schenken; aber dass etwas Wahres darin liege, ist gewiss! Eine ähnliche Thatsache, die jeder practische Arzt kennt, kommt auch bei Hydropischen vor. Die Diurese, so sehr sie auch durch ein Mittel bethätigt worden, hört oft bei seinem fernern Gebrauch plötzlich wieder
auf; setzt man das Mittel dann auf einige Tage aus, und giebt es darauf von Neuem, so wirkt es wieder, ohne dass es nöthig wäre, die
Dosis zu erhöhen. Ferner sieht man in solchen Fällen, dass oft die
Wirkung nicht vom Grade der Reizung, vom Quantitativen, sondern
vom Qualitativen derselben abhängt, indem es nicht immer nöthig ist,
zu stärkern Arzneimitteln seine Zuflucht zu nehmen."

Es fragt sich, was bleibt uns zu thun übrig? Ist jetzt das endliche Maass der möglichen Heilung der in Folge der Hirnver-
änderung entstandenen Lähmung erreicht? In diesem Falle
wären wir mit der Behandlung zu Ende. Oder ist es bloss
Mangel der örtlichen Reaction gegen das Mittel, weil sie jetzt
das Maximum erreicht hat? — Wir wollen letzteres annehmen,
demnach das Mittel auf einige Tage aussetzen, und hoffen dann
später bei der Wiederanwendung desselben neue Wirkung
zu sehen.

5. August. Seit drei Tagen haben wir wieder den Electromagnetismus auf den gelähmten Arm anwenden lassen, ohne
dass jedoch eine augenscheinliche Besserung eingetreten wäre.
Ob nicht später, wenn die Veränderung in der linken Hemisphäre des grossen Gehirnes mit der Zeit eine weitere Rückbildung erlitten, dieses Mittel kräftiger einwirken wird? Ob
die kalte Douche hier eine günstigere Wirkung als dieses so
specifisch auf die motorischen Nerven einwirkende Agens
äussert? Das sind Fragen, die nur durch die Beobachtung gelöst werden können. Wir wollen die Anwendung des Electromagnetismus wieder aussetzen, zumal da der Kranke wieder
über Schmerz in der Tiefe der linken Kopfhälfte klagt, obgleich
keine anderen davon abhängenden Erscheinungen im Pulse,
Extremitäten u. s. w. zu bemerken sind, und werden uns vorerst
nur darauf beschränken, die Diät des Kranken wieder einzu-
schränken, und ihn streng zu beobachten, damit die Krankheit
aus Vernachlässigung dieser Erscheinungen nicht wieder eine
Höhe wie früher erreiche.

Da wenige Tage darauf die Klinik geschlossen wurde, so
möchte es dem Leser nicht uninteressant sein, etwas über den
weitern Verlauf der Krankheit bis zur Entlassung des Patienten
in kurzen Worten zu vernehmen.

Vom 10. August an wurde bei dem Kranken die kalte
Brause angewendet, doch ohne merklichen Erfolg. Im Gegen-

theil klagte er seit dieser Zeit über stärkere Kopfschmerzen, welche zwei Mal in diesem Monate von so heftigen Congestions-erscheinungen begleitet waren, dass wieder zu mässigen all-gemeinen Blutentleerungen geschritten werden musste. Die Kopfschmerzen kehrten seitdem wohl wieder, aber nicht mehr in der Tiefe des Schädels haftend, sondern mehr in den äussern Kopfbedeckungen, mehr reissender, ziehender Natur und ganz ohne reflectirte Erscheinungen. Der Kranke brauchte längere Zeit dagegen Extractum Aconiti, während die Fontanelle am Kopf offen erhalten wurde, mit geringem Erfolg. Erst nach-dem die Kopfschmerzen mehr den intermittirenden Charakter angenommen, und Chinium sulphuricum gereicht worden, ver-loren sie sich allmählig. — Im Anfang October verliess der Kranke auf eignes Verlangen die Heilanstalt, wenn auch nicht vollkommen geheilt (der rechte Arm noch immer schwach, die Beweglichkeit der Finger noch etwas behindert), doch um Vie-les gebessert.

Zusätze*).

1) Zu den Fällen von Typhus abdominalis (1—6).

Die typhösen Stuhlentleerungen sind Gegenstand vielfacher Controversen geworden. Dadurch, dass bei dem Abdominaltyphus Durchfälle vorkommen, ist sogleich die Behauptung aufgestellt worden, dass es keinen Abdominaltyphus ohne Durchfälle gebe. Gerade so wie zum Scharlach der Hautausschlag nicht unumgänglich nothwendig ist, wie bei der Pneumonie zu Zeiten der Husten mangeln kann, ja wie selbst bei Phthisikern, bei denen sich schon grosse Cavernen gebildet haben, mitunter gar nicht Husten, eben so wie beim Magenscirrh Erbrechen nicht zugegen zu sein braucht **), so kann auch beim Abdominaltyphus der Durchfall ganz fehlen. — Eine ähnliche abgeschmackte Controverse ist ferner im Abdominaltyphus in Bezug auf die Schmerzhaftigkeit der Cöcalgegend entstanden. Wir wissen, dass dieses Zeichen momentan und während eines grossen Theiles seines Verlaufes fehlen kann, und wir kennen auch die Motive dafür; das betreffende Darmstück kann sich nämlich mehr nach dem Becken oder nach hinten zu senken, und dadurch sich dem äussern Druck entziehen. Wir wissen ferner,

---

*) Am Schlusse dieser Reihe von Vorträgen erlaubt sich der Herausgeber noch einige Zusätze hinzuzufügen, welche, von ihm als wichtige und interessante Bemerkungen des berühmten Lehrers während des klinischen Unterrichts gesammelt, zur Ergänzung des in einzelnen Krankheitsfällen Mitgetheilten dienen mögen.

**) Vergl. S. 360.

dass, damit der Schmerz an dieser Stelle empfunden werde, eine Reaction im Gehirn vorgehen muss; wenn nun aber das Sensorium nicht mehr oder nur unvollkommen reagirt, wenn schon der Gehörnerv nicht mehr den Schall, das Auge nicht mehr das Licht empfindet, wie soll hier in der Cöcalgegend der Schmerz gefühlt werden. — Ebenso lässt sich auch der Streit in Bezug auf die Stuhlentleerungen in dieser Krankheit schlichten. In der Regel sind sie allerdings vermehrt, aber ich habe Sie wiederholt darauf aufmerksam gemacht, dass selbst in ganzen Epidemieen von Abdominaltyphus gewöhnliche Fäcalmaterie entleert wird (welche freilich bei genaue·rer Untersuchung, namentlich durch das Mikroskop, doch Veränderungen zeigen möchte), oder dass in einzelnen Fällen sogar Stuhlverstopfung vorkommen kann. Der Kranke kann am Abdominaltyphus zu Grunde gehen, ohne dass er Durchfall hatte, und zwar aus verschiedenen Gründen. Wenn der Typhus lethal endete, be·vor die Schorfe abgestossen, so war meist Stuhlverstopfung zuge·gen. Das Neugebilde kann aber auch schon abgestossen sein, jedoch noch nicht entleert, und mit den Fäcalmaterien sich zu festern Massen vermischt haben, welche, besonders da häufig die Cöcalklappe auftreibt und anschwillt, zurückgehalten werden, wodurch nothwendig Stuhlverstopfung entstehen muss. Kurz, Sie sehen hieraus nur wieder, worauf ich Sie so häufig aufmerksam gemacht habe, dass es kein eigentliches sogenanntes pathognomonisches Zeichen giebt, dass nicht ein einzelnes Symptom entscheiden darf, sondern nur die Correlation der verschiedenen Symptome neben einander (um mich des *Cuvier*'schen Ausdruckes zu bedienen, den auch *Skoda* für die Auskultation angewandt, und Consonanz genannt hat), der wechselseitige Einfluss der einzelnen Zeichen aufeinander, die gegenseitige Einschränkung derselben.

An sich ist der Durchfall im Abdominaltyphus kein ungünstiges Zeichen, im Gegentheil nothwendig, sondern nur durch den Excess erhält er die ungünstige Bedeutung, der besonders dann entsteht, wenn sich um das Neugebilde, das losgestossen werden muss, eine neue Reizung erhebt, in deren Folge ein mehr wässeriges, schleimiges Secret abgesondert wird, und zwölf und mehr Stühle in 24 Stunden bewirkt werden, wodurch Consumtion auf

Kosten der gesunden Theile, eine wahre Consumtionskrankheit
entsteht, die um so nachtheiliger wirkt, als schon durch die Krankheit an sich die Kräfte des Kranken erschöpft sind, und keinen Ersatz durch Getränke oder Nahrung erhalten. — Genug, Ausleerungen müssen in dieser Krankheit da sein, und zeigt das Ausgeleerte
das, was ausgeleert werden muss, so können wir zufrieden sein.

Bei einem vom Typhus abdominalis befallenen jungen Manne
(Carl Schneider, 19 Jahr alt, Sattler), der zuvor in einer andern Abtheilung der Charité wegen Krätze gelegen hatte, und an dem man
als Folge der Behandlung noch die Epidermis in grossen Fetzen
sich losstossen sah, bemerkte Schönlein:

„Das Zusammentreffen dieser beiden Krankheitszustände (der
Krätze und des Abdominaltyphus) verdient zuerst unsere
Aufmerksamkeit. Man hat behauptet, dass die Gegenwart von impetiginösen Krankheitsprocessen, und besonders der Krätze, eine
Art Präservativmittel vor der Entwickelung des typhösen Krankheitsprozesses abgebe. Dieser Satz darf nicht so allgemein gelten.
Ich habe allerdings beobachtet, dass die Gegenwart von impetiginösen Hautausschlägen (weniger der trocknen z. B. der Krätze,
mehr der feuchten, eitrigen) nicht sowohl gegen die Entwickelung
des Abdominaltyphus, wohl aber gegen die Entwickelung des Petechialtyphus einen Schutz gewährt, wie meine zahlreichen Beobachtungen in den Jahren 1814 und 1815 mich belehrt haben; ein
Satz, den ich durch eine Wahrnehmung an meiner eigenen Person
noch bekräftigen zu können glaube. Ich litt damals an einer Flechte
am Fusse, die etwas trocken war, und sehr juckte; als ich eines
Tages von einem Militärarzte, der kaum vom Petechialtyphus genesen war, geherzt und geküsst ward, was mir einen solchen Ekel
erweckte, dass ich nun sicher glaubte, vom Typhus befallen zu
werden. Indessen 24 Stunden darauf bildeten sich unter heftigem
Jucken Pusteln um die Flechte, und ich blieb von der Epidemie,
der ich mich sehr aussetzen musste, verschont. Ich habe wiederholt die Beobachtung gemacht, dass die impetiginösen Hautausschläge
ein relatives Präservativmittel gegen den Typhus liefern, meist

unter materieller Veränderung des Hautausschlages; aber dass die trockne s. g. Miliarkrätze ein Gleiches zu thun im Stande wäre, habe ich nicht gefunden.

Die Beobachtung hat ferner herausgestellt, dass, wenn in einem solchen Individuum sich ein typhöser Prozess entwickelt, sei es spontan oder durch Contagium, der impetiginöse Prozess zu Grunde geht (s. g. Salzflüsse trocknen z. B. ein), in manchen Fällen sogar in der Art, dass er auch in der Reconvalescenz nicht wieder zum Vorschein kommt, in vielen aber nur temporär, indem er nach Beendigung des Typhus wieder auftaucht. —

Indessen haben wir dem vorliegenden Falle nicht bloss ein wissenschaftliches, sondern auch ein praktisches Interesse abzugewinnen; denn in diesem individuellen Falle ist die Haut in einen Zustand versetzt, in dem sie wenig geneigt ist, am Ende des typhösen Prozesses die nothwendige (kritische) Thätigkeit zu übernehmen, so dass wir also in diesem individuellen Falle ein erschwerendes Moment für die Lösung des typhösen Prozesses finden, ein Umstand, auf den wir daher sowohl in prognostischer als auch in therapeutischer Beziehung ein unverwandtes Augenmerk haben müssen. Aehnlich wie wir hier als Folge der vorausgegangenen Behandlung eine individuelle Beschaffenheit der Haut vorfinden, die noch eine besondere Indication für die Behandlung abgiebt, sehen wir oft bei Leuten mit einem Unreinlichkeitstriebe, bei Leuten, die eine grosse Scheu vor den Bädern, oder sich in ihrem Leben noch nicht gewaschen haben, besonders wenn sie gewisse Gewerbe treiben, eine Art Kleister über der Haut, der, wenn sie in einen Krankheitsprozess verfallen, dessen Lösung nur durch Hautkrise möglich, dem Arzte noch die besondere Aufgabe stellt, die Haut von dem Schmutze zu befreien und zur Krise vorzubereiten *). —

Die genaue Beobachtung dieses Kranken hat ferner eine Reihe von Thatsachen deutlich herausgestellt, die noch von so vielen Aerzten bestritten wird: nämlich dass es bestimmte kritische Tage in dieser Krankheit giebt, und wie gerade nach diesen kritischen Tagen die Therapeutik sich richten muss, wie nothwendig daher

---

*) Vergl. d. Anmerkung S. 79.

die jedesmalige Feststellung der Chronologie des einzelnen Falles ist, so dass der Arzt nicht bloss in den Ereignissen des Tages lebt, sondern auch das, was binnen der nächsten 6—8 Tage eintreten wird, mit ziemlicher Sicherheit zu bestimmen im Stande ist. Ich erinnere zunächst an den Harn; er war früher dunkel und sehr sauer; am 17. Tage der Krankheit zeigte er eine Trübung, die durch harnsaures Ammonium gebildet wurde, dies war uns willkommen. Die darauf folgenden Tage machte er ein stärkeres Sediment, und vom 21. auf den 22. Tag fanden wir ihn stark alkalisch, kohlensaures Ammonium enthaltend und Erdphosphate abscheidend. Diese Umwandelung des Harnes vom sauren in den alkalischen haben wir jetzt hier in allen diesen Typhusfällen constant zur Zeit der Krise (gewöhnlich vom 21. Tage der Krankheit ab) beobachtet *). An diese Erscheinung schliesst sich eine andere, die eben so günstig; die Haut ist reichlich secernirend. Diese Erscheinung ist uns um so wichtiger, als von Anfang an unsere Behandlung darauf gerichtet war, die Haut des Kranken, welche sich so eigenthümlich verändert zeigte, zu bearbeiten und weich zu machen (durch warme Wasserbäder). Jetzt ist die abgestorbene Epidermis abgestossen, und allgemeine Secretion auf der Haut eingetreten.

Sie sehen also, diese activen Erscheinungen, wie wir sie wünschten, sind an dem bestimmten Tage (vom 21. auf den 22). eingetreten, und unter ihrem Eintritt finden wir eine Abnahme aller Krankheitserscheinungen sowohl im Bauch wie in der Brust und im Fieber.

Vom 20. auf den 21. Tag hatten wir eine heftige Exacerbation angetroffen, die Schrecken erregen konnte (der Puls machte 140 Schläge i. d. M.), die wir jedoch als die zur Hervorrufung der Krise nothwendige Perturbation ansahen. Ich muss mich indessen gegen die Moral, die man aus dieser Erscheinung gezogen, erklären: nämlich diese Perturbation künstlich durch Medicamente zu erregen; wenigstens hat man bis zur kritischen Zeit zu warten, und nicht schon Tage lang vorher den Kranken durch kleine Gaben von Valeriana, Arnica, Campher u. s. w., die immer nur einen kurzen

---

*) Vergl. F. Simon's Beiträge p. 107.

Reiz verursachen, zu irritiren. Würde man zur rechten Zeit diese Mittel in gehöriger Gabe reichen, so könnte wohl ein Gefässsturm erregt werden, der zur Krise führt; doch wäre dieser gewaltsame Eingriff immer nur für die desperaten Fälle aufzusparen.

Bei einem an Abdominaltyphus Leidenden, bei dem am siebenten Tage der Krankheit unter Trübung des Harnes und Ausbruch von Schweiss ein Nachlass aller pathischen Erscheinungen eingetreten war, sagte Schönlein:

„Bei dem Abdominaltyphus kommt es seltener vor, obgleich ich es auch bei diesem öfter gesehen habe, bekannt und gewöhnlich ist es dagegen bei dem Petechialtyphus, dass am Ende des siebenten Tages der Krankheit eine auffallende Remission, ja fast eine vollkommene Intermission und zwar unter dem Eintritt von activen Erscheinungen erfolgt, welche den Arzt, der diese Eigenthümlichkeit der Krankheit nicht kennt, über die Natur der Sache täuscht, und zu dem Ausspruche, dass jetzt die Krankheit eine günstige Wendung nehme, oder gar zu Ende sei, verleitet. Die Haut wird feucht, der Urin ist getrübt, es erfolgt Nasenbluten, der Puls wird ruhig, die Zunge feucht; ja, am Morgen des achten Tages ist die Remission vollkommen. Aber schon am Abend desselben Tages erhebt sich ein neuer Sturm, mit dem das nervöse Stadium beginnt. — Aehnlich haben Sie es auch in diesem Falle gesehen."

Mit dem Ablauf der kritischen Periode, die 4—7 Tage dauert, tritt der Typhuskranke in das Stadium der Reconvalescenz ein. Damit ist aber die Behandlung noch nicht abgeschlossen; denn oft bleiben noch Residuen zurück, welche die grösste Aufmerksamkeit des praktischen Arztes verlangen. Es fragt sich daher: giebt es nach Ablauf des typhösen Prozesses, nach Beendigung der kritischen Periode noch Zeichen, welche dem Arzte den Maassstab für den Krankheitszustand und für seine Behandlung liefern? — — Die erste Aufmerksamkeit muss der Arzt nach Ablauf des Abdominaltyphus dem Zustande des Darmes zuwenden; denn wir

wissen, dass selbst nach Ablauf der Krankheit die Darmexulcera-
tionen noch nicht vollständig verheilt sind.*) 2) Wenn sonstige
Localisirungen während des Verlaufes des Abdominaltyphus statt
gehabt, wie z. B. auf der Respirations- oder Larynxschleimhaut, so
hat der Arzt auch hierauf noch später zu achten, da wir wissen,
wie solche selbst noch in späten Zeiträumen für den Kranken verderblich werden können. 3) Der Arzt muss in der Reconvalescenz
den Zustand des Gefässsystems berücksichtigen; denn so lange
sich, wenn auch des Morgens, ein ganz ruhiger, fieberfreier Zustand, gegen Abend noch Irritation des Gefässsystems, wenn auch
nur auf wenige Stunden zeigt, kann man sicher sein, dass der
Krankheitsprozess noch nicht vollkommen abgelaufen ist. 4) Liefert noch ein positives Zeichen der Harn, der in allen Stadien dieser Krankheit von der grössten Wichtigkeit ist. In den ersten
Stadien ist er dunkel gefärbt und sehr sauer reagirend; zur Zeit
der Krise wird er alkalisch, und bildet Bodensätze von Erdphosphaten, oft noch mit harnsaurem Ammonium vermischt, und häufig
kohlensaures Ammonium entwickelnd; im Stadium der Reconvalescenz reagirt er wieder sauer und wird ganz blass, wie eine Urina
hysterica. So lange der Harn diese blasse Beschaffenheit hat, ist
das Reconvalescenzstadium noch nicht vorüber. — Endlich ist der
Kräftezustand des Kranken zu berücksichtigen. Wir wissen, dass
im Typhus eine ungewöhnliche Abmagerung**) und Entkräftung eintritt, von der sich die Kranken nur schwer und langsam erholen
(man hat es in neuerer Zeit den typhösen Marasmus genannt);
wir kennen jetzt auch die Motive der langsamen Kräftezunahme
aus den Ergebnissen der pathologischen Anatomie, ja wir wissen,
dass Manche siech bleiben, und nie wieder ihre alte Energie erlangen. Die Motive dafür sind folgende: 1) dass Veränderungen an
den Stellen der Darmschleimhaut, wo Geschwüre gewesen, eintreten; wir wissen, dass die Schleimhaut regenerirt, aber die neu-
gebildete sich von der normalen dadurch unterscheidet, dass sie
weniger Darmzotten enthält, ja oft von ihnen ganz entblösst ist;

---

*) Vergl. d. Anmerk. S. 68.
**) Vergl. S. 21.

bekannt ist aber, welche wichtige Rolle die Zotten beim Nutritions-
prozess spielen; — dass 2) Veränderungen in den meseraischen
Lymphdrüsen entstehen, welche, indem sie abschwellen, gerade in
den atrophischen Zustand verfallen können, wodurch sie unfähig
werden, den Chylus weiter zu leiten; 3) dass auch Veränderungen
in den Nutritionsnerven eintreten können (namentlich in dem Solar-
plexus, seltener in dem Mesenterialplexus), wodurch ebenfalls die
Ernährung gehemmt wird. Kommen nun gar mehrere oder alle
diese Momente zusammen, so entsteht das, was man das typhöse
Siechthum genannt hat, welches das ganze Leben zerrüttet. —
Sie ersehen hieraus nur, wie schwierige Aufgaben der praktische
Arzt selbst noch in dem Reconvalescenzstadium dieser Krankheit
zu lösen hat.

Ich habe Ihnen so oft schon in das Gedächtniss zurückgerufen,
dass, wenn der Verlauf des typhösen Prozesses in seiner Entwickelung, namentlich in der ersten siebentägigen Periode, besonders
durch Medicinaleingriffe gestört worden, es sehr schwer hält, den
Gang desselben wieder in Ordnung zu bringen, und um so schwie·
riger, wenn noch eine solche Entmischung des Blutes, eine solche
Steigerung der typhösen Blutdyskrasie vorhanden ist, wie Sie in
jenen beiden Fällen gesehen haben. — Beide Individuen sind mit
Mitteln behandelt worden, die reizend auf die Haut des Darmkanals
wirkten, das eine Mädchen 14 Tage lang mit Magnesia sulphurica,
das andere bekam, wie so gewöhnlich, ein Emeticum, und darauf
Abführmittel. Hier haben Sie leider wieder einen Beleg für den
Nachtheil dieser Behandlungsweise. Ich habe mich entschieden
gegen den Gebrauch der Brechmittel *) zu Anfang des typhösen
Prozesses ausgesprochen, zum Aerger Vieler, die den Prozess damit noch aufzuhalten wähnen; ich bin der Meinung, dass die Brechmittel, besonders gegen den vierten Tag des Abdominaltyphus gereicht, wo die Eruption auf der Darmschleimhaut geschieht, höchst
nachtheilig wirken, und gerade so, wie bei äussern Exanthemen

---

*) Siehe S. 2 u. 3.

äussere Hautreize, die Eruptionen vermehren. Bei allen Exanthemen, bei allen Enanthemen, zu denen auch der Typhus abdominalis gehört, wird um die gereizten Stellen die stärkste Eruption
sein. So sahen wir auch in unsern beiden Fällen eine solche
Masse von diesem Darm-Enanthem, von diesem Neugebilde, wie
man es selten zu sehen bekommt, unzweifelhaft als Folge der frühern Behandlung. Ich habe Sie wiederholt darauf aufmerksam gemacht, dass man selbst bei andern Krankheiten zur Zeit, wo der
Abdominaltyphus epidemisch herrscht, mit der Anwendung von
abführenden Mittelsalzen höchst vorsichtig sein muss, dass selbst
eine einfache Reizung der gastrischen Schleimhaut bei solcher Behandlung, leicht in Abdominaltyphus übergehen kann.

Wir haben ferner in beiden Fällen eine ungewöhnliche Entartung des Bluts gefunden; im Herzen war nicht eine Spur von
fibrinösem Coagulum, das Blut war noch ganz flüssig, obgleich die
Leichen schon über 24 Stunden gelegen, ja ein grosser Theil war
durch die Gefässwandungen durchgesickert in die Bauch- und
Brusthöhle. Kurz Sie sahen hier das, was man die typhöse Blutdyskrasie im heftigsten Grade genannt hat, was gewiss mit den
bedeutenden frühern Entleerungen im Zusammenhange steht.

Endlich haben wir in beiden Fällen noch die Schorfe auf der
Darmschleimhaut genauer untersucht (zum Theil waren sie schon
abgestossen, zum Theil sassen sie noch fest), um die Massen, welche
die Kranken bei Lebzeiten entleeren, mit ihnen zu vergleichen, und
ihre Idendität nachzuweisen. Sie bestanden aus den gelben, runden, plattenförmigen Massen und einer grossen Menge von Krystallen, wie Sie solche so häufig hier in den Stuhlentleerungen der
Typhösen gesehen haben; ferner wurden Cylinder-Epithelium und
Eiterkügelchen gesehen, die von den Stellen um die Schorfe kamen. Ich glaube, Sie werden nicht mehr zweifeln, dass das, was
wir in den typhösen Darmentleerungen finden, das Produkt und die
Fragmente der typhösen Neugebilde auf der Darmschleimhaut sind *).

---

*) Vergl. F. Simon's Beiträge pag. 276 ff.

Hüten Sie sich wohl, selbst in den späteren Zeiträumen des Typhus, die Stuhlverstopfung, besonders wenn sie längere Zeit dauert, durch innere Mittel und namentlich die mehr reizenden, zu beseitigen. Auch *Stokes* macht darauf aufmerksam, dass Abführmittel bei Reconvalescenten vom Typhus, wenn die Geschwüre noch nicht vernarbt sind, oft zu Perforationen des Darmes Veranlassung geben.

Ich muss Ihnen in Betreff der Brustaffection im Verlaufe der Typhen eine Bemerkung machen, mich noch auf einen kürzlich hier erlebten Fall berufend, wo man in den letzten 48 Stunden erst durch die Untersuchung der Brust fand, dass an der Basis beider Lungen, nach hinten zu, weniger nach den Seiten, die Auscultation die Resultate ergab, wie bei der reinen Pneumonie: jenes kleinblasige, mehr trockene knisternde Geräusch. Ich bemerkte schon damals, dass Sie sehr irren würden, wenn Sie eine reine Pneumonie als zu dem Typhus getreten annehmen wollten, sondern dass hier eine hypostatische Blutansammlung in den hinteren Theilen der Lungen stattfände, was auch die Section bestätigte. Wir fanden nämlich die Lungen nach hinten und unten mehr bläulich von der Milzconsistenz, beim Einschneiden viel dünnes Blut mit etwas Luft vermischt ausfliessen lassend. An die Stelle der Hepatisation war hier die von den früheren Aerzten sogenannte Splenisation der Lunge getreten. Ich mache Sie deshalb hierauf aufmerksam, weil man auf diese Thatsache eine praktische Regel gebaut hat. Sie ersehen daraus nur wieder, dass die Auffassung der Thatsachen nicht gleich ist mit der Deutung derselben. Die Erscheinung ist ähnlich der bei der reinen Pneumonie vorkommenden und doch auf einem ganz anderen Umstande beruhender Zustand. Wenn man auf diese Erscheinung hin hier sogleich eine Pneumonie annehmen, und gegen diese durch Blutentziehungen verfahren wollte, so würde man sehr fehl schiessen. Solche Blutinfiltrationen, wie sie sich hier in den Lungen zeigen, kommen in Folge der typhösen Blutdyskrasie auch auf der äusseren Haut vor, wie Sie hier öfters bei dem Decubitus gesehen haben; ich habe

sie mehrmals auch im Auge beobachtet, gerade so wie bei dem
Scorbut. Schon *Stokes* bemerkt: man würde sehr irren, wenn
man hier, wie bei der reinen Pneumonie, den antiphlogistischen
Heilapparat anwenden wollte; er habe im Gegentheil in solchen
Fällen Wein und China erprobt gefunden. Alles, was gegen die
typhöse Blutdyskrasie wirkt, wird auch heilsam gegen die Blut-
infiltration der Lungen sein.

Gewisse Thatsachen, die sich ganz richtig den Sinnen darstellen, können doch in ihrer Deutung ganz verschieden sein. Ich
habe Ihnen öfters schon ein physikalisches Beispiel angeführt;
Sie sehen die Sonne von einem Durchmesser von ungefähr 10″,
aber Sie würden sehr irren, wenn Sie glauben wollten, dass sie
so, wie Ihr Auge sie auffasst, auch wirklich sei! — Namentlich ist
die Uebertragung der Begriffe von Entzündung auf gewisse Zustände in den Typhen für die Therapeutik höchst verderblich.
Man hat damit angefangen, die Veränderungen auf der Darmschleimhaut im Typhus als Entzündung anzusehen; mit welchem
Erfolge ist bekannt. In neuerer Zeit, wo besonders die Brustorgane
in den Typhen mit ergriffen werden, hat man auch hier stets Entzündung gewähnt. Doch Sie haben hier in mehreren Fällen gesehen, wo selbst Blut ausgehustet ward, aber nicht in Folge eines
rein phlogistischen Krankheitsprozesses, sondern nur in Folge der
typhösen Blutdyskrasie, wie Blutentziehungen nicht nur nichts
nützten, sondern vielmehr schadeten, und wie die Brustaffection
erst nach dem Gebrauch der China schwand. — Ich weiss wohl,
dass man auch im Scorbut von Mundentzündung, Stomatitis, gesprochen, aber solche Theorieen haben glücklicherweise auf deut-
schem Boden nicht viel Anklang gefunden*).

Mit der Beurtheilung des Fiebers der vom Typhus Reconvalescirenden sein Sie vorsichtig; denn bei der ihnen eigenen grossen Reizbarkeit des Gefässsystems kann die übergrosse Pulsfrequenz, die nach jeder Bewegung, nach dem Essen, nach jeder

---

*) Vergl. S. 38.

Muskelanstrengung, z. B. nach der Stuhlentleerung, entsteht, leicht zu Irrthümern führen. Die Correctur dieser Täuschung liegt sehr nahe: man untersuche den Puls im Zustande der Ruhe, und vergleiche ferner damit die übrigen Erscheinungen. Wie ieh Ihnen schon oft gesagt habe, die Symptomenwerthe richten sich, wie die Werthe der Zahlen, nach den Stellungen, die sie zu einander einnehmen, nach dem Gesetz der Correlation.

Die Fortdauer der Kopfcongestion, wenn auch nur in Paroxysmen auftretend, über die Zeit der Krisen hinaus, ist immer etwas höchst Unangenehmes. Die Eventualitäten, die aus diesem Zustande hervortreten können, sind folgende: 1) die anfangs periodische Congestion wird stetig, und es entwickelt sich eine Meningitis, wodurch es nöthig wird, selbst gegen den 30—40sten Tag der Krankheit hin noch die Vene zu öffnen. — Eine zweite Eventualität ist, dass es zu bösartiger Parotidenbildung kommt, die manchmal erst gegen den 40—50sten Tag der Krankheit auftritt, worauf sich die sensoriellen Erscheinungen augenblicklich ermässigen. 3) Es kommt zur Abscessbildung im inneren Ohr, zur Otorrhoea purulenta mit Gefahr der Eitersenkung nach dem Gehirn. Schon die älteren Aerzte haben Beobachtungen mitgetheilt, wo, nachdem die Kranken alle Typhuserscheinungen verloren, nur über Schwindel, Eingenommenheit des Kopfes oder nur über einen Druck an einer Stelle des Kopfes geklagt hatten, unerwartet der Tod unter apoplektischen Erscheinungen eintrat; bei der Section zeigte sich Abscessbildung im Ohr und Eitererguss in die Schädelhöhle. Die älteren Aerzte haben deshalb schon den prognostischen Satz aufgestellt, dass, wenn auch alle Typhuserscheinungen vorüber, aber die Eingenommenheit des Kopfes und Druck an einer Stelle desselben fortbestehen, diese immer als höchst beachtenswerthe Zeichen zu betrachten seien.

Von der Feinhörigkeit der Typhösen haben einige Aerzte als von einer in prognostischer Beziehung sehr unangenehmen

Erscheinung gesprochen, ja *P. Frank* sieht sie sogar als eine lethale an. Wir hatten bei diesem Kranken zwar nicht diesen hohen
Grad von Empfindlichkeit vorgefunden, aber doch einen solchen,
dass er sich bitter über unser lautes Sprechen beklagte, was in
einem schreienden Contrast mit dem mehr comatösen Zustand, in
dem er lag, besonders mit dem Stumpfsein seiner Augen gegen
Lichtreiz stand. Eine unangenehme Erscheinung bleibt immer die
Feinhörigkeit bei Typhösen; doch dass sie einen absolut schlechten Werth habe, dem muss ich widersprechen, wie auch dieser
Fall Ihnen gezeigt hat.

Es ist eine merkwürdige Erscheinung, dass in manchen Jahreszeiten und selbst während sehr ausgebreiteter Typhusepide-
mieen nicht ein einziger Fall vorkommt, wo sich Parotiden entwickeln, während zu anderen Zeiten sie fast bei allen Fällen gesehen werden, so dass sie für manche Epidemieen sogar charakteristisch sind. Was aber der Grund dieser Erscheinung, darüber
schweigen die Autoren. Sie hängt zusammen mit anderen Thatsachen: bei dem Scharlach sieht man zu Zeiten regelmässig Drü-
senanschwellungen, namentlich Angina parotidea, dann wieder
Jahre lang nicht in einem einzigen Falle. Aber nicht bloss bei
acuten, sondern auch bei chronischen Krankheiten findet sich diese
Eigenthümlichkeit: so folgt zu manchen Zeiten fast jedem Schan-
ker ein Bubo, selbst dem einfachen Tripper, zu anderen Zeiten
wieder höchst selten. Dies sind Thatsachen, die wir allerdings
nicht erklären können, aber Thatsachen, die von dem grössten
Belang für den praktischen Arzt sind, sie aber darum, weil wir
sie nicht erklären können, ignoriren zu wollen, das wäre Thorheit. Die Thatsache ist eine ganz richtige: die so bedeutungsvolle
Drüsenaffektion im Typhus, Scharlach, Syphilis kommt zu Zeiten
vor, und fehlt zu andern wieder gänzlich.

Von jeher haben die Aerzte die Parotiden im Typhus als etwas
höchst Ungünstiges betrachtet; für so übel bedeutend kann ich
aber diese Episode nicht erklären, besonders nach der Abänderung, die ich im Heilverfahren derselben vorgeschlagen habe. Ich

halte die Behandlung derselben mit Reizmitteln, Sinapismen oder
gar Blasenpflastern (wie neuerlich noch *Velpeau* vorgeschlagen),
von dem Grundsatze ausgehend, dass sie eine äussere Metastase,
und Alles zu thun, sie zu fixiren, und in Eiterung übergehen zu
machen, für unstatthaft; ich habe mich zu der entgegengesetzten
Behandlung bekannt*): gleich von Anfang an, wenn sich die bekannten Vorläufer zeigen, die nur in seltenen Fällen fehlen, topische Blutentziehungen, Fomentationen von narkotischen Kräutern,
besonders der Cicuta, in den heftigen Fällen noch mit Zusatz von
Jodtinktur, und bin mit dieser Behandlung meist glücklich gewesen.

Ich weiss wohl, dass einige Aerzte Milzaffection (Ver-
grösserung der Milz, meist mit Erweichung derselben) als etwas
Wesentliches des typhösen Prozesses ansehen, und diesen Ausspruch auf eine Reihe von Untersuchungen stützen. Ohne die
Wahrhaftigkeit dieser Untersuchungen nur im Entferntesten an-
tasten zu wollen, so glaube ich doch, dass der Schluss, den man
aus ihnen gezogen, ein falscher ist. Es hängt das Vorkommen dieser Complication von der Localität, in der der Typhus haust, ab.
Es sind besonders niederländische Aerzte, welche jene Untersuchungen nach den heillosen Ueberschwemmungen, in Folge derer
der Typhus sich aus Intermittens gebildet, angestellt haben. Ueberhaupt wird man Milzaffection da finden, wo Malariabildungen, wo
das Individuum in Malarialuft gelebt, oder früher an Intermittens
gelitten, oder wo der Typhus sich aus einer Intermittensepidemie
entwickelt hat; aber ein constantes Symptom des Typhus ist sie
keinesweges. Wir haben hier Jahr aus Jahr ein Typhen in grosser Anzahl gesehen, und stetig, wie auf alle Organe, so auch auf
die Milz Rücksicht genommen, dieselbe aber nur in wenigen Fällen ergriffen gefunden. Damit stimmt auch überein, was die Untersuchungen französischer Aerzte (*Andral*) ergeben, welche wohl
Milzaffection im Typhus gesehen haben, aber nur ausnahmsweise.

---

*) Siehe S. 50.

Es ist also kein constantes Symptom, sondern nur ein accidentelles, theils durch die Individualität, theils durch locale oder epidemische Verhältnisse bedingt. — Uebrigens ist diese Milzaffection
gerade nicht als günstig anzusehen; man sieht, dass Individuen
mit dieser Localisirung des typhösen Prozesses gern an Blutungen, die schnell erschöpfen, und zwar besonders inneren, aus Magen und Darm, leiden. Auch kann die Erweichung der Milz einen
solchen Grad erreichen, dass Zerreissung derselben und innerer
Erguss, natürlich mit lethaler Peritonitis, erfolgt.

Wir haben häufig bei Typhuskranken eine bedeutende tympanitische Auftreibung der Därme durch Gase beobachtet, die um
so bedeutungsvoller ist, als sie oft Veranlassung zur Perforation
des Darmes giebt. Daher ist es immer Aufgabe des Arztes, diese
Gasentwickelung bald möglichst zu beseitigen. Ich habe zuerst
dagegen Klystiere von kaltem Wasser angewandt, und mit dem
günstigsten Erfolge. Durch die Kälte wird die Expansion der Gase
vermindert, durch das Wasser ein Theil derselben absorbirt. Sie
haben hier häufig Gelegenheit gehabt, die gute Wirkung dieses
Mittels zu sehen.

Hydroa sudamen, ein Vorkommniss auf der Haut, das wir
öfter im Verlaufe der Typhen beobachtet haben, ist wohl von einer
anderen Frieseleruption zu unterscheiden. Es giebt Epidemieen
von typhösen Fiebern, bei denen Frieseleruption so häufig gesehen wird, dass sie durch diese sogar charakterisirt werden, und
nicht ein Fall vorkommt, der nicht von ihr begleitet würde. Dieser Friesel ist meist in Verbindung mit anderen kritischen Erscheinungen auf der Haut und im Harne, und unterscheidet sich sehr
wohl von dem rheumatischen Friesel in der Art, dass die Flüssigkeit in den Bläschen alkalisch reagirt, analog der Alkalescenz des
Harnes, während die Flüssigkeit der rheumatischen Frieselbläschen
sauer ist. Diese Frieseleruption im Verlaufe der typhösen Fieber
hat eine günstige Vorbedeutung, und ist als eine angenehme Er-

scheinung zu begrüssen. — Dagegen findet sich mitunter bei Typhösen ein anderer Friesel, der blos bei oberflächlicher Anschauung mit jenem Aehnlichkeit hat. Er besteht auch in Bläschen
unter der Epidermis, die aber meist ganz klein, fast mikroskopisch
sind, und sich mehr als kleine Erhabenheiten durch die Haut durchfühlen lassen. Diese Bläschen sind aber nicht mit einer tropfba-
ren, sondern mit einer gasförmigen Flüssigkeit gefüllt. Von welcher Beschaffenheit diese ist, hat man noch nicht ermittelt: wahrscheinlich ist es ein Cyangas, wenigstens will man bei einer ver-
wandten Erscheinung, die bei den Blattern vorkommt, eine blau-
saure Verbindung gefunden haben. Es fällt diese Luftentwickelung
mit anderen üblen Erscheinungen zusammen, Erscheinungen von
Putrescenz und Dissolution des Blutes, und deshalb haben diese
mit Luft gefüllten Frieselbläschen eine böse Bedeutung. — Sie sehen also, dass zwei bei oberflächlicher Betrachtung gleiche Erscheinungen, die sich freilich bei genauerer als verschieden ergeben, entgegengesetzte Bedeutung haben können.

So unangenehm auch immer der Decubitus ist, besonders
wenn er schon in den früheren Perioden des Typhus auftritt, so
habe ich ihn doch nicht ungern, nicht bloss, weil ihm in vielen
Fällen die kritische Bedeutung nicht abzusprechen ist, sondern
weil er auch dem Arzte den Maassstab für den Kräftezustand des
Kranken (einen Dynamometer) und ein Maass über den Stand des
typhösen Prozesses giebt. Denn ein Stillstehen desselben, besonders wenn noch ein rother Rand ihn umgiebt, zeigt, dass es zur
Besserung geht; der Decubitus heilt, während, wenn er tiefer greift,
und gleichzeitig auch weiter nach der Fläche hin, rings herum
gar kein rother Halo, oder wenn er da gewesen, wieder verschwindet, oder blau wird, und Blasen sich in seiner Umgebung bilden,
er eine üble Bedeutung hat, so dass ich glaube, dass der Arzt
im Decubitus einen sicheren Maassstab für den Stand der Krankheit findet.

Nicht bloss nach Typhus, besonders der Form desselben, wo
das Sensorium vorzugsweise betheiligt ist, sondern auch nach anderen Krankheiten, und selbst nach physiologischen Vorgängen,
nach der Menstruation, der Schwangerschaft, habe ich einen solchen Grad von Reizbarkeit gesehen, dass dadurch nicht selten üble
Folgen veranlasst wurden. In Italien ist es allgemein bekannt,
dass man in die Zimmer der Wöchnerin keine stark riechenden
Blumen, wie Rosen, Orangeblüthen bringen darf, selbst bei den
sonst bekanntlich kräftigen Römerinnen, indem darauf eine heftige
Reaction erfolgt, die nicht selten eine wahre Apoplexia nervosa
nach sich zieht. Wie heftiger Reiz auf einzelne Nerven, auf die
Augennerven heftiger Lichtreiz, auf die Gehörsnerven starker
Schall, auf die Geruchsnerven penetrante Gerüche, Lähmung derselben verursachen kann, so können auch moralische Eindrücke,
wie Furcht, Schreck, augenblickliche Lähmung der Centraltheile
des Nervensystems herbeiführen. Hier haben wir etwas Aehnliches gesehen: der Knabe, Reconvalescent von einem heftigen Typhus, ward aus dem Schlafe durch das Angstgeschrei eines Ster-
benden erweckt und dermaassen erschreckt, dass er in eine Ohnmacht verfiel, die sich mehrere Male wiederholte.

Störungen im Nervenleben nach nervösen Fiebern sind keine
seltenen Erscheinungen, so z. B. Störung im Geistesleben, wahre
Manie, oder selbst in der Art, dass die Kranken Alles, was sie bis
zur Krankheit gelernt, gänzlich vergessen haben, und sogar das
Sprechen, Lesen und Schreiben nach und nach wieder erlernen
müssen. Eben so sind Störungen in den Sinnesorganen nach Typhen nicht so selten; aber selten möchte doch dieser Fall sein,
wo eine moralische Einwirkung diese Ohnmachten hervorgerufen,
welche sich an einem Tage selbst fünfmal wiederholt hatten. Zugleich aber trat auch Unregelmässigkeit des Pulses ein, nicht bloss
war es ein intermittirender, sondern, was immer unangenehmer,
ein ganz unregelmässiger Puls. Dies musste Verdacht erregen,
dass hier eine Herzaffection im Anzuge. Die Alten haben die Lipothymie für ein Symptom der Herzentzündung gehalten, und Diejenigen, welche noch an dem bei den Alten Verzeichneten als
einem unumstösslichen Dogma festhalten, würden auch hier eine

Carditis oder Pericarditis angenommen haben. Wir sagten, hier sei keine Herzentzündung, sondern nur eine anomale Innervation, zwei Krankheiten, die ein ganz differentes Heilverfahren verlangen. Würden wir die Affection für Herzentzündung gehalten haben, so hätten wir keine spirituösen Waschungen, nicht Essigäther verordnen dürfen. — Auch wegen der möglichen Täuschung scheint mir dieser Fall von Interesse. Nicht die Entstehung der Affection, nicht die subjectiven Erscheinungen, sondern der mittelst der Auscultation erhaltene objective Thatbestand, welcher nicht eine Spur von dem, was die neuere Untersuchung als Symptom der Herzentzündung angegeben, nachwies, hat uns zu der Diagnose bestimmt.

Sie haben hier in einer Reihe von Fällen jene Form von Typhus gesehen, welche früher schon mit dem Namen des Cerebraltyphus belegt worden ist, der jetzt wieder, namentlich in Wien, zu Streitigkeiten Veranlassung gegeben hat. Wenn man glaubt, dass darunter eine scharf abgeschlossene Krankheitsform zu verstehen ist, die immer mit denselben Phänomenen auftritt, und welche man wie eine Silhouette oder Portrait mit sich tragen kann, um sie dem einzelnen Falle aufzupassen, so irrt man sehr. Der Cerebraltyphus ist nichts anderes, als eine Modification des Abdominaltyphus, wo neben den allgemeinen Erscheinungen vorzugsweise die Gruppe der nervösen Symptome, d. h. die Symptome der Cerebralaffection prävaliren und dadurch eine Modification in den Typhuserscheinungen herbeiführen; eben so wie man den Typhus, wo die Lungenschleimhaut vorzugsweise ergriffen ist, Broncho- oder Pneumotyphus genannt hat. Aber man würde sehr irren, wenn man glauben wollte, dass in diesen Fällen die Darmschleimhaut intact bliebe. Ein Mehr oder Minder will ich wohl zugeben, aber keinesweges, dass darauf eine namentliche Differenz beruhe.

2) Zu den Fällen von Pneumonie (7—12).

Sie wissen, dass manche Aerzte, durch den Hippokratischen Lehrsatz falsch geleitet, die Venaesection in den Pneumonieen auf gewisse Tage limitirt haben, fürchtend, dass durch spätere Blutentziehungen die Pneumonie in den sogenannten Status nervosus eintreten müsse. Man hat in neuerer Zeit mit Recht dagegen den Lehrsatz aufgestellt, dass in jedem Zeitraum der Pneumonie, sei es selbst den 20sten Tag und noch später, sobald die Localerscheinungen einen Fortschritt der Entzündung anzeigen, und besonders wenn die localen mit den allgemeinen harmoniren, die Venaesection Platz greifen könne und müsse. Sie haben hier in vielen Fällen diesen Satz durch den Erfolg bestätigt gefunden.

Es ist eine längst bekannte Sache, die aber sehr oft vergessen wird, dass die An- oder Abwesenheit der Speckhaut des entzogenen Blutes nicht die Wiederholung der Venaesection indicirt oder contraindicirt, da selbst bei den heftigsten Entzündungen oft erst der 3te, 4te Aderlass eine Crusta phlogistica ergiebt.

Es ist ein Irrthum, den einige neuere Aerzte begangen haben, die antiphlogistische Heilmethode durch Blutentziehungen so lange fortzusetzen, bis die Localerscheinungen der Entzündung gänzlich verschwunden sind; eben so, wie wenn man bei Augenentzündungen so lange Blutegel ansetzen wollte, bis die letzte Röthe der Conjunctiva gewichen. Durch die Entzündung ist eine organische Verbildung entstanden, deren Lösung der Arzt nur leiten, die er aber nicht durch Blutentziehungen fortblasen kann. — Ich bin nicht blutscheu, aber wenn die Krankheit gebrochen, dann höre ich mit den Blutentziehungen auf. Denn zur Vollendung der Rückbildung ist eine gewisse Kraft erforderlich, und diese würde durch weitere Blutentleerungen genommen.

Damit ist nicht gesagt, dass mit dem Eintritt der Krisen kein Blut mehr entzogen werden dürfe. Schon die Alten sagten, dass wo die Krise stockt, das beste Mittel zu ihrer Wiederhervorrufung die Blutentziehung sei.

Croupöse Sputa habe ich nicht häufig bei Pneumonikern gefunden, obgleich sie nach *Rokitansky's* Ansicht etwas Stetiges sein müssten. Vorzugsweise habe ich sie bei Individuen gesehen, bei denen sich die Pneumonie aus einer Affection der Bronchial-schleimhaut gebildet hatte. Diese Formen sind es, wo das Queck-silber ein Remedium divinum genannt werden kann, sowohl inner-lich (als Calomel) wie auch äusserlich (in Form der grauen Salbe in die Brust eingerieben) angewandt. — Sie ersehen hieraus, wie nöthig es ist, jedes Mal die Auswurfsmaterie genau zu untersu-chen; man muss sie in frisches Wasser schütten. Denn gewöhn-lich sind die croupösen Sputa in Knäueln zusammengeballt, und entwickeln erst, im Wasser bewegt, die fadenförmige Ramification ganz nach der Form der Bronchien. Auch microscopisch erweisen sie sich aus Faserstofffasern zusammengesetzt.

Das Vorkommen dieser Sputa erfordert, wie gesagt, eine Mo-dification in der Behandlung. Schon nach 24stündiger Anwendung des Quecksilbers vermindern sie sich bis auf ein Minimum.

Die phlyctänöse Eruption um den Mund (Eczema labiale) kommt oft bei Pleuresieen und Pneumonieen vor, besonders wenn sie in der rechten Brusthälfte haften. Ich habe mitunter diesen Ausschlag auch am Halse halbseitig, als Zona, von der Wirbelsäule bis zum Larynx sich erstrecken, oder auch an der Brust auftreten sehen. Er ist im Allgemeinen ein günstiges Zeichen, doch keines-weges, wie ältere Aerzte behauptet haben, eine absolute Garantie gewährend; denn ich habe auch bei noch stehendem Ausschlage den Tod erfolgen sehen.

Die Entzündung an der hinteren Fläche und der Basis der
Lunge ist immer unangenehmer als die an dem vorderen, seitlichen
oder oberen Theil derselben, indem jene wegen der an dieser
Stelle vorhandenen grossen Neigung zu Infiltration des Blutes in
das Lungengewebe langsamer sich zertheilt, längere Zeit von blutigen Sputis begleitet ist, und leichter recrudescirt.

Bei einem Mulatten, welcher von einer Pneumonie im oberen
Lappen der rechten Lunge befallen worden war, äusserte Schönlein Folgendes:

„Der obere Lungenlappen wird selten von einer einfachen,
idiopathischen Lungenentzündung ergriffen, sondern die Entzündung ist hier meist das Product organischer Veränderungen des
Gewebes, der Tuberculosis. Dazu kommt noch ein zweiter hier
zu berücksichtigender Punkt, nämlich das Nationale des Kranken,
obgleich in Deutschland geboren, wo noch das afrikanische Blut
durch deutsches verdünnt worden (seine Mutter war eine Deutsche); denn die Neger haben grosse Neigung zu Tuberkelbildung,
eben so wie bekanntlich Thiere, welche aus den Tropen nach
unseren Himmelsstrichen übersiedelt werden, so häufig von Tuberculose befallen werden und daran zu Grunde gehen. Jedenfalls
werden wir in diesem Falle auf diese Eigenthümlichkeit des Individuums aufmerksam sein müssen, indem sich, wenn auch die
Lunge desselben früher vollkommen gesund gewesen, aus der
Entzündung statt der einfachen Lösung leicht die Tuberculose entwickeln kann; — und um so mehr, als die Nationalität des Kranken noch eine weitere Berücksichtigung von unserer Seite verlangt, ich meine die den Negerarten eigenthümliche Sprödigkeit
der Haut, den Mangel an Neigung zu Schweissbildung, welche zum
Theil durch die Ablagerung des schwarzen Pigmentes verhindert
wird. Dadurch ist diese Secretion für die Kunst fast unzugäng-
lich. Darauf stützt sich auch die Erfahrung, dass alle acuten Exantheme so verwüstend auf alle farbigen Menschen wirken; ich erinnere nur an das Geschichtliche der kupferfarbigen Stämme in
Amerika, von denen selbst die zahlreichsten durch die Blattern

untergingen. — Die geringe Neigung zu Schweissen macht auch, dass bei dieser Individualität die Entzündung so leicht mit Ausschwitzungen, Pseudokrisen endet. — Sie sehen also, wie das Nationale des Kranken nicht nur auf die Entwickelung, den Verlauf und Ausgang der Krankheit, sondern auch auf die Behandlung influenciren muss. — Wir werden bei diesem Kranken mehr auf die Nieren ableitend wirken."

Van der Kolk lenkte die Aufmerksamkeit der Aerzte auf die wichtige Thatsache: dass das Erzeugtsein von Eltern, die an Gicht oder reichlichem Hämorrhoidalfluss gelitten haben, bei den Kindern eine ungewöhnliche Anlage zu Scrophelbildung und Lungenphthise bedinge. Es leiden die von solchen Eltern erzeugten Kinder in den Kinderjahren gewöhnlich an reichlichen Blutungen aus der Nase, besonders zur nächtlichen Weile. Zur Zeit der Pubertät treten dann an die Stelle derselben Blutungen aus den Respirationsorganen, aus denen sich nun die Phthise weiter fortbildet. Daher muss man sich bei der Inquisition auf erbliche Anlage nicht bloss darauf beschränken, ob die Eltern an Phthise litten, sondern ob sie überhaupt von anderen Kachexieen, wie Gicht, Hämorrhoiden befallen gewesen.

Es ist eine der traurigsten Erfahrungen, dass man schwächliche Individuen aus den unteren Ständen, denen man nicht Kraft zu einem körperlich anstrengenden Handwerk zutraut, dazu bestimmt, ein sitzendes Gewerbe zu treiben. Man giebt sie zu einem Schneider oder Schuster, wodurch die noch schlummernde phthisische Anlage zur Entwickelung gesteigert wird, während sie in freier Luft bei körperlicher Bewegung noch lange davon verschont geblieben wären. Aber so sitzen sie in der Werkstätte den ganzen Tag über, wo möglich noch unter der Erde, mit zusammengedrücktem Körper, leiden an Obstruction, und da sie gewöhnlich in solchen Jahren dorthin kommen, wo das Knochensystem noch nicht vollkommen ausgebildet ist, so erfolgt oft auch noch Verkrümmung desselben, namentlich des Brustkastens, wodurch die Anlage zu Brustkrankheiten noch gesteigert wird.

Wir fanden bei diesem Kranken in Folge der Entzündung der rechten Lunge einen Zustand der disseminirten Eiterung oder eitrigen Infiltration, einen Zustand, der bei der Pneumonie eben so häufig, als die umgränzte Eiterung (von den älteren Aerzten als entzündliche Vomica beschrieben) selten. Diese disperte Eiterbildung kann, wenn auch langsam, mit vollständiger Wiederherstellung des Gewebes wieder schwinden. Bei diesem Kranken hat sich aber nun aus dieser disseminirten Eiterung eine Concentration, ein Abscess, eine Vomica gebildet. Wir haben hier gleichzeitig noch zwei ähnliche Fälle gesehen, wo derselbe Vorgang erfolgte; in dem einen hat die Caverne sogar einen solchen Umfang erreicht, dass eine Zerreissung derselben und Pneumothorax zu befürchten steht. Bemerkenswerth ist in allen dreien, das stimmt auch mit dem überein, was ich früher darüber beobachtet habe, dass die Abscessbildung an der Basis der Lunge, in ihrem unteren Lappen, dem unteren Winkel der Scapula entsprechend, stattfand. Wir nahmen zuerst Tubarrespiration, dann schleimiges Rasseln und Blasenknacken mit den eigenthümlichen Sputis wahr; jetzt hören wir in diesem Falle den Uebergang des Schleimrasselns in cavernöses. Geht die Bildung so weiter, so werden wir das cavernöse Rasseln noch deutlicher, und dann auch Pectoriloquie hören. Bei jenem Kranken haben wir schon Tinitus metallicus vernommen, was auf eine Dünnheit der Wandung gegen die Dorsalparthie schliessen, und bald eine Ruptur befürchten lässt, wie wir es vor mehreren Jahren bei einem ähnlichen Kranken, der in demselben Bette lag, gesehen hatten, natürlich mit tödtlich endender Pleuritis. Die auscultatorische Untersuchung liefert in diesem Falle sowohl in diagnostischer wie prognostischer Beziehung ganz andere Resultate, als man aus den sonstigen Erscheinungen schliessen sollte. Denn der Kranke klagt über kein Stechen in der Brust, keine Athemnoth, der Husten ist nicht quälend, die Sputa, die früher aashaft rochen, in Beziehung auf den Geruch günstig verändert, der Puls nur 66 Schläge in der Minute machend, die Haut nicht heiss, aufgeschlossen, der Harn nicht verändert, kurz in den Morgenstunden ein ganz fieberloser Zustand. So würde man nach diesen Zeichen den Kranken als Reconvalescenten von einem gutartigen catarrhalischen Zustand erklären. Doch die Untersuchung mit dem Stethoscop zeigt Ihnen die Kehrseite, und bestätigt Ihnen wieder den Satz, den ich Ihnen so oft schon ausgesprochen habe: dass nichts trügerischer sei als die functionellen Symptome und die subjectiven Erscheinungen bei Brustkrankheiten.

Bei der Section (der Fall betraf einen Mann von 69 Jahren, der einer Pericarditis und Pleuropneumonie unterlegen) zeigte sich in der linken Lunge eine Anomalie, die wir freilich bei Lebzeiten des Kranken nicht erkannt hatten, und schwerlich hätten erkennen können: An ihrer Basis fand sich nämlich kaum einige Linien von der Pleura entfernt, ein Abscess von der Grösse einer kleinen Wallnuss, der vollkommen geschlossen war, mit einem Bronchialast nicht communicirend, und, was höchst merkwürdig, in seiner Höhle ein Stück Lungensubstanz von dem Umfange einer starken Haselnuss, gleichsam sequestrirt, einschliessend, ein Stück, das deutlich die Structur der Lunge zeigte, aber comprimirt und luftleer war, eine Erscheinung, die ich bisher nicht gesehen, und auch nicht weiss, dass sie von einem Anderen beobachtet worden ist. Es erinnert mich dieser Fall an einen anderen, den ich mit beobachtet habe, und der vom Dr. *Joël* im Hufelandschen Journal*) beschrieben worden ist, wo während des Lebens ein ganzes Stück Lungensubstanz, an dem sich sehr deutlich ein Bronchialast mit seinen Knorpeln nachweisen liess, ausgehustet wurde. Man hat früher geglaubt, dass Solches in Folge von Lungenbrand geschehe; doch zeigt der vorliegende Fall, wie das Lungenstück zuvörderst in einen Abscess eingeschlossen werde, sich trennen und entfernt werden könne. Denn es hätte hier der Abscess nur noch mit einem Bronchialast zu communiciren brauchen, und das seque-

---

*) Jahrgang 1842, Januarheft.

strirte Lungenstück, besonders wenn es in Folge der Eiterung noch mehr consumirt und verkleinert worden wäre, hätte sich losstossen, und freilich unter bedeutender Anstrengung ausgehustet werden können.

Bei den traumatischen Pneumonieen halte ich Fomentationen für ein Hauptmittel, und zwar warme; doch dürfen sie durch ihre Schwere nicht belästigen, sondern nur aus einfach zusammengelegten Compressen bestehen, welche zu Anfang in narkotischen Aufgüssen (von Cicuta, Hyoscyamus), in denen man salzsaures Ammonium, Nitrum aufgelöst, und später in einem Aufgusse der Arnicablumen, denen ebenfalls Salze hinzugefügt, getränkt werden; indessen muss selbst bei diesem äusseren Gebrauch der Arnica eine mögliche Steigerung der Inflammation berücksichtigt werden. Die Arnica aber auch innerlich bei traumatischen Pneumonieen, wie Einige gerathen, zu reichen, das halte ich nicht für passend.

3) Zu den Fällen von Rheumatismus articulorum acutus (15 — 20).

Es gehört mit zur schwierigsten Aufgabe, in der Behandlung der acuten Rheumatismen das rechte Maass in der Vertheilung der Ausscheidung des pathischen Products zu halten. Wir wissen, dass wenn wir auf die Haut zu sehr ableiten, diese mit dem pathischen Producte, oder wie man es sonst benannt, mit dem Acre rheumaticum, übersättigt wird, und dadurch Veränderungen auf dem Hautorgane entstehen: Bei einem Kranken sahen Sie hier in Folge dessen ein Erythem, bei einem anderen sich Friesel bilden. So wie die Diaphorese durch einseitige Ausscheidung des pathischen Products Störungen auf der Haut hervorrufen kann, so können auch durch zu starke Ausscheidung durch die Nieren in diesen Organen Veränderungen auftreten. Sie haben hier einen Fall gesehen, wo sich in Folge dessen Eiweiss im Harne zeigte. Es kann ferner zu Reizung der Nieren und in Folge dessen selbst zu Unterdrückung ihrer Secretion, oder auch durch Ueberladung der Nieren mit dem sauren Producte zu krystallinischen Abscheidungen, zu Nierensteinen kommen. — Das pathische Product ist in dieser Krankheit vorhanden, und muss ausgeschieden werden; dafür haben wir drei Organe: die Haut, die Nieren und den Darm, aber gleichmässig auf alle drei vertheilt, das ist freilich eine schwierige Aufgabe für den Arzt, und lässt sich nicht eintrichtern, sondern muss sich aus der jedesmaligen genauen Beobachtung am Krankenbette, aus der Untersuchung der Excrete ergeben. Nach den Lehrbüchern wäre freilich die Behandlung des Rheumatismus eine leichte.

Die Localisirung des acuten Rheumatismus in den Gelenken der Nackenwirbel ist immer eine unangenehme, und erfordert die ganze Aufmerksamkeit des Arztes. Ich sah in einem Falle in Folge dieser Localisirung Ulceration des Processus odontoideus und dadurch Erscheinungen von Druck auf die Medulla oblongata entstehen, natürlich mit tödtlichem Ausgange.

Sie werden durch diesen Fall wieder auf die wahrhaft proteusartige Gestalt dieses Krankheitsprocesses aufmerksam gemacht, und um so mehr, als die Abänderung in der Gestalt auch eine Abänderung in der Therapeutik zur Folge hat. Wir haben hier eine ganze Reihe von verschiedenen Formen desselben Krankheitsprocesses zur Behandlung bekommen, und gesehen, dass wenn auch in der Behandlung ein gewisser Grundgedanke festzuhalten war, er doch auf das Mannigfaltigste nach der Form des Krankheitsprocesses und der Individualität des Kranken modificirt werden musste.

- Dieser Kranke zeigte Localaffection, die sich auszeichnete durch grosse Schmerzhaftigkeit und unbedeutende Geschwulst, zwei Dinge, die beim acuten Rheumatismus nicht harmoniren. Der heftigste Schmerz bei geringer Geschwulst der Gelenke ist immer widerwärtig; je grösser die Geschwulst, je stärker die Röthe bei grosser Schmerzhaftigkeit, um so besser, und umgekehrt. Es steht damit ein zweiter Satz in Verbindung, die Flüchtigkeit des Krankheitsprocesses betreffend; denn dieser ist um so sicherer fixirt, je derber die Geschwulst; je grösser aber der Schmerz und je geringer die Geschwulst, um so flüchtiger ist er auch, und wie er an den äusseren Theilen herumspringt, so kann er sich auch auf die inneren werfen. — Der zweite Umstand, der uns bei diesem Kranken unangenehm erschien, war der Widerspruch zwischen dem Charakter des Fiebers und der Intensität der Erscheinungen; es waren nur zwei Gelenke ergriffen, aber sehr heftiges Fieber zugegen: Puls 120 Mal in der Minute schlagend, weich, Haut trocken, verschlossen, brennend heiss, Harn rothbraun, Gefühl von Mattigkeit, Hinfälligkeit und ungewöhnlicher Schwäche, die weissbelegte Zunge mehr trocken, also Widerspruch zwischen der Intensität der Localaffection und der Intensität und dem Charakter des Fiebers. Dazu müssen wir noch die Beschaffenheit des dem Kranken bei seiner Aufnahme aus der Ader gelassenen Blutes rechnen. Sie erinnern sich, dass wir sonst in dieser Krankheit einen derben Blutkuchen mit einer dicken Speckhaut fanden, hier aber war der Blutkuchen ziemlich weich, viel Serum und durchaus keine Crusta phlogistica. — Unter solchen Verhältnissen verordneten wir keinen Aderlass, reichten nicht Nitrum, Digitalis etc., sondern ein Mittel, das eine heftige Reaction, und entschieden Ausleerungen bewirken sollte, das Emeticum. Der Kranke nahm von einer Solution des Tartarus stibiatus die Hälfte sogleich, und von dem Reste stündlich einen Esslöffel, und trank ein Infusum florum Verbasci nach. Die Wirkung dieses Mittels war sechsmaliges Erbrechen und nur eine Darmentleerung, es folgte reichliche Hautausscheidung, eine Wirkung, die ganz erwünscht war. Denn soll das Mittel helfen, so müssen reichliche Entleerungen nach oben, und wenige oder gar keine nach unten erfolgen, und 2) darf die secundäre Wirkung auf die Haut nicht ausbleiben. Das sind die Bedingungen für die Wirksamkeit des Tartarus stibiatus sowohl im Rheumatismus articulorum wie in der Pneumonie. Die Localaffection ist nun verschwunden; oft habe ich gesehen, dass mit Erbrechen die heftigsten Gelenkschmerzen wie auf einen Schlag wichen. Von Fieber keine Spur mehr, die Haut ist aufgeschlossen und secernirend, der Schweiss nicht sehr sauer, und an die Stelle des rothbraunen Harns ist ein normaler getreten.

In Betreff des Mangels der Ausscheidung pathischer Producte in diesem Falle bemerkte Schönlein noch Folgendes:

„Es ist eine wunderliche und noch räthselhafte Erscheinung bei dem rheumatischen Processe, dass in manchen Fällen, ohne dass innere oder äussere Gründe nachzuweisen wären, die Erscheinungen mehr den nervösen Charakter haben, und die Localerscheinungen sich ohne materielle Veränderungen zeigen, namentlich ohne Bildung von pathischen Producten. Gerade diese räthselhafte Differenz dieses Krankheitsprocesses ist so wichtig für den practischen Arzt, da sie zu den gefährlicheren gehört. Denn wenn die Kranken dabei auch nicht immer zu Grunde gehen, so kann es doch zu localem Absterben kommen; ich erinnere an die rheumatische Lähmung der Gesichtsmuskeln, der unteren Extremitäten. Aber ich habe auch Umsprünge nach den Centraltheilen des Nervensystems gesehen, eine wahre Apoplexia nervosa (im Sinne der älteren Aerzte), wo man dann bei der Section nicht die geringste Veränderung im Gehirne vorfand. Diese nervöse Apoplexie, wenn sie auch von den Neueren geleugnet worden, kommt doch gewiss vor; sie ist freilich in manchen Erscheinungen noch räthselhaft; man kann von ihr nur sagen, dass bei ihr die hämorrhagischen Erscheinungen abwesend sind. Ich habe sie einige Male gesehen; besonders erinnere ich mich noch eines jungen Mädchens, dass sich beim Scheuern eine Lähmung der unteren Extremitäten zugezogen hatte, mit der es in den ersten 24 Stunden in das Hospital kam; heisse Kalibäder und der innere Gebrauch des Ammonium pyro-oleosum stellten es in 36 Stunden wieder her. Ich gab der Person den Rath, sich noch einige Zeit ruhig zu verhalten, und sich zu schonen; aber sie liess sich nicht abhalten, wieder an ihr Geschäft zu gehen. Nach einigen Tagen

ward sie zurückgebracht mit allen Erscheinungen von Apoplexie,
der sie auch unterlag. Bei der Obduction fand sich nicht die leiseste Spur von Veränderungen im Gehirn. — Diese Fälle sind gar
nicht so selten. Es ist merkwürdig, dass sie in umgekehrtem
Verhältniss zur Materialität des Krankheitsprocesses stehen. Je
mehr die Säurebildung vorwaltet, um so weniger zeigt sich diese
gefährliche Gestalt. Gerade diese torpiden Formen gehören zu den
schlimmsten des Gelenkrheumatismus."

Man darf sich bei der Frieselbildung*), besonders der
rheumatischen, nicht eher zu einer günstigen Prognose bestimmen
lassen, als bis die Desquamation eingetreten ist, welche in der
Regel eine furfuracea, und nur, wo das Exanthem ein confluiren-
des, mehr eine membranacea ist. Häufig aber, wenn die Desquamation schon im Gange, bilden sich noch Nachschübe von neuer
Exanthembildung, wodurch sich der Verlauf der Krankheit Wochen,
ja Monate lang hinausziehen kann. Das einzige Gute ist jedoch
bei diesen Nachschüben, dass sie weniger allarmirend, nicht von
den heftigen unangenehmen Erscheinungen, die sich bei der ersten
Haupteruption zeigten, begleitet zu sein, ohne bedeutenden Orgasmus, mehr partiell, auf einen kleinen Umfang beschränkt, von kurzer Dauer, rascher ihren Cyclus durchzumachen und schneller zur
Desquamation überzugehen pflegen. Man kann auf diese Nachschübe der Miliariabildung um so mehr rechnen, wenn sich 1) ein
eigenthümliches, prickelndes, kitzelndes Gefühl in Fingern und
Zehen zeigt, welches ich besonders bei Frauen als charakteristischen Vorläufer gefunden habe, und das, wie der heftige Kreuzschmerz bei der Blatterbildung, mit dem Ausbruch des Exanthems
wieder zu verschwinden pflegt; 2) wo sich wieder Beklemmung
und Herzklopfen einstellt, und 3) wenn eine neue Gefässerregung
auftritt.

*) Vergl. S. 158 und S. 171 u. folg.

4) Zu einigen anderen Fällen.

Das Bright'sche Geräusch*) soll man beim Betasten des Unterleibes wahrnehmen, sobald Exsudation plastischer Lymphe geschehen. Die Sache ist wahr und nicht wahr, und zeigt wieder, dass das Phänomen nicht ein absolutes für einen Krankheitszustand, sondern von gewissen Umständen abhängig ist. Gehen wir auf die Natur desselben zurück, so wird es auch klar, dass es in manchen Fällen vorkommen, und in anderen wieder fehlen kann. Es entsteht dadurch, dass eine Stelle des Darmkanals fixirt ist, und die Luft durch die fixirte Darmschlinge beim Betasten hindurchgedrückt wird. Liegt diese oberflächlich, durch Exsudat an die Bauchwandung verklebt, so wird man das Bright'sche Geräusch wahrnehmen; liegt sie aber in der Tiefe, so muss dieses Zeichen natürlich fehlen. Dass es auf die angeführte Weise entsteht, ergiebt sich auch dadurch, dass wenn es an einer Stelle durch Betasten hervorgerufen worden und die Luft aus der Darmschlinge ausgedrückt ist, es für den Augenblick an dieser Stelle verschwindet.

Der Kranke, welcher an Icterus mit entzündlicher Auftreibung des linken Leberlappens leidet, klagt über einen Schmerz, den er bei tiefem Respiriren nach dem linken Schulterblatt schiessend empfinde**). Es ist dies eine Erscheinung, die bei Leberaffection ausserordentlich häufig vorkommt, Beweis, wie sehr man sich täuschen kann, wenn man sich bloss nach der Localität des Schmerzes richten wollte. Auf eine ähnliche Sonderbarkeit hat *Stoll* bei der Pleuritis und Pneumonie aufmerksam gemacht, dass das pathische Product auf der entgegengesetzten Seite von der, wo bei Lebzeiten über Schmerz geklagt wurde, sich vorfand; bekanntlich zeigt sich bei der Herzentzündung nach *Kreyssig's* Angabe der Schmerz mitunter tief im Unterleibe in der Nähe der Blase, bei der Hüftgelenkentzündung wird der Schmerz im Kniegelenk em-

---

*) Vergl. S. 223.
**) Vergl. S. 326.

pfunden etc., kurz die Bestimmung des Locus affectus nach dem Sitz des Schmerzes ist nicht immer zulässig. — Ioh habe einen merkwürdigen Fall mit *Textor* beobachtet: bei einem Individuum hatten sich nach einer Kopfverletzung die heftigsten icterischen Erscheinungen eingestellt, jedoch ohne Schmerzhaftigkeit der Lebergegend, auch nicht bei der Manualuntersuchung, dagegen klagte der Kranke über einen Schmerz im linken Hypochondrium; der Kranke unterlag, und bei der Section fand man Abscesse in der Leber. Auch die älteren Aerzte haben angeführt, dass wenn bei der Hepatitis der Schmerz im rechten Hypochondrium zu Anfang sehr heftig, er, sobald es zur Entscheidung komme, hier gänzlich verschwinde, und nun im linken Hypochondrium sich einstelle, ohne dass in der Milz die geringste Veränderung wahrzunehmen wäre.

Sehr häufig habe ich gesehen, dass wenn es zum Ausbruch des Delirium tremens kommen soll, besonders das erste Mal, es meist noch eines heftigen psychischen Momentes bedarf (waren schon mehrere Anfälle vorausgegangen, so erfolgt der Ausbruch auch ohne Mitwirkung desselben), und dieses ist besonders Zorn, Aerger, Streit während des Genusses des schädlichen Getränkes. Es kommt mitunter schon bei einfacher Gallenreizung durch Zorn, Aerger und dergleichen zu Erscheinungen, welche die grösste Aehnlichkeit mit denen des Delirium tremens haben, wie ich besonders bei Frauen gesehen habe: zur Zeit, wo die Dienstmädchen wechseln, und dann gewöhnlich Streitigkeiten mit der Herrschaft vorfallen, pflegten solche Kranke im Juliushospitale zu Würzburg sich häufig einzufinden; meist war bei ihnen gleichzeitig noch Störung der Menstruation zugegen: es zeigte sich Zittern der Hände, grosse Unruhe, Delirien, Bewusstlosigkeit selbst bis zu Coma. — Genug, es gehört zum Ausbruch des Delirium tremens meist noch die Einwirkung eines psychischen Momentes, welche sich auch in materiellen Symptomen kund zu geben pflegt, als starkem, gelblichem Zungenbeleg, Uebelkeit, Brechneigung, wirklichem Erbrechen, nicht in Folge der Berauschung, sondern der Gallenreizung.

Die Wiederkehr der Rose an derselben Stelle ist nicht bloss darum unangenehm, weil der Kranke gefährdet wird, bei der nächsten Gelegenheit wieder von der Rose befallen zu werden, sondern auch wegen eines andern Uebelstandes, den ich freilich noch nicht im Gesicht, wohl aber an den Extremitäten angetroffen habe: nämlich, dass es in Folge der häufigen Wiederkehr der Rose zu Entartung der Hautdecken und zwar sowohl der Lederhaut wie der Epidermis, zur Bildung der Elephantiasis kommt. Ich freue mich, dass mein Nachfolger in Zürich, der Prof. *Pfeufer*, einige Fälle, die ich dort gesehen, bis zum lethalen Ausgange weiter verfolgt und alsdann mit dem Prof. *Henle* die Section gemacht hat, deren Resultat sie im ersten Hefte ihrer neuen Zeitschrift mitgetheilt haben. Ich habe nämlich dort mehrmals Fälle von einfacher Rose an den Unterextremitäten gesehen (immer waren es Individuen, in denen sonst noch eine Dyscrasie zugegen), wo die Rose bei der geringsten Veranlassung, alle 8—14 Tage, wiederkehrte, bis sie endlich Veränderungen in den Hautdecken zurückliess: zuerst in der Lederhaut, in deren Maschen sich eine gelatinöse Flüssigkeit ablagerte, wodurch eine Art von Hypertrophie derselben entstand, dergestalt, dass sie allmählich eine Dicke von einigen Zollen erreichte. Die Muskeln blieben intact, und waren nur insofern in Mitleidenschaft gezogen, als sie in ihrer Action gehemmt wurden, und unter dem fortwährenden Druck allmählich schwanden. Von der Entartung der Epidermis hat *Henle* sehr gut nachgewiesen, dass sie eigentlich nicht eine Hypertrophie zu nennen, sondern aus Lagen und Schichten des nicht vollkommen zur Entwickelung gekommenen Epidermidalgebildes bestehen, welche die grossen, dicken Borken bilden, die Einrisse bekommen, und die Form der Haut-rankheit darstellen, welche man Elephantiasis genannt hat. Immer ist es zuerst die Rose der Haut, welche häufig wiederkehrt, und endlich diesen Ausgang nimmt.

———